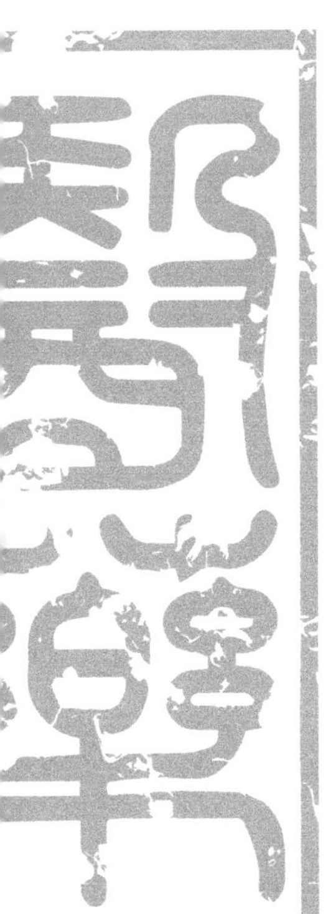

中国近现代中医药期刊续编

第一辑

江苏全省中医联合会月刊
南京医学报

王咪咪◎主编

2019年度北京市古籍整理出版资助项目

北京科学技术出版社

图书在版编目（CIP）数据

江苏全省中医联合会月刊；南京医学报 / 王咪咪主编．—北京：北京科学技术出版社，2020.3
（中国近现代中医药期刊续编．第一辑）
ISBN 978－7－5714－0670－7

Ⅰ．①江… Ⅱ．①王… Ⅲ．①中国医药学—医学期刊—汇编—中国—近现代 Ⅳ．①R2-55

中国版本图书馆 CIP 数据核字（2019）第300108号

中国近现代中医药期刊续编·第一辑　江苏全省中医联合会月刊　南京医学报

主　　编：王咪咪
策划编辑：侍　伟　白世敬
责任编辑：侍　伟　白世敬　陶　清　刘　佳　王治华
责任印制：李　茗
责任校对：贾　荣
出 版 人：曾庆宇
出版发行：北京科学技术出版社
社　　址：北京西直门南大街16号
邮政编码：100035
电话传真：0086-10-66135495（总编室）
0086-10-66113227（发行部）　0086-10-66161952（发行部传真）
电子信箱：bjkj@bjkjpress.com
网　　址：www.bkydw.cn
经　　销：新华书店
印　　刷：北京捷迅佳彩印刷有限公司
开　　本：787mm×1092mm　1/16
字　　数：280千字
印　　张：33.75
版　　次：2020年3月第1版
印　　次：2020年3月第1次印刷
ISBN 978－7－5714－0670－7/R·2724

定　　价：880.00元

《中国近现代中医药期刊续编·第一辑》编委会名单

序

2012年上海段逸山先生的《中国近代中医药期刊汇编》（下文简称“《汇编》”）出版，这是中医界的一件大事，是研究、整理、继承、发展中医药的一项大工程，是研究近代中医药发展必不可少的历史资料。在这一工程的感召和激励下，时隔七年，我所的王咪咪研究员决定效仿段先生的体例、思路，尽可能地将《汇编》所未收载的新中国成立前的中医期刊进行搜集、整理，并将之命名为《中国近现代中医药期刊续编》（下文简称“《续编》”）进行影印出版。

《续编》所选期刊数量虽与《汇编》相似，均近50种，但总页数只及《汇编》的1/4，约25000页，其内容绝大部分为中医期刊，以及一些纪念刊、专题刊、会议刊；除此之外，还收录了《中华医学杂志》1915—1949年所发行的35卷近300期中与中医发展、学术讨论等相关的200余篇学术文章，其中包括6期《医史专刊》的全部内容。值得强调的是，《续编》将1951—1955年、1957年、1958年出版的《医史杂志》进行收载，这虽然与整理新中国成立前期刊的初衷不符，但是段先生已将1947年、1948年（1949年、1950年《医史杂志》停刊）的《医史杂志》收入《汇编》中，咪咪等编者认为把20世纪50年代这7年的《医史杂志》全部收入《续编》，将使《医史杂志》初期的各种学术成果得到更好的保存和利用。我以为这将是对段先生《汇编》的一次富有学术价值的补充与完善，对中医近现代的中医学术研究，对中医整理、继承、发展都是有益的。医学史的研究范围不只是中国医学史，还包括世界医学史，医学各个方面的发展史、疾病史，以及从史学角度谈医学与其关系等。《续编》中收载的文章虽有的出自西医学家，但提出来的问题，对中医发展有极大的推进作用。陈邦贤先生在

《中国医学史》的自序中有“世界医学昌明之国，莫不有医学史、疾病史、医学经验史……岂区区传记遽足以存掌故资考证乎哉！”陈先生将其所研究内容分为三大类：一为关于医学地位之历史，二为医学知识之历史，三为疾病之历史。医学史的开创性研究具有连续性，正如新中国成立初期的《医史杂志》所登载的文章，无论是陈邦贤先生对医学史料的连续性收集，还是李涛先生对医学史的断代研究，他们对医学研究的贡献都是开创性的和历史性的；范行准先生的《中国预防医学思想史》《中国古代军事医学史的初步研究》《中华医学史》等，也都是一直未曾被超越或再研究的。况且那个时期的学术研究距今已近百年，能保存下来的文献十分稀少。今天能有机会把这样一部分珍贵文献用影印的方式保存下来，将是对这一研究领域最大的贡献。同时，扩展收载1951—1958年期间的《医史杂志》，完整保留医学史学科在20世纪50年代的研究成果，可以很好地保持学术研究的连续性，故而主编的这一做法我是支持的。

以段逸山先生的《汇编》为范本，《续编》使新中国成立前的中医及相关期刊保存得更加完整，愿中医人利用这丰富的历史资料更深入地研究中医近现代的学术发展、临床进步、中西医汇通的实践、中医教育的改革等，以更好地继承、挖掘中医药伟大宝库。

李经纬 九十老人

2019年11月于中国中医科学院

前　言

《汇编》主编段逸山先生曾总结道，中医相关期刊文献凭藉时效性强、涉及内容广泛、对热门话题反映快且真实的特点，如实地记录了中医发展的每一步，记录了中医人每一次为中医生存而进行的艰难抗争，故而是中医近现代发展的真实资料，更是我们今天进行历史总结的最好见证。因此，中医药期刊不但具有历史资料的文献价值，还对当今中医药发展具有很强的借鉴意义。

本次出版的《续编》有五六十册之规模，所收集的中医药期刊范围，以段逸山先生主编的《汇编》未收载的新中国成立前50年中医相关期刊为主，以期为广大读者进一步研究和利用中医近现代期刊提供更多宝贵资料。

《续编》收载期刊的主要时间定位在1900—1949年，之所以不以1911年作为断代，是因为《绍兴医药学报》《中西医学报》等一批在社会上很有影响力的中医药期刊是1900年之后便陆续问世的，从这些期刊开始，中医的改革、发展等相关话题便已被触及并讨论。

在历史的长河中，50年时间很短，但20世纪上半叶的50年却是中医曲折发展并影响深远的50年。中国近代，随着西医东渐，中医在社会上逐步失去了主流医学的地位，并逐步在学术传承上出现了危机，以至于连中医是否能名正言顺地保存下来都变得不可预料。因此，能够反映这50年中医发展状况的期刊，就成为承载那段艰难岁月的重要载体。

据不完全统计，这批文献有1500万～2000万字，包括3万多篇涉及中医不同内容的学术文章。这50年间所发生的事件都已成为历史，但当时中医人所提出的问题、争论的焦点、未做完的课题一直在延续，也促使我们今天的中医人要不断地回头看，思考什么才是这些问题的答案！

中医到底科学不科学？中医应怎样改革才能适应社会需要并有益于中医的发展？120年前，这个问题就已经在社会上被广泛讨论，在现存的近现代中医药期刊中，这一类主题的文章有不下3000篇。

中医基础理论的学术争论还在继续，阴阳五行、五运六气、气化的理论要怎样传承？怎样体现中国古代的哲学精神？中医两千余年有文字记载的历史，应怎样继承？怎样整理？关于这些问题，这50年间涌现出不少相关文章，其中有些还是大师之作，对延续至今的这场争论具有重要的参考价值。

像章太炎这样知名的近代民主革命家，也曾对中医的发展有过重要论述，并发表了近百篇的学术文章，他又是怎样看待中医的？此类问题，在这些期刊中可以找到答案。

最初的中西医汇通、结合、引用，对今天的中西医结合有什么现实意义？中医在科学技术如此发达的现代社会中如何建立起自己完备的预防、诊断、治疗系统？这些文章可以给我们以启示。

适应社会发展的中医院校应该怎么办？教材应该是什么样的？根据我们在收集期刊时的初步统计，仅百余种的期刊中就有五十余位中医前辈所发表的二十余类、八十余种中医教材。以中医经典的教材为例，有秦伯未、时逸人、余无言等大家在不同时期从不同角度撰写的《黄帝内经》《伤寒论》《金匮要略》等教材二十余种，其学术性、实用性在今天也不失为典范。可由于当时的条件所限，只能在期刊上登载，无法正式出版，很难保存下来。看到秦伯未先生所著《内经生理学》《内经病理学》《内经解剖学》《内经诊断学》中深入浅出、引人入胜的精彩章节，联想到现在的中医学生在读了五年大学后，仍不能深知《黄帝内经》所言为何，一种使命感便油然而生，我们真心希望这批文献能尽可能地被保存下来，为当今的中医教育、中医发展尽一份力。

新中国成立前这50年也是针灸发展的一个重要阶段，在理论和实践上都有很多优秀论文值得被保存，除承淡安主办的《针灸杂志》专刊外，其他期刊上也有许多针灸方面的内容，同样是研究这一时期针灸发展状况的重要文献。

在中医的在研课题中，有些同志在做日本汉方医学与中医学的交流及互相影响的研究，这一时期的期刊中保存了不少当时中医对日本汉方医学的研究之作，而这些最原始、最有影响的重要信息载体却面临散失的危险，保护好这些文献就可以为相关研究提供强有力的学术支撑。

在这50年中，以期刊为载体，一门新的学科——中国医学史诞生了。中国医学史首次以独立的学科展现在世人面前，为研究中医、整理中医、总结中医、发展中医，把中医推向世界，再把世界的医学展现于中医人面前，做出了重大贡献。创建中国医学史学科的是一批忠实于中医的专家和一批虽出身西医却热爱中医的专家，他们潜心研究中医医史，并将其成果传播出去，对中医发展起到了举足轻重的作用。《古代中西医药之关系》《中国医学史》《中华医学史》《中国预防思想史》《传染病之源流》等学术成果均首载于期刊中，作为对中医学术和临床的提炼与总结，这种研究将中医推向了世界，也为中医的发展坚定了信心。史学类文章大都较长，在期刊上大多采用连载的形式发表，随着研究的深入也需旁引很多资料，为使大家对医学史初期的发展有一个更全面、连贯的认识，我们把《医史杂志》的收集延至1959年，为的是使人们可以全面了解这一学科的研究成果对中医发展的重要作用。《医史杂志》创刊于1947年，在此之前一些研究医学史的专家利用西医刊物《中华医学杂志》发表文章，从1936年起《中华医学杂志》不定期出版《医史专刊》。（《中华医学杂志》是西医刊物，我们已把相关的医学史文章及1936年后的《医史专刊》收录于《续编》之中。）这些医学史文章的学术性很强，但其中大部分只保存在期刊上，期刊一旦散失，这些宝贵的资料也将不复存在，如果我们不抢救性地加以保护，可能将永远看不到它们了。

上述的一些课题至今仍在被讨论和研究，这些文献不只是资料，更是前辈们一次次的发言。能保存到今天的期刊，不只是文物，更是一篇篇发言记录，我们应该尽最大的努力，把这批文献保存下来。这50年的中医期刊、纪念刊、专题刊、会议刊，每一本都给我们提供了一段回忆、一个见证、一种警示、一份宝贵的经验。这批1500万~2000万字的珍贵中医文献已到了迫在眉睫需要保护、研究和继承的关键时刻，它们大多距今已有百年，那时的纸张又是初期的化学纸，脆弱易老化，在百年的颠沛流离中能保留至今已属万分不易，若不做抢救性保护，就会散落于历史的尘埃中。

段逸山、王有朋等一批学术先行者们以高度的专业责任感，克服困难领衔影印出版了《汇编》，以最完整的方式保留了这批期刊的原貌，最大限度地保存了这段历史。段逸山老师所收载的48种医刊，其遴选标准为现存新中国成立前保留时间较长、发表时间较早、内容较完备的期刊，其体量是现存新中国成立前期刊的三分之二以上，但仍留有近三分之一的期刊未能收载出版。正如前面所述，每多保留一篇文献都是在保留一份历史痕迹，故对《汇编》未收载的期刊进行整理出版有着重要意义。北京科学技术出版社秉持传承、发展中医的责任感与使命感，积极组织协调本书的出版事宜。同时，在出版社的大力支持下，本书入选北京市古籍整理出版资助项目，为本书的出版提供了可靠的经费保障。这些都让我们十分感动。希望在大家的共同努力下，我们能尽最大可能保存好这批期刊文献。

近现代中医可以说是对旧中医的告别，也是更适应社会发展的新中医的开始，从形式上到实践上都发生了巨大的改变。这50年中医的起起伏伏，学术的争鸣，教育的改变，理论与临床的悄然变革，都值得现在的中医人反思回顾，而这50年的文献也因此变得更具现实研究意义。

《续编》即将付梓之际，恰逢全国、全球新冠肺炎疫情暴发，在此非常时期能如期出版实属难得；也借此机会向曾给予此课题大量帮助和指导的李经纬、余瀛鳌、郑金生等教授表示最诚挚的感谢。

王咪咪

2020年2月

目　录

中国近现代中医药期刊续编·第一辑

江苏全省中医联合会月刊

提要　王咪咪

内容提要

【期刊名称】江苏全省中医联合会月刊。

【创　　刊】1922年。

【主　　编】王一仁、秦伯未。

【刊物性质】中医学术期刊。

【办刊宗旨】普及中医知识，继承中医学术。

【主要栏目】常评、言论、专著、学说、研究、表解、医案、述古、笔记、验方、医籍考、杂录、消息、专件、来函等。

【现有期刊】第41～50、52～54期。

【主要撰稿人】王一仁、秦伯未、许半龙、张治河、王慎轩、祝天一、沈仲圭、严苍山、张赞臣、陈存仁、王仲奇、徐相宸、王吉民、朱振声、杨志一、周禹锡、时逸人、张汝伟等。

现存该期刊自第41期起，也就是说有近三年半时间出版的期刊内容已无法看到。因此，该期刊与其他期刊相比缺乏连续性，现只能就此13期内容进行介绍。该期刊的栏目较多，涉及的内容较为广泛，除了就当时社会上对中医的各种不实之词予以驳斥外，还大力弘扬中医学术。该刊集合了以秦伯未为首的一批近代名医名家，使我们能看到他们撰写的关于中医学术问题的研究及医案、医论、医话、随笔等一批好文章。

现存各期期刊第一个栏目为“常评”。该栏目主要是对社会上为中医发展设置种种障碍的错误思想和做法进行反驳，如第41期的《中医之命运》、第42期的《中医与立案》，以及另外几期中的《对于西医学会之还击》《中西加入学校系统问题》《中医界之内忧外患》《中医与五卅纪念》《中医应见之态度与精神》《自治与互动》等，这些文章以评论的方式表达中医人的态度，促使中医人坚定信念，努力继承、发展中医事业。

“言论”栏目包括两方面内容：一是反对一些不合适、不合规的规定、政策，并发表自己的看法，如《论检定》《论中医有列入系统之要》《对于教育部不准中医列入学校系统之感言》等文章；二是阐述中医应该如何发展，如《中医应列学校系统平议》《提倡中医教育》《中西医学务须会通说》等文章。

为了使读者广泛了解中医著作，该刊设有“专著”一栏 。该栏目连续多期登载了曹禾所著《医学读书志》一书，介绍了大量有价值的中医古籍，包括古籍的成书年代、作者、目录及主要内容。

“学说”与“研究”是讨论中医学术的最主要的两个栏目。现存的这13期期刊主要集中在对五官科疾病、痧疹、痞积、痈疽等几个病的学术讨论上，代表性文章有《论耳疾原因及治法之概要》《耳疾论》《目疾论》《口病治法》《齿病治法》《论齿痛宜于针灸》《痧疹概论》《痧疹论》《痞积论》《痈疽审治之基本过程及其象征》等。《痧疹论》讨论了痧疹发生的原因、痧疹之形证、痧疹发出后之鉴别、痧疹之色泽、痧疹未发出时之治法、痧疹发出后之治法、痧疹将内陷变病时症状、痧疹将内陷时之挽救治法、痧疹内陷后之挽救治法，附痧疹斑等杂病之治法、痧疹斑痘等之禁忌、痧疹主治大法等各种需深入研究的问题。“研究”栏目的文章不多，其中《中国心理治疗法》被分为两期连载，该文章主要介绍了中医心理疗法这一古之多用的治疗方法。另外，《中国医书的分类及研究程序》《研究古医书的方法》两篇文章对进一步整理中医古籍有非常重要的指导作用。除此之外，还有《痈疽辨脓施针之研究》《中国病理学说之与哲学》《论霍乱预防及简易治疗法》等文章，均对中医学术的发展有所贡献。

该刊还有一批“笔记”形式的文章。这些文章形式较为随意，但内容却很丰富，虽说是一家之言，却在一定程度上丰富了中医药的内容，或弥补了某些医书的不足。“笔记”形式的文章中还有一部分是治验，如同医案，但在形式上与医案有所区别，这类文章有《老人耳聋治验》《小儿耳聋治验》《目疾治验记略》《口唇裂血治验》《治疳积治验》《阴阳毒治验》等。

新中国成立前，各省各校的教材不统一；新中国成立后，又未能把各校的优秀教材很好地保存下来，实在可惜。在此次期刊的收集中我们发现了一批优秀的经典教材，并将其保存下来，或可为将来整理出版这些教材打下基础。该刊现存的13期内容中，恰好登载了秦伯未先生的《内经课本》，这是保留下来的一份重要文献。该刊连载了《内经课本》中的第一篇"生理学"中的第一章"脏腑"、第二章"经络"，第二篇的"诊断学"。另外，季爱人先生编辑的《中国生理解剖学》也被连载了5期。该文属于中西医汇通性质，虽然未能登完，但可基本看出作者编写教材的体例和大体思路。

"表解""医案""验方"栏目主要介绍疾病的治疗方法，各栏目的共同点是都与临床密切相关。"表解"栏目是把某一种病，如牙齿病、瘩瘰病、痧疹类病、痈疽类病、阴阳毒病、瘟疫类病、虫蛊类病等，以表格的形式列出该病的病源、诊断、传变、治法、调理等，使读者对该病一目了然。"医案"栏目介绍的多是名家医案，如许半龙先生的"耳疾外证医案""舌证外科医案""齿牙医案"等。"验方"栏目没有像"医案"栏目那样将症状、辨治都介绍得很清楚，而是介绍一类病中的多个验方，如"耳疾验方""目疾类方""口舌验方""牙齿类方""牙科验方""不寐验方"等，具有很强的实用性。

该刊的编辑者还设立了"医籍考"栏目。"医籍考"是对各类医籍的说明，当然这与期刊中所述疾病相关。现存几期期刊登载的文章多论述五官科疾病，如《眼科纂要》《眼科精微》《黄帝内经》及诸家学说中的眼科论述等。该刊所登疾病，会在"医籍考"栏目中进行相关内容的连载，这对读者全面认识一种疾病很有参考价值。

"述古"栏目则是介绍一种疾病最初是在哪本中医书中记载的，直到近代是怎样一个发展过程，包括疾病的发生发展、治疗上的变化等。该栏目代表性文章有《耳证述古》《痔漏述古》《瘩瘰述古》《痧疹述古》《疳积述古》等，这些文章大多是名家所作。

"杂录"栏目学术性没那么强，文章也不长。此类文章有《择医论》《煎药与服药》《凡病不宜轻服补药论》《疾病中不宜与人相接论》《病小宜愈慎起居论》《病家不宜试医而不告病情论》等，每一篇小文章意义都很大，旨在提醒病家要注意的事。

该刊还设有“消息”“专件”“来函”等栏目。这些栏目刊载的大多是一些标题性的文章，如《拓沪商埠医士登计并开业试验章程》《中医开业执照暂行规则》《斥余云岫医校系统驳议》《中医伤寒研究社简章》《上海女子中医学校成立》《厦门神州医学会开会记事》等。这些文章看似没有实质性内容，但我们可以通过每一条信息去还原当时曾经发生的事情，使今天的我们能进一步了解那一段历史。

王咪咪

中国中医科学院中国医史文献研究所

江蘇全省中醫聯合會月刊

◎第四十一期◎

本期增刊耳疾號

◉李平書◉王一仁◉秦伯未◉編輯◉

月刊要目

增刊要目

中華民國十四年十月七日◉乙丑八月二十日

◉上海西門內石皮弄江蘇全省中醫聯合會◉

南市電話一三三九號

中華郵務總局特准掛號認為立劵郵件

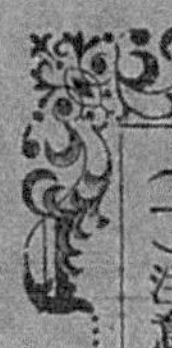

▲本會啓事一

凡各醫團已繳會費及墊款者。除將會證送交外。尙有未付者頗多。統希從速籌集惠下。以便補給會證。而清手續是要。

▲本會啓事二

本會醫士合格證書。業經印就。望各醫團分別檢定合格醫士。造冊報告。本會當即塡名蓋章。由郵寄奉。或派代表來領亦可。惟此事關係非淺。祈以鄭重出之。

▲月刊投稿簡章

（一）材料以宣揚醫學。昌明國粹爲範圍。
（一）能以各地醫林消息見惠者。尤所歡迎。
（一）登載稿件。一例酌贈本刊。投稿時請書明地址並蓋章。
（一）語涉攻訐個人者。恕不登載。
（一）投稿不登載者。原稿恕不發還。
（一）稿宜繕寫清晰。自加單圈。否則不錄。登載時。本刊得酌量增删其字句。

▲增刊投稿簡章

（一）本刊材料。每號以一病爲限。不錄他稿。以專研究。
（一）投稿者以實驗之談見惠。尤所歡迎。通信處請另紙繕寫。以便酌贈本刊。
（一）注意下期增刊。爲目疾號。口舌號。牙齒號。

讀……內　**本會代徵讀內經圖題詠**　經……圖

圖爲南匯奚壽亟先生爲上海秦又詞先生作。又詞先生卽伯未君之令先祖也。茲錄其題詞于後。「昔吾家鐵生。曾爲葉天士作此圖。遍徵名人題詠。莫不頌其醫學。又詞先生精究內經。貫通脈理。按經治病。能發前人所未發。活人甚多。蓋由天分獨高。故能神妙莫測。凡其里鄰。叨登壽域矣。曾刊霍去病一印以祝之。茲又圖而誌之。君在少年。亦事六法。筆端古秀。具有淵源。今雖閣筆。尙祈教正。甲午重五後二日。奚世榮師六如法于崇山漢石室」

右圖希海內文人。閨中才媛。賜題詩詞。并賜法繪。不限日期。待收集五十家。卽付印第一集。凡賜題諸君各奉一冊外。另具薄酬。籍答高誼。來件請書明通信地址。逕寄本會可也。江蘇全省中醫聯合會啓

注意　此處地位專留醫界同人徵求題詞及書籍等之用

常評

中醫之命運（仁）

氣運之推遷亦必有其自然之因果夏來春往冬至秋歸寒熱溫涼互爲起伏此一年中之氣運也甲子六旬三元攸異乘除變化嬗遞不同此六十年間之氣運也推而至于一時一事之變遷興廢似無不關于數運冥中主宰莫可如何細按之因果漸積之故非突然而致也

中醫傳世歷數千年其間學術之進退或殊而社會之信仰如一此無他我行我法人莫與爭故能攸久而不弊今時則異然也歐風東漸以還凡百事物盡從歐化中醫之所以僅存者以尚能爲人治病也然而學術窳陋自安能虛心研究者正鮮若不急謀振奮益將無地自容此非賴數人所得撐持而羣衆共宜努力也

或言中醫五十年後恐歸淘汰余謂同人而有警覺之心謀所以精進之道則五十年以至千萬年可也反是則朝夕尚難自保遑論五十年天演論有言物競天擇吾將視中醫界之何以競而後定有命運焉

言論

論檢定（上）

（秦伯未）

醫生之有檢定不自今日始自本會反對內部管理規則而始人人戒懼抑亦陋矣夫醫操生殺之柄善者錄之不善者汰之理也吾人當懸壺之時卽應凊夜思維有活人之計乎有慈惻之心乎苟曰未也曷當退讓賢能然而有必不能者則爲生活所迫而良知每不克戰勝因是而優劣並立勢有不得不加以檢定彼檢定者非欲滅人之生計實爲民命計所謂一家哭何如一路哭也

然則本會反對檢定又何歟將忍使下工恣橫歟則又申之曰非也夫檢定爲正當卽當以正當之手腕出之今內部規則既不以中醫列于學程而有中醫校畢業之限制檢定非爲謀利而取人以五元之數是借檢定之美名以施理財之政策其結果必使納費者不別薰蕕概予錄取況內部更無正當人才以評甲乙本會又安得不起而反抗耶是本會之反抗實爲求鄭重檢定非反抗檢定也卽本會將來必自動檢定以冀實事求是可待也

或曰君言檢定不自今日始可得聞歟答曰上古之時醫藥方肇固無檢定之可能及乎周代卽有醫政周禮天官醫師上士二人下士二人府二人史二人徒二十人掌醫之政令鄭康成曰諸醫受政令于醫師聽所使令又云凡民之有疾病者分而治之死終則各書其所以而入于醫師鄭康成曰所以謂治之不愈之狀醫師得治其錄且爲後治之戒可知雖無檢定之名已有調查之實後漢書桓譚傳董賢風太醫令眞欽使求傅氏罪過徐堅初學記司馬彪續漢書曰東平王蒼到國病詔遣太醫丞將高手醫視病則瀏攷察選擇而已含檢定之意焉然此非彰明檢定姑溯其起因更請進言確實之檢定

舊唐書職官志太醫令掌醫療之法丞爲之貳其屬有

曰醫師鍼師按摩師咒禁師皆有博士以教之其考登用如國子監之法其制博士月一試太醫令丞季試太常丞年終總試若業術過于現在任官者即候替其在學九年無成者退從本色又凡醫師醫正醫醫人疾病以其痊多少而書之以爲考課則實行檢之法焉而宋史選舉志神宗時置提舉判局官及教一人學生三百人設三科以教之常以春試三學生考試之制命題凡六一曰墨義試以記問之博二曰義試以察脈之精三曰大義試以天地之奧與藏府源四曰論方試以古人製方佐輔之法五曰假令試證候方治之宜六曰運氣試以一歲陰陽與人身感之理則尤檢定之昭箸者也然此非民間醫士之檢更請進言民間之檢定焉

代立醫學十三科其程試科目每三年一試期以八中選者來春二月赴大都省試其法考較醫經辨驗味至于明代嘉靖六年奏准考校醫士除藝術不通老疾者俱爲民其年狀可進者俱令教師教習定與程一年四考約有成材由禮部會考分別等第若夫清雍正元年令直省巡撫查所屬醫生詳加考試果內經本草傷寒論三書之學識指名題請授爲醫官教授每省設立一員准其食俸三年如果勤愼端方貢入太醫院授爲御醫光緒末端方以醫學有關民命特札飭陳子勵凡在省垣行醫者須一律考試以定去取考試之法令各醫生于各科之中仿大學選科例任其擇報一科或數科聽候考試其考試第觀學術不以文藝爲先所出之題就病症方藥古今人治法不同之處疑難奇僻之病症及游移爭競之學說每科擇要設爲問題數條能對若干條即判爲若干分數分最優等優等中等下等最下等五等中等以上者給與證書准其行道下等以下者不給證書干涉行醫此爲歷來檢定之最嚴密者也

觀古及今考試之制日臻完備即可知醫士之日繁有徒而其學術之日就荒落惟其中亦自有因則以金元之後學派滋盛學者各自承師墨守成法互趨極端而勢不得歸宗于正恃吾終不能不爲前途悲耳（未完）

專件

中醫開業執照暫行規則

九月一日內務部令

第一條　在醫士考試未舉行前關于中醫之開業暫適用本規則。

第二條　凡醫士業醫應照本規則之規定呈由本部發給醫士開業執照。

第三條　凡年在三十歲以上具有左列資格之一者得呈請核給醫士執照。

一　在各省區曾經立案之公私立中國醫藥學校或傳習所畢業領有證書或在本部立案之醫藥學會會員有著作論文經該學會准許並有該學會之證明書者。

二　曾經各該地方警察所考試及格領有證明文件者。

三　曾任官公立各機關醫員及官公立醫學校醫科教員或官公立醫院醫士三年以上確有成績及證明文件並取具給照醫士三人以上之保證者。

四　有醫術智識經驗在本規則施行前行醫三年以上有確實證明並取具給照醫士五人以上之保證者。

第四條　凡請領醫士執照應備執照費六元半身相片一張履歷書一紙印花費貳元連同資格

證明文件及保証書等呈請本部核發。

五條　執照毀損或遺失時。得呈請補發。但須繳照費三元。印花費兩元。

六條　本規則自公布日施行。

專著

醫學讀書志（十二續）（曹禾遺箸）

劉氏完素

金史藝文志補

素問元機原病式二卷

宣明論方十五卷

素問要旨論八卷

運氣要旨論一卷

傷寒直格三卷

傷寒直格方三卷

傷寒後集一卷

傷寒續集一卷

傷寒別集一卷

傷寒標本心法類萃二卷

治病心印一卷

十八劑一卷

國朝四庫

素問元機原病式二卷

宣明論方十五卷

傷寒直格方三卷

傷寒標本心法類萃二卷

右書十六種。去複四種。凡十二種。金河間劉完素撰。完素字守眞。自號通元處士。大揚醫道於大定明昌間。所著原病式。舉至眞要大論二百七十七字爲綱。反覆辨論至二萬餘言。謂已深探奧妙。宣明論方採內經六十一證分一十七門。撰爲主治之方。其性矜伐。工自譽。尊仲聖爲亞聖。又以爲未備聖人之道。推朱肱爲博辨。又以爲未知陰陽之理。意欲度越古人。蓋當時典籍散亡。醫者市儈。完素一出。士大夫咸翕然從風。因開七百餘年偏執寒涼之弊。餘書文義淺率。疑多僞托。病機氣宜保命集係張元素撰。謬誤始末詳元素下。今通行河間六書末附都梁鎦洪傷寒心要一卷。鎭陽常德傷寒心鏡一卷。心鏡一名張子和別集。案李濂醫史。張從正草創儒門事親。常仲明又摭其遺法爲治法心要。德疑卽仲明之名。書凡七篇。首論河間雙解散及子和增減法。心要凡十八方。幷病後四方。敷衍河間之說。多掇拾殘緒。罕所發明。

金張氏元素

金史藝文志

病機氣宜保命集三卷

醫學啓源二卷

本草二卷（國朝四庫）

病機氣宜保命集三卷（民間行本）

家珍一卷

右書五種。去複一種。凡四種。金易州上谷張元素撰。元素字潔古。八歲應童子舉。二十七試進士。犯廟諱下第。遂工醫。保命集首列原道等總論十。次病論二十三。闡發深至。病機一篇。亦如原病式例。用至眞要大論爲綱。而援諮精博。文氣滂沛。斷非守眞所能。楊威直爲河間遺書。僞序付梓。明初甯王權重刻。亦踵其誤。李時珍本草綱目序例。始糾其繆而復其眞。子璧號雲岐子。撰保命集二卷。專論傷寒。文頗簡潔。蓋家學也。註王氏脈訣一卷。與保命集並傳。

氏從正

史藝文志

儒門事親十五卷

汗吐下法治病撮要一卷

傷寒心鏡一卷

祕錄奇方二卷

經驗方三卷（國朝四庫）

儒門事親十五卷

書六種。去複一種。凡五種。金睢州考城張從正撰。正字子和。號戴人。宣宗興定中。召補太醫。未幾辭學宗守眞。而規模局促。意旨粗率。麻知幾常仲明之友善。其書蓋子和述。而知幾仲明。文飾之。故儒事親中辨記解誠箋詮式斷論疏述衍諸體皆具。論以爲儒者始明其理。事親必當取資也。然擅用寒汗吐下三法。當時實多異議。因有辨謗。及高技常諸論。明嘉靖辛丑。邵輔以母年望六。求是書與醫周忠校序鋟版。欲以垂暮之年。試瞑眩之藥。亦危矣

氏杲

元史藝文志

脾胃論三卷

蘭室秘藏六卷

辨惑論二卷

內外傷寒辨三卷

醫學發明九卷

傷寒會要未載卷

用藥法象一卷（國朝四庫）

脾胃論三卷

蘭室祕藏六卷

內外傷辨惑論三卷（民間行本）

醫學發明一卷

活法機要一卷

右書十二種。去複四種。凡八種。金眞定李杲撰。杲字明之。自號東垣老人。金亡入元。年五十五。又十七年乃卒。大定初校籍富冠眞定河間兩路。納貲得官監濟源稅。因母嬰疾。爲衆醫雜治死。遂捐千金。從張元素學醫。許魯齋先生目爲醫中王道。明隆慶四年。曹灼集元素父子及王好古李東垣田幼科書十種。稱五十各以專學著述。東垣獨能集其大成。故序刻成一家之言。脾胃論三十六條。有圖有論有方。大抵原本內經。實未能得內經精蘊。蘭室祕藏二十一門十九論二百八十三方。皆諄重脾胃。極言寒涼攻伐之害。爲河間別樹一幟。雖用藥繁重。專尙香燥。論固執而辭不達意。亦當時救弊之砥柱也。

筆記　俞曲園醫學筆記（一）

（秦又詞輯）遺稿

序

德。清。俞。樾。曲。園。先。生。爲。當。今。一。代。作。家。嘗。讀。全。集。得。內。經。辯。言。一。卷。竊。歎。研。求。古。訓。醫。理。殫。精。固。不。僅。政。治。文。章。有。足。多。也。余。伏。膺。黃。帝。之。書。垂。今。二。十。載。深。慚。未。能。登。彼。堂。奧。而。更。知。音。寥。落。欲。買。酒。往。訪。于。湖。樓。者。再。會宦。遊。豫。章。卒。未。得。間。今。先。生。下。世。余。亦。雙。鬢。皤。然。回。首。斜。陽。輒。悶。悶。若。有。失。爲。村。居。無。俚。取。先。生。隨。筆。數。種。朝夕。展。覽。藉。娛。晚。景。其。有。涉。及。醫。學。者。隨。爲。錄。一。副。冊。積久。盈。帙。統。編。之。曰。俞。曲。園。醫。學。筆。記。非。特。爲。同。人。之。助。亦。以。誌。余。之。景。慕。云。爾。宣。統。庚。戌。八。月。上。澣。又。詞。老。人。

乃歌笛橋甫書于瓶花館

▲元氣重量

子由龍川別志云張安道知成都日以一醫官自隨九日請出觀藥市見一道人人道日凡人元氣重十兩漸老而耗張公所耗過半矣吾與之夙相好今見非偶然也解衣裾出藥兩圓曰一圓可補一兩氣然服之亦無他異

▲鼻中氣

俞琰席上腐談云欲知時辰陰陽當別以鼻鼻中氣陽時在左陰時在右亥子之交兩鼻俱通丹家所謂玉雙開是也

▲古人以痘爲熱病

史崔瞻傳云瞻經熱病面多瘢痕疑即今之痘也古痘名故但謂之熱病

▲變白鬚髮

稽含南方草木狀云庵摩勒樹葉細如合昏花黃實似李青黃色核圓作六七稜食之先苦後甘術士以變白鬚髮有驗而在今不知爲何物

▲轉矢氣

機傷寒論有轉矢氣語即所謂屁也廣韻六至有屁字云氣下洩也匹寐切又有⿰米費字云上同山海經曰東始之山泚水出焉其中多泚魚食之不⿰米費注云⿰米費矢氣也是古字作⿰米費而廣韻則以屁爲正字今屁行而⿰米費廢轉矢氣亦鮮用者矣

▲藥稱一帖

宋葉紹翁四朝聞見錄云甯皇每命尙醫止進一藥戒以不用分作三四帖蓋醫家初無的見以衆藥嘗試人之疾甯皇知其然今稱藥爲一帖兩帖其語可知自宋已然矣

▲病之本

宋王大受之父克明號名醫遇病雖數証亦只下一藥曰此病之本也本除而餘病去矣此眞名醫之言今世安得有此人哉

▲太素脈

國朝錢曾讀書求敏記云太素脈法一卷序曰仙翁不知何地人隱崆峒山常帶一籠丸藥出山救人更于指下決未兆吉凶壽限時人莫不神之後不知所終唐末有樵者于其石室石函中得此書以傳于後此太素脈所自始今世之自謂通此術者亦或不知其所出也

▲金杵臼

宋顧文薦船窗夜話云孝宗嘗患痢德壽憂之過宮偶見小藥局遣中使問能治痢否對曰專科遂宣之用新米藕節細研以熱酒調服而愈德壽大喜就以金杵臼賜之至今呼爲金杵嚴防禦家

▲種牙

宋樓鑰攻媿集有贈種牙陳安上曰陳生術妙天下凡齒之有疾者易之以新纔一舉手使人終身保編貝之美今人有補牙之法據此則宋時已有之矣

研究

中國心理療治法

（陳存仁）

■一 緒言

夫致病之因至繁至賾病譜之見因亦至繁至賾故醫之爲學尤繁且賾即精攻靈樞素問傷寒金匱猶賴乎學者洞其細燭其微求其因徵其果矧粗誦湯頭歌訣本草從新即可以醫號於世乎近世以還日趨於下所謂一蟹不如一蟹其於外感六氣之症尙頭病愈其頭足病愈其足治其標不求其本而於內傷七情之症以古無成法尤屬可笑不問其憂之所憂逕投萱草曰萱草忘憂也不問其忿之所以忿逕投合歡曰合歡蠲忿

雖明知草木無情不能愈有情之病故用之數術塞而已耳嗟夫七情之變心的活動現象也心理病之端也東西邦君子重心理病不亞於生理病余嚮於爰不揣譾陋謹以歷年研究西邦心理學及我國醫所得纂述如次

二 我國古時研究所得

按照研究心理學之定例有經驗的思辨的二法研究心理病療治法當亦如此我國古時研究心理病療治法者頗不乏人惜古人未知科學研究方法故有統系之著作流傳絕少散於古籍者雖無精刻之思辨而經驗事實至爲可貴欲研究心理治療法必須有事實以爲佐證用先彙集以備參攷

第一　蘄有富家子竊出游鄰有鬥者排動屋壁富家子驚疾走出市方陳刑尸富人子走仆尸上因大驚發狂性遂錯醫百方不能已某名醫爲求絞囚繩燒爲灰調藥一劑而疾已（醫術列傳）

第二　一女子病不食面北臥者且半載醫告術窮朱丹溪先生診之肝脈弦出寸曰思男子不得氣結於脾故叩之則許嫁夫入廣者五年先生謂其父曰其病惟怒可解蓋怒則結於脾之氣散今第觸之使怒其父不以爲然先生入而掌女面者三責以不當有外思女號哭大怒一怒而進食先生復潛謂其父曰思氣雖解然必得喜則庶不再結乃詐以夫有書旦夕歸後夫果至而病不作（朱丹溪傳）

第三　一婦人誤食小蟲疑之發疾有名醫知其疾由疑而生乃與吐瀉藥命看護者告以吐瀉藥中有小蟲同出病者聞之心安頓愈（北夢瑣言）

第四　有人於戚家大醉夜半酒渴傾戶外石槽所貯水飲之翌朝見槽中殘水小紅虫充滿乃鬱鬱不樂腹中常覺有蛆物遂發病名醫吳球知其病由取紅色結綫形如小虫者加於丸藥中使瀉出病人見紅色結綫恰如蛆病立愈（名醫類案）

第五　有一郡守病華陀以爲當怒愈多收其貨勿爲治且留書罵之守使人逐殺陀其子知陀勿使逐守瞋恚極吐黑血數升而愈（搜神記）按此則未詳其病源可憾

第六　王惠昭先生一日隨行郭外見隔溪一女子耘於田王熟思良久顧僕曰汝可洗足涉溪以泥水塗面突前緊執女手作拖其下水之勢任伊號哭不可捨去僕曰百步外有耕者聞聲來救恐不脫身王曰有我在無害也僕如其言女大駭極聲呼救其父特梃狂奔而來王急止之曰是若女耶我見其太陽穴痘紋甚現將發痘爾女體弱非此一驚痘毒不發無活理三日後果見痘（對山醫話）

第七　韓魏公疾天方不雨更十醫罔效名醫左友信至脈已則以指針甲子曰某曰當雨公疑曰豈吾疾不可爲耶何言雨而不及藥也既而其夕果雨公喜起行於庭達旦疾若脫去乃召左而問之對曰公相之疾以憂得之方今久早私計公和忠且仁必早爲憂自必以雨而疾起（無攷）

第八　一婦飢不欲食常怒罵治久不效張戴人視之曰此難以藥治也使二妓各塗脂粉作伶狀其婦大樂次日又令二妓作角觝婦又大樂又使食於其傍且誇其所食之美婦爲動亦索食與之不使過甚數日後怒減食增（儒門事親）

第九　某殿撰新以狀元及第告假而歸至淮上而有病求某名醫醫曰疾不可爲也七日必死可速歸疾行猶可抵里殿撰嗒然氣阻兼程而歸越七日無恙其僕進曰醫有一柬囑歸而呈之殿撰拆視中言公自及第後大喜傷心非藥力所能愈故僕以死恐之所以治病也今無妨矣殿撰大佩服（泗溪醫書）

十一婦其母甚愛之母死而念不已精神短少懨懨不起諸藥無效延韓世良治之韓知其病因賭一巫語以故併囑婦夫謂婦曰汝念母至切不識彼在地念汝否盍召巫婦卜之妻悅即延巫焚香而母靈降言動委似女大泣母叱之曰我死因汝命尅我今病懨懨實我所爲生與汝爲母子今與爲寇仇（存按此語之後必再詣之曰爾我雖爲寇仇必不害汝必助汝病愈如此則婦無仇害之慮病瘥益速此即邦催眠術中所謂暗示也）巫言訖婦釋然改容詬曰我因母病世反害我我何思爲病遂愈（山西醫雜誌）

十一 蔣東明治一王姓子年方週歲忽不乳食肌者消醫以爲痞蔣曰此相思症也衆皆嗤笑之蔣令平時玩弄物悉陳於前有小木魚兒一見喜笑遂愈（同上） （未完）

醫林消息

厦門神州醫學會開會紀事

應閏四月初四日下午三時。假王齋開第二次研究。復衛生局議决。到會者何世楨、王鼎卿、鄭慶鏞、紀壽齡、劉永生、石仲韶、林永澤、李錫爵、王寬甫、正和號、蔡道三、陳慎修、黄德民、鄭意澄、陳雲滄、陳慶雲、等。由鄭意澄會長宣佈張局長提設防疫要法。各醫生共襄防疫方法。須塡明病人及治法。常症不在此例。其衛生局長意見。係欲保存國粹。非有他意。將防疫表送交各醫士。每日遣員將中西醫所診病人表收回。每星期刊印發表。非取締醫士。幸勿誤會云云。

一提議應否塡表送上衛生局。請衆解决。

一提議將到會者簽名列表送局。無到會各醫士。自行簽名。多數者送表。少數者可免。請表决。

一陳慶雲提議。若將表送上。恐各醫生不滿意。請解决。

一陳慎修提議。將施診所再設立。與防疫無異。可免列表送局。請解决。

一議决再設施診所。經衆贊成。當場推舉陳慶雲君磋商地點。再議進行。至晚散會。

上海女子中醫學校成立

上海丁甘仁夏應堂諸君。鑒于中國女醫校之缺乏。特設女子中醫專門學校于滬北勞勃生路。雖屬初創。管理備至。來學者有三十餘人云。

中醫學會會計徐訪儒君逝世

吳江徐訪儒君。邃於醫學。歷任神州中醫學校及上海中醫專門學校教員。女子中醫專門學校主任。兼任上海中醫學會會計主任。保安堂醫員等職。月初患中風急症。延丁甘仁夏應堂諸名醫診治無效。於日前逝世。徐君恂恂儒雅。與人無忤。聞者同深悲悼云。

張龍朋謝世

龍朋爲名醫張玉書之子。名世楷。號驤雲。以耳聾得今名。年逾七十。精神猶佳。近忽病瀉。淹延多日。體漸不支。遂爾逝世。聞者哀之。蓋龍朋平日待人接物。和藹可親。對於貧病者。則施診贈藥。更助以資。無吝色。尤爲社會所稱道。龍朋晨興最早。每日門診。往往及一二百號。每號祗取銅元數枚。絕不計較。龍朋藥室於平橋路。室三層。皆舊式。凡夜入其家者。一燈熒然。疑在鄉曲。蓋其生性不喜舶來品。禁弗許裝置汽電各燈也。茲定於陰曆八月二十二日領帖。二十三日舉殯。輓聯中有姚文枏一聯。「行仁得尹之任。潔已媲夷之清。當今曾有幾輩。」「强立守義曰質。純行不爽曰定。私謚擬此兩言。」又青浦閔道傳一聯。「敎家本忠孝儉勤。頻年几席追陪。備知恩德賙施。婆心一片。」「治病起膏肓沉痼。此日塵緣了脫。贏得鄉邦崇奉。銅像千秋。」

來函

王形軒來函

江蘇中醫聯合會諸執事先生大鑒。敬啓者。上月中華教育改進會在山西開會。各省教育機關。均派代表參議。有會員楊百城等。提議中醫一門。列入學校系統。措辭頗有理由。前經大會通過。該項議决案。尚未送部。而貴省蘇州醫藥分會。特然呈部駁斥中醫列入學校系統。同屬國民。相煎太急。形痛該會之喪心病狂。不察國情。不保國粹。竟滅吾數千年歧黃國學。見讀之下。痛恨異常。想貴會素抱發展中醫之能力。時規實力而督促進行。查斯項公文。雖教部批復尚未核辦。總之中醫處今日之世。一髮千鈞。岌岌可危。欲挽幾倒之狂瀾。惟賴貴會與山西中醫改進會耳。斯事將來。貴會如何辦理。請常賜南針。形雖才弱力微。亦邀及敝縣同志。當爲貴會後盾也。餘言再啓。專此敬叩公安。

德營形軒醫院王形軒敬上

本課輯編

內經課本（歡迎討論）（秦伯未輯）

導言

嗚呼中醫之學說至今日而混亂至矣竊嘗溯其源流倡導于神農黃帝岐伯而昌明于周秦兩漢兩晉至隋承其後唐受佛之影響而尚未及于亂宋受性理之說而宗派不離乎正自金元始派別叢興世所稱劉李朱張四大家實醫學混亂之起點也四庫全書提要醫家類云儒之門戶分于宋醫之門戶分于金元觀元好問撰傷寒會要序知河間之學與易水之學爭觀戴良作朱震亨傳知丹溪之學與宣和局方之學爭足証吾言之非謬矣派別生而競爭起競爭起而學者無所歸益以明繼于後四家之範圍不能越而復有薛己趙獻可張介賓之溫補派繆希雍方有執之信古派王肯堂鶩之折衷派至于清更有葉桂之主輕清唐容川之主中西匯通而中醫遂陷亂而幾至不可收拾焉嗚呼吾生不辰忝居醫界將何以承先而啓後耶殘夜尋思悲不能已則又遽然曰惟整理二字差可爲之夫今日醫校漸興課本獨付闕如每采一家之言以爲則夫一家之言要不能逃于偏隅以偏隅之見授子弟徒使派別愈繁而益呈混亂江水滔滔繫于何底能不惻然乃决輯課本心無點塵目無芥蔕一本于正念伐木者必索其根浚流者必尋其源則又先輯內經一書內經爲吾國醫籍之最早者生理病理診斷之學莫不悉具讀者胸有成竹庶不爲邪說所惑乎學校得課本以應急需學說又得整理而不致各趨極端倘亦醫林所樂觀歟願此爲永久之計深愧學陋未敢以一人之志强億萬人以和余爰逐期披露本刊箋注從略以存眞理其有欠當之點尚希指示俾臻完善莊生有言世之大覺旦暮遇之敬拱俟其人乙丑八月上海秦伯未

第一篇　生理學

第一章　藏府

第一節　十二官

心者君主之官神明出焉肺者相傳之官治節出焉肝者將軍之官謀慮出焉脾者諫議之官智周出焉腎者作强之官伎巧出焉膻中者臣使之官喜樂出焉胆者中正之官决斷出焉胃者倉廩之官五味出焉小腸者受盛之官化物出焉大腸者傳道之官變化出焉膀胱者州都之官津液藏焉氣化則能出矣三焦者决瀆之官水道出焉此十二官者不得相失也

第二節　藏象

心者生之本神之變也其華在面其充在血脈爲陽中

太陽通于夏氣肺者氣之本魄之處也其華在毛其在皮爲陽中之太陰通于秋氣腎者主蟄封藏之本之處也其華在髮其充在骨爲陰中之少陰通于冬肝者罷極之本魂之居也其華在爪其充在筋以生氣爲陽中之少陽通于春氣脾胃大腸小腸三焦膀者倉廩之本營之居也名曰器能化糟粕轉味而入者也其華在脣四白其充在肌此至陰之類通于土凡十一藏取決于胆也

第三節　藏府相合

合大腸大腸者傳道之府心合小腸小腸者受盛之肝合胆胆者中精之府脾合胃胃者五穀之府腎合胱膀胱者津液之府也少陽屬腎腎上連肺故將兩三焦三焦者中瀆之府也水道出焉屬膀胱是孤之府也六府之所與合者

第四節　五藏相應

方生風風生木木生酸酸生肝肝生筋筋生心肝主其在天爲風在地爲木在體爲筋在藏爲肝在色爲在音爲角在聲爲呼在變動爲握在竅爲目在味爲在志爲怒怒傷肝悲勝怒風傷筋燥勝風酸傷筋辛酸南方生熱熱生火火生苦苦生心心生血血生脾心主舌其在天爲熱爲地爲火在體爲脈在藏爲心在色爲赤在音爲徵在聲爲笑在變動爲憂在竅爲舌在味爲苦在志爲喜喜傷心恐勝喜熱傷氣寒勝熱苦傷氣鹹勝苦中央生濕濕生土土生甘甘生脾脾生肉肉生肺脾主口其在天爲濕在地爲土在體爲肉在藏爲脾在色爲黃在音爲宮在聲爲歌在變動爲噦在竅爲口在味爲甘在志爲思思傷脾怒勝思濕傷肉風勝濕甘傷肉酸勝甘西方生燥燥生金金生辛辛生肺肺生皮毛皮毛生腎肺主鼻其在天爲燥在地爲金在體爲皮毛在藏爲肺在色爲白在音爲商在聲爲哭在變動爲欬在竅爲鼻在味爲辛在志爲憂憂傷肺喜勝憂熱傷皮毛寒勝熱辛傷皮毛苦勝辛北方生寒寒生水水生鹹鹹生腎腎生骨髓髓生肝腎主耳其在天爲寒在地爲水在體爲骨在藏爲腎在色爲黑在音爲羽在聲爲呻在變動爲慄在竅爲耳在味爲鹹在志爲恐恐傷腎思勝恐寒傷血燥傷寒鹹傷血甘勝鹹（未完）

增刊

耳疾號

學說　論耳疾原因及治法之概要

（匡壽民）

自古瘖聾跛躄眇目爲殘廢之類耳之不可以有疾也明矣人自父精母血結合而後天生此耳以備我聽聲之用萬一不幸而得疾病宜求一適當治法以冀速痊奈何不善療治致耳鳴、耳聾、耳疔、耳痈、耳衄、耳蕈、耳痔、耳挺等病終無向愈之一日乎經云耳爲腎竅而心之竅亦寓焉少陽經絡又多環繞入耳精氣充分自能上走耳竅而聽自聰發生疾病無論耳上耳下耳前耳後大率少陽最居多數而耳中總以心腎二經爲標準雖右屬陽明左屬少陽胃經積熱亦能使右耳起一重疾非徒拘拘於少陽已焉但耳疾之中無內傷外感之分外感如傷寒邪傳少陽致有耳聾腦痛等症仲景有小柴胡一法無非欲使熱邪外解而聽自復內傷如耳中作響聲似洪鐘或在大庭廣衆竟不聞人聲非用六味地黃丸益氣聰明湯加入茯神、遠志、菖蒲等類斷斷不能回復因腎氣不足心氣亦虛故焉即天王補心丹孔聖枕中丸亦可採用凡此皆爲內病若外症如耳疔生孔色黑根深形如椒目非服蟾酥丸汗之及研末何能消滅於無形耳痔如耳出黑膿臭不可聞出者一名震耳出白膿者一名纏耳出黃膿者一名俱由胃經濕熱與肝經伏火相搏而成宜用柴胡或龍膽瀉肝等湯惟風耳則出紅膿偏於肝經血用四物加丹皮外此當用白龍丹或紅棉散時時入待其乾結自愈耳衄因上焦血熱鮮血時流若肝數者可用柴胡清肝湯腎脈虛濺者即用生地麥總以涼血為急外治可用麝香生礬沉香糯米之成細末麵糊為丸左出塞右鼻右出塞左鼻亦能生效力耳蕈形如蘑菇頭大蒂小耳痔狀若櫻桃或奶耳挺形如棗核細條而長均從肝經怒火腎經胃經積火蘊釀而成當服梔子清肝湯外用硇砂之可漸漸消化他如耳外生瘡為旋耳瘡耳根生為耳根毒均不得謂之耳疾即如蟲入耳內勢頗危非用貓尿滴入或取豬肉炙香放在耳畔亦不易引曾有小兒將豆嵌入耳中後竟脹痛卒用鐵鑷取而又有大病初愈氣機內閉不聞聲息鄙人囑病家用遂插入耳孔頻嚼甘草使耳中鼓膜能自振動忽覺一聲頓然復舊以上治法均從經驗而來凡患耳疾者幸勿河漢斯言也

學說　耳疾論

（方靜山）

夫耳疾人多不研究皆謂無生命關係甚則不過重聽而已蓋不知耳乃清陽之竅空洞之穴音聲之宮聲入則響達如空谷傳聲萬壑皆振以其虛也聲之入也以其虛而響之聞也以其靈聲入於聽宮而響達於靈府是以無微而不聞也所不聞者皆氣之塞耳耳為沖虛之官空靈洞徹本無受病之處所病者皆臟腑經絡之所致足少陰腎屬於耳除手太陽足厥陰外其餘十經絡無不入於耳有一經一絡不和亦足以亂其聽覺若臟腑經絡調和耳何病之有雖曰無生命焉能不一研究之況今人耳疾尤多於昔不知持滿不時御神務快其心以酒為漿以妄為常不禁淫慾旺食肥甘者比比皆是更有婦人性情乖張易致忿怒種種之候皆耳病之根源如忿怒過度則傷肝肝傷則氣逆逆則氣結結則氣閉閉則耳無聞矣初則覺左耳先轟渾渾焞焞久則內脹厥聾夾有眩暈之症此即肝傷之象眩暈症皆屬於肝肝傷則氣逆逆則風升風升於上則耳轟頭眩也蓋此症類多見於婦人以其多忿怒故也男子所多見者右耳先鳴先庠如風雨如蟬鳴如潮聲終日不絕久則昏昏聵聵氣塞無聞矣此乃腎傷之象以其男子多慾慾甚則精脫腎憊精脫則真火易露腎憊則腎中之氣易出難出浮越於上故令耳竅氣塞不通也乃經曰精脫者耳聾之謂也所謂過食肥甘飲酒而耳聾者乃肥甘生痰傷脾生火痰火內熾清濁相混清不升濁不降孔竅堵塞則兩耳不聞也久則結滯壅腫則生疼痛痛甚則堅實牢硬氣阻而為熱血鬱而化火肌肉腐潰則成癰膿所癰膿者中氣不運不能使濁降而清升也此三者為耳疾之最重者也且耳病久由本經更牽及於手少陰深為可慮治不及早生命堪虞蓋耳雖屬腎心常寄竅於耳以舌無孔竅之故也耳之用事實寄於心如人臥時雖有音聲而不聞所謂臥則心不靈也又心有所思與所聞不合有聲而不覺有耳而不聽孔子曰心不在焉視而不見聽而不聞耳之用寄於心非確症乎

醫案　耳疾外證醫案

（許半龍）

右素稟陰虧水不涵木肝胆之火上越聹耳左發閉塞清竅痛甚於夜勞正釀膿微有寒熱姑與清透

羚羊角　嫩鈎鈎　炒丹皮　石决明
石菖蒲　木通　冬桑葉　黑山梔
生甘草　薄荷葉　青蒿

左少陽風陽上干清竅耳疔腫痛寒熱脈弦數治宜清化

川黃連　荊芥穗　嫩鈎鈎　池甘菊
凈蟬衣　士貝母　白夕黎　冬桑葉
熟牛蒡　炙姜蠶　板藍根　夏枯草
黑山梔　苦丁茶

左耳痔滋大外突耳竅乃三焦胆火上亢爲患法宜清泄但藥力深遠者

羚羊角　石菖蒲　炙鱉甲　石决明
連翹殼　漂青黛　黑山梔　杭黃菊
靈磁石　粉丹皮　青葱管

右耳爲腎之竅水虧則肝胆之火上越耳菌生焉脈形弦數舌苦黃膩擬羚羊角散加減

羚羊角　嫩鈎鈎　石决明　連翹殼
白夕黎　夏枯草　杭菊花　黑山梔
石菖蒲

左耳根癰潰經兩載膿袋作腫勢將成漏

細生地　京赤芍　仙半夏　粉丹皮
士貝母　雲茯苓　當歸鬚　廣橘紅
炒穭豆　佛手

左腎液不收肝陽上越耳鳴焮痛脈象弦數宜育陰柔肝

原生地　白蒺藜　霜桑葉　牡丹皮
石决明　嫩鈎鈎　黑山梔　石菖蒲
廣橘紅　苦丁茶　鮮荷葉

項右旋耳瘡頻發不已少陽濕鬱化火漸延頭巔擬清洩法

川黃連　荊芥穗　川柏炭　鮮首烏
白夕黎　苦丁茶　牡丹皮　黑山梔
通草　杜稀薟

鍾左耳後發潰後餘毒下注復結核釀膿治宜排托互施

當歸鬚　士貝母　皂角刺　京赤芍
廣橘紅　光杏仁　大川芎　仙半夏
炙蘇子　生耆皮　佛手

筆記 老人耳聾治驗

（葉一得）

耳之聾否視腎藏之精氣爲轉移老年之人腎陰不充耳聾不聰蓋常事也經所謂年四十而陰氣自半矣年五十而體重耳目不聰明矣然亦有可治者若鎮江人徐某是蓋精虛耳聾其來也緩否則其來也驟緩者無治而驟則可爲也徐某家素小康每歲必進膏滋藥一大料人以年高競用濕補不知濕藥亦能助相火而消陰液也如是者三載一日忽耳內刺痛如劖繼而鳴繼而不能聞乃求治于余余切脈尺部沉數有力并詢得其詳因曰此相火旺也王冰雖有壯水之主以制陽光之語然不適用于此時乃書龍胆瀉肝湯一劑而又鳴余曰正恢復之機也接用大補陰丸加磁石與服二劑而復聰

筆記 小兒耳鳴治驗

（葉一得）

天下惟小兒之病爲難治以其不能言而惟在醫者以意測之也吾姪甫齡方一歲忽時時號泣父母見其無寒熱飲食如常詢之不問數日後余適至其家詢余止啼之法余見其泣時恒以手抓耳脈左手微數因曰殆耳有疾乎視之耳內無恙也凝思久之大笑曰耳內無恙安知非耳鳴乎如蟬之嘒如風之急喧擾耳膜小兒不知得不驚怯而泣乎乃書生地黃芩柴胡山梔桔梗菊花六味與服傾杯少睡不復啼矣於是自信不謬焉蓋小兒腎陰不足肝陽易升肝脈絡于耳不足異也特難在以意測之耳

表解

百病表解

王一仁 秦伯未 述

△耳疾類

治證／門類	原因	診斷	傳變	用藥	調理
耳聾	內經曰。精脫者耳聾。蓋耳爲腎竅。腎主藏精。精虛則不上榮于竅。而失其聰明。然亦有氣閉猝聾者。不當專責之虛。肝肺虛聾者。不當專責之腎耳。	腎虛而耳聾者。有因于勞役過度。昏昏瞶瞶。脈見細微。有因于病後精血不足。眼見黑花。脈軟弱而小。因肺虛而耳聾者。則少氣不能報息。嗌乾。因肝虛而耳聾者。則目䀮䀮無所見。善恐。若猝聾者。則大抵風熱上壅。必現頭痛寒熱。脈浮而數。	耳聾無甚傳變。惟須知有不用治者。若聾而色黑筋骨健壯。此精氣俱有餘。固藏閉塞。是聾爲實。乃高壽之兆也。經曰。不知調陰陽七損八益之道。早衰之節也。其年五十。體重耳目不聰明矣。此亦無治也。若虛者不加補養。則陰虛之象。勞必畢現。	房勞者。滋陰地黃湯主之。左慈丸亦主之。病後者。腎氣丸加磁石龜版主之。內經所謂精不足者補之以味也。肺虛者。宜生脈散嚼下蠟彈丸。肝虛者。宜四物湯加防風羌活柴胡菖蒲茯神等。猝聾者芎芷散主之。	耳聾而屬於腎虛者。病後調治。不外補綴精氣。宜時以帶衣合桃肉鹽炒食之。卽肝肺虛者亦可食。蓋乙癸同源。金水相生也。
耳鳴	耳雖腎竅。但手足少陽之脈。俱會其中。少陽主相火。風火痰氣上逆。亦能使耳不聽。則皆爲耳鳴之類。而亦有虛實之分。不可不辨。凡耳鳴以手按之而不鳴或少減者。虛也。手按之而愈鳴者實也。	耳鳴有數噪。者如聞蟬鳴。肝胆之火上升。口苦咽乾。脈象弦數。痰火上升者。氣粗欬喉。脈象滑數。其有腎縱熱者。則石耳重聽。其鳴不劇。總之。耳鳴一症。以手按之。辨其甚不甚而分虛實。爲一法。而不按鳴甚者爲痰火。鳴微者爲腎虛。又一法也。	耳聾耳鳴。往往與他牽雜見。譬之傷寒論少陽爲病。寒熱往來之外。恆見耳聾咽乾口苦目眩。故于傳變。殊難確指。終須視其他症爲何如耳。若痰火而耳鳴者。往往神糊。胆火而耳鳴者。往往寒熱交作。甚者則因鳴而爲聾是也。	肝胆之火上升者。龍胆瀉肝湯主之。痰火上升者。加減龍薈丸主之。以清肝胆。平痰火。爲不二法門。腎經熱者。地黃湯主之。以育陰清熱。爲切近治療。蓋虛則補之。實則瀉之。寒者熱之。熱者寒之。內經之訓。固昭昭也。	耳鳴善後。無甚譏理。惟最要者爲節慾二字。節慾則腎陰足。水能涵木。自鮮肝胆火逆之患。不僅耳鳴然。卽耳聾亦然。
耳漏	肝火挾濕熱爲患。則生耳漏。耳漏者耳內流膿也。若耳內津液結聚。則爲耳聤。又有耳聾耳痔耳癰等。總因濕火爲病。亦有耳痒者。則因腎中有風。煩擾於內也。	耳漏者耳中時流膿水。痛而耳痛。耳聤者痛痛而有垢內結。耳聾耳痔者有贅肉突出。不寒熱。不作膿。耳痒者。時覺奇痒。如蟲蠕動。耳癰者。內外紅腫而痛。亟宜消解之。	耳漏不止。則耳內生贅。當以拔管藥消去之。耳聤則有數年不愈者。耳癰不愈。勞必釀膿彼潰。則富外用提膿辨毒藥。可于外科門中求之。諸此數症。治不除根。均能致聾。不可不愼也。	耳漏者。柴胡聰耳湯主之。耳聤者馬勃散主之。耳蕈耳痔者。普濟消毒飲主之。耳痒者。四生散主之。耳癰者。活命飲主之。凡此除耳痒外。均屬于外科。當更外滲以藥。鹿見效較速。普通用柳花散。最爲穩妥。	症涉外科。宜于飲食一途加意禁忌。凡辛辣炙熱之物。不可入口。患耳漏者。則宜時時以新綿捲去其膿。勿使內結而發熱。

選方

耳疾類方選

王一仁 秦伯未 輯

益陰地黃湯　六味地黃湯、加當歸、白芍、川芎、菖蒲、遠志、知母黃柏

六味以補精四物以利血勞役之後精血兩虛治宜雙濟更加菖蒲以通竅知柏以清化蓋朱丹溪大補陰丸之遺意也

慈丸　熟地丹皮、茯苓、磁石、山萸、山藥、澤瀉、柴胡、

此方即六味湯加磁石柴胡六味以滋陰磁石以收納逆氣柴胡以宣通清竅互爲功用相得益彰爲治腎水不足耳聾之通用方也

氣丸　見二消號

脈散　見暑病號

彈丸　茯苓山藥杏仁、

山藥茯苓皆爲補脾之品惟杏仁利氣乃補中有通也合生脈散之補肺宜爾奏效惟參麥五味必少氣嗌乾方用之

物湯　見經帶號

芎芷散　川芎、白芷、細辛、厚朴、半夏、陳皮、紫蘇、桂枝、甘草、蒼朮、木通、生薑、葱白、

內經曰火鬱發之此于風熱上壅之耳聾均用辛散之品也

龍膽瀉肝湯　見遺洩號

加減蘆薈丸　黃芩、山梔、當歸、柴胡、龍膽草、大黃、青皮、青黛、蘆薈、膽星、木香、麝香、

合疏肝清熱瀉火豁痰之品于一爐似治痰火爲患自應收桴鼓之效所以疏肝者以肝膽之絡入于耳既治痰火之外亦不可不顧及也

地黃湯　見吐衄號

柴胡聰耳湯　柴胡、連翹、水蛭、蝱蟲、麝香、當歸、人參、炙草、

耳內流膿宜排而去之故用二蟲以去瘀濁更宜清以和之故用柴翹以清熱毒麝香則爲通竅之用耳

馬勃散　馬勃、薄荷、桔梗、杏仁、連翹、通草、

此治風濕上鬱之耳聾故用輕清之品不若腎虛之宜取重墜達下也

黃連消毒飲　黃連、黃芩、陳皮、甘草、柴胡、桔梗、元參、連翹、升麻、玄參、板藍、馬勃、牛蒡、

此方本治溫疫借治耳痔亦覺親切蓋有芩連板藍連陳玄參以清化柴升桔梗以升清解鬱馬勃以消腫甘草以除毒方無定則惟在運用得當耳

四生散　白附子、黃芪、獨活、白蒺藜、

獨活祛少陰之伏風白附祛上部之遊風蒺藜泄肝黃芪能除大風苛毒用治腎中有風簡當不易

活命飲　甲片、防風、白芷、甘草、赤芍、歸尾、花粉、貝母、角刺、陳皮、銀花、乳香、沒藥、

此治一切癰疽之正方防芷以散邪歸芍以和血銀花花粉以清熱解毒乳沒陳皮以理氣止痛角刺甲片以引達病所癰疽之生不外氣滯血凝熱壅毒聚舍此復何求哉

柳花散　黃柏、青黛、冰片、

三藥合用有清化濕熱之功用治耳內流膿最爲貼切

醫籍考

耳證述古

王一仁 秦伯未 述

內經　黃帝

經言耳為腎之官而金匱真言論曰、南方赤色入通于心開竅于耳玉機真藏論曰脾不及則令人九竅不通名曰重強藏氣法時論曰肝病者虛則目䀮䀮無所見耳無所聞又曰肺病者虛則少氣不能報息耳聾嗌乾總此而言耳為清竅五藏之氣皆通　耳也唯此皆言不足之症藏氣法時論曰頭痛耳鳴九竅不利腸胃所生也經脈篇曰手陽明實則齲聾氣交變大論曰歲火太過耳聾中熱至真要大論曰少陽司天客勝則喉嚨耳聾此皆言實症也餘論倘多今擇其要者言之耳內經于論治祇言刺法不錄家學說

仁齋直指云十二經脈上絡于耳藏氣逆而為厥則為厥聾勞役傷於氣血淫慾耗其精元昏昏憒憒是為勞聾風入耳脈經氣閉而不宜是為風聾有能將息適宜血氣和平則其聾漸輕若日就勞傷風邪停滯則為火聾之症矣更有風氣相擊而為虛鳴熱聚不散而為膿耳凡此諸症風為之疏散熱為之清利虛為之調養邪氣並退然後以通耳調氣安腎之劑主之

婁全善云暴聾皆是厥逆之氣經云少陽之厥暴聾是也

王肯堂云運氣耳聾有四一曰濕邪傷腎二曰燥邪傷肝三曰火邪傷肺四曰風火炎擾于上

張景岳云耳聾有五曰火閉曰氣閉曰邪閉曰竅閉曰虛閉

王燾外臺秘要耳疾論以腎虛立骨如耳聾則言腎藏精脫久聾則言腎經血氣虛極風邪停滯耳鳴則言宗脈虛風邪乘襲入耳聤耳為勞傷氣血熱乘虛入耳疼痛為風入腎經蓋本巢元方病源之說也

俞嘉言謂少年耳聾以開竅為主方所用石菖蒲麝香等藥及外塡內攻等法者皆為此而設至于高年之人則宜磁石為主地黃龜膠五味山萸以陰補酸收蓋以少年多實而老年多虛也

薛生白云讀素問耳兼心腎與靈樞合看則又兼肺可見每竅皆兼五行如天地之互相入者

葉天士治法不越通陽鎮陰益腎補心清膽等法如溫邪暑熱火風侵竅而為耳聾痛脹者用連翹山梔薄荷竹葉滑石銀花少陽相火上鬱耳聾聤脹者用荷葉苦丁茶菊葉夏枯草蔓荊山梔羚羊丹皮心腎兩虧肝陽亢逆與內風上旋蒙竅而耳鳴暴聾者用熟地磁石龜甲沉香二冬牛膝鎖陽秋石山萸白芍

蓋耳為清空之竅清陽交會流行之所使靈明之氣上走空竅而聽自聰矣

驗方

耳疾驗方

（曹拙巢）

耳聾外治方一　芥菜子搗碎入乳調綿裹塞耳數易之即開

耳聾外治方二　大蒜一瓣中剜一孔以巴豆一粒去皮膜慢火炮熟入蒜內新綿包塞耳中

耳聾外治方三　骨碎補削作條火炮乘熱塞耳中

耳聾外治方四　巴豆一粒去心皮斑貓一枚去翅足合搗膏綿裹塞耳再易甚驗

耳中積年流膿發臭外治方　用喉證金不換吹入三次即愈不再發

本刊價目表

	定價	郵費 本埠	郵費 本國	郵費 外國
一期	五分	半分	一分	三分
半年	二角八分	三分	六分	一角八分
全年	五角四分	六分	一角二分	三角六分

注意 定價並無折扣費須先惠空函定無效概收大洋•銀毫加水

廣告價目表

全張	五元
一頁	三元
半頁	二元
二方寸	四角

注意 登一期無折扣半年九折全年八折計算

本刊第二集彙編預告

本刊第一集彙編。自第一期至二十期止。業將售罄。第二集自二十一期起至四十期止。已付裝訂。不日出版。實價大洋半元。郵費五分。增刊有五淋、赤白濁、痙厥、癲狂、遺泄、痰飲、癃閉、便血、汗病、疝氣、噎膈、咽喉、五積、癥瘕、胎產、乳疾、本草四診等號。論說方藥。莫不詳述精當。

本會發行部陳天鈍啟

中醫雜誌第五十期出版

上海西門石皮弄中醫學會發行每册實售洋二角五分外埠加郵費三分

張氏醫案出版

張聿青著六册實洋二元四角寄費二角寄售處中醫學會

滄海第十期出版

上海西門內石皮弄滄社發行每期實售洋三分外埠加郵費一分

漢樂府詳註出版

上海滄社發行毛邊紙實洋四角二分油光紙實洋三角郵費二分

醫學見能出版

唐容川著秦伯未批上下二册定價四角七折上海三馬路千頃堂書局發行寄售處中醫學會

全生指迷方出版

宋王貺撰定價二角七折上海三馬路千頃堂發行

三益學社中醫科函授部緊要聲明

本社成立以來。成績昭著。入學者百數十人。不事誇張。惟求實益。特踵本社而起者。日繁有徒。各地報名。滋生疑竇。致函詢問。爰舉本社特異之點。以昭衆覽。章程索閱即寄。

一地址　在上海城內石皮弄中醫專門學校。

二分科　分基礎、內科、外科、婦科、幼科、眼科、六系。

三入學　不限男女。不拘何時。報名時須聲明入何系。（不取報名費、）即寄題考試。及格者函告。以昭鄭重。

四取費　每系一年畢業。學費講義十六元。可二次繳納。每次八元。

五講義　以心得經驗爲主。每星期發一次。全年五十次。如有疑竇。詢問立覆。每月幷出題試驗一次。以覘成績。

六教員　主任王一仁、秦伯未。教員許盤孚、嚴蒼山等十餘人。

七附則　另設文學函授部。分文、詩、詞、尺牘、四系。辦法相同。

禪髓錄　是書所選、純係禪宗古德機緣語句、共爲三卷、分列十篇、書中揭示。背脊督脈爲菩薩登地之路。彰明顯豁。洩盡天機。且又直傳秘脩妙法。玄奥精微。得未曾有。洵至寶也。定價實銀官堆叁角、有光貳角、

續禪髓錄　是書體例篇目、悉同前錄、而詳備則又過之。後附昊公法語一卷、揭示八識圖說。發明三身四土及念佛往生之實義。尤爲精確詳明。誠絕無僅有之法寶也。定價實銀官堆伍角、有光肆角

禪髓集證　是書共分三卷、上卷名曰一乘指南、列舉大藏中開示最明顯之經文。證明不二法門。中卷名曰陽明學眞義、列舉陽明開示最凱切之語錄。證明不二法門。下卷名曰讀書隨筆。列舉古聖前賢指道之語、證明不二法門。而修身祕法、即在此卷。蓋天地之祕文也。定價實銀官堆叁角半、有光貳角七、

右書三種、通計十卷。義貫三教。道蓋[illegible]出世間亦世間。亦出世間。闢精神文明之始[illegible]內聖外王之絕學。劣智下根、何堪語此。通人達士。無不歡迎。

代售處　上海中華書局　新申報館　杭州虎跑泉寺

江蘇全省中醫聯合會月刊

◎第四十二期◎

本期增刊目疾號

◉李平書◉王一仁◉秦伯未◉編輯◉

月刊要目

增刊要目

中華民國十四年十一月六日◉乙丑九月二十日

◉上海西門內石皮弄江蘇全省中醫聯合會◉

南市電話一三三九號

中華郵務總局特准掛號認爲立劵郵件

△本會啓事一

凡各醫團已繳會費及墊款者。除將會證送交外。倘有未付者頗多。統希從速籌集惠下。以便補給會證。而清手續是要。

△本會啓事二

本會醫士合格證書。業經印就。望各醫團分別檢定合格醫士。造册報告。本會當即填名蓋章。由郵寄奉。或派代表來領亦可。惟此事關係非淺。祈以鄭重出之。

△月刊投稿簡章

(一)材料以宣揚醫學。昌明國粹爲範圍。
(一)能以各地醫林消息見惠者。尤所歡迎。
(一)登載稿件。一例酌贈本刊。投稿時請書明地址並蓋章。
(一)語涉攻訐個人者。恕不登載。
(一)投稿不登載者。原稿恕不發還。
(一)稿宜繕寫清晰。自加單圈。否則不錄。登載時。本刊得酌量增删其字句。

△增刊投稿簡章

(一)本刊材料。每號以一病爲限。不錄他稿。以專研究。
(一)投稿者以實驗之談見惠。尤所歡迎。通信處請另紙繕寫。以便酌贈本刊。
(一)注意下期增刊。口舌號。牙齒號。

本刊價目表

注意 定價並無折扣費須先惠空函無效概收大洋銀毫加水

	定價	郵費 本埠	郵費 本國	郵費 外國
一期	五分	半分	一分	三分
半年	二角八分	三分	六分	一角八分
全年	五角四分	六分	一角二分	三角六分

廣告價目表

全張	五元
一頁	三元
半頁	二元
二方寸	四角

注意 登一期無折扣半年九折全年八折計算

常評 中醫與立案（一）（仁）

者實之賓也無實則其名爲虛是故中之列入學校系統呈請教育部立案蓋劃一學術以昌明而光大之庶免國學墮落民病之草菅其理至明而事之至者也西醫團體及個人頗有挾持異議言反對者一言以蔽之曰度量偏狹欲壟斷醫權而已彼何曾夢見中醫學說精微實驗之正確哉

雲岫君作舊醫校系統駁議言辯而無余作反詰一篇吾友秦伯未君亦憤然平起而搏擊就眞理言之爲中醫張目律有正常防衛之義則此文爲不虛矣然中醫之佳點在精神不在形式尚實不尚空言十年以還各地之創設中醫學校者漸見增多皆欲于艱難危苦之中而覓一光明之路故呈請教部立案編列學校系統者繼起亦鬱勃而致然也苟中國政治未至絕望者則中醫之獲請亦旦暮間事耳西醫之反對本屬意中中醫之策進所當益厲

我輩中醫也而自道其長以攻人之短誠不免于入主出奴之誚彼西醫之詆我者又何能外于此吾安得超然於中西醫界之通人以定其持平之論

言論 論檢定（下）（秦伯未）

或又曰民國以來政體改革當本會反對以前亦曾有檢定之提議并實行否曰有之民四之時江西廣東等警察廳即規定取締之章程其于江西也凡省城內外各科醫生均須報名投考資格以從師五年或博學鴻儒講求醫理至五年以上曾在內地行醫至二年者爲合格考試之程序分爲審查資格口頭詢問各科學理及假設病症問諸治法終結分爲上中下三等給與暫許業醫憑單經實驗六閱月後再易給正式許可證書每屆三年復考一次凡未經許可以醫爲常業者隨時拘送法庭按照新刑律第三百零八條處罰其已經懸牌之醫生無故不應招請者按照現行違警律第三十九條處罰其誤認病証錯投藥劑或爲不當之手術因而致人死傷或額外斂費者分別輕重照律處分其治病從無錯誤者另獎勵之

其于廣東也凡業醫者須均立案立案後有醫治病故者須填註警廳所發之死冊呈報設診遇傳染病亦須將該症填入警廳所發之傳染病冊呈報如係服毒者則呈報附近之警察區署

其在山西警廳之取締也凡行業醫生或受各藥號專聘之醫生均須由警察廳考驗合格給照方准行醫行醫之後受人邀請不得故事遲延躭誤病人如有不正當之行爲或關于其業務有犯罪時應追繳其執照停止行醫

民國五年江蘇省議會亦曾提議檢定中醫咨請省長執行其條例與十一年度相類則十一年之本會反對

不過死灰復燃耳

雖然讀者對此當有一疑問即檢定醫生爲醫會之事非警廳所當干預而必于警廳行之何耶其間蓋自有因爲當時醫會甚尠即有亦不過少數人研究之機關而不能代表一縣一省警察廳則設有衛生處管理道路溝渠之清潔及保健防疫醫術化驗事項益以其與地方切近遂得而爲之矣若夫今日各地醫會產生更有全省聯合會檢定之事蓋似可無煩于警廳然本會雖欲實行而終覺窒礙則以本會無法律故無法律斯無權力一般淺陋之徒妥逍遙自在不受拘束而本會終難以強迫之也

故予今日而欲言檢定欲吾中醫界自動檢定以余箇人之觀察致慮非與警廳合組不可執行者警廳主其事者醫界庶結果完善而實行較易辦法則先就各縣醫會組織某縣檢定中醫委員會每會推舉委員長一人由各委員長再共同組織全省檢定中醫委員會頒佈檢定詳章各委員派往異地主考而請警廳勒令當地醫生應試試而不合式者不得懸壺不合式而懸壺者加以處分則全權由警廳辦理借警廳之法律以爲醫會之法律以醫會之資格輔警廳之不及余以爲措施易而結果佳者舍此末由焉

若或提議各醫會中先檢定入會會員法非不佳而未得公允蓋一會之範圍有限未入會者又無從干涉則無識之醫勢將視醫會爲畏途而莫敢加入團結之力反因之薄弱矣曷若各縣檢定合格醫生方許入會入會之後得有種種保障庶會基鞏固而自知學淺者亦將勤奮以圖上進乎

噫嘻內部之管理規則雖得本會之反抗得暫緩實行然其恢復之心無日或泯觀本會三周大會時李平書先生之報告可以想見吾醫界中人不欲整頓則已若欲昌明其急起而共圖之爰述檢定之導源并實行與夫余個人之觀念以備采擇至於檢定規則付由委員會擬就茲不及云

專件　呈教育部文

（許半龍）

呈爲發展中國醫藥學術請求迅予增訂規程通令公私立醫校醫院及國省立各校校醫一律酌聘中醫及關于醫學常識規定中醫學科事竊以衛生行政經緯萬端要以整理醫藥教育爲先整理醫藥教育尤當以發展中國固有學術爲急兆民托命國體攸關且我國醫藥學術導源最古載籍所傳歷歷可考顧自西醫東漸藥貴船來滅學之慘甚於亡國印度屬英奉佛依然猶太失國舊約猶存即滿清猾夏不廢岐軒會謂國權歸民而可自滅其學舉凡醫校之所教學醫院之所設施社會之所宣傳政法之所規定無一非西醫之侵略乞命他邦恬不知恥雖喧賓奪主有損國體而排斥異已自滅學術尤可痛心是以前年內務部頒布管理醫業規則取締兼及西醫整理國故吸受新潮本屬正當之規劃若竟廢學不講何以圖將來之改進法無明文何以爲教育之根據惟是政以令行醫校以之教醫院以之施才難之嘆知所不免苟聘用中醫而一不得當或措置偶失其宜民命攸關危機立見否則就校中教授院中醫員購備中醫書籍敷衍政令既無實益之可得徒耗學子之精神疊牀架屋多此一舉可否請 部長通令全國公私立醫校長就各該地酌聘品端學邃素爲地方信仰行業在十年以上者委爲教授或附屬醫院之診務其有他種原因不適於學校教授者國省立大學中學師範農工商各校得聘爲校醫以應生徒平時之需要而助國家主義之實施苟地方一時無適

醫人才。可暫就上海太原武昌杭州等處各中醫專門學校畢業生。量才聘用。若仍不足。可由醫校長及國省立各校之應聘校醫者。委託各地任何中醫學會舉薦。或謂庫藏如洗。維持現狀。猶虞不給。烏能增聘中醫。添購中藥。不知各校爭購舶來品。通年合計。奚止千萬。曷折其半。以用於中國固有醫藥。綽乎有餘。國人何不之計耶。查本年八月中華教育改進社年會。曾向 貴部請求規定中醫學校課程標準。並編入學校系統。本月全國教聯會鄂浙兩省教會復申中醫編入學校規程之案。爲此不避越俎之嫌。用貢一得。另擬學校規程。應增訂中國醫藥學科目一冊。隨文附送。是否有當。伏祈鈞長鑒核分別施行。謹呈

教育部總長章

學校規程增訂中國醫藥學科目冊

謹依十一年十一月一日

頒布施行學校系統改革案。內載高等教育段。說明(二十三)大學校用選科制。(二十五)大學校及專門學校得附設專修科等條。參照我中國唐宋元明清歷代醫政。彙述

教育部頒布大學校暨醫藥專門學校規定各科目授業時間。及學生應選修之科目。由校長訂定。呈報教育總長。故本冊僅列科目如下。

一、醫科大學

◉中國醫學系

(1)內經學 (2)難經學 (3)脈學 (4)藥物學 (5)病源學 (6)歷代方劑學 (7)生物學 (8)醫化學 (9)胎生學 (10)人類及人種學 (11)生物解剖學 (12)生理學 (13)寄生蟲學 (14)中國診斷學 (15)世界診斷及治療學 (16)中國醫哲學 (17)歷代疾病史 (18)歷代醫政概論 (19)歷代醫學概說 (20)世界醫學史 (21)世界醫學概說 (22)中國藥材學 (23)世界藥物學 (24)世界方劑學 (25)製藥學 (26)導引術 以上通習科目 (27)傷寒科 (28)雜病科 (29)溫熱病科 (30)婦女科 (31)產科 (32)兒科 (33)疫病科 (34)腸胃病科 (35)瘋科 (36)針灸科 (37)瘍科 (38)花柳病科 (39)皮膚病科 (40)洗冤科 (41)耳科 (42)眼科 (43)口齒科 (44)咽喉科 (45)推拿科 (46)創傷科 (47)正骨科 (48)祝由科 (49)牲畜醫科 (50)各科臨診製案及死亡診斷或死體檢驗之實習 以上選修科目

(說明)一、疫病科。創傷科。雖見於各醫書中。從未有系統之研究。故特提出。且疫病科專爲傳染病及急救而設。於公衆衛生。尤屬重要。若創傷科雖屬普通之醫治。頗適於社會平時及戰鬥時之急需。是一種紅十字會之職務。

二、腸胃病科。歷代醫政無此名目。然周時有食醫之官。過金元間李東垣大倡脾胃之論。而遺腸。惜無繼起闡揚。致內傷之說。不能圓滿也。

三、洗冤科。即俗稱法醫科也。蓋纂取洗冤錄之合於學理。或有經驗上之價值者。設科研究。成有系統之學術。取以名科。亦猶傷寒論之名傷寒科。彼以病原稱。而此則以檢驗之對象舉也。

◉中國藥學系

(1)本草經 (2)藥材道地學 (3)化學 (4)生理學 (5)藥理學 (6)製藥學 (7)細菌學 (8)生藥學 (9)歷代本草概論 (10)藥制學 (11)世界藥物學 (12)歷代方劑學 (13)世界

方劑學　以上通習科目
(14)製藥科　(15)飲片科　(16)丸散科　(17)膏丹科　(18)藥商科　(19)藥劑科　(20)藝藥科　(21)藥工科　(22)藥材整理科　(23)藥材採集科　(24)藥品炮製實習　(25)切製飲片實習　(26)丸散膏丹修合實習　(27)藥材鑑別實習　(28)粉末藥實習　(29)動物飼養及製藥實習　以上選修科目

二、醫藥專門學校

◉中國醫學科

(1)國文　(2)國技　(3)靈素解剖學　(4)靈素生理學　(5)靈素病理學　(6)醫經通義　(7)藥材學　(8)方劑學　(9)製藥學　(10)四診學　(11)歷代醫學綱要　(12)世界醫學大綱　(13)細菌學　(14)寄生蟲學　(15)診斷及治療學　(16)世界藥物學　(17)世界方劑學　以上通習科目
(18)傷寒科　(19)雜病科　(20)婦女科　(21)產科　(22)兒科　(23)耳目科　(24)咽喉外科　(25)針灸科　(26)溫熱科　(27)疫病科　(28)正骨科　(29)花柳病科　(30)皮膚科　(31)洗寃科　(32)疾醫科　(33)獸醫科　(34)各科臨診製案及死亡斷診或死體檢驗之實習　以上選修科目

(說明)疾醫二字。雖不見於歷代醫政。僅在周禮載之。本冊擬擴充其審治範圍。為醫內外婦幼各科病之初起者以改少篤病而節制人民之死亡。極利於鄉僻之微疾家。

◉中國藥學科

(1)國文　(2)藥材學　(3)細菌學　(4)世界藥物學　(5)方劑學　(6)世界方劑學　(7)藥理學　(8)生藥學　(9)藥材地理學　(10)藥材鑑別實習　(11)藥材整理法　(12)動物飼養及製藥實習　(13)製藥學　以上通習科目　(14)藥商科　(15)藥制科　(16)製藥科　(17)藥工科　(18)藝藥科　(19)藥劑科　(20)藥品炮製實習　(21)切製飲片實習　(22)丸散科及修合實習　(23)膏丹科及修合實習　(24)粉末藥實習　(25)飲片科　(26)藥料採集科　以上選修科目

專件

為中醫應列學校系統反詰余君雲岫

(王一仁)

中醫治病之功效。在社會事實之証明。為病家之保障者。歷數千年之久。決非空言所能消長。惟其為學。非中智以下淺嘗膚學者所能精。應由教部規定課程創設學校之議。不自今始。邇者中華教育改進社在太原開會。江蘇全省中醫聯合會有呈請中醫立案。共分八欵。其所敘述。皆根據事實。釐然有當於人心、(載本會三十九期月刊、素閱者可致函本會發行部即寄、)余巖君作論駁議。語多偏頗。不直則道不見。非好辯也。不得已也。

據余君所述。應以中醫與星卜同列。而駁蘇醫聯會不當根據歷史之陳跡。以為立案之標準云云。自科學昌明。凡百學術。已無神秘之可言。古之民智未開。醫藥未備。(方治略備于後漢、閱張仲景傷寒金匱可見、)陰陽卜筮巫祝之流。故得乘其隙。假以治病。祝由云者。亦含有精神學之意味也。但究其指歸。無形象可見。無標準可尋。有近于神秘。迨民智漸開。歷年久而漸次汰滅。且內經明言古之治病祝由而已。足徵當時已不適用。中醫學術。則繼承演繹者代有傳人。措之實施。功效卓箸。此其歷史。決非星卜可與共論。所以相提引說者。聊以關世俗醫卜並論之見耳。乃曰斥星卜涔謗為不當。

強責以入主出奴之見。夫豈其然。苟余氏而非西醫。則其言爲謬解。余氏而果西醫。則其仇視中醫之心。躍然紙上。甯能免于入主出奴之誚乎。

神農本草。黃帝內經。厯年既多。原難証實出于誰何之手筆。但就箸述而論。說理可采者甚多。安可一例抹煞。陰陽五行之說。雖云空洞。但中醫之有識者。早以陰陽五行爲假借形容之字。而不列于學說之林矣。六氣爲天時之運行。令人致病者實繁。十二經絡之現症。確有可徵之理。蓋由前賢經驗考証而知。後人按尋而不爽者。又豈解剖陳死人可得而見。夫一學術之進化。本非朝夕之事。必經若干之遞嬗。幾許之實驗。然後漸入佳境。中醫之言。雖皆祖述神農黃帝。然自秦越人扁鵲漢華陀倉公張仲景。下逮宋唐千金外臺。金元四大家。明清王肯堂李時珍葉天士諸家。其所演繹者何限。于本草藥物則增補之。于診病療治則因時變化。何嘗專以黃帝內經爲本耶。學者善取其長。神明而用。已往之經驗。施之有效。即爲實驗。雖無科學分析。此實時代使然。夫如是則中醫之佳點正多。豈必效法歐西。而後謂之文明。而中華之國故。舉無一顧之値乎。

余氏又引俞曲園廢醫之說。以爲中醫不能治病。愈者皆不藥可愈。而不愈者雖藥無功也。夫病之愈與不愈。本有其已然之勢。必不可愈之症而愈之。中醫固無此技。西醫亦何能爾。藥之不效。繼以解剖。如此死者不一而足。然則西醫又何能生死人而肉白骨耶。醫者之功能。亦僅于不死之病而使之速愈而已。俞氏之言。原本閱見而來。豈專爲中醫而設。今日醫既不能起必死之症。則中醫固當廢。而西醫何嘗不可廢耶。余氏又舉力學光學聲學熱學化學生理學等說。以見科學分晰之精。東西洋無二致。此語誠然。亦知力之于握。眼之于見。耳之于聽。與夫動作言笑之所以然。豈僅局部之故。抑另有主之者在耶。且舉西藥治國人病者爲証。夫中國藥材。每年出口者若干。而西人之就中醫治者。豈便無效。此爲細事。更何値引駁。惟以西人尙肉食爲多。國人以菜類爲常。西藥多金石而性慓悍。中藥多草木而性柔和。異地用之。安能免弊。謂爲造作蜚語。故爲中傷。又豈其然。內經論治病之法。量天時。測地利。東南西北。氣候異宜。風物各殊。治法即不能一例。東西兩洋。人情風土之殊異者。爲病必有差池。余氏亦能謂人之患病。純由其內身臟腑之變化。而與天時地利。服食起居。絕無關涉耶。

西醫得科學之助。以有今日。而中醫在無科學時期。已厯箸治療之功能。苟加以整理之力而愈臻于實際。則學術之演進。與西學溝通。原非難事。無如水火參商。各持其自是之見。故終于不能合也。惟其如是。則中醫應列學校系統。力圖振奮。尤不可緩已。一學術之興滅。劣者敗而優者勝。難逃于天演之公例。以中醫舊有之術。經數千年之嬗蛻。以至今日。既非如星卜之神祕。確有理論實驗可尋。乃不加以整集而改進之。于外言爲不智。內反諸心。得毋太忍。

抑吾尤有言者。中醫既因歷史之習用。得社會之信任。在國家有倡導昌明之必要。無論西醫治療。是否已臻完善之域。可爲中土病者之保障。而內按國情。工商諸業。皆至幼稚。藥廠既非小規模短時間所可辦。而關稅又爲列強所刼持。漏巵之說。原非過慮。不求于已而仰給于人。恐吾民之貧病交迫。而國力亦日蹙矣。

專著

醫學讀書志（十三續）（曹禾遺箸）

金羅氏天益

明朝刻本

衛生寶鑑二十四卷補遺一卷

內經類編九卷

東垣試效方九卷

右書三種。金眞定羅天益撰。天益字謙甫。東垣傳付著作弟子。是書一至三卷爲藥誤永鑑。四至二十卷爲名方類集。二十一卷爲藥象類集。二十二至二十四卷爲醫驗紀述補遺。爲傷寒外感表裏陰陽。三十一症治法大要。修飾師說。炫耀已長。不免流俗之見。而信崇仲景論述內經。殊爲青出於藍。然文義闒茸。欲暢不能。亦固已哉。卷首有永樂十五年廬陵胡廣建安楊榮序。

元王氏好古

元史藝文志

醫壘元戎十二卷

此事難知二卷

湯液本草三卷

湯液大法四卷

陰症略例一卷

癍論萃英一卷

國朝四庫

醫壘元戎十二卷

此事難知二卷

湯液本草四卷

民間行本

醫壘元戎一卷

右書十種。去複四種。凡六種。元趙州王好古撰。好古字進之。號海藏。官本州教授提舉醫學。受業潔古。潔古歿。遂師事東垣。此事難知專論傷寒。醫壘元戎乘述雜病。其書推尊仲聖。效法朱肱。復斟酌二家。變通其說。雖於長沙大法。無所闡明。而寅畏小心。實當時之翹楚。醫壘元戎爲明萬歷癸卯遼東巡撫顧遂刻。而體例參差。費校。今本東垣十書。竟刪成一卷。湯液本草融會潔古珍珠囊東垣藥類法象用藥心法。於本草原旨，了無干涉。

元朱氏震亨

元史藝文志

金匱鉤元三卷

平治薈萃方三卷

傷寒論辨疑一卷

傷寒摘疑一卷

格致餘論一卷

局方發揮一卷

治痘要法一卷

活幼便覽二卷

纂要八卷

治法語錄三卷

外科精要新論一卷

本草衍義補遺一卷

醫案一卷

國朝四庫

金匱鉤元三卷

格致餘論一卷

局方發揮一卷

民間行本

心法五卷

右書十七種。去複三種。凡十四種。元婺州義烏朱震亨撰。震亨字彥修。學者尊爲丹溪翁。師許文正公衡。究道德性命之學。文正患末疾。喻使習醫。翁遂棄舉子業。致力於陳裴二百九十七方。漸悟其非。乃遊歷他郡。遇羅知悌，知悌字子敬。號太無先生。宋理宗朝寺人。初劉完素授醫學於荊山浮屠知悌。悉受其傳。又旁通子和明之二家。翁盡得其祕歸。起文正疾。益推廣意旨。因作相火及陽有餘陰不足之論。專尚滋陰降火。心法首論六篇。分一百門。金匱鉤元分一百三十八類。有方有論。劉氏之學。至翁益彰。然絕去深沉。崇趨淺近。執寒涼之結習。滋流弊於三朝。亦可謂功之首。罪之魁矣。戴良盛稱其敦孝友之行。得道學之源。重倫常而輕榮利。爲之作傳。明休甯方廣字約之。號古庵。以醫游河洛間。寓陳留。集丹溪心法附餘二十四卷。龐雜不倫。大失丹溪之旨。尚有脈藥證治地理等書未見。

雜記

兪曲園醫學筆記（二）

（秦又詞輯）遺稿

▲牛黃清心丸

癸辛雜誌云。和劑局方。乃精集諸家名方。至提領以從官內臣參校。可謂精矣。然差錯亦不少。且以牛黃清心丸言之。凡用藥二十九味。寒熱訛雜。殊不可曉。一名醫云。此方止是前八味至蒲黃而止。自乾山藥以後。凡二十一味。乃補虛名中山芋丸。當時誤寫在此方之後。因

循不曾改正。據此知古方傳流。亦不可恃甚矣。醫之難言也。

▲聖散子

武英殿聚珍書蘇沈良方。第三卷載有聖散子方。共二十味。末附識陳無擇之言曰。此藥似治寒疫。因東坡作序。天下通行。辛未年。永嘉瘟疫。被害者不可勝數。今錄以備療寒疫。用者宜究其寒溫二疫。無使偏奏也。國朝錢曾讀書敏求記則云。聖散子方。不過二十八味。諸病俱可治。東坡得之于眉山人巢穀。惜其方世罕之。昇郭五常得之于都憲袁公。爲梓行于邛陽。

▲人參貴紅賤白

國朝吳振臣甯古塔紀略云。人參多。如吾鄉之桃李。草本。方梗。對節。生葉。葉似秋海棠。六七月間。開小白花。八月結子。似天竹子。生于深山草叢中。較他草高尺許。以八九月間者爲最佳。生者色白。蒸熟。輒帶紅色。紅而明亮者。其精神足。爲第一等。今之醫家以白色者爲貴。謂其土不同。故有此二種。大謬。凡掘參之人。一日所得。至晚便蒸。次日晒于日中。晒後有大有小。有紅有白。並非地之不同。總因精神之足不足也。故土人貴紅而賤白。按高麗參亦然。余親家翁鼓雪槷尚書言有人贈以高

麗參。大幾如小兒臂。一種紅。一種白。白者賤而紅者貴。尚書不受。未知其功效如何也。

▲高麗人參

唐陸羽茶經云。人參上者生上黨。中者生百濟新羅。下者生高麗。則唐時已有高麗人參。但以爲下品耳。又云。有生澤州易州幽州檀州者。爲藥無效。則更可知唐時人參出處甚多。

▲金汁鉛汁

國朝納蘭成德淥水亭雜識云。以藥汁蒸取黃金之汁。以治火病。其效如神。明末宿將曾有之。嘗以示客。狀如麻油。自云。攻南方時。有大將被銃傷垂死。與二匙即愈。鉛汁亦可用。噎隔者進之。直下無阻。按今西人以鐵汁治病。即此法也。明末已有之。則亦非出于西人矣。

▲金鷄勒

國朝查慎行人海記云。上常諭臣等云。西洋有一種樹皮。名金鷄勒。以治瘧疾。一服即愈。用藥只在對症也。余同年勒少仲中丞極信此藥。云不止治瘧。兼可補胃。人或不之信。康熙時已入中國。且有聖祖此諭也。

▲風茄

風茄即小說家所謂蒙汗藥也。可以治喘疾。其法用吸

[illegible]之。筒卽離僊烟內吸而食之。初試頗有效。

▲霍去病

國朝陳錫路黃孆餘話引候甯極藥名譜云。霍香名霍去病。

▲治三蟲

唐柳宗元龍城錄云。賈宣伯有神藥。能治三蟲。止熬黃栢木。以熱酒沃之。別無他味。

▲癆蟲

唐段成式異疾志云。河南劉崇遠有妹為尼。居楚州常有一客尼寓宿。忽病癆瘦甚。且死。其妹省之。衆共見病者身中有氣如飛蠱。入其妹衣中。遂不見。病者死。妹亦病。俄而劉氏舉院皆病。蓋卽今俗所謂癆蟲也。

研究 中國心理治療法（續）

（陳存仁）

第十二　某府主洞泄不已。日夜數十行。身倦神疲。更數醫治之罔效。賓朋有以山東楊先生薦者。因延楊先生入。暢談日月星辰躔度及風雲雷雨之變。口講指畫。滔滔數萬言不絕。自辰至未。病者聽之。竟忘其圊。楊笑[illegible]已病愈矣。何藥為衆人咸異之。請其故。楊曰。治洞泄久不已之人。先問其所好。好棊者與之棊。好樂者與之樂。使意專注與所好。忘其所苦。（存仁按。洞泄久者十九日以為每隔數分鐘必泄一次。於是心理上卽有習慣性的暗示。雖無泄物亦必登圊强泄。故投其所好。暢談不止。則破其習慣性的每隔數分鐘必泄一次之心理。而洞泄自止。）其病自愈。余聞府主好天文五行家學。投之所好。聳其聽聞。卽所以治其病也。（儒門事親）

第十三　臧枚吉先生。名醫也。新秋桐樹下與友對弈。忽有求催產方者。仰見一桐葉適落。而前先生卽拾葉與之。未幾產兒。生友問其故。先生曰。借新落之葉下降之性耳。（諸城縣志）

第十四　一婦病傴而不能仰。孟恂令之坐。且以大鈹針擬之。其人漸避漸仰。（武進縣志）

第十五　有荷擔販鹽者。家無斗粟。鹽被刼。嘔血數升。匍匐求治于名醫錢同文。錢瀋以白金半錠雜藥中。其人啓函得金。以為誤也。錢曰。我安得有金。遺人鹽販得金大喜。飲藥卽愈。（名醫列傳）

第十六　息城司候聞父死於賊。大悲哭。卽患心痛。日增不已。月餘成塊。狀若覆杯。大痛。藥皆無功。張戴人至。狂言戲謔。病者大笑不忍。面向壁。一二日心下結塊竟消。（儒門事親）

第十七　某官女年及笄。折花枝。忽覺麻木。手不下垂。諸醫施治無效。延名醫曾某治之。曾審其由。請於官。須擇一內室。謹閉窗戶。使與女共居一室。相對。女不可。父母苦勸之。始允。曾囑某官曰。聞贼叫聲。可推門入矣。曾注目視女。女羞急無地。怒氣勃發。曾忽逼女。若欲動手者。女狂叫。以手自衛。而手已下垂矣。某官入戶。見女手展動自如。（勸戒九錄）

第十八　丁醫秉臣治金姓少年遺泄。衆醫皆謂濕熱阻滯。脾失健運。丁入門。見一少女治女紅。似婢似女。病者父見丁至。先命女上他樓。而後病者出。脈之。相火熾。丁問少女為何人。父曰。童養媳也。丁請其父完姻。其父然之。病者欣聞之。喜而愈。（中醫雜誌）

第十九　一人病應聲虫。每啓口。腹中似有蟲應聲。百治罔效。一日讀本草。藉至雷丸條。蟲聲不應。病自而是瘉。（本草綱目）

三　治療方法

內經曰。寒者熱之。熱者寒之。此治療寒熱之方法也。七情之太過不及而為病者。治療之道。亦陰者陽之。陽者

[illegible]稱之而已耳如上述第八第九第十五第十六諸是第九者素問所謂懼勝喜也第八者喜解怒也第十五者內經所謂喜勝憂也第十六者內經所謂憂則氣結喜則百脈舒和也總之即內經陰陽大論所云治情志之病純係克制之理耳此心理治療法之一也

心理學有所謂錯覺幻覺者如吾人觀舞台佈景覺有遠近凹凸火車疾行覺車外草木田舍飛行而過此即錯覺也如心中有所思之人耳若聞其聲心中有有所懼之神怪目若睹其形此即幻覺也上述第三第四誤食小虫腹中常覺有蛆物其實小虫未嘗爲患幻覺爲患耳故但糾正其幻覺治虫尤其次也又第八因怒而不食今怒愈而仍不能食此婦人之誤會心理也非胃弱拒不納也故使善於詞令之人誇食美於其傍引起其食慾既試食胃自能納於是彼誤會心理破矣此誤會心理者錯覺也又如第十二洞泄症以其有習慣性的暗示深印腦中亦誤會心理也誤會心理破而洞泄症自止矣又如第十四之腰不能俯仰第十七之手不能上下醫師察其並無其他生理的原因則腰之不能俯仰手之不能上下必爲幻覺必爲誤會心理無疑矣故能破其誤會心理能破其幻覺病自瘉否則百藥亦罔效也又如第十九之應聲蟲症讀至雷丸條而蟲聲不應則可決其腹中必無應聲之蟲完全幻覺作用幻覺起而波及聲帶成複音讀至雷丸條彼讀者必因其以爲雷丸可以殺蟲之意甚堅幻覺作用竟爲其一念而破故應聲之症頓失此皆糾正及攻破幻覺錯覺之誤會心理此治療心理病之又一要道也

凡人有所要求要求而未得即能成病俗所謂相思症也治療之道最爲簡易惟許其要求而已矣然而相思症不限於男女之慾非如上述第十八一項第七第十第十一皆是此治療心理病又一法也

又有迷信心理病者利用迷信心理治療之此病在我國最多而以此法治之亦最卓著譬如於佛堂仙府中求籤問藥扶乩索方試觀其藥方則紅棗甘草通草之類決不能愈病然而病家服之收效神速此何故歟夫彼泥塑木雕固未嘗有靈蓋病家信仰之力有以致之如上述第十項者即其一端是故吾人對於病者迷信未可厚非且欲導以迷信治療此迷信治療者非迷信也亦科學的治療方法也然迷信治療施於迷信者可必其有效設執此以施之於有科學知識者則刻舟不能得劍是亦吾人所不可不知也

(四) 附錄

未學心理學者於幻覺之現象必不之深信而糾正幻覺爲心理治療法之最要方法故舉有趣之事實以申其義

三名醫戲其無病之友一醫先診其脈驚詔之曰汝有病矣零一醫亦驚之以有病他醫亦如此無病之友不知爲戲且三醫皆名醫驗案山積思爲必病歸家果發大病幾不起（某催眠術講義）

德國某高級醫校中甲生食乙之麵包三四小時後乙戲之故作大驚失色狀曰此麵包中有某種最劇烈毒藥將以斃牛而爲生物試驗且示以毒藥瓶瓶果署甲知此種毒藥三四小時後必死無疑蓋彼爲醫校學生也歷數小時後頭眩不支氣絕而殭身上且發服毒後細紅色小斑然甲所服麵包未有毒藥藥瓶署者另試一牛耳自是德國法律中明言有利用心理幻覺而斃人者亦科以罪云（鮑芳洲醫學催眠術講義）

醫林消息

華夏醫學會緣啟

有人羣而後有社會。有社會而後有國家。國家者人羣之結晶也。然則國家之强弱。與人羣之壽夭。亦至有關係。實是故神農嘗百草而作本草。軒轅師歧伯以成內經。其養生之術。憂民之心。卒使人羣所結晶之國家。永存於世界者。其仁智。其功業。宜乎爲後世楷模也。惟聖學理深邃。殊難尋繹其微妙之旨。黃炎已邈。奧義難宣。漢張仲景闡扶幽微。發揚精奧。著傷寒論金匱諸書。設爵立湯。仁術丕顯。後世師仲景者。本爲湯爵之標本中見之氣而應用之。論爵處方。效驗如神。至今業歧黃之優秀分子。莫不尊仲景爲醫聖。由是觀之。我華夏醫學之砭石療治。非不及西醫也。實緣古書深奧。提攜不善。泥古而未探其源。明體而不達於用。涉獵宋元以後。多雜家之談。趨易路而去道更遠。及乎西法東漸。競尚新異。於是眞理愈晦。治法愈雜。譌謬殺人。醫道斯濫矣。同人等有鑑及此。爰設醫學會。探討精微。萃醫學之專書。朝深研究。藉他山之攻錯。互相琢磨。集思廣益。疑難會辨。本救敝起衰之念。推濟世利物之心。願此刀圭。亦種小善。孟子曰。窮則獨善其身。達則兼善天下。方今人多何。醫學昌明。豈惟養生之道。其亦壽世壽民之微意歟。

附華夏醫學會會章

第一條宗旨　本學會專門研究中西醫學。以研究所得之學理及心得宜傳於中外爲宗旨。

第二條事業　本會應辦事業。分九部如左。（各部詳章另行規定）

（甲）建設部　籌備各部組織進行一切事宜。

（乙）調查部　懸賞調查有關醫學之一切事宜。

（丙）會務部　掌管會員之入會或出會事宜。

（丁）研究部　掌管研究中西藥物及療治方法。

（戊）育才部　掌管本會主辦之一切醫學教育。

（己）療治部　掌管本會附設病院之療治。

（庚）詢問部　對於醫學之有質問者。本會盡心研究。將研究所得結果。答覆之。

（辛）圖書部　發行及採辦有關醫學之圖書供國人參考。

（壬）標本部　製造及徵集有關醫學之標本供國人參考。

（癸）宣傳部　將研究所得材料及心得。編譯中外文字。利用講演幻燈雜誌新聞各方法宜傳於中外

第三條職員另定之。

發起人

梅光羲　釋靜應　喜如山

釋道階　張宗藏　趙煜華

鄒趾痕　釋珍惜　陳松濤

釋容也　甯達蘊　高嘉韓

劉仁航　釋天眞　張植番

本會址暫設中華民國北京絨線胡同一百七十號洋樓

電南局二千八百四十七號

全國教聯會中醫校系統議案記

第十一屆全國教育聯合會在湘開會。十月二十一日上午甲組審查會曾提出鄂省提案請教育部將中醫一門加入學校系統。與浙省提案學校系統應加入中醫學校建議二案。當由姚兆楨君說明鄂案旨趣。鄭以貞君說明浙案旨趣。盧廣曾君贊成列入學校系統。金曾澄君云。中醫定入學校系統。必規定入中醫學校之先。應研究何種科學。姚君答中醫原有植物生物等基本科學。補助亦有國文等科學。故要將教部列入系統。同時規定中醫學校課程。而金君則主張改爲請教育部規定中醫課程標準。加入學校系統。程其保君主張標名爲醫學。不偏重中西。故反對以中醫列入學校系

…席張惟一君云。我個人意思。于學校系統醫學校內。明定中醫一系。公决定主文爲請教育部明定中醫課程標準幷列入醫學校系統案。卽請推定姚鄭二君整理云。

編輯課本

內經課本（歡迎討論）（秦伯未輯）（二）

第五節　藏府陰陽

陰中有陰。陽中有陽。平旦至日中。天之陽。陽中之陽也。日中至黃昏。天之陽。陽中之陰也。合夜至雞鳴。天之陰。陰中之陰也。雞鳴至平旦。天之陰。陰中之陽也。人亦應之。言人之陰陽。則外爲陽。內爲陰。言人身之陰陽。則背爲陽。腹爲陰。言人身之藏府中陰陽。則藏者爲陰。府者爲陽。肝心脾肺腎五藏皆爲陰。胆胃大腸小腸膀胱三焦六府皆爲陽。故背爲陽。陽中之陽。心也。背爲陽。陽中之陰。肺也。腹爲陰。陰中之陰。腎也。腹爲陰。陰中之陽。肝也。腹爲陰。陰中之至陰。脾也。此皆陰陽表裏內外雌雄相輸應也。故以應天之陰陽也。

第六節　五藏所合所榮所主

心之合。脈也。其榮。色也。其主。腎也。肺之合。皮也。其榮。毛也。其主。心也。肝之合。筋也。其榮。爪也。其主。肺也。脾之合。肉也。其榮。唇也。其主。肝也。腎之合。骨也。其榮。髮也。其主。脾也。是故多食鹹。則脈凝泣而變色。多食苦。則皮槁而毛拔。多食辛。則筋急而爪枯。多食酸。則肉胝䐢而唇揭。多食甘。則骨痛而髮落。此五味之所傷也。故心欲苦。肺欲辛。肝欲酸。脾欲甘。腎欲鹹。此五味之所合。五藏之氣也。

第七節　藏府受氣

食氣入胃。散精于肝。淫氣于筋。食氣入胃。濁氣歸心。淫精于脈。脈氣流經。經氣歸于肺。肺朝百脈。輸精于皮毛。脈合精。行氣于府。府精神明。留于四藏。氣歸于權衡。權衡以平。氣口成寸。以決死生。飲入于胃。遊溢精氣。上輸于脾。脾氣散精。上歸于肺。通調水道。下輸膀胱。水精四布。五經並行。合于四時五藏陰陽。揆度以爲常也。

第八節　奇恆傳化

腦髓骨脈胆女子胞。此六者。地氣之所生也。皆藏于陰而象于地。故藏而不瀉。名曰奇恆之府。胃大腸小腸三焦膀胱。此五者。天氣之所生也。其氣象天。故寫而不藏。此受五藏濁氣。名曰傳化之府。此不能久留輸寫者也。魄門亦爲五藏使。水穀不得久藏。所謂五藏者。藏精氣而不瀉也。故滿而不能實。六府者。傳化物而不藏。故實而不能滿也。所以然者。水穀入口。則胃實而腸虛。食下則腸實而胃虛。故曰實而不滿。滿而不實也。

第九節　四海

人有髓海。有血海。有氣海。有水穀之海。凡此四者。以應四海也。胃者。水穀之海。其輸上在氣街。下至三里。衝脈者。爲十二經之海。其輸上在于大杼。下出于巨虛之上下廉。膻中者。爲氣之海。其輸上在于柱骨之上下。前在于人迎。腦爲髓之海。其輸上在于其蓋。下在風府。故氣海有餘者。氣滿胸中。悗息面赤。氣海不足。則氣少不足以言。血海有餘。則常想其身大。怫然不知其所病。血海不足。亦常想其身小。狹然不知其所病。水穀之海有餘。則腹滿。水穀之海不足。則饑不受穀食。髓海有餘。則輕勁多力。自過其度。髓海不足。則腦轉耳鳴。脛痠眩冒。目無所見。懈怠安臥。

第十節　三焦

上焦出胃上口。並咽以上。貫膈而布胸中。走腋。循太陰之分而行。還至陽明。上至舌。下足陽明。常與榮俱行于陽二十五度。行于陰二十五度。一周也。故五十度而復大會于手太陰矣。中焦亦並于中。出上焦之後。此所受氣者泌糟粕蒸津液化其精微上注于肺脈乃化而爲血以奉生身莫貴于此故獨得行于經隧命曰營氣下焦者別迴腸注于膀胱而滲入焉故水穀者常幷居于胃中成糟粕而俱行于大腸而成下焦滲而俱下濟泌別汁循下焦而滲入膀胱焉上焦如霧中焦如漚下焦如瀆此之謂也

第十一節　精氣津液血脈

兩神相搏合而成形常先身生是謂精上焦開發宣五穀味熏膚充身澤毛若霧露之溉是爲氣腠理發泄汗出溱溱是謂津穀入氣滿淖澤注于骨骨屬屈伸洩澤補益腦髓皮膚潤澤是謂液中焦受氣取汁變化而赤是謂血壅遏營氣令無所避是謂脈故精脫者耳聾氣脫者目不明津脫者腠理開汗大泄液脫者骨屬屈伸不利色夭腦髓消脛痠耳數鳴血脫者色白夭然不澤其脈空虛夫六氣者各有部主也其貴賤善惡可爲常主然五穀與胃爲大海也

第十二節　營氣

營氣之道內穀爲寶穀入于胃乃傳于肺流溢于中佈散于外精專者行于經隧常營無已終而復始是謂天地之紀故氣從太陰出注手陽明上行注足陽明下行至跗上注大指間與太陰合上行抵髀從脾注心中循手少陰出腋下臂注小指合手太陽上行乘腋出䪼內注目內眥上巔下項合足太陽循脊下尻下行注小指之端循足心注足少陰上行注腎從腎注心外散于胸中循心主脈出腋下臂出兩筋之間入掌中出中指之端還注小指次指之端合手少陽上行注膻中散于三焦從三焦注膽出脅注足少陽下行至跗上復從跗注大指間合足厥陰上行至肝從肝上注肺上循喉嚨入頏顙之竅究于畜門其支別者上額循巔下項中循脊入骶是督脈也絡陰器上過毛中入臍中上循腹裏入缺盆下注肺中復出太陰此營氣之所行也逆順之常也

第十三節　衛氣

營出于中焦衛出于下焦衛氣之行一日一夜五十周于身晝日行于陽二十五周夜行于陰二十五周周于五藏平旦陰盡陽氣出于目目張則氣上行于頭循項下足太陽循背下至小指之端其散者別于目銳眥下手太陽下至手小指之間外側其散者別于目銳眥下足少陽注小指次指之間以上循手少陽之分側下至小指之間別者以上至耳前合于頷脈注足陽明以下行至跗上入五指之間其散者從耳下下手陽明入大指之間入掌中其至于足也入足心出內踝下行陰分復合于目其始入于陰常從足少陰注于腎腎注于心心注于肺肺注于肝肝注于脾脾復注于腎紛紛盼盼終而復始一日一夜水下百刻而盡矣

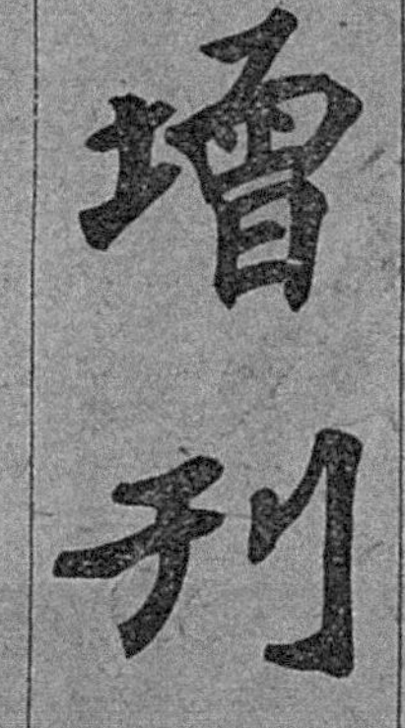

學說

目疾論

（匡壽民）

人有耳目口鼻在五官中均關重要惟目爲尤甚五臟六腑之精華皆上注於目故能目光四射使地球上形形色色均足映入我之眼簾經曰目爲肝竅肝實則風發火熾目起紅腫又曰目得血而能視血液虧耗則目漸昏花究其種類雖有七十二症總不若辨明虛實之爲要我儕既習醫業應當奉爲專科細心研究無使同胞有失明之慮焉今將目疾概況分論如下

（一）目疾之初起

目疾初起無人不知從風熱而來但天有燥氣地有濕氣人處氣交之中詎能一無感觸況又日食水穀脾一不健水即停留足爲兩目之害惟風熱眼胞紅腫脈數而浮濕熱眼不甚腫脈數而濡可爲用藥之方針但白睛屬陽白睛痛者晝甚於夜黑睛屬陰黑睛痛者夜甚於晝赤脈自上而下者太陽症焉當溫之散之自下而上者陽明症焉當寒之下之由外入內者少陽症焉當和之解之貴能確切病情非徒拘拘於風熱祛風濕熱利濕可耳

（二）目疾之中間

目疾劇烈時間迎風流淚畏日羞明固不必說即紅筋努肉星翳蟹珠亦隨時而起非先用瀉青丸龍膽瀉肝湯不足以殺其勢惟紅筋努肉雖可用棉紙拭去而星翳非藥塞鼻或用膏點眼斷難消滅於無形鄙人治星每用麻黃細辛白蔻磨末塞鼻輒能見效否則改用辛夷木鱉元寸梅片等類無不捷如桴鼓治翳每囑病家用舌舐之點以百點膏或圓明膏間服撥雲退翳丸自愈若蟹珠則惟有退消一法萬一潰膿眼必立瞎患目疾者不可不預防焉

（三）目疾之後來

目疾欲愈之候眞陰受傷視物不免模糊非服明目地黃丸或益氣聰明湯斷斷不能回復惟青盲內障可用羊肝丸拳毛倒睫可服防風飲能遠視而不能近視因無水焉當用地芝丸能近視而不能遠視因無火焉當用定志丸他如瘀血灌睛當理肺以止嗽頭風及眼當治腦以祛風此等疾病爲赤眼後所時有之症至瘄疹入眼當服兔矢湯飛絲入目可滴陳墨汁雖非目疾亦爲治目疾者所當注意焉

目疾一症名目衆多治法亦異總其大綱不外內服外搨切不可用刀針惟服藥須在飽食之後先用藥之熱氣騰之風盛時當用防風荊芥或桑葉菊花煎湯薰洗亦治目疾之一法最要在忌房事戒惱怒及食辛辣鮮味等是也

學說

目疾論

（甘永康）

目在五官之中其職司視五臟六腑之精氣皆上輸於目目者肝之竅不烏珠屬肝瞳神屬腎白睛屬肺大小皆屬心上下胞屬脾然其致病之原雖分外因內因各有部分大抵肝腎居多外因有風有火有燥有濕內因有肝經亦有風火濕熱等分惟腎爲水臟一經火爍兩目昏花即爲目疾之害當劇烈之時有紅筋白翳努肉或星等類甚則再起蟹珠至潰膿而成瞽目至眼胞生毒爲眼丹眼皮發癢爲眼癬或青盲而內障或倒睫而拳毛猶其小事欲治此症祛風有荊芥防風羌活蔓荊薄荷瀉火有黃連黃芩柴胡山梔龍膽元參若大便結實可從釜底抽薪之法當用酒製大黃利濕有木通車前瞿麥燈心通草澤瀉祛熱有羚羊石決甘菊霜桑青箱蕤仁涼血有生地丹皮赤芍解毒解苦有生甘草除紅筋白翳努肉及星有木賊蒺藜蛇蛻蟬蛻密蒙穀精烏巢夜痛當用夏枯草眼眶爛當用決明子滋肝補腎可用當歸白芍枸杞熟地此皆煎作湯劑用以內之方治至外治法有用天然水煎湯及潔淨玄色絹片乘熱薰洗後用人乳浸黃連或光明眼藥搨之至日月水非我國產應當拒絕弗用惟治翳可用圓明膏或百點膏點之移星可用辛夷心木鱉毛當門子梅花片飛辰砂共研細末薰在棉絮上搭角向鼻孔塞之自能脫落紅筋努肉祇可用燈草捲去萬不可用刀劖蟹珠可用石蟹空青熊膽等類搨之自能退消眼丹可塗如意

全[illegible]散眼癬可洗以清涼圓青盲內障可吞羊肝丸拳毛倒睫可服防風飲此治目疾之大法凡患目疾者當戒房事忌惱怒及薑蒜蔥蒜韭等類庶幾重者轉輕不至有失明之慮亦幸矣哉

眼科醫案

（思補老人）

眼胞屬脾脾有痰濕上結目胞內痰核形如豆大推之移動皮色如常硬腫不痛不癢綿綿症也擬化堅二陳湯加減化消濕痰

陳皮　雲苓　生甘草　化半夏

苦桔梗　炙殭蠶　連翹殼　京赤芍

大貝母　薄荷　外用紫金錠醋磨敷之

目胞浮腫紅癢痛起粟是謂粟瘡色黃形軟由胃濕脾熱上蒸所致致延久傷目宜清脾涼血湯加減

荊芥　製蒼朮　生甘草　防風

連翹　桑葉　京赤芍　陳皮

蟬衣　白蘚皮　連皮苓　生苡米

五藏六府之精氣上注于目腎之精爲瞳子有年腎陰不足視物模糊腰痿力乏脈象弦細尺部尤甚舌苔光恐爲內障之漸宜培養腎陰治其本也

大熟地　粉丹皮　何首烏　淮山藥

福澤瀉　潼蒺藜　山萸肉　雲苓

厚杜仲　川斷肉　青箱子　草決明

夏枯花

目疾治驗記略

（周實夫）

余不諳眼科人有允治者亦漫應之而頗見效彙錄于此以就正于專家瞳子散大不見光明大都屬于腎虛治愈最難有張姓者患瞳散遺清服藥二月不見功余思腎主瞳子而所藏者精今精從下泄則何以上承以標本論之目病蓋標而遺精實本爰用金鎖固精丸合金櫻子膏專治其下半月而遺洩止接服十全大補湯去肉桂爲丸用升麻煎湯送下如是者三月瞳子漸收竟能見物又風火目赤或目痛總以疎散爲主而今人每用清肝之藥不知內經謂火鬱則發之若清涼則反鬱其火矣戚王女于春月染目赤醫用桑葉菊花丹皮山梔赤芍草決明等不解余反其法用防風荊芥厚朴花川芎白芷桔梗甘草等品一劑痛減二劑赤退後囑將前方接服而痊蓋火既散則利于清矣亦有因內熱胃火而起者則宜用下法余治鄰居黃姓子目赤腫痛脈滑用大黃硝黃瓜蔞甘草生地蘆根而愈又不當提首提尾也此外治一陳姓農夫患兩目昏糊入夜尤劇醫生均不能治乃乞方于余余切其脈濡遲察其舌白膩因思肝主國居矣今明是濕象當責于脾蓋木爲濕鬱而不能輸精華之氣于上也用白朮茯苓砂仁半夏陳青皮木香蒺藜苡米枳殼升麻等化濕升清之藥十餘而竟復明此一時心悟不敢邀天之功然治病之難最宜靜心神悟得其正豈執拗草可與語哉

目中忽起努肉

驗方

（曹拙巢）

用竹箸一水滴銹刀以箸磨銹點上即愈此證忽然目中大癢以手拭之即痛不可忍努肉已起翳目甚速緩則不乃又風火目赤用八寶月華丹人乳調塗驗又各補目疾用頂上西月石一錢溶解於五兩之滲雨水內傾少許於潔淨林中以新潔棉花蘸洗兩眼每日二三次每次三五分鐘謝利恒君曾收入家用良方中據云功效甚着故錄之

百病表解

王一仁 秦伯未 述

△耳疾類

門類／診治	原因	診斷	傳變	用藥	調理
目赤	目赤爲病。有外內二因。外因不外風熱內因不越肝火。張子和謂目不因火則不病。治目者專主治火。一句可了。即指此而言。其有內眥結炮。三五日生膿者。亦由熱氣客在眥間。稠聚津液所成。	兩目白眼。紅絲交錯。迎風流淚。畏見日火之光。黑膚皺快。甚則澀痛。上下皮赤腫。得之外因。此兼寒熱頭痛。脈浮數。得之內因者。口苦脈弦數。若內眥結胞者。俗名偷針。三五日潰便生膿汁。但鬱輕者小。汁濃熱散自退。	目赤有纓絡不愈者。久則神白昏糊。神光漸耗。因而失明者。正亦不鮮。且此症最易傳染。手巾之尤。總宜分用。公共之處。屬當注意。藏復應云。眼赤皆血瘀肝經所致。而不知有傳染者在也。	肝開竅于目。故治內因目赤。以清肝爲主。瀉肝散主之。治外因則兼以散鬱用白蒺藜散主之。或芎菊散主之。若偷針則微者爲針刺破即愈。甚者地黃丸主之。	目赤退後。餘熱未淸。常戒辛熱發物。且不宜多勞目力。或燈下作事。所以養其神也。更宜以密蒙花散代茶飲。輕清之品。于此最合。
目痛	目痛之原因有因五藏積衰。傳之于肝。更受邪熱。使血散側于肝辨所致。然有白眼痛黑珠痛之不同。亦自眼忽疼痛。不涉風熱者。則內肝腎兩虛。精血不能發養。枯澀而致也。其痛而腫者。總不外濕熱風熱所壅澀。	白眼痛者屬陽。晝痛。點苦寒藥則效。黑珠痛者屬陰。夜痛。點苦寒藥反劇。乾澀疼痛者。時發時歇。作時辨忍。臥不得睡。不辨三光。難有腫者。則有胞腫如盃五輪穢起。目痕不能轉。若鴿之睛。亦有珠痕出如拳者。	風熱不散。目痛不。久則變生外障。蒙蔽不精。常于目障中求其治。若珠衰出如拳者。久則珠爛。爛則瞳神散失。不能肺聚。失明之候。明方無所施矣。	白眼痛瀉肺湯以瀉之。黑珠痛夏枯花散以泄之。乾澀疼痛。加減地芝丸以補之。胞腫者洗肝散主之。珠出者石膏散加羌活芎藥薄荷主之。	目痛目腫之調理。與目赤相彷彿。而尤宜而者。亦爲房事。犯則腎水枯而熱愈熾矣。除服密蒙花散外。時以黃連洗滌亦佳。
目障	目障者。目中如有物障礙。而視不分明。亦辨目翳。大別分內障外障二種。內障屬血虛氣鬱而成。外障屬風熱上壅。一由內虛。一由外實。治法逕庭，極宜留意。者目黑而不能見物。則于眩眵門中求之。	內障者。外似好眼。而不能照物。不痛不痒。惟瞳神之內。有隱隱青白者。皆藏府中邪乘虛入而爲翳也。外障者。上下胞努肉蓓蕾。磨遮其睛。久而生翳。或如雲霧。如絲縷。如秤星。在睛外遮睛。則因生氣不升所致。與外障又別。	目障均能失明。最關重險。初起之時。不可不謹也。若有珠陷者。則齊傷神水竭枯。瞳神散大者。乃屬精氣氣虛。更有氣脫者。無可挽救。內經所謂氣脫者目不明是也。	內障治法。不外補養而清肝。補腎磁朱丸主之。外障則不外皆散。皂角丸主之。生氣不升者。羌活勝風湯。瞳神散大者。六味丸加五味子石決明主之。	目障愈後。陰必不充。宜與補陰。以杜根株。若六味丸之類。宜常服之。此症老人患之。最屬難愈。以人四十而陰氣自半。腎水不充也。

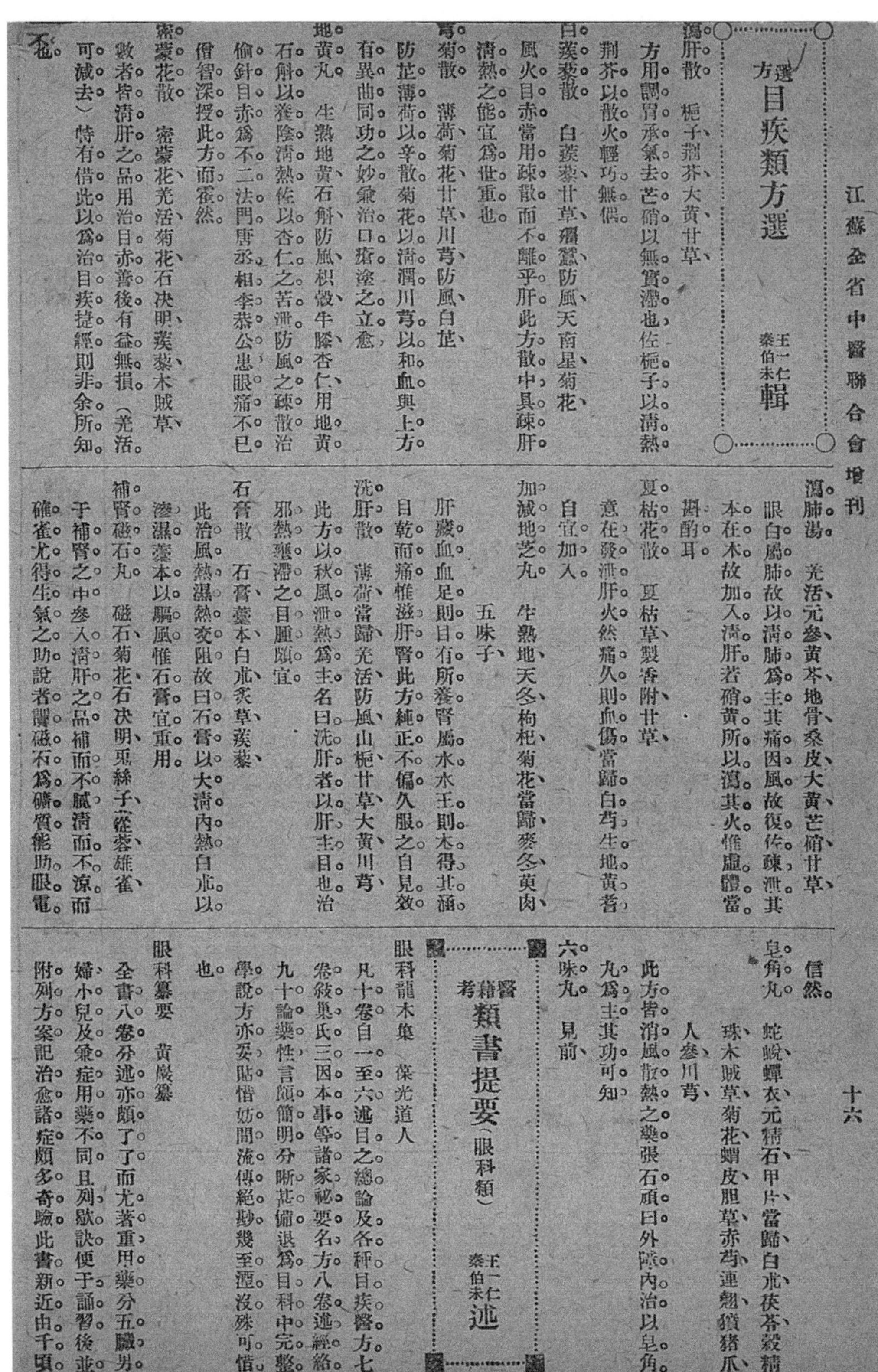

選方

目疾類方選

王一仁 秦伯未 輯

瀉肝散　梔子、荊芥、大黃、甘草、
方用調胃承氣去芒硝。以無實滯也。佐梔子以清熱。荊芥以散火。輕巧無偶。

白蒺藜散　白蒺藜、甘草、殭蠶、防風、天南星、菊花、
風火目赤。當用疎散。而不離乎肝。此方散中具疎肝清熱之能。宜爲世重也。

芎菊散　薄荷、菊花、甘草、川芎、防風、白芷、
防芷薄荷以辛散。菊花以清潤。川芎以和血。與上方有異曲同功之妙。兼治口瘡。塗之立愈。

地黃丸　生熟地黃、石斛、防風、枳殼、牛膝、杏仁、
用地黃。石斛以養陰清熱。佐以杏仁之苦泄。防風之疎散。治偷針目赤。爲不二法門。唐丞相李恭公患眼痛不已。僧智深授此方而霍然。

密蒙花散　密蒙花、羌活、菊花、石決明、蒺藜、木賊草、
數者皆清肝之品。用治目赤。善後有益無損。（羌活。可減去）特有借此以爲治目疾提經。則非余所知。

不也。

瀉肺湯　羌活、元參、黃芩、地骨、桑皮、大黃、芒硝、甘草、
眼白屬肺。故以清肺爲主。其痛因風。故復佐疎泄。其本在木。故加入清肝。若硝黃。所以瀉其火。惟虛體當斟酌耳。

夏枯花散　夏枯草、製香附、甘草、
意在發泄肝火。然痛久則血傷。當歸。白芍。生地。黃耆。自宜加入。

加減地芝丸　生熟地、天冬、枸杞、菊花、當歸、麥冬、萸肉、五味子、
肝藏血。血足則目有所養。腎屬水。水王則木得其涵。目乾而痛。惟滋肝腎。此方純正不偏。久服之自見效。

洗肝散　薄荷、當歸、羌活、防風、山梔、甘草、大黃、川芎、
此方以秋風泄熱爲主。名曰洗肝者。以肝主目也。治邪熱壅滯之目腫頗宜。

石膏散　石膏、藁本、白朮、炙草、蒺藜、
此治風熱。濕熱交阻。故曰石膏。以大清內熱。白朮以滲濕。藁本以驅風。惟石膏宜重用。

補腎磁石丸　磁石、菊花、石決明、兎絲子、蓯蓉、雄雀、
于補腎之中。參入清肝之品。補而不膩。清而不涼。而確雀尤得生氣之助。說者謂磁石爲礦質。能助眼電。信然。

皂角丸　蛇蛻、蟬衣、元精石、甲片、當歸、白朮、茯苓、穀精珠、木賊草、菊花、蛸皮、胆草、赤芍、連翹、豶猪爪、人參、川芎、
此方皆消風散熱之藥。張石頑曰。外障內治。以皂角丸爲主。其功可知。

六味丸　見前、

醫籍考

類書提要（眼科類）

王一仁 秦伯未 述

眼科龍木集　葆光道人
凡十卷。自一至六。述目之總論及各種目疾。醫方。七卷。敍巢氏三因本事等諸家祕要名方。八卷述經絡。九十論藥性。言頗簡明。分晰甚備。退爲目科中完整學說。方亦妥貼。惜妨間流傳絕尠。幾至湮沒。殊可惜也。

眼科纂要　黃巖纂
全書八卷。分述亦頗了了。而尤著重用藥。分五臟。男婦小兒及兼症。用藥不同。且列歌訣。便于誦習。後並附列方案。記治愈諸症。頗多奇驗。此書新近由千頃

堂重刊發行其有裨益于眼科治療者非尠

銀海精微 唐孫思邈輯

此書非孫氏所輯已由四庫全書提書證明可無事贅述就書論書亦有佳處具分目疾形狀七十八種各繪以圖並附誇解蓋皆經驗之談所述方治亦平正可法此書近年千頃堂刊行本有奉化陳益欽加評以西說引證竟以眼爲局部之病與中說大爲背謬唯亦有閱歷之談是補舊說之不及者非可概行抹煞

內經

邪氣藏府病形篇曰十二經脈三百六十五絡其血氣皆上於面而走空竅其精陽氣上走於目而爲睛大惑論曰五藏六府之精氣皆上注於目而爲之精精之窠爲眼骨之精爲瞳子腎之精也筋之精爲黑眼肝之精也血之精爲絡心之精也其窠氣之精爲白眼肺之精也肌肉之精爲約束脾之精也五藏生成篇曰諸脈者皆屬於目此文分晰目之搆成至爲明顯又曰肝受血而能視肝開竅於目非故爲矛盾蓋謂專屬在肝而其搆成不僅屬肝也今再以其論病者言之寒熱病篇曰陽氣盛則瞋目陰氣盛則瞑目脈度篇曰矯脈氣不榮則目不合決氣篇曰氣脫者目不明癲狂篇曰狂目妄見耳妄聞善呼者少氣之所生也藏氣法時論曰肝病者虛則目䀮䀮無所見解精微論曰厥則目無所見繆刺篇曰肝客於陽蹻之絡令人目痛論疾診尺篇曰診目痛赤脈從上下者太陽病從下上者陽明病從外走內者少陽病五常政大論曰赫曦之紀其病瘡瘍血流狂妄目赤又曰陽明司天燥氣下臨脾氣上溢脅痛目赤六元正紀大論曰少陽司天邪氣大溫其病血溢目赤少陰司天民病目赤又曰火鬱之發民病同赤心熱又曰木鬱之發甚則耳鳴眩轉目不識人至眞要大論曰少陽之勝目赤欲嘔又曰太陽司天面赤目黃善噫總此以觀內經所論目病不拘一經不執一原其致病有如此也今再述目病中不治之症熱病篇曰目不明熱不已者死經脈篇曰五陰氣俱絕則系轉轉則目運目運者爲志光死診要經終篇曰太陽之脈其終也戴眼反折三部九候論曰目內陷者死此皆不治

諸家學說

華元化曰目形類丸瞳神居中而前如日月之聚東南而晦西北也有神膏、神水、神光、眞氣、眞血、眞精此滋目之源液也按神膏屬胆中精汁所以涵養瞳神神水屬腎中眞陰所以潤澤兩目神光屬君相二火所朗照光明若眞氣卽元陽之氣眞血卽肝家之血眞精卽少陰之精總之水火之精華而已

許叔微曰經云足少陰之脈是動則病目䀮䀮無所見此蓋房勞目昏也左腎陰虛益陰地黃丸主之右腎陽虛八味地黃丸主之

李東垣曰能遠視而不能近視者陰精不足陽光有餘病于水者故光華發現散亂而不能收斂能近視而不能遠視者陽不足陰有餘病于火者故光華不能發越于外而猥斂近視耳一則治在心腎一則治本胆腎

張子和曰目不因火則不病白輪病赤火乘金也肉輪赤腫火乘脾也黑水神光被翳火乘肝與腎也赤脈貫目火自盛也能治火者一句可了而用藥總嫌偏于寒涼不若東垣補水以配火之妙也

王節齋云、眼赤腫痛古方用藥內外不同在內湯散則用寒苦辛涼之藥以瀉其火在外點洗則用辛熱辛涼之藥以散其邪點藥以冰片爲君右方有用燒酒洗眼其意可思也

江蘇全省中醫聯合會月刊

◎第四十三期◎

本期增刊口舌號

◎李平書◎王一仁◎秦伯未◎編輯◎

月刊要目

增刊要目

中華民國十四年十二月五日◎乙丑年十月二十日

◎上海西門內石皮弄江蘇全省中醫聯合會◎

南市電話一三三九號

中華郵務總局特准掛號認為立券郵件

本會啓事一

凡各醫團已繳會費及墊款者。除將會證送交外。倘有未付者頗多。統希從速籌集惠下。以便補給會證。而清手續是要。

本會啓事二

本會醫士合格證書。業經印就。望各醫團分別檢定合格醫士。造冊報告。本會當即塡名蓋章。由郵寄奉。或派代表來領亦可。惟此事關係非淺。祈以鄭重出之。

月刊投稿簡章

(一)材料以宣揚醫學。昌明國粹爲範圍。
(一)能以各地醫林消息見惠者。尤所歡迎。
(一)登載稿件。一例酌贈本刊。投稿時請書明地址並蓋章。
(一)語涉攻訐個人者。恕不登載。
(一)投稿不登載者。原稿恕不發還。
(一)稿宜繕寫清晰。自加單圈。否則不錄。登載時。本刊得酌量增删其字句。

增刊投稿簡章

(一)本刊材料。每號以一病爲限。不錄他稿。以專研究。
(一)投稿者以實驗之談見惠。尤所歡迎。通信處請另紙繕寫。以便酌贈本刊。
(一)注意下期增刊。牙齒號。痔瘡號。瘧疾號。痧疹號。

本刊價目表

注意 定價並無折扣。費須先惠。空函無效。概收大洋。銀毫加水。

	一期	半年	全年
定價	五分	二角八分	五角四分
郵費 本埠	半分	三分	六分
郵費 本國	一分	六分	一角二分
郵費 外國	三分	一角八分	三角六分

廣告價目表

全張	一頁	半頁	二方寸
五元	三元	二元	四角

注意 登一期無折扣。半年九折。全年八折計算。

常評 中醫與立案(二)

(仁)

夫立案非卽美名美事也西醫學固早經教部定案矣而除剿襲西說皮毛剽竊一二外創造者誰耶發揚者誰耶但覺市上西藥房之增多于病家之救濟未有敢謂必有裨也此外官立私立學校之立案者又豈在少數謂爲盡能造就人才其誰敢必然則中醫之所以必呈教部立案者豈貪得此虛名而止耶其最大之要義則中國之教育部應策劃發揚本國固有之學術而吸收其未有中醫者生死人之學術也又何可恝置之者此其一

其次則今日之中醫需才至急矣聰明秀俊者既震于俗而騖于新將謂中醫爲不足學，不如西醫之獲効耶則一返觀吾國人士中上流社會以及東西洋留學之同國者未嘗無信仰中醫延中醫服中藥者且深惡痛絕西醫者亦既接于耳目矣一考其不欲學習中醫之故大都國家未加提倡恐旦暮淘汰而無以爲身家衣食計也此其心雖近于愚而其慮未爲不是今既明白由教部規定立案在一般心目中必有恃無恐于是聰明秀俊之士歸者多矣如此則人才之輩出豈唯病家是賴將千年之國故愈臻于光大昌明之域矣此其二

此外爲統一學科專精深造爲取締醫士收効便利之計皆爲必須立案顚撲不破之事實今無論立案之是否能成堅持其前進之精神實爲醫界之急務而精求其生人之術無授人以攻擊之隙則尤爲全國醫界之所宜努力且歷千古而不敗者也能如是則立案之事一時雖不獲請而非終不獲請卽終不獲請又何損中醫價值之毫末乎

言論 醫宗金鑑可以編作系統書說

(祝天一)

吾國學說之紊亂者莫若言醫歷來諸賢無不自鳴一得倡言立論讀其文者各有至理宗之爲治亦有効有否揣其故能無有舖張揚麗文辭於其間也第如東垣十書子和三法河間善清景岳尙補各衷一說互相抵議甚至好固之輩入主出奴宗張則非李各峙黨派著書立說故醫書尤多醫理尤紊初學之士茫莫之所向無怪西人譏爲如舵工把船只使經驗而已今海上諸公苦心孤詣欲使中醫學說重明於世設立醫會醫校提攜進行成績斐然可觀並倡議編係統書本以救時弊而取材於內經與仲景傷寒金匱爲準的誠盛舉也但內經一書文字古奧哲理玄深雜多晉唐術士之說厖雜其間五行生克歲氣運行語多附會又有如天不滿西北地不滿東南等文於難符實維仲景之書其

語純而不駁其文簡而喻深但刼灰之餘傳無善本註釋紛歧多數敷衍誤解獨有醫宗金鑑一書其註傷寒金匱也能道是非點錯誤存疑缺殆遵大道而行不惑諸家憑一己之學識纖巧爭勝實後學之津梁醫書之善本但其選註亦不能盡如經意猶爲遺憾柯韻伯聰慧絕倫學識過人其註傷寒論傷寒類方批隙導窾發人未發非尋常註釋家可及又如尤在涇之註金匱老當練達字字珠璣語語沈着其所發者發皆中節金鑑雖已有集選其論文然什不及一讀者能無遺珠之憾今約而爲言當以金鑑爲定本多採錄柯尤之文爲註釋再詳加演繹編作講義以課後學無如趨時之流徹曰古今時世不同南北氣候差異傷寒諸方不能治今病此乃不知醫理不達權變之言也人能熟讀仲景書確能真知傷寒者凡一切雜病無有不能貫澈權衡於其間豈若今之業醫讀了兩冊溫病條辨醫宗必讀等書就可懸壺應診醫之術何其易也無怪其一見疑難之症則瞠目無對一見危險之候則推諉不前甚矣哉藥醫不死病死病無藥醫巫醫苟妄之深譏於世人也嗟吁方書多則醫學陋非方書誤人實人誤方書耳然則方書不可讀乎亦非也博學多識學之所貴維恐不遵大道而行歧路鮮有不亡羊哉況提難就易人情之常見有方書捷徑必委古書而不讀譬之栽樹必求其根深後附之以枝葉蘢葱暢鬱洵哉美矣纔如根淺土鬆一旦遇暴風無不根荄立拔習醫之士不下十年苦工研幾於明窗幽室之中非維不能振人於水火反致誤己誤人即使能趨時合流處方清談無譽無毀亦不過欺世獵財世人焉用若輩醫藥故有志者不得不起而編係統書也編係統書者不得不以仲景之傷寒金匱始也許仲景之傷寒金匱之最善者捨金鑑則其誰與歸假如躐涉方書編成冊頁示人捷徑我恐粗工射利必蜂起而食人矣

專件　上教育部公文

（宜南醫學會）

竊查中國醫學本極精深特以後世視醫學爲方技積輕既久不加提倡僅爲市醫傳習而士大夫通其術者幾如鳳毛麟角致深微之學理無人能曉而文人著書又專尚空談間有臆說自西醫以排山倒海之力侵入我國而揚西抑中之徒輒抉中國醫書一二謬誤之處概其全體以爲中醫無一顧之價值而當日奏定學堂章程又抄襲日本醫科大學章程全用西醫廢棄中學因定章程之人本不知醫徒依樣葫蘆以取便捷鑄此大錯致中醫無立足之地而每年行銷西藥至數百萬之鉅彼從西醫受業者固未嘗讀中國古書爲虎作倀亦復何責而從前主持學術者乃亦坐視其弊不加糾正此於愛國宗旨未免戾矣夫地廣大荒而不治爲士之辱今學術精博而亦荒而不治甯受他方之侵略士之恥亦國之恥也今敎聯會開會太原有學校系統列入中醫課程之提案此乃正當辦法惟恐有爲西醫作倀者從中阻撓以遂其專利之行爲若非　大部毅力主持迅將醫科大學章程改定恐異議紛來軒岐絕學終爲有勢力所壓抑而不得伸此非學術是非問題乃勢力消長問題也所望教育當局同秉此旨冀將來中西醫有溝通之望而不使學者以入主出奴之見橫加歧視也義關學術之開通非僅保存乎國粹確見灼知理難核默伏希　大部察核施行學術幸甚社會幸甚

宜南醫學會　葛廉夫　陸晉笙　劉農伯　譚鐵庵　等十四人啓

專件　駁正內部再發中醫營業領照暫行規則

（周鎮）

第一條　在醫士考試未舉行以前。關於中醫之開業。暫適用本規則。

駁正　暫行者。將嚴酷之例。再令續布歟。教部不立中醫課程。內部乃欲有照營業。暗示限制。因內部人員多日本畢業。抄得日本銷滅漢醫條件。必欲仿行也。

第二條　凡醫士業醫。應照本規則之規定。呈由本部發給開業執照。

駁正　無照不能行醫。此日本消滅漢醫之舊例。漢醫初誤領照。後因但繳銷而不復給。輟業以俟。迫得改圖。至今日本漢醫學校已為日警封閉。漢醫之書。均行出售。純為管理領照一法。風捲雲淨。

第三條　凡年在三十歲以上。具有左列資格之一者。得呈核給醫士執照。

駁正　醫家傳授子弟門生。不到三十歲。雖畢業不得領照。輟業之下。事畜何出。晉滬杭蘭各中醫學校。或有未至三十歲已畢業者。此例一定。室礙難行。

『一』在各省區曾經立案之公私立中國醫藥學校。或傳習所畢業。領有證書。或在本部立案之醫藥會會員。有為作論文。經學會准許。並有該學會之證明書者。

『二』曾經各該地方警察廳考試及格。領有證明文件者。

駁正　奉天醫士。經警廳核給執照後。市政廳明令取消。新照不發。瀋醫輟業以俟者數月。憑照繳消。醫業駭怪。幸為張督特許。無照營業。方脫羈絆。官照為患如此。尚有何人敢領部照。總之東西畢業人員。無絲毫維持中醫之誠意。瀋陽市政廳。乃屬開例耳。

『三』曾任官公立各機關醫員。及官公立醫學校醫科教員。或官公立之醫院醫士。三年以上。確有成績。及證明文件。並取具醫士三人以上之保證者。

駁正　已任醫員教員。尚須三人連環保結。一人攻訐。三人輟業。俟訊為此一照保證。牽累即演消滅漢醫之故事。引蔓摘瓜。後患無窮。

『四』有醫術智識經驗。在本規則施行前。行醫三年以上。有確實證明。並取具給照醫士五人以上之保證者。

駁正　原則暨暫行規則。最為中醫全體致命傷者。即是不列家傳師授二項。緣中醫不失傳。全在此明師傳授。禁醫不傳。雖未明令。一有醫校。恐反激動。二次規則。均不列入。即不准許之意。偏讓稍有涉獵者。五人連環保結。一有攻訐。連累至五家以上。由警執行。人格損失。莫此為甚。由此可反徵中醫之劣。橫施摧殘。暫行規則外。另有原則續布。

第四條　凡請領醫士執照。應備執照費六元。半身相片一張。履歷書一紙。印花費二元。連同資格證明文件。及保證等。呈請本部核發。

駁正　既有印花費二元。是亦稅也。又何須捐照至六元之多。且隨以照片。抑若攻訐一至。有相片在。各處警署可按圖索驥者。此例暫行。迅布原則。或如日本對漢醫之作難。堅不給照。即成殭局。遠鑒漢醫。近鑒瀋會可也。

第五條　執照毀損或遺失時。呈請補發。但須繳費三元。印花費二元。

駁正　無照不准營業。日本斷送漢醫之老法。一入圈套。非照不行。部照日久。但繳不發。漢醫輟業矣。凝假漢醫學校亦為取消執照一倖。雖有神理。不能令漢醫復起也。今此法復將演於中國。先令警挨戶問內外科。造冊繳部。繼則催驗部照。一起訴訟。各省中醫從此多事矣。原來日本以領照限制。束縛漢醫。不過五十年。即摧毀廓清者。非僅公布規則。尚有令知警應實施手續，於是一有攻訐，警廳令警執行。繳照閉業，且予罰款。擾擾紛紛。如銅崩洛應。此捐彼繳。報不絕書。無非漢醫訴訟。迨漢醫覺悟。無術取照。日警廳復令日警挨戶關會。惟許向番醫處診。不許向漢醫處診。於是華僑受其關會。各幫自行聘中醫開藥肆。向漢醫宣告終了。中醫預備五人保證捐照者鑒。諸亦曾念及五十年後宗族之病患。蹙醫書等於試藝墨卷之無別。國可運否。噫。

專件　斥余雲岫醫校系統駁議（秦伯未）

十月十三日時報。載余雲岫中醫學校系統案駁議。閱十日復發表於申報。吾中醫界雖不因彼一言而消滅。國人亦不因彼一言而失其信仰。然恐一犬吠影。百犬和之。是不可不斥。

彼掊擊中醫之要點。集中于陰陽五行十二經之說。夫陰陽者何。對待之名詞。而有相反相用之作用。譬之氣有陰陽。陰氣者主靜而內守。陽氣者主動而外固。而陽引于陰。陰引于陽。相合則精神治。相離則精神絕。蓋無異電氣之有陰陽也。五行者何。假定之名詞。而有代表變化之作用。譬之土生金。即內經脾氣散精。上歸于肺之義也。火尅金。即內經肺熱葉焦。發爲痿躄之義也。蓋猶乾卦爲天而不言天。以天爲定體。而乾爲用也。至於十二經。則內經詳述起止。斑斑可考。譬之於頭痛。腦後痛者。屬足太陽。用麻黃桂枝而愈。前額痛者。屬足陽明。用葛根白芷而愈。兩側痛者。屬足少陽。用柴胡黃芩而愈。皆可試而知之。況針灸者必循其經。否則令人昏厥。彼又將何以解乎。故十二經必不可廢。即陰陽五行。亦有至理存焉。執死方以治活病。尚有人譏。況死泥五行而言生尅。宜乎不得其要矣。

抑有進者。西醫之治療。大抵取器械的差別的。中醫則取機能的綜合的。譬之尿血症。西醫斷爲血管破裂。膀胱不潔。於是只取樹膠以補血管。手術以滌膀胱。中醫不然。必推原其本。或由相火旺而逼血妄行。則用瀉火之劑。或中氣虛而不能攝血。則用補氣之品。實非拘於局部者可比也。而局部之謬見。尤足使人注意者。若昔迦倫治熱病之專用保溫主義。今則濕體溫計之所示。專用冷却主義。而不知有非保溫不治之熱病。亦有非冷却不治之熱病。更有非外治之保溫冷却所能治之熱病。故中醫有桂枝湯解表熱。白虎湯解內熱。真武湯解浮陽外越之虛熱。而表熱更有汗與無汗之分。內熱有實與不實之辨。精細微妙。莫有過者矣。僕因敢大聲告羣衆曰。病理之透闢。方劑之活潑。舍中醫其誰與歸。一而彼又斥斥引俞曲園廢醫之論。欲箝中醫喉舌。夫醫之能力。本祗有使病者速痊。而非能使死者以生也。人幼而壯。壯而老。老而死。此天演之例。必不能逃者也。故西人歸之上帝。而國人亦歸之蒼穹而已。進言之。曲園之言。本於漢書藝文志。『有病不治。常得中醫』。即有病勿治。專賴自然療能之作用。夫自然療能。有以異乎西醫之抵抗療養乎。退而言之。曲園之沒。距今僅數十載。當時西醫已盛行。曲園安有不知之理。知之而發此論。則西醫又安得不在被擯之列。抑何不思之甚也。噫嘻。彼學醫於日本。僕爲誦日本夫海脫倫之語曰『醫術去完備之域尚遠。急宜參攷諸種各異之療治。以審決其當否。但求無悖於智慮與經驗而已』。蓋亦可以休矣。十一月一日草於上海醫專。

專箸　醫學讀書志（十四續）（曹禾遺箸）

元趙氏以德

民間刻本

金匱衍義二十二卷

右書一種。元趙以德撰。本書署曰宋人明程充序。丹溪心法有丹溪門人劉叔淵戴元禮趙以德。此書史志未載。元志有趙良金匱音義。醫學宗旨華亭縣志趙良字以德號雲居。浦江人。張士誠據吳屢召不赴。挈家隱華亭鄉間。鬻醫自活。

元王氏履

元史藝文志

醫韻統一百卷

百病鉤元二十卷

醫經溯洄集一卷

國朝四庫

醫經溯洄集一卷

右書四種。去複一種。凡三種。元崑山王履撰。履字安道。朱震亨弟子。工詩善畫。明洪武初始卒。嘗謂素問人傷於寒則爲病熱。是論病之常。仲景始分寒熱而義猶未盡。又言陽明篇無目痛。少陰篇無胸背痛。太陰無嗌乾。厥陰篇無囊縮。必有脫簡。乃取三百九十七法中有方治者。得二百三十八條。爲二百三十八治。書凡二十一篇。名醫經溯洄集。辭雖誇伐。於醫道實有發明。足矯當時結習。明祁門徐春甫云。鉤元醫統二書若存。利濟民生匪淺。因撰古今醫統一百卷。既仍其名。復仍其卷。意春甫本有二書。但改韻歸類增損而成。已作耳。春甫字東皋。以醫受知太師成國公朱希忠。官太醫。名其術於公卿間。故首有靈壁侯湯世隆等六人及嘉靖丙辰自序。後列恭順侯吳繼爵臨淮侯李言恭平江伯陳王謨等三十八人銜名。書分福壽康甯四集。每集十冊。以富貴榮華客。清開自在仙。鵬程九萬里。鶴算八千年。玉質成飛步。朱顏永駐延平安無量刦。靜默有眞源。四十字爲號。廣引道藏經錄養生修錬及林靈素大成金書諸目。一卷爲歷代名醫二百七十二人小紀。採摭書籍二百八十二部目錄。二卷爲內經要旨十一篇。曰陰陽攝生病能論治脈候色診藏象經度運氣標本鍼刺。三卷爲翼醫通考。四卷爲內經脈候。五卷爲運氣易覽。六卷爲經穴發明。七卷爲鍼灸直指。八卷至七十九卷爲病機治法。凡一百四十二門。八十八八十一爲外科理例。八十二八十三爲婦科心鏡。八十四爲螽斯廣育。八十五爲胎產須知。八十六八十七爲老老餘編。八十八至九十爲幼幼類粹。九十一爲豆疹洩祕。九十二爲奇病續抄。一百三十七候。九十三爲經驗祕方。一百八十四道。九十四九十五爲本草集要。九十六爲本草禦荒。九十七爲製法備錄。九十八爲通用諸方十類。曰藥品花木天時人道飲食衣服起居器物鳥獸雜著。九十九一百爲養生餘錄。以神仙安期生名臣范蠡等五十二人亦爲名醫。經史子集註疏小說四十四種厠於醫籍。甚至以檄貸季爲歧伯之師。少俞爲俞拊之弟。少師爲桐君之爵。太乙爲雷公之號。且名以宋時雷斅之斅陳藏器。唐開元中人誤爲梁人。日華子大明宋開寶中人。誤爲陳氏北齊雎門人。白虎通壽命一篇。毫不涉醫。乃曰直抉醫家未宣之奧。其自紕繆欺處。不勝枚舉。至病機雖祖述內經巢氏。而治法不本漢唐。惟著意於南宋以下諸子。尤宗信當時胡濙易簡方。蓋前明考據家陋習好奇。務繁以誇博辨。往往挂一漏萬。根據無稽。第體例甚井。非萬病回春嵩崖尊生可比。陳念祖欲一概廢之。未免太過矣。

元呂氏復

九靈山房集滄洲翁傳

內經或問
切脈樞要
脈序脈系圖
長治傷寒十釋
靈樞經脈箋
運氣圖說
難經附說
五色診奇眩
養生雜言
四時變理方
松風齋雜著皆未藏卷

右書十一種。元鄞人呂復撰。復字元膺。少孤。事母至孝。母病求醫。遇衢醫鄭禮之。得其古先禁方色脈藥論諸書。遂精醫學。薦爲台州仙居縣儒學教諭。後調臨海。及陞本郡教授。俱不就。因晦迹邱園。著書自樂。年老無子。有女四人。人比之爲太倉公。其書不傳。戴良九靈山房集滄洲翁傳。米其治效最著者二十三條爲醫案。幷節其羣經古方論考。極爲精審。

元滑氏壽

明史藝文志

十四經絡發揮三卷
素問註鈔三卷
難經本義二卷
傷寒論鈔二卷
診家樞要一卷
醫家引彀一卷
五藏補瀉心要一卷
脈訣一卷
醫韻一卷
痔瘻篇一卷

國朝四庫

難經本義二卷

右書十一種。去複一種。凡十種。元餘姚滑壽撰。壽字伯仁。晚號攖甯生。先世自襄徙儀眞。又徙餘姚。師京口。王居中受素問難經。又師東平高潤陽學鍼法。復參仲景完素東垣三家之旨。年七十餘。容如童子。行步蹻捷。飲酒無算。其十四經絡發揮難經本義。明薛已刻入集中。素問註鈔等七種亡。

筆記

俞曲園醫學筆記(三)

(秦又詞)遺稿

▲岐伯能詩

國朝周亮工書影云短簫鐃歌軍樂也黃帝使岐伯所作以建武揚德風勸戰士也右見古今注岐伯醫外能詩古聖無所不備

▲玉環俞

國朝高士奇天祿識餘云銅人針灸圖載臟府一身俞穴有玉環俞不知玉環是何物張紫陽玉淸金華祕文論神仙結丹處曰心下腎上脾左肝右生門在前密戶居後其連如環其白如綿方圓徑寸包裹一身之精粹比即玉環也

▲末疾有二解

國朝俞正燮癸巳存稿云左傳昭元年風淫末疾有二義服虔云末疾頭眩疾古人目足曰跟曰底曰胝皆以在下爲根柢故可以首爲末杜預云末疾四肢緩急案禮樂記奮末廣賁之音注云奮末動使四肢素問繆刺論云布于四末管子內業篇云氣不通于四末是末疾四肢緩急也按今人止知杜義罕知賈服義

▲蟾

明張萱疑耀云晉書盛彥之母失明年久嘗撻其婢婢恨以炙蠐螬啖之每食之美後以示彥彥抱母痛哭然

母從此目復明則陳仲子之目盲而復見者以食螬之
李也因閱本草亦云蠐螬汁滴目中可去障翳孟子之
言不誣矣

▲昌陽昌蒲

宋吳曾能改齋漫錄云昌蒲昌陽兩種物也陶隱居云
生石磧上細者爲昌蒲生下濕地大根者爲昌陽不可
服食而聖濟總錄乃云昌蒲謂之昌陽以今觀之昌陽
待泥土而生昌蒲一有泥滓卽死矣東坡石昌蒲贊序
亦有昌蒲昌陽之辨

▲心字

長樂陳修園著醫學三字經說心字云小篆心字乃一
倒火字蓋心本屬火不欲炎上故倒之也按此說前人
已有之然不甚似余嘗謂古今心字有生死之分古篆
書心字作㣺其上兩筆有包護之象使心火不致上炎
其下一筆有挹注之形可以下交腎水此生象也今作
心字其下不通則腎水不能交矣其上不特上炎而且
旁溢則火之爲害烈矣此死象也然閱宋何蓬春渚紀
聞云吳興張有以小篆名世嘗謂心字于篆文只是一
倒火字耳修園之說當本此

▲藥王廟

國朝高士奇扈從西巡日錄云鄭州城東北有藥王莊
爲扁鵲故里藥王廟專祀扁鵲香火最盛每年四月河
淮以北秦晉以東各方商賈輦運珍異之屬入城爲市
如伎雜樂無不畢陳云賀藥王生日閱兩旬方散明萬
曆間慈聖太后出內帑增建神農軒轅三皇之殿以古
今名醫配食自是藥王之會彌加輻湊

▲催生符

國朝施可齋閩雜記云同鄉陳古梅傳一催生符云以
黃紙調硃砂用淨筆寫一車字在中四周環寫馬字須
遍且須端楷大小則不拘燒灰和水令飲之雖難產亦
立娩

▲醫稱大夫

宋洪邁容齋三筆云神宗立醫官額止于四及宣和中
自和安大夫至翰林醫官凡一百十七人直局至祇候
凡九百七十九人三年五月始詔大夫以二十員郎以
三十員醫效至祇候以三百人爲額按今北人稱醫爲
大夫南人稱醫爲郎中本此蓋宋制醫官有大夫有郎
也

▲吳中醫價

明楊循吉蘇談云金華戴原禮學于朱彥修旣盡其術
來吳爲木客吳人以病謁者每製一方率銀五兩按此
則吳中醫價之高自昔然矣

▲種痘

國朝董含蓴鄉贅筆云安慶張氏傳種痘法云已三世
其法先收稀痘漿貯小磁瓶遇欲種者隨將黃豆一粒
傳以藥按方位理土中取漿染衣衣小兒黃豆三日萌
芽小兒頭痛發熱五日豆長兒豆亦發十日而萎兒病
隨愈按今種痘之法盛行而張氏之法失傳矣

▲百一方

宋陳振孫直齋書錄解題云肘後百一方三卷晉葛洪
撰本名肘後救急方率多易得之藥凡八十六首陶隱
居併七首加二十二首共爲一百一首取佛書人有四
大一大輒有一百一病之義又云是齋百一選方三十
卷山陰王璆撰百一者言其選之精也同以百一名方
而取義不同

▲單方

宋陳振孫直齋書錄解題云本草單方三十五卷工部
侍郎究邸王俁碩父撰取本草諸藥條下所載單方以
門類編之凡四千二百有六方又云備急總效方四十
卷知平江府溧陽李朝正撰大抵皆單方也按今人稱

單方本此。

雜錄　天癸新詮

（沈仲圭）

在男子卽精液——在女子卽卵種

市井之醫。學識淺薄。類以天癸爲月經之代名詞。與月訊月事。此類而觀。攷諸素問。則知其非。上古天眞論曰。『女子二七而天癸至。任脈通。太衝脈盛。月事以時下。』又曰。『丈夫二八腎氣盛。天癸至。精氣溢瀉。陰陽和。故能有子。』經文天癸與月事並敍。且丈夫亦有天癸。則月經與天癸。不得混稱也審矣。

昔賢解天癸二字。非曰『北方癸水。』卽謂『天一之眞。』望文生義。莫明眞相。今人或云『陰精陽精。』（見中醫雜誌八期天癸原義）或云『命門眞火。』（見高氏中國胎生學）各主一說。無所適從。嘗讀生理學。知女陰之內部。子宮之兩側。有物如囊。色呈蒼白。左右各一。而爲蕃殖器最要之部分者。蓋卵巢也。女子一屆妙齡。身體成熟。卵巢中之格拉夫氏胞。不絕產生卵種。產生既庶。胞乃破裂。所有卵種。由喇叭管輸於子宮。苟逢精蟲。凝結成胎。不遇精蟲。與子宮之積血黏液。排洩體外。新陳代謝。四週一次。是卽世人所謂月經也。

更查男子。年達二八。內部組織。已臻豐固。睪丸中之精液細胞。遂源源釀造精液。經輸精管而儲於精囊。備生殖之用。然當交媾射出時。尚有攝護液哥啤兒氏液與之混和也。

綜上所述而比較之。女性之卵巢。猶男性之睪丸。（以其同爲製造之所）女性之卵種。猶男性之精液。（以其同爲結胎之要素）女性之喇叭管。由男性之輸精管。（以其同爲輸運之道）女性之子宮。猶男性之精囊。（以其同爲貯藏之器）女性卵種內之胚珠。猶男性精液內之精蟲。（以其同具生活力）女性之月事。爲血液黏液卵種所混合、猶男性之精。爲攝護液哥啤兒氏液精液所融和。兩性生理。纖微悉同。然則天眞論所云之天癸。爲男女所共有。與精經而並舉。非卽生理學中之精液與卵種乎。蓋古書文筆簡老。僅言當然。不言所以然。非參證西說。不能恍然也。

難之者曰。如子言。男子之天癸。卽精液矣。何以素問既曰『天癸至。』又曰『精氣溢瀉。』非明明二物耶。答曰。精液有廣狹二義。狹義之精液。卽產自睪丸。貯於精囊。含有精蟲之精。亦卽天眞論所云之天癸。廣義之精液。乃精囊、攝護腺、哥啤兒氏腺、三者排出液體之總稱。亦卽天眞論所云之精氣。靈樞決氣篇曰。『常先身生。是謂精。』經脈篇曰。『人始生先成精。』此所謂精。卽狹義之精。然與素問名詞互異者。以精雖與身俱來。必至二八之年。始有精蟲。故素問特曰天癸。以別於童年之精。其措辭命名。固極有攷慮之價值也。

難者又曰。沈堯封釋女子二七而天癸至……一節。謂『天癸是女精。由任脈而來。月經是經血。由太衝而來。經言二七而天癸至。緣任脈通。斯時太衝脈盛。月事亦以時下。一順言之。一逆言之。』其說甚是。今子將斯數語。略而不道。得毋有乖經義歟。答曰。堯封之說。固有見地。但云一係逆言。於理未安。蓋任脈者。輸卵管也。太（大也）衝脈者。大動脈也。（經言衝脈爲十二經之海可證）因天癸至。（充盈之意）而輸卵管始通。因衝脈盛。而子宮始充血外溢。細繹經文。固與西說若合符節也。

難者又曰。癸說文作[illegible]。象水從四方流入地中。是則天癸者。成於先天之一種液體也。子謂天癸在男子卽精。固矣。若女子之卵種。則藐然一卵耳。詎足當天癸之名。答曰。卵中之卵黃。液體也。卵外之濾胞液。亦液體也。既屬液體名爲天癸誰曰不宜。

醫界消息

中醫教育之進行

本國醫藥教育自蘇浙鄂晉各省教育會。相繼提出議案。節經中華教育改進社及全國教育聯合會。先後合法議決。陳請教部設中醫一科於醫學校內。並應聘中醫專家。議定中醫學科課程等。迭誌本報。頃又由本埠醫士許半龍秦伯未王一仁曹穎甫等。擬具科目。並向教部陳請通令全國公私立醫校長。就各該地酌聘品學深崇素爲地方信仰。行業在十年以上者。委爲教授。或附屬醫院之診務。其有他種原因。不適於學校教授。[illegible]國省立大學中學師範農工商各校。得聘爲校醫。以[illegible]生徒不時之需要。而助國家主義之實施。苟地方一無適當人才。可暫就上海太原杭州等處各中醫專學校畢業生。量才聘用。若仍不足。可由醫校校長及省立各校應聘校醫者。委託各地任何中醫學會舉云云。

神州醫藥會蘇州分會改選

蘇屬市鄉。共有中醫約五千人。著名者不滿百人。其團體則有神州醫藥會吳縣分會與吳縣醫學會兩種。神州醫藥會。昨因第二屆職員任期已滿。在神仙廟舉行改選。共到會三百餘人。官廳亦派代表到場。開票結果。顧子選當選正會長。郁耀章顧懷泉當選副會長。程文卿二十人當選評議。并悉該會因與吳縣醫學會宗旨相同。雙方已商量合併辦法。

徐訪儒君追悼會記

中醫學會會計徐訪儒先生逝世。已誌前報。九月念三日本會聯合上海中醫專門學校。中醫女校。神州醫藥會等數團體開追悼會於西門關帝廟。到者數百人。廣益醫院輓云『木落滬江寒。驚看城上烏飛。夕陽送客。』『天垂震澤遠。此後湖田草長。何處尋君。』又滄社聯云『三年滄海。雅意難忘。無端落寞虛堂。哀響驚傳薤上露。』『一剪吳淞。公歸不復。誰爲增刪本草。傷心重檢墓頭回。』又神州醫藥會聯云『處世立身。克勤克儉。』『量才施教。盡瘁盡勞。』

中醫學會四週紀念

十月十三日爲上海中醫學會四週紀念之期。于午後二時開會。到會者本埠會員百餘人。來賓有李平書諸君。首由主席丁仲英報告經過會務情形。次職員演說。次會員演說。次來賓演說。頗多勗勉。繼修改章程、選舉、後茶點、分贈四週紀念册。散會。

吳縣醫學會來函

逕啓者。頃准北京陸晉笙君等來函。內開本年八月內中華教育改進社在山西太原開年會。通過請教育部明定中醫課程。並列入醫學規程一案。十月內全國教育會聯合會在湖南長沙開年會。又將前案通過。其辦法。(一)陳請教育部聘請中醫專家。議定中醫科課程。(二)醫學校內應設中醫一科。無論私家公家。如有資本人才。亦得設立中醫專門學校。全案詳見京滬各報。惟部中尚未接有此項公牘。想來不日可到。事關中醫命運之存廢。國民生命之安危。用特專函奉布。請貴處諸君子聯名呈請教育部。迅予施行。以異力厚事舉。無任盼切。倘不用呈文。用快郵代電紙書寫交郵局遞寄亦可云云。查前年內部取諦中醫條例。本屬苛嚴。敝會業經會同各醫會呈請暫緩施行在案。近閱報載復有厲行之說。敝會正在討論辦法。茲閱陸君來函云云。亦是提倡中醫之舉。敝會極端贊成。貴會曾否接有前函。倘或聯名呈請教部。請將敝會列入。抑或單獨進行。務將呈稿抄閱。以便同一進行。準函前因相應函請

查照。即日

賜復爲盼。耑此敬請

道綏。此上

江蘇全省中醫聯合會　吳縣醫學會謹啓

編輯課本

內經課本（歡迎討論）

秦伯未輯（三）

第十四節　男女發育期

女子七歲腎氣盛齒更髮長二七而天癸至任脈通太衝脈盛月事以時下故有子三七腎氣平均故真牙生而長極四七筋骨堅髮長極身體盛壯五七陽明脈衰面始焦髮始墮六七三陽脈衰于上面皆焦髮始白七七任脈、虛太衝脈衰少天癸竭地道不通故形壞、而無子也丈夫八歲腎氣實髮長齒更二八腎氣盛天癸至精氣溢寫陰陽和故能有子三八腎氣平均筋骨勁強故真牙生而長極四八筋骨隆盛肌肉滿壯五八腎氣衰髮墮齒槁六八陽氣衰竭于上面焦髮鬢頒白七八肝氣衰筋不能動天癸竭精少腎氣衰形體皆極八八則齒髮去腎者主水受五藏六府之精而藏之故五藏盛乃能寫今五藏皆衰筋骨解墮天癸盡矣故髮鬢白身體重行步不正而無子耳有其年已老而有子者此其天壽過度氣脈常通而腎氣有餘也此雖有子男不過盡八八女不過盡七七而天地之精氣皆竭矣

第十五節　婦人無鬚

衝脈任脈皆起于胞中上循背裏爲經絡之海其浮而外者循腹右上行會于咽喉別而絡脣口血氣盛則充膚熱肉血獨盛則澹滲皮膚生毫毛今婦人之生有餘于氣不足于血以其數脫也衝任之脈不榮口脣故鬚不生焉其有士人傷于陰陰氣絕而不起陰不用然其鬚不去宦者獨去者宦者去其宗筋傷其衝脈血寫不復皮膚內結脣口不榮故鬚不生天宦未嘗被傷不脫于血鬚亦不生者此天之所不足也其任衝不盛宗筋不成有氣無血脣口不榮故鬚不生是故美眉者太陽多血通髯極鬚者少陽多血美鬚者陽明多血此其時然也夫人之常數太陽常多血少氣少陽常多氣少血陽明常多血多氣厥陰常多氣少血少陰常少血少氣太陰常多血少氣此天之常數也

第十六節　腸胃之數

穀所從出入淺深遠近長短之度脣至齒長九分口廣二寸半齒以後至會厭深三寸半大容五合舌重十兩長七寸廣二寸半咽門重十兩廣二寸半至胃長一尺六寸胃紆曲屈伸之長二尺六寸大一尺五寸徑五寸大容三斗五升小腸後附脊左環迴周疊積其注于迴腸者外附于臍上迴運環十六曲大二寸半徑八分分之少半長三丈二尺迴腸當臍左環迴周葉積而下迴運環反十六曲大四寸徑一寸寸之少半長二丈一尺廣腸傳脊以受迴腸左環葉脊上下辟大八寸徑二寸寸之大半長二尺八寸腸胃所入至所出長六丈四寸四分迴曲環反三十二曲也

第二章　經絡

第一節　手太陰經

肺手太陰之脈起于中焦下絡大腸還循胃口上膈屬肺從肺系橫出腋下下循臑內行少陰心主之前下肘中循臂內上骨下廉入寸口上魚循魚際出大指之端其支者從腕後直出次指內廉出其端

第二節　手陽明經

大腸手陽明之脈起于大指次指之端循指上廉出合谷兩骨之間上入兩筋之中循臂上廉入肘外廉上臑外前廉上肩出髃骨之前廉上出于柱骨之會上下入缺盆絡肺下膈屬大腸其支者從缺盆上頸貫頰入下齒中還出挾口交人中左之右右之左上挾鼻孔

第三節　足陽明經

胃足陽明之脈起于鼻之交頞中旁納太陽之脈下循鼻外入上齒中還出挾口環脣下交承漿却循頤後下廉出大迎循頰車上耳前過客主人循髮際至額顱其支者從大迎前下人迎循喉嚨入缺盆下膈屬胃絡脾其直者從缺盆下乳內廉下挾臍入氣街中其支者起于胃口下循腹裏下至氣街中而合以下髀關抵伏兎下膝臏中下循脛外廉下足跗入中指內間其支者下廉三寸而別下入中指外間其支者別跗上入大指間出其端

第四節　足太陰經

脾足太陰之脈起大指之端循指內側白肉際過核骨後上內踝前廉上踹內循脛骨後交出厥陰之前上膝股內前廉入腹屬脾絡胃上膈挾咽連舌本散舌下其支者復從胃別上膈注心中

第五節　手少陰經

心手少陰之脈起于心中出屬心系下膈絡小腸其支者從心系上挾咽繫目系其直者復從心系却上肺下出腋下下循臑內後廉行太陰心主之後下肘內循臂內後廉抵掌後銳骨之端入掌內後廉循小指之內出其端

第六節　手太陽經

小腸手太陽之脈起于小指之端循手外側上腕出踝中直上循臂骨下廉出肘內側兩筋之間上循臑外後廉出肩解繞肩胛交肩上入缺盆絡心循咽下膈抵胃屬小腸其支者從缺盆循頸上頰至目銳眥却入耳中其支者別頰上䪼抵鼻至目內眥斜絡于顴

第七節　足太陽經

膀胱足太陽之脈起于目內眥上額交巔其支者從巔至耳上角其直者從巔入絡腦還出別下項循肩髆內挾脊抵腰中入循膂絡腎屬膀胱其支者從腰中下挾脊貫臀抵膕中其支者從髆內左右別下貫胛挾脊內過髀樞循髀外從後廉下合膕中以下貫踹內出外踝之後循京骨至小指外側

第八節　足少陰經

腎足少陰之脈起于小指之下邪走足心出于然谷之下循內踝之後別入跟中以上踹內出膕內廉上股內後廉貫脊屬腎絡膀胱其直者從腎上貫肝膈入肺中循喉嚨挾舌本其支者從肺出絡心注胸中

第九節　手厥陰經

心主手厥陰心包絡之脈起于胸中出屬心包絡下膈歷絡三膲其支者循胸出脅下腋三寸上抵腋下循臑內行太陰少陰之間入肘中下臂行兩筋之間入掌中循中指出其端其支者別掌中循小指次指出其端

第十節　手少陽經

三焦手少陽之脈起于小指次指之端上出兩指之間循手表腕出臂內兩骨之間上貫肘循臑外上肩而交出足少陽之後入缺盆佈膻中散絡心包下膈循屬三焦其支者從膻中上出缺盆上項繫耳後直上出耳上角以屈下頰至䪼其支者從耳後入耳中出走耳前過客主人前交頰至目銳眥

第十一節　足少陽經

胆足少陽之脈起于目銳眥上抵頭角下耳後循頸行手少陽之前至肩上却交出手少陽之後入缺盆其支者從耳後入耳中出走耳前至目銳眥後其支者別銳

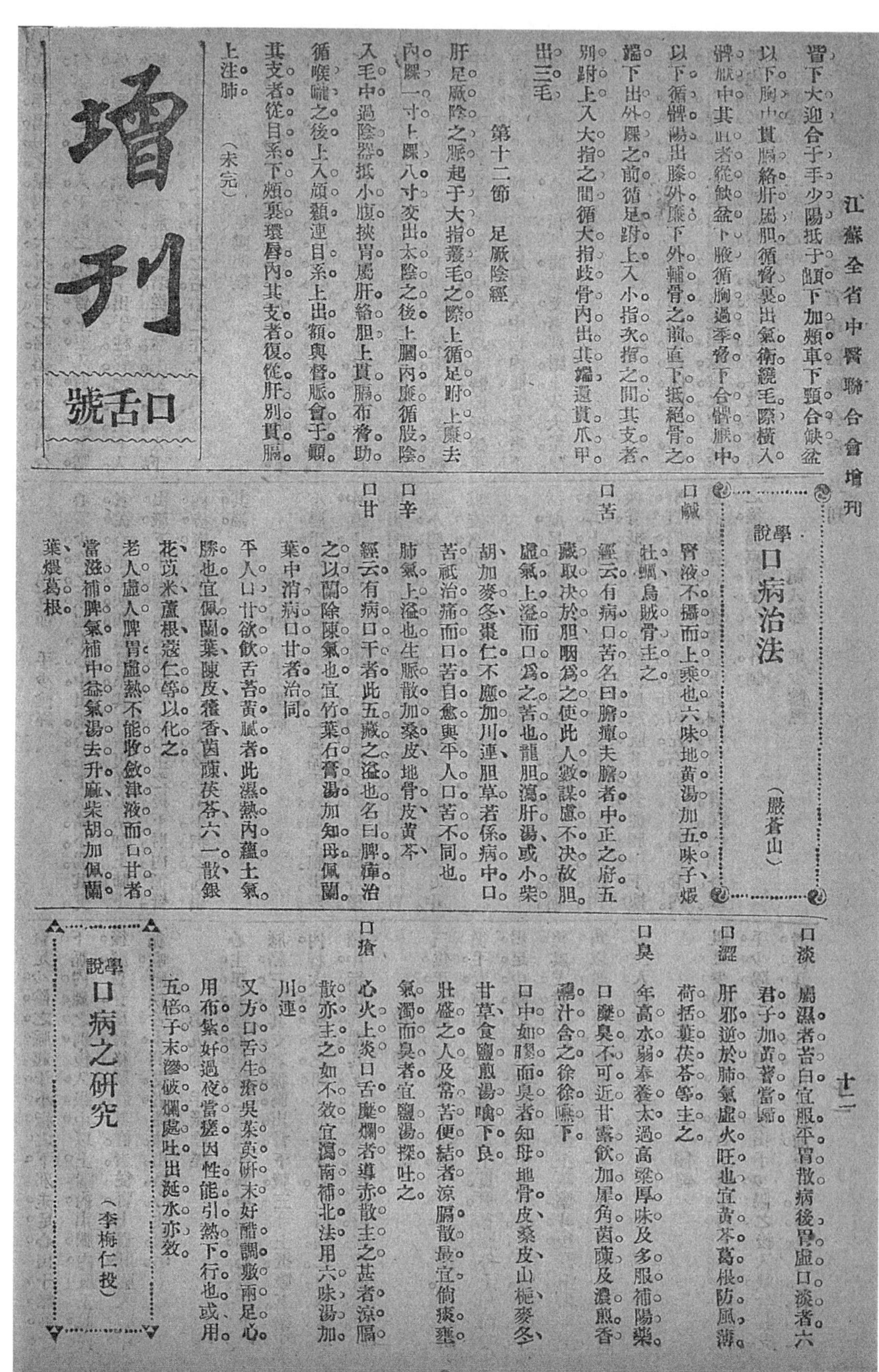

增刊

口舌號

脣下大迎合于手少陽抵于䪼下加頰車下頸合缺盆以下胸中貫膈絡肝屬胆循脅裏出氣衝繞毛際橫入髀厭中其直者從缺盆下腋循胸過季脅下合髀厭中以下循髀陽出膝外廉下外輔骨之前直下抵絕骨之端下出外踝之前循足跗上入小指次指之間其支者別跗上入大指之間循大指歧骨內出其端還貫爪甲出三毛

第十二節　足厥陰經

肝足厥陰之脈起于大指叢毛之際上循足跗上廉去內踝一寸上踝八寸交出太陰之後上膕內廉循股陰入毛中過陰器抵小腹挾胃屬肝絡胆上貫膈布脅肋循喉嚨之後上入頏顙連目系上出額與督脈會于巔其支者從目系下頰裏環脣內其支者復從肝別貫膈上注肺（未完）

學說　口病治法　（嚴蒼山）

口鹹　腎液不攝而上乘也六味地黃湯加五味子、煅牡蠣、烏賊骨主之

口苦　經云有病口苦名曰膽癉夫膽者中正之府五藏取决於胆咽爲之使此人數謀慮不决故胆虛氣上溢而口爲之苦也龍胆瀉肝湯、或小柴胡、加麥冬、棗仁不應加川連、胆草若係病中口苦祇治病而口苦自愈與平人口苦不同也

口辛　肺氣上溢也生脈散加桑皮、地骨皮、黃芩、

口甘　經云有病口干者此五藏之溢也名曰脾癉治之以蘭除陳氣也宜竹葉石膏湯加知母佩蘭葉中消病口甘者治同

平人口甘欲飲舌苔黃膩者此濕熱內蘊土氣勝也宜佩蘭葉、陳皮、藿香、茵蔯、茯苓、六一散、銀花、苡米、蘆根、蔻仁等以化之

老人虛人脾胃虛熱不能收斂津液而口甘者當滋補脾氣補中益氣湯去升麻、柴胡加佩蘭葉、煨葛根

口淡　屬濕者苔白宜服平胃散病後胃虛口淡者六君子加黃耆當歸

口澀　肝邪逆於肺氣虛火旺也宜黃芩葛根防風薄荷桔梗茯苓等主之

口臭　年高水弱奉養太過高粱厚味及多服補陽藥口糜臭不可近甘露飲加犀角茵蔯及濃煎香薷汁含之徐徐嚥下

口中如膠而臭者知母地骨皮、桑皮、山梔、麥冬、甘草、食鹽煎湯嚥下良

壯盛之人及常苦便結者涼膈散最宜倘痰壅氣濁而臭者宜鹽湯探吐之

口瘡　心火上炎口舌糜爛者導赤散主之甚者涼膈散亦主之如不效宜瀉南補北法用六味湯加川連

又方口舌生瘡吳茱萸研末好醋調搽兩足心用布紮好過夜當瘥因性能引熱下行也或用五倍子末摻破爛處吐出涎水亦效

學說　口病之研究　（李梅仁投）

此文見蘭陵巢深林叢鈔中巢氏爲世醫家中遺書達百冊而均未刊行世余得殘本數冊錄此以實貴報

口之于味也皆統于脾蓋脾熱則口臭脾燥則口裂脾冷則口緊脾敗則口黑脾寒則口青脾虛則口白脾弱則口冷脾衰則口黃脾實則口紅或舌强硬或燥熱糜爛或當唇破腫或鵝口生瘡或風熱內攻作腫或積熱蘊畜或疳是皆口之爲病也文云肝熱則口酸心熱則口苦脾熱則口甘肺熱則口辣腎熱則口鹹胃熱則口淡此五臟統于脾而亦寄旺于四臟也又有五臟移熱而得者謀慮不決肝移熱于胆而口苦勞力過傷脾移熱于腎而口破色慾過度腎移熱于脾而口乾胃氣虛弱脾移熱于肝而口酸又有膀胱移熱于小腸小腸不受上爲口糜生瘡而潰爛此五臟相移之熱症也有唇腫者宜清熱降火用苓連花粉玄參支喬石羔有口燥裂痛者乃脾胃火邪因多食熱物宜泄脾降火用苓連、梔、大黃、玄參、花粉、連喬、生地有口肉生瘡作痛者因憂思勞苦日夜不靜以致心脾火動生瘡難食喜寒惡熱用當歸、花粉、白芍、生地、苓連、貝母、喬玄此治脾火之藥也如上文之病寒則兼溫之赴筵散、黃連、干姜爲末摻患處風則兼散之須消風散熱則兼涼之翹、黃、朴硝、枝、薄荷、草若脾虛不足者宜補此二陳加參朮、焦姜、炒連、若七情鬱結以致浮游之火上乃口齒宜二母湯、加玄參、花粉、苓連如積熱成疳當清熱涼脾又從而消導之宜苓連、朴、查朮、曲檳如五臟移熱于脾當從其所移而治之不可又損其脾因脾虛故受所移也

醫案 舌症外科醫案

（許半龍）

愈左 抑鬱心脾志火搏激致生舌蕈日益滋大脈弦而濇怡情養性尤可望消

生洋參 小生地 川石斛 麥冬

茯神 遠志炭 熟棗仁 柏子霜

川連 淡秋石

覆 舌蕈已消舌邊皮脫生疳心脾兩經鬱火未消再須清化

生洋參 鮮生地 丹皮 連翹

茯神 川貝 橘皮 燈心

葉右 舌邊屬脾舌本屬心本經積熱發爲舌疳蔓延特甚飲痛礙納引及咽喉擬以清泄主之

川連 木通 鮮生地 連翹

薄荷 荊芥 蒲黃 山梔

甘草梢 澤瀉 燈心 蘆根

筆記 口唇裂血治驗

（方靜山）

周庄林婦患口唇裂血症延諸醫調治有謂三焦之熱用涼膈散者有謂心肝之火用瀉心湯龍胆瀉肝湯等類均不應後就余診視其患處上下唇全破裂血時出時止辛鹹酸熱物皆不能黏已三日不食林婦謂其患痛苦無關不求即效之湯藥但求先能飲能食以濟飢渴之急雖有神方不能由此經入亦屬罔然余思既不能服湯藥非外治不可惡辛鹹酸熱等物必喜甜涼余後用白蜜塗唇用青竹內膜貼之隨令徐徐服溫粥三日再觀後效未三日來謝不另服他藥竟愈矣後患者用此法無不奏效余思醫無成法此等症醫書雖有內治而外治未見惟藥不論內外貴乎中病斯言益之矣又重舌用竹園中老竹上桑螵蛸取下置瓦上炙研末加冰片少許吹入頓消曾屢驗效因附此

表解

百病表解

王一仁　秦伯未　述

▲口類

證類＼治門	病原	診斷	傳變	治法	調理
口瘡	此證有虛實之分。實者由于過食膏粱厚味。脾胃積火上升。虛者由于七情色慾太過。心腎虛火上炎。	瘡色鮮紅。滿口潤斑。甚者腮舌俱腫。脈實口渴者。此爲實證。瘡色淡紅。滿口白斑微點。甚則陷露龜紋。脈虛不渴。此爲虛證。	此證本屬于火。然有服涼藥久不愈者。此因孤陽上亢。當用七味地黃湯冷服。引火歸原。甚者附子亦可加入。	實證宜服涼膈散。外搽赴筵散。虛證宜服四物湯加黃蘗、知母、丹皮。或少佐肉桂。以爲引導。從治之法也。	口瘡雖皆屬火。然火之有餘。便是水之不足。清之瀉之。治其標也。欲善其後。宜用六味丸調理之。
口臭	口臭有寒熱之分。寒者鬱如陰濕留垢。熱者鬱如暑天腐肴。然臭氣之所以上升而不下降者。實皆由于胃氣不降也。	臭如酸胖。苔膩不渴。飲食餿滯者。此屬寒證。臭如糞穢。口渴引飲。胃納甚旺者。此屬熱證。	臭爲濁陰之氣。宜走下竅。若臭從口出。濁氣上逆。久則清陽失曠。必有頭脹、胸悶、等變證。	熱而實者。宜涼膈散。熱而虛者。宜甘露飲。寒而實者。宜平胃散。寒而虛者。宜理中湯。俱宜加藿香佩蘭之類。	口臭之病。最易復發。凡一切葷腥油膩辛甘厚味之物。皆當禁食。節其餘食物。亦宜少食。庶免復發之患。
口甘	此證有虛實之分。實者由于濕熱蘊蒸。濁氣上泛所致。虛者由于脾虛不能攝涎。脾液上泛所致。	胸悶苦膩。涎沫厚濁。小溲黃赤者。此屬濕熱。舌上無苦。涎沫細黏。小溲清白者。此屬脾虛。	平人口甘欲飲。小溲混濁。俱屬濕熱蘊于中。脾津乘于止。久而不愈。濕熱代爲熱毒。必發癰疽。	實證、宜二陳湯去甘草。加山梔、黃連、黃芩、竹茹、烏梅、佩蘭之類。虛證、宜六君子湯加益智、佩蘭。	此證愈後。宜服四君子湯。蓋其虛證固由于脾虛。而實證之濕熱。亦由脾虛而生。故以補脾爲要着。
口苦	口苦皆屬于火。猶之物焦而苦也。然有虛實之分。虛者由于謀慮不決。膽虛氣溢。實者由于肝熱移膽。膽汁上乘。	脈象弦大。按之無力。舌質紅絳。目弦口苦者。虛火也。脈象弦數。按之有力。舌苔黃膩。煩渴口苦者。實火也。	膽府爲安甯魂魄之所。膽汁爲消化食物之用。膽火妄動。久則夜不得臥。膽汁妄泄。久則飲食難化。	虛證宜逍遙散加酸棗仁。實證宜龍胆瀉肝湯。或小柴胡湯去半夏。加梔子、丹皮、龍膽草。	口苦愈後。宜養陰生津。陰旺則火無再熾之患。津足則口苦不致再發矣。更宜怡情曠懷。以舒肝胆之氣。

表解

百病表解

王一仁 秦伯未 述

▲舌類

證治 門類	原因	診斷	傳變	用藥	調理
舌異	風火蘊結。則爲舌縶。心火太盛。則爲重舌。氣鬱痰凝。則爲舌瘡。熱迫筋弛。或腎氣大虛。則爲舌出。	舌縶者。舌下起腫核。重舌者。舌根下生。形如小舌。口不能聲。舌瘡者。生舌上如瘡狀。色如紫。舌出者。長而不收。	舌縶者。甚則腫流硬血。重舌者。久則腫大塞口。不能轉掉。舌瘡者。甚則乾結或糜爛。舌出者。出而不收。氣絕而死。	舌縶宜舌縶方。腫硬流血者。蒲黄散摻之。重舌宜青代異散。腫大塞口。宜琥珀犀角膏。舌瘡宜滯熱解鬱湯。舌出屬熱者。宜清熱如聖散。以冰片摻之。虛者每屬大病房勞之後。不治。	諸舌異症。屬熱爲多。善後之法。不外養營清熱。如麥門冬飲之類。並用燈心煎湯代茶。久服甯神。
舌瘡	舌上生瘡。固多由上焦與中焦之熱。以心開竅于舌。脾脈絡舌也。然有酒色勞倦過度。中氣不足。亦每有此症。	舌瘡因于心脾結熱者。必心煩口苦而渴。夜不安眠。發熱氣悶。舌質紅色絳而乾。脈弦以數。若勞倦虧虛。則短氣神疲。舌淡紅。脈虛無力。虛熱症也。	舌瘡熱症。久必傳爲消渴。蓋心脾液枯。求救于水。終于無濟也。屬虛者。醫不明其故。而以涼藥治之。必傷中便泄。汗出肢冷。而終矣。	熱症用藥。宜瀉心脾之熱。黃連湯主之。瀉黃散亦主之。虛症擬天王補心丹。及人參養營湯之類。	舌瘡因熱而發。服藥後病去大半。宜阿膠雞子黃湯。以養心脾之液。宜起遲睡早。切勿妄動心陽。虛者尤宜節勞節慾。否則虛火過升。重發難治。
舌血	舌乃心之苗。心主血。心火太旺。熱迫血溢。其出如節。甚爲可危。良由乎素喜嗜炙煿膏粱。熱蘊已久。或心高氣傲。亦有患此症者。	舌于出血之前。必心煩懊儂。繼則舌部碎痛。不知五味。喜漱冷水。至此出血不遠矣。舌色鮮紅。脈數疾。甚至于亂。	舌血不止。血去陰傷。則爲心悸。爲頭眩目花。爲自汗盜汗。常默默不語。口乾欲飲。而不能多。夜睡不安。甚則譫語。	既明其爲熱迫血溢之故。則用藥不外涼血清熱之劑。犀角地黃湯主之。血出多而不止者。宜琥珀犀角膏主之。	舌血調理。要不外養心和營之品。並須安神息慮。勿動氣怒。必使火從下趨。則陰平陽祕。舌和知味矣。
舌強	舌強之原因。有因痰氣阻于廉泉而致者。有因精氣不能上升而致者。蓋腎脈繫舌下也。最宜審辨。	若因痰阻廉泉而舌強。其人必手滾指蕃。並示其喉間有病。或咳嗽胸悶是也。精氣虛而舌強。則在腎虛之也。熱病已久。必與神昏嗜臥等症同見。	痰阻舌強。不治則之愈壅愈多。喉愈瘂塞。甚至不能出音。必至神糊妄言。病久正虛。舌強者。每甚縮氣乏。如欲死狀。難爲力矣。	舌強之因于痰阻者。宜滌痰湯。加菖蒲、遠志、竺黃、竹瀝、之類。若虛者。竟無藥可服。不得已。培其肝腎。若伏熱者。卜之。亦必在不治之列。	舌之下爲咽喉。喉通于肺。咽通于胃。而舌爲發聲之機。欲全其用。不可不善養肺胃。視其痰氣寒熱。以意治之。而尤要者。不可張口吸風。免爲風邪所中也。

選方

口舌類方選

王一仁 秦伯未 述

涼膈散　薄荷、連翹、黃芩、梔子、甘草、大黃、芒硝、竹葉

陽明之火熾于內風熱之邪束于表此時專散其表則裏熱有燎原之勢專瀉其火則表邪有內陷之虞計惟表裏兼顧汗下並施故此方既用薄荷連翹以解表復用大黃芒硝以攻裏即是意也

赴筵散　黃芩、黃連、黃柏、梔子、細辛、乾姜

右藥各等分研細末每用少許搽于口瘡吐去濁涎其痛即止方中用三黃梔子清火即內經熱者寒之之意用細辛乾姜散結即內經火鬱發之之義方名赴筵者蓋謂口瘡疼痛不能赴筵用此搽之即可赴筵也

四物湯　見前經帶號

七味地黃湯　六味丸俱見前吐衄號

甘露飲　見前咽喉號

平胃散　見前溫病號

二中湯　見前霍亂號

理陳湯　見前咳嗽號

六君子湯　四君子湯俱見前孩瘧號

逍遙散　見前經帶號

龍膽瀉肝湯　龍胆草、黃芩、梔子、澤瀉、木通、車前子、當歸、生地黃、柴胡、甘草

肝體屬陰肝用屬陽肝體不足肝用有餘則肝陽化火而上炎矣是方用生地當歸所以養肝之體也龍膽梔芩所以平肝之用也佐柴胡以解肝鬱肝木暢達則木火自平又佐澤瀉木通車前以滲濕熱濕熱下走則肝火不能燄勢上炎矣

小柴胡湯　見前溫病號

舌墊方　荊芥、防風、細辛、白芷、羌活、獨活、陳皮、香附、燈心

此症每因風火蘊結火鬱發之結者散之故此方多用疏散之品不用一味苦寒之藥者唯恐風火不得開泄必留戀而爲患也陳皮香附行氣開結燈心清熱力甚微也

蒲黃散　螵蛸、炒蒲黃研摻

二味研細摻舌腫出血處蓋螵蛸性收濇蒲黃炒用則能止血也

青黛散　黃連、黃蘗、牙硝、青黛、硃砂、雄黃、牛黃、硼砂、冰片、研細末摻

此方摻舌功能消腫清熱與蒲黃散之重在止血者不同若內熱重者亦可調服

琥珀犀角膏　人參、棗仁、茯神、犀角、琥珀、辰砂、冰片、麥冬湯下、

此方治熱耗心陰氣虛不寐者最佳重舌腫大塞口若心液已虛固宜用此苟熱勢甚甚還當參用青黛散或以承氣湯下之釜底抽薪也

清熱解鬱湯　連翹、黃連、柴胡、枳殼、薄荷、桔梗、香附、雲茯、苡仁、蔞皮、半夏、陳皮

氣鬱濕凝舌上生瘤有如地上蒔苦固與他項舌症之屬于熱者有間此方擅解鬱清熱化痰之効以治舌瘤當有奇効

清熱如聖散　梔子、連翹、花粉、薄荷、牛蒡、黃連、赤芍、

梔翹連芍以清氣血之熱薄荷牛蒡以散熱結花粉清潤熱燥舌出之屬熱迫者固非此方莫治若熱深甚應加黃芩犀黃丹皮琥珀等味更易奏効外以冰片研末摻之其舌自效

麥門冬飲　見前三消號

黃連湯　黃連、梔子、當歸、赤芍、生地、麥冬、甘草、犀角、薄荷、

此方瀉心熱。以和營。藥和平。而有力。舌瘡之症。每因陰血先虛。心火上亢之故。投以此劑。易奏奇功。

瀉黃散　甘草、防風、石膏、梔子、藿香

脾胃之熱。挾心火上蒸于舌。以致生瘡。其症必兼口臭胸悶。用甘草瀉脾瀉熱。防風能發脾中伏火。又能于土中瀉木。梔子石膏瀉肺胃之火。藿香辟惡調中。胃熱口瘡。非此不治。

天王補心丹　人參、酸棗仁、當歸、生地黃、麥冬、天冬、柏子仁、遠志、五味子、丹參、元參、白茯苓、桔梗、

心火有餘。宜瀉芩連之類是也。若心血不足。津液枯竭。虛火上炎。以致口舌生瘡。正宜養血安神。血足而火自斂。此方本治神志不寧。健忘怔忡之症。以治虛火舌瘡。可稱允當。

人參養營湯　人參、白朮、茯苓、甘草、黃耆、陳皮、當歸、熟地、白芍、桂心、遠志、五味子

是方兼能補氣力。勝前方。亦治因心營虛而舌生瘡者。

阿膠雞子黃湯　阿膠、黃連、白芍、雞子黃、

此為養心血。最有力之劑。養心脾之液。即以斂浮虛之燄也。

犀角地黃湯　見前吐衄號、

滌痰湯　枳實、竹茹、半夏、橘紅、雲苓、

痰因氣滯。故化痰必先行氣。此方雖帶破結潰堅之能。恰有化痰順氣之效。再加菖蒲、遠志、竺黃等。尤為雙美。

醫籍考

類書提要

王一仁　秦伯未　述

口齒類要　明薛己撰

專論喉舌口齒諸病。分證明晰。頗多可采。我國極鮮局部之著述。此蓋其嚆矢也。

舌鑑辨正　佚名

以王文選活人心法中之舌鑑為藍本。而加以改正。蓋辨舌苔之法也。徐靈胎則有舌鑑總論。內容未見。精當。恐係假託。

內經　黃帝

內經曰。脾氣通于口。脾和則能知五穀矣。心氣通于舌。心和則舌能知五味矣。又曰。口唇者。脾之官也。舌者。心之官也。此言口舌之所屬。主其論口舌之病。則範圍甚廣。如曰口甘者。此五氣之溢也。名曰脾癉。此關于脾者也。曰口苦者。病名膽癉。膽虛氣上溢也。又膽液泄則口苦。此關于膽者也。曰膀胱移熱于小腸。鬲腸不便。上為口糜。則關于小腸者也。其論舌。如曰足厥陰氣絕。則引舌與卵。此關于肝者也。曰少陰氣至。則嚙舌。此關于腎者也。又曰。熱病舌本爛。熱不已者死。則又關于胃者也。蓋五臟之精氣。莫不相通。不能執一而論。

諸家學說

仲景傷寒熱病後犯房得病。名曰陰陽易。舌出數寸而死。

醫鑑云。舌縮不能言。名曰陰強。舌吐不收。名曰陽強。

張戴人論口臭云。肺金本主腥。金為火所乘。火主臭。應便如是也。久則成腐。腐者腎也。此亢極則反兼水化也。病在上宜涌之。更從而下之。臭自斷。按口臭多屬于熱氣蘊積胸膈之間。而衝發于口。亦有心勞味厚。而氣出腥臭者。似以清法為主。不當峻吐峻下。若臭如餿腐。或如酸胖。反飲食噯氣者。乃屬陰症。多屬于脾弱不能化食。治當調補矣。

醫統曰七情所鬱及心經熱壅則舌腫滿不得臭心熱則舌裂而瘡肝熱則舌木而硬脾熱則舌澀而胎肺熱則舌強熱甚則舌燥如踏無不責之于熱

劉河間原病式云肝熱則口酸心熱則口苦脾熱則口甘肺熱則口辛腎熱則口鹹或口淡者亦胃熱也其說不免拘執偏見蓋思慮勞倦色慾過度者多有口苦舌燥飲食無味之證即口淡一症大勞大瀉大汗大病之後皆能致之安能執于胃火耶

張景岳論口渴口乾二條最有意味其言曰口渴口燥大有不同渴因火燥有餘乾因津液不足火有餘者當以實熱論津液不足者當以陰虛論然渴雖云火而亦有水不足者大抵汗勞病後新產失血之後癰疽大潰之後過食鹹味之後皆能作渴則恐由亡陰亡液水虧枯涸而然必渴而喜冷脈實便結者始火證也

驗方 口舌驗方

（葉叔浚）

（一）口瘡不便用藥以大南星一枚取中心柱圓大為末調調塗足心甚妙方見綱目試之良驗

舌出不收冰片塗之即入

重舌之發大抵由于心火炎上用生地一兩黃連一錢濃煎服極效

口舌生瘡可用外治法法以白凡三兩為末熱湯化以浸足半日即見效惟以下虛上壅者為宜實症非所耳

也

舌忽腫脹滿口者刺雄冠血浸紙撚醮草麻油燃薰更以生蒲黃末塗之或滲蒲黃散亦佳

口角歪斜內經有豬膏髮煎之法即以豬膏用亂鬆醮擦或以白鱔一條裝竹管內尾上用針深刺出血以此血攤絹帛上乘潮貼之如歪向左貼右歪向右貼左邊立時可正正即除去

嬰兒在胎口有血塊等熱物蓋胎毒也趁其生下啼聲未出急用指裹棉花或軟帛醮生甘草銀花湯入口中從速挖出勿使吞下則將來可免痧痘諸疾也

驗方 重舌腫脹肉治驗方

（張贊臣）

鵝管石三錢　滴乳石三錢　西月石錢半
細川連四分　黑山梔二錢　肥知母錢半
大貝母三錢　連喬心二錢　生石決五錢
薄荷葉一錢　牛蒡子三錢

（贊臣按）此證論治者皆謂心脾二經積熱所致治則以芩連清其熱余每治此症見痰涎甚多為其心脾之熱挾痰上行治以化痰為主清熱佐之余用是方均得應手故特錄之以供同志而資參討

夫重舌之症初起並無所苦但覺涎多語錯不數日舌下腫突生一小舌久之大舌反縮短或脹而紫飲食不下微作寒熱可以用手術治之以捺舌之物將舌捺定用三稜針刺大舌兩傍及舌下金津玉液兩穴各一針可五分許再刺小舌兩傍稍出紫血患處用冰硼散吹之次服煎劑自安

夫方不在繁亦不在奇惟求其驗而已矣後人一劑而效即立方名錄之書籍致方日多而日益亂余竊痛元爰有徵求驗方之舉日來時有惠寄私心竊喜他日集腋成裘不特病家蒙其福即醫者亦可受其益上方乃其中之一耳

讀內經圖題詠集

恭題先祖又詞公讀內經圖四章

上海（秦之濟）

祖德良高厚。披圖難具陳。舊言悲宿草。墜緒漫荒榛。理淪肇中夏。河山存古春。靈蘭書室在。徒倚獨傷神。

十載趨庭訓。星霜卒卒更。空餘遺硯威，難慰報劉情。家學承三世。楹書抱白城。高言不可接。歌詠託嫵聲。（先祖箸有瓶花館詩詞稿二卷、）

舊物猶存仕。摩挲愁緒紛。卽今秦扁鵲。合署霍將軍。（南潯溪鑄翁曾刊扁鵲後人霍去病二印）心法誰堪詰。知音不可聞。丹鉛怕檢點。白首見辛勤。

異說今猖獗。盲從勢不支。幾人工蛾術。千載得狐疑。敢負能文譽。聊爲繩武詩。一編新脫稿。殘夜有餘悲。（余有讀內經記六卷）

敬題從父又詞先生讀內經圖

上海（秦錫田）

黃帝內經十八篇。劉略班志名留傳。漢張機氏傷寒論。改稱素問窮鑽研。典午皇甫繼張起。合以鍼經成一編。十八卷與古本合。淵源遠溯義蘊宣。證以越人難經語。尚覺殘缺文不全。王冰强將靈樞續。眞膺雜出尤拘牽。（黃帝內經十八篇、見劉歆七略、班固漢書藝文志、隋唐各志、皆不箸錄、後漢張仲景傷寒論引之、稱爲素問、晉皇甫士安甲乙經、謂鍼經九卷、素問九卷、二九十八卷、卽內經也、唐王冰復以靈樞爲內經、周秦越人難經、凡稱經曰者、皆內經語也、然其所引或不載于素問鍼經、知今本內經、傳寫尚多脫簡、）微言不絕僅如縷。誰能開卷求眞詮。吾叔中年侍母病。千金方始覓稚川。（光緒八九年間、先大母病痛、久而不癒、先叔始發憤讀醫書。）窮源竟委探玄妙。精義參透古聖賢。古書醰醰讀有味。兩手胼胝口沫涎。熟讀深思妙解得。一旦貫通心豁然。學成問世出治病。洞垣一方識不偏。救人疾苦如救己。甘冒風雨蒙寒炎。生死肉骨奏奇效。頌爲活佛尊爲仙。憶我壬辰秋八月。濕熱內蘊病纏綿。惟叔昕夕來診療。湯藥日進病日痊。到今三十有四載。精神强固骨幹堅。客冬十月病又發。痛叔作古將十年。（先叔卒于乙卯十一月、）幸叔有孫繩祖武。篤守家法思沉潛。（姪之濟亦研究醫學）看書眞如桶底脫。古人妙諦信手拈。鄭重寄我圖一幅。眷念舊德涕漣漣。在昔靈蘭書室啓。（靈蘭書室先叔讀書處也）瑤函玉軸標牙籤。閒窗無事日靜坐。恬吟密詠心力專。薈萃衆說手批注。墨痕狼藉雜丹鉛。愧我學殖淺陋甚。兀坐井底窺蒼天。還願小阮珍手澤。傳家舊物勝青氈。

伯未仁兄屬題令祖讀內經圖幷示大作四篇謹次元韻

古閩（陳炯蒼）

壽世丹猶在。觀經迹已陳。井泉多瑞橘。蹊道少蓄榛。後葉能繩武。青囊尚貯春。披圖遺貌偉。瞻仰欲馳神。

鍼灸參新術。岐軒不可更。懸壺咸取法。展卷自怡情。旭日觀滄海。紅霞見赤城。貯書昌厥後。燕翼振家聲。

小隱靈蘭室。庭前落葉紛。鑒詩稱健將。拔幟等雄軍。好句無人敵。芳名異代聞。瓶花山館集。繼絕意殷勤。

秦中傳望族。扁鵲遠分支。望色能知疾。聞聲便決疑。長年惟種藥。餘暇每吟詩。濟世心如佛。人間仰大悲。

中醫雜誌第十六期出版

上海西門石皮弄中醫學會發行每册實售洋二角五分外埠加郵費三分

實驗家用良方出版

此書爲上海中醫專門學校校長謝利恒先生所編輯內載急救解毒諸病按方療治可勿延醫至爲簡便存書無多購者從速實價大洋二角郵費二分發行處上海北浙江路甯康里六弄謝醫室本會發行部亦有代售

醫學見能出版

唐容川著秦伯未批上下二册定價四角七折上海三馬路千頃堂書局發行寄售處中醫學會

張氏醫案出版

張聿青著六册實洋二元四角寄費二角寄售處中醫學會

漢樂府詳註出版

上海滄社發行毛邊紙實洋四角二分油光紙實洋三角郵費二分

全生指迷方出版

宋王貺撰定價二角七折上海三馬路千頃堂發行

三益學社中醫科函授部緊要聲明

本社成立以來。成績昭著。入學者百數十人。不事誇張。惟求實益。特踵本社而起者。日繁有徒。各地報名。滋生疑竇。致函詢問。爰舉本社特異之點。以昭衆覽。章程索閱即寄。

一地址　在上海城內石皮弄中醫專門學校。

二分科　分基礎、內科、外科、婦科、幼科、眼科、六系。

三入學　不限男女。不拘何時。報名時須聲明入何系。（不取報名費、）即寄題考試。及格者函告。以昭鄭重。

四取費　每系一年畢業。學費講義十六元。可二次繳納。每次八元。

五講義　以心得經驗爲主。每星期發一次。全年五十次。如有疑竇。詢問立覆。每月幷出題試驗一次。以覘成績。

六教員　主任王一仁、秦伯未。教員許盥孚、嚴蒼山等十餘人。

七附則　另設文學函授部。分文、詩、詞、尺牘、四系。辦法相同。

禪髓錄　是書所選、純係禪宗古德機緣語句、共爲三卷、分列十篇、書中揭示背脊督脈爲菩薩登地之路、彰明顯豁、洩盡天機、且又直傳秘脩妙法、玄奧精微、得未曾有、洵至寶也、定價實銀官堆叁角、有光貳角、

續禪髓錄　是書體例篇目、悉同前錄、而詳備則又過之、後附昊公法語一卷、揭示八識圖說、發明三身四土及念佛往生之實義、尤爲精確詳明、誠絕無僅有之法寶也、定價實銀官堆伍角、有光肆角

禪髓集證　是書共分三卷、上卷名曰一乘指南、列舉大藏中開示最明、最顯之經文、證明不二法門、中卷名曰陽明學真義、列舉陽明開示最凱切之語錄、證明不二法門、下卷名曰讀書隨筆、列舉古聖前賢指道之語、證明不二法門、而修身秘法、即在此卷、蓋天地之秘文也、定價實銀官堆叁角半、有光貳角半、

右書三種通計十卷、義貫三教、道蓋五洲、非世間、非出世間、亦世間亦出世間、闡精神文明之始基、傳內聖外王之絕學、劣智下根、何堪語此、通人達士、無不歡迎、

代售處　上海中華書局　新申報館　杭州虎跑泉寺

江蘇全省中醫聯合會月刊

◎第四十四期◎

本期增刊牙齒號

◉李平書◉王一仁◉秦伯未◉編輯◉

月刊要目

增刊要目

中華民國十五年一月四日◉乙丑年十一月二十日

◉上海西門內石皮弄江蘇全省中醫聯合會◉

南市電話一三三九號

中華郵務總局特准掛號認為立劵郵件

中醫雜誌彙選廣告

上海中醫學會發行中售雜誌。皆請選名著。學理經驗。雙方並重。爲醫林之導師。實攝生之寶筏。出版以來。風行遐邇。嗣以一二三四等期。相繼售罄。而要求再版者。紛至踏來。本會爲副諸君雅意。特將售罄各期。重加選輯。前後啣接。更便翻閱。且復加入新著。如讀醫隨筆選粹。及徐雲靈胎驗方等。總計本書內容。有專著。學說。筆記。醫案。藥物學。驗方。釋辨錄。雜俎各項。都三十餘萬言。精裝上下兩厚册。洋洋大觀。實價售洋一元二角。外埠加寄費八分。此次彙選出版。專爲應雅愛者之要求。除預約外。所存無多。購者從速。再本雜誌現已出至十七期。五期已售罄。實價每期兩角五分。六期一元四角。十二期二元八角。郵費每期本國日本三分。歐美八分。多購遞加。

總發行所。上海西門城內石皮弄中醫學會雜誌社發行部

本會月刊增刊第二十一期起至四十期彙編出版

第一集彙編。（自第一期至二十期止）○早已售罄。第二集（自二十一期起至四十期止）○現已出版○增刊有五淋、赤白濁、痙厥、癲狂、遺泄、痰飲、癃閉、便血、汗病、疝氣、噎膈、咽喉、五積、癥瘕、胎產、乳疾。本草四診等號。精裝一鉅册實價大洋五角郵費五分

發行部陳天鈍啓

常評

中醫與國醫

（許半龍投）

醫家唯一之任務却病而已矣棄疾而已矣國無間中外法無論新舊且學術係國際的非一人一家所得私既無禁人研究之可能又非主奴之見所得壟斷更烏能攘人之所有以爲己冒人之所長以自誇雖然論病以及國原診以知政奈何我國通人并人我之稱而不能辦自呼本國固有之醫學爲中醫未聞有援國語國技國畫之例以正其名曰國醫而別于外國醫學者甚有以中華之人民攘人之所有以反對中華之國故冒人之所長以侮辱中華之無醫并中而不名斥之曰舊殆自居於新耶舊既未嘗澈底研究實地試驗何以决新舊之界說節何以定舊必下于新比附臆測足以量其深淺耶

抑又聞中醫之義焉漢書有言曰「有病不治常得中醫」錢大昭謂「今吳人猶云不服藥爲中醫」徐洄溪則謂「病有不治不愈者有治之而愈者有不治而愈者不治而愈者殆中醫之謂歟然則中醫云者非指醫家言實指病家自然良能之恢復言彼自稱有識之外國醫家或將拾之以反攻也名不正則言不順吾願研究本國醫學者其自省焉矣

言論

中醫應列學校系統平議

（王一仁）

頃以中醫應列學校系統一事全國教育改進會在山西開會議决通過于前長沙教聯會繼起呈請教部于後中醫界之羣起力爭其事已得社會多數之同情西醫團體及個人頗有持異議反對者說者謂習西醫者不免門戶之見欲圖壟斷醫權今姑不論且就中醫學術應否必由教部例入學校系統之點詳加推究以質諸海內之知中醫者及社會之具中醫治療之信仰者作平議

吾國之有醫藥鼻祖始神農黃帝其事雖未必可徵而靈樞素問及神農本草皎然尚在無論其是否出于假託而就其論書良多精義及習用而有効者秦越人之難經即爲闡發靈素而作至後漢張仲景之傷寒金匱出則中醫學術有法有方規模具備理論之精効用之確自有其顛撲不破之價值靈樞難經本草之作可謂中醫發軔時期傷寒金匱可謂中醫成立時期故論醫者但斷自後漢可矣黃農之事籍資談助亦猶人生之初果由猿猴變化而來或自有造化主創生人類至今難决也夫中醫之精神蓋經一時代之遞嬗而有一時代之進步宋唐之千金外臺金元之四大家下逮明清王肯堂李時珍葉天士諸家其書俱在淺者驚其雜駁不純細按之各有發揮補前人之不足先哲之學理經驗之精神在此中醫之進化步驟亦在此煌煌簡冊不可誣也而先賢之著述尤有待于後人之匡進者謂非因自然之進化而成有用濟世之學術不可得也又有以中醫五行十二經爲病者夫五行爲假借形容之字

傳記論文亦每用之初不限于醫學十二經以陰陽對待全從實驗而來夫陽明府症(卽胃有熱結)而用承氣獲効少陰寒厥(腎寒肢冷)而用四逆回陽古人以此而愈今人亦以此而愈卽西人之確爲陽明府症爲少陰寒厥其氣體見象同者亦必用承氣四逆而愈也然則醫能治病而已中醫之効固新新可致者也且不僅此也同一病同一藥酌方定量因人之居處而異因人之服食而異因人之年齡而異因人之男女而異因人之有無宿恙而異中醫之佳點卽在運用其確然之理而變化其無窮之方治果于此而不加闡發則世間又安有眞理可言耶惜乎千古絕學經歷代政府之提倡而進步吾祖以逮吾身受其賜者夫豈淺尠不幸民國以來猶未將中醫一門列入學校系統一任其浮沉漂蕩事之可慨孰有甚于此者最近教育部于中醫列入學系統一節且謂爲不合教育原理夫有已然之學理經驗有分科之治療功能孜孜以學循序而進所謂不合教育原理者果何所謂耶毋亦曰西醫已先定案矣先入爲主爲之梗耳庸詎知醫者求愈病而已西醫然中醫亦然如辭主于達意白話可文言亦無不可食主于果腹米穀可餅麵亦無不可卽不能溝合中西又何妨各爲其是共策進化西醫立學校系統于先中醫不妨立學校系統于後可有並行而不悖者此之謂也民國之教育部竟置固有之文化實用之學術于不顧滋可異矣近頃主持部務爲章士釗氏知尊用文言且欲提倡小學讀經氏固擅文言深明經義者也其于中醫之學理經驗固未嘗考求宜乎于中醫之呈請而愍棄之也又豈僅章氏凡反對中醫之列入學校系統者皆憑陵意氣或有所挾而爲之也夫論事而憑陵意氣則不得其平有挾而爲又安得其當幸矣中醫之立脚點初不徒恃于定案以數千年之歷史明體達用之經驗在之有促其進展之力物競天擇吾同志其毋餒吾於此文初無攻涉西醫一語非不能蹈瑕抵隙反唇相稽也以學術之是非在事實之證明非口舌所能爭辨而不平之鳴勢又烏能自已願西醫且句求其學術之精進毋徒反對踞嫉示人以不廣尤願吾中醫界含閎光大勿遽灰志士之氣也

言論

論中醫有列入系統之必要並告反對者

(王顯夫)

夫國有國本國有國學國無本不立國無學不興國本者何道德與教育而已國學者何文化與藝術而已中國開化既久凡百學說之成一家言者其理想之高包容之大輒凌駕乎羣倫而醫學則尤根本于大造以性命之原理爲體以生死之原因爲用分四時別地理明男女老幼强弱之不同其治病也有外治有內治有分治有獨治有同病而異治有異病而同治有一方而統治百病有一病而變用數十方苟非庸工率爾操觚是可治之病者未有不應手而瘳也其道無他惟能純順自然法乎天察乎地合乎人而已矣視夫殊方之學術第尙物質爲機械之分析昧乎形上之學者奚啻上下牀之別耶至於今而西學流行人心見異思遷中醫有不振之勢者是別有原因在非舊學之不足多也是以中醫於國本則爲生命之教育於國學則爲精良之藝術我敢大聲告于衆曰中國一日不亡則中醫必存在一日此次列入系統之議案經教育改進社與教育聯合會之通過教育部之應予施行當爲國人所公認夫復何疑

今有同是黃農之後裔推其心當不至不愛國而於中醫之列入系統有駁詰者有謀阻止者有數典忘祖而竟以中醫爲早棄於古人者使謂其甘心犧牲愛國而

排斥異已僅爲職業之競爭固未必盡然然而茲事體大非於中醫源流與歷史確實曾有研究與經驗能指其未能積極進化之所在而發爲正當之論判者是牽强胸臆無裨也且列入系統一事不過謀平等之待遇與具體之方式耳苟西醫而知學理之無窮盡取舊醫藥學而詳加研求之由器械而達于神化治中西於一爐使所謂國粹國產國情滙諸良心而保存之搆通之則愛國之天職無虧社會之信仰漸多中醫雖加入系統而西醫亦未必難于發展也苟中醫而知學問之無止境取新醫藥學而參考之由神妙而證諸實際合天人於一致更肅發古方古法古籍彙十三科而闡揚之昌明之則治療之效能益彰人民之樂用更深西醫雖獨具系統而中醫亦未必遽歸淘汰也是以學術之存與廢終不外乎優勝劣敗天演公例奚必入主出奴徒費唇舌哉抑更有進者美國之舊金山英屬荷屬之南洋羣島中醫中藥皆許其行業未聞有若人苛例之取締異族之人尚知愛惜吾邦之學術而不加摧殘我國民乃不自究其國學不自愛其國本必欲陷之于衰落之境是豈可已而不已耶

專電 中醫加入學校之爭電

（本會致教部電）。教育部總長章電鑒。查中醫列入學校系統一案。曾經八月間山西開中華教育改進社。及十月間全國教育聯合會在長沙開年會時議決。將議案呈請貴部。明令頒布在案。今貴部會議。僅以不合教育原理數字。不予照辦。深爲疑惑。事關中醫盛衰。民生安危。伏乞將原案重議。以揚國學。不勝迫切待命之至。江蘇全省中醫聯合會編輯秦伯未王一仁叩。冬。

關於中醫列入學校系統一案。自教部會議不准後。中醫界頗爲憤激。除前日江蘇全省中醫聯合會電爭外。茲又有上海中醫專門學校學生會致教部一電。原電云。教育部總長章電鑒。查今世界各國。莫不各以固有之文化。爲立國之要素。我國醫學發明最早。其診斷則深切著明。其學說堂皇宏大。保障人民。歷數千年之久。實吾國固有文化之不可磨滅者。是中醫有加入學校系統之必要。今貴部會議。謂以不合教育原理。不予照辦。殊爲詫異。夫以中醫不合教育原理。則國內一切固有之文化。皆在屏除之列。似此殊非國家貴有教育之道。務請貴部爲發揚文化。保全民命計。復將原案鄭重會議。允其所請。不勝迫切待命之至。上海中醫專門學校學生會叩江。

（上海中醫學會致執政府電）執政府段鈞鑒。本國數千年相傳不替之醫藥學術。既經蘇浙晉鄂各省教育會鄭重提案。由中華教育改進社全國教育聯合會兩大法團。先後議決。均請教部將國有醫藥加入學校教育。詎教部不顧全國教育專家研究之結果。擅於十一月廿日會議打銷。廢學不議。何以圖改進之方。且中國之人民。以中國之醫藥爲業。不得中國法律之保障。中國自創之學術。既由中國人民公共之議請。反被中國教育部之拒却。豈非奇談。即外國醫藥原備中國之參考酌用。乃倒行逆施。恃之以立教育。不惜爲學術上之盜竊。此堪心者一。提倡國貨。略知國恥者。類能實踐。教部尚國產藥學於教育之外。提倡舶來。不顧漏卮。將何以激愛國之天良。此痛心者二。展揚國學。爲教部爭職責。乃拒之於教育之外。證諸亡國先例。無此自滅學術。此痛心者三。中西醫藥。互相詆毀。界若鴻溝。教部又從而抑中揚西。何以平學術之爭。此痛心者四。爲此電請執政顧念先民創造之艱。即令教育部長容納議案。以全國家體面而圖改進。臨電迫切。不勝待命之至。上海中醫學會叩徵。

（公民江蘇許太平等代電）北京教育統長章鑒。頃閱貴部于十一月二十日。將中華改進社及全國教育聯合會會議決中國醫藥加入學校教育兩案。一并打銷。曾記總長在全國教聯會訓曰。教育者天下之公器。要宜採全國之意見云云。報章傳載。共見共聞。以各省教會之提案。全國教育家兩次集合而公議之結果。僅賺貴部不合教育原理六字廢之。是否媚外。疑慮叢生。爲此電請 統長。迅踐訓言。採納議案。而保國故。并以免官民異趨。貽笑他邦。臨電迫切待命。吳江公民許太平叩徵。

（女子中醫專校學生會致教部電）北京教育部章總長電鑒。慨自海通以來。外力日益伸張。國粹日受摧殘。我中醫界經此打擊。力謀振興。倡學校以造人才。設醫院以濟貧病。晚近若鄂若晉若浙若蘇。學校林立。我女子中醫專校。亦應社會之需要而產生。力挽狂瀾。砥柱中流。其維持國粹之苦心。人所共鑒。在貴部當竭力提倡。庶事半而功倍。則中醫不難媲美西醫。詎意貴部竟不允所請。豈視中醫爲不足提倡。而聽其摧殘乎。要知摧殘中醫。直摧殘國粹。國粹淪亡。國於何有。本會受良心之驅使。不忍坐視。特再電陳。請予照辦。不勝迫切待命之至。上海女子中醫專門學校學生會叩齊。

（無錫中醫友誼會代電）北京教育部章總長鑒。自大部明定學校系統。醫學一門。揚西斥中。舉國震駭。以爲是不啻以法律限制研究本國文化也。即使中醫果無用。西醫果盡善無一弊。猶且不可。今試問中西醫治療之實驗。果西優而中劣乎。抑適得其反乎。蓋方今西醫科學雖精進。而治療或尚幼稚。中醫積四千七百餘年歷史之成績。雖缺乏科學工具。而發明已能造斯境。倘及今更加研究。駕科學而上之。未可知也。祇以 大部不予例入系統之故。一舉手之間。滅國粹。違民俗。廢棄全國藥產。造成億兆游民。而增加無量數絕大之漏卮。人未亡我。而我先自居於滅亡。且各國方保存國粹。而我乃從事摧殘。慘痛酷烈之事。無有過於此者。爲此環請 大部。將中醫列入學校系統。嚴定課程。迅予施行。無任迫切待命之至。無錫中醫友誼會叩寒。

（松江醫藥衛生協會致教部代電）教育部總長章電鑒。竊我國醫學。肇自軒岐。開化較世界各國爲早。保障生民。厥功甚偉。今貴部竟以不合教育原理數字。遂將全國教聯合會議案。不予照辦。充其流弊。人人趨於西醫西藥之一途。而國粹之醫藥。盡歸消滅。不特失業者將影響於治安。恐此後四萬萬同胞生殺之權。悉聽命於外人之手。勢必亡種而後已。本會爲保障人種。發揚國學計。不得不據理力爭。相因電達貴部。請將原案鄭重復議。允其所請。不勝迫切待命之至。松江醫藥衛生協會叩佳。

（神州醫刊主任陳无咎致教部電）北京教育部代部陳任中先生台鑒。中醫科目列入學校統系一案。由全國教育改進社。各省教育會聯合會。博諸大教育家一致議决。轉陳大部備案。乃貴部前總長章士釗。於開部務會議時。以未合教育原理語。輕輕放棄。不勝驚詫。中醫學說。涵義甚閎。除基本科學外。有心理學。有解剖學。有博物學等種種。何者爲合教育原理。何者爲不合教育原理。想貴部諸公。不過盲人談日。捫燭扣盤而已。无咎卒業師範。曾執教鞭。洞稔中醫學術。爲各種科學之母。人生哲學之薪。貴部名爲教部。若无咎者。不妨稱爲教教部矣。專電陳詞。應請復議。倘仍未喩。還乞保留丹溪學社總教神州醫刊主任陳无咎叩禡。

專件

余雲岫誤解中醫之駁覆

（陳五昌）

閱報載有署名余雲岫者。作舊醫學校系統駁議一則。觀其識見褊陋。似未明諳中醫內容精義。本不足辯。惟其破壞國粹自鳴得意。不直則道不申。故不辭煩瑣。我且直之。其第一指摘中醫。謂爲全恃陰陽五行。不知中醫立說。全以哲理氣化。推至實驗。根據哲理氣化。則陰陽五行之理。爲醫者不得不研究。因人類不能離空氣而生存。既知不能離空氣而生存。則天地寒熱燥濕之氣。自必與人呼吸息息相應。太過不及。皆足致病。而其受病與否。又視人身體質之虛實。而各有不同。爲醫者。不過補其不足。瀉其有餘。使抵中和而已。其義與良相燮理陰陽同。故有良醫良相之稱。但其所指陰陽五行。不過爲寒熱五藏之代名詞。用以推斷致病之由。及傳變之法而已。豈全恃爲治病者耶。夫萬物之各有陰陽。已爲世界人民所公認。學醫而不審氣候體質。僅恃一二次之臨床試驗。即可不問體質强弱。而一概混投。此世界之拙醫也。彼只知吸人唾餘。斷斷以此相賓。適足自彰其陋而已。其書中又有中醫若應入學校系統。則巫卜星相。亦應列入。此尤荒謬之談。不知醫爲實驗治病之學。學有根據。用有確效。豈可與妄談禍福。渺茫無據之巫卜星相相提並論。醫藥之實驗功效。立起沉疴者有之。起死回生者有之。其維護生命。而有益社會之處甚顯。故得歷代人民之信仰。試問巫卜星相。有此實驗確據否。欲將中醫比在巫卜星相之列。則西醫直可比爲江湖戲法大家矣。醫學不分中西。惟以愈病爲天職。豈可以私利爲心乎。至古之所謂巫醫者。巫與醫非兩事。蓋言以巫治病之醫。即指不學無術。江湖賣藝者而言。豈可與儒醫同日語哉。中醫若不應列入系統。則西醫更不能列矣。至內經可祝由一句。此言古有病有祝由一種。在內經已置不論。否則內經何以無方法說明。此與西俗羅馬人之祈禱愈病。及耶蘇之祈禱天佑同。且可祝由句。亦有作病人祝訴致病原由於醫。而爲相當治療解。經文深奧。非淺學者所能明。其章句編輯。雖似出於漢儒之手。而其微言奧旨。則本歷代專家之所傳。前人早有定論。前清開四庫館時。其論斷醫學諸人。皆一代鴻儒。對於古籍。深致信仰。其無從駁斥可知。彼既知歐西醫學。自希臘至今。變更已多。近隨科學而進步。則我國固有之中醫。忍使推殘。豈終不能精研改進。發揚光大耶。况西醫在希蠟以前。其醫之陋劣。實比中醫祝由不如。幾經變更。始有今日。我國賴有內經一書。而又經歷代儒醫之發明奧旨。更正傳訛。繼舊增新。而後醫學盛行。彼希坡克拉退者。未必非聞我國醫學之益。而方潛心研究。雖非本我內經而立說。而其能有志醫學。實因羨我國醫學之歷代進步。有以促成之。彼西醫僅恃陳屍解剖。而未知氣血運行自然之理。特形跡物質之學。反謂全賴自然大法。此誠欺人之言也。試問既知自然大法。何以有血不能循環周身。及消化蠕動。祇可順行之說。此說早爲中醫所詘笑。而彼至近代。方自知其謬。淺陋至此。猶視氣化爲迂談。何其謬哉。至人類之成立構造原理。中醫書籍。研究至精至詳。若再輔以近代之科學。上以督促政府之提倡。下賴羣力之改良。加以中國土地之廣。產藥之盛。人才之衆。吾知將來必有驚人之進步。風行全球之希望。既保國粹。亦塞漏巵。此正我國醫士之責。奈何以襲人皮毛之術。爲推殘固有國學之談。爲他人推廣營業。使本國絕其生路。既不能提倡國貨。更將外貨盡量鼓吹。試問一旦與彼絕交。如無藥劑應用。勢將等於不學。更不幸而爲敵國。則藥品不能入口。更多發生危險。我國業藥物者。不下數千萬人。占商業上重要位置。一旦被其壟斷。金融生計上更多受擠。按此種種。則余氏之身。中國而心西人者。其心不可問矣。目下人民心理。已知西醫全仗折白漂亮表面好看。信仰者漸鮮。此正我國醫學極好一提倡改良之機會。豈可以私人營業關係。而肆行破壞。余非中西醫士。全本良心。總下一判斷。則西醫學說。根本科學解剖。非不明瞭。惟未知氣化生死原由。全恃器械之精。手術之敏。而注重消毒滅菌等論說。近於滑稽。不過供出風頭之用。中醫之學。本哲理氣化而來。故言致病致死之原由。及根本解決之治法。不肯因顧目前之效。而貽後患。注重氣血津液。軀殼形質次之。此中西醫學所以不能溝通之故也。惟立說雖異。治病則同。西醫不乏明卓博學之士。如果有醫學上之疑點。不妨彼此商榷。籌進醫學前途。造福民生。此則余馨香禱祝者也。若斤斤以門戶之見。妄發攻擊破壞之論。欲以一手掩盡天下之耳目。亦太不自量。且徒貽中西醫學上不能溝通之恨事耳。

專著　醫學讀書志（十六續）（曹禾遺著）

元倪氏維德

明史藝文志

原機啓微集二卷

東垣試效方三卷

右書二種。元吳縣倪維德撰。維德字仲賢。祖父皆以醫顯。病陳裴之學。乃求金守眞藏人東垣三家書。研求意旨。因得盛名。殆私淑三家之矯矯者。原機啓微專論目科。薛已刪爲一卷。刻入集中。東垣試效方亡。明學士宋濂爲撰墓銘。稱爲敕山老人。洪武十年卒。壽七十五。子衡亦以醫名。

元齊氏德之

元史藝文志

外科精義二卷

國朝四庫

外科精義二卷

右書一種。元醫學博士充御藥院外科太醫齊德之撰。籍里無考。其書上卷論。下卷方。皆本巢氏病源千金要方千金翼方。而參以所學。雖不著出處。鮮有發明。於瘍醫書中。實爲善本。民間行本。刊入東垣十書內。

元危氏亦林

國朝四庫

世醫得效方二十卷

右書一種。元南豐危亦林撰。亦林字達齋。官本州醫學教授。是書積其高祖以下五世所集醫方。凡八種。一大方脈科九十一門。二小方脈科七十一門。三風科十門。四產科兼婦人雜病三十三門。五目科十二門。六口齒咽喉科六門。七正骨金鏃科二十九門。八瘡腫科二十四門。附孫眞人養生法。鍼灸科。散附各科中。有目無書。序稱創始於天歷元年。訖功於後至元三年。凡一十六年。由江西醫學提舉司牒呈醫院。下諸路提舉司重校。覆白醫院。始准刊行。其愼重如此。前有太醫院銜名。凡院使十一人。同知院事二人。僉院事二人。同僉院事二人。判官二人。經歷二人。都事二人。掾史二人。其書彙集古方。足資考據。第無所發明。禾於會稽梁氏見其元朝刻本。惜未鈔錄。

元葛氏乾孫

明史藝文志

醫學啓蒙經絡十二論十卷

十藥神書一卷

右書二種。元長洲葛乾孫撰。乾孫字可久。貌魁碩。好擊刺陣法。後折節讀書。通陰陽律歷之學。屢試不售。父應雷字震父。官江浙醫學提舉。師中州李醫官。始傳守眞潔古之學。於江南著醫學會同十二卷。乾孫受父業名埒丹溪所傳十藥神書專尙奇詭絕無精義。

明徐氏用誠

元史藝文志

玉機微義五十卷

本草發揮四卷

明史藝文志

劉純玉機微義五十卷

國朝四庫

玉機微義五十卷

右書四種去複二種。凡二種。明會稽徐用誠撰。咸甯劉純續增。用誠字彥純。丹溪弟子。元亡入明。遂爲明人。是書本名醫學折衷。凡一十七類。純以其未備。增三十三類。易以是名。每條各註續添。以爲辨識。皆采摭諸家方論。附以案語。頗爲詳審。嘉靖庚寅延平黃焯刻於永州。楊士奇爲序。當時李氏之學。多在中州。劉氏之學。獨傳江浙。故朱氏一派專主寒涼補陰。

筆記　兪曲園醫學筆記(四)

(秦又詞輯)遺稿

◉呼氣治羸瘠

宋黃休復茅亭客話云僞蜀眉州民姓家氏名居泰中年惟一男忽患羸瘠父母日夜焚香望峨嵋山告孫眞人禱乞救護後夢神告云汝男生時受父母氣數較少每旦父各呵氣令汝男開口而嚥之如此三日當愈夫婦依之諸苦頓愈按此法有理每見少年尫羸者醫家云先天不足此或可以治之乎

◉婦人之脈

宋儲詠祛疑說云夫所謂脈者此皆知之叔和之詩訣矣婦人之脈惟以尺脈之常盛常弱與男子爲相反而脈訣謂反此背看竊疑其有說也及觀褚澄尊生經而疑者始以自信尊生經曰男子陽順自下生上故極下之地右尺爲受命之根本既受命矣萬物從土而出惟脾爲先故尺上之關爲脾脾土生金故關上之寸爲肺肺金生水故右手之才越左手之尺爲腎腎水生木故左手尺上之關爲肝肝木生火故關上之才爲心女子陰逆自上生下故極上之地左手之才爲受命之根本既受命矣萬物從土而出惟脾最先故左手寸下之關爲脾脾生土金故關下之尺爲肺肺金生水故左手之尺越右手之寸爲腎腎水生木故右手寸下之關爲肝肝木生火故關下之尺爲心男子右手尺脈常弱初生微眇之氣也女子右手尺脈常弱心火之位也褚澄尙主爲宋駙馬都尉察脈如神著書十篇曰尊生秘經此其一也按此所言亦鑿鑿有理而醫家皆不用其說

◉高茗訥

宋葉夢得避暑錄云士大夫于天下事苟聰明自信無不可爲惟醫不可强本朝公卿能醫者高文莊一人而已尤長于傷寒文莊鄆州人至今鄆多醫尤工傷寒皆本高氏按文莊即茗訥也

◉論語

崇文總目醫書類有法家論語一卷不著撰人是醫家亦有論語也

◉爾雅

絳雲樓書目道書類有康眞彪藥石爾雅此必服餌之方也

◉醫藏

國朝朱彝尊靜志居詩話云殷仲春字方叔秀水人慕王績爲人亦自號東皋子以醫爲業得錢卽入市買斷爛書讀之念浮屠道士之撰述皆編入藏乃盡收醫書

號爲醫藏岐黃家以爲總龜焉

◎張仲景治猿病

明李日華亦硯齋二筆云張仲景入桐柏山采藥過一病者求治仲景診之云子腕有獸脈何也其人曰我鮮山穴中老猿也仲景出囊中藥畀之輒愈明日其人肩一巨木至曰此萬年古桐也聊以爲報仲景斲爲二琴一曰古猿一曰萬年

◎檳榔

政和本草圖經云檳榔有三四種小而味甘者名山檳榔大而味澀核亦大者名豬檳榔最小者名蒳子又云尖長而紫文者曰檳圓而矮者曰榔檳力大榔力小按此則檳榔乃二種也

◎威靈仙

宋錢易南部新書云貞元初山大鄧思齊獻威靈仙草出高州能愈諸疾禁中試有效特令編付史館是威靈仙唐時始出前此所無也

◎金星草

宋宋祁景文集有金星草贊註云生峨嵋青城山葉似萱草其葉背有點雙行相偶黃澤類金星人號金星草亦云金釧草醫家用傅疽創甚良按國朝趙學敏本草綱目拾遺有鵝脚金星小者名七星草俗呼骨牌草即此也

◎綱目考訂

錢涉園先生名選字枚一安徽懷甯人著綱目考訂一書其書成于康熙戊寅步刊版行世而四庫未收人罕知者亂後原版燬于兵火其鄉人楊君鳳儀邵君景雲重刻之會問序于余

宣南醫學會來函

各省中醫學校醫藥學會醫學研究所諸君子公鑒報載山西有請將中醫學加入醫學統系公文查諸教育部並無此項呈文到部而却有江蘇一小部分反對中醫學之公文甚爲詫異此事究歸原須由教部主政故在京同人已擬一公呈遞進抄錄於後備　鑒各處似亦宜具文呈部庶力量較厚用特登報奉　聞又教部主其事者亦精通中醫係幾舊友有話可以面商亦以中醫加入爲然必盡力扶持也宣南醫學會葛廉夫陸晉笙劉農伯譚鐵庵楊頤莊張耕龍章曉庭詹還青乃陶康江僑侯吳霞赤王佩德楊叔鴻陸成一等同啓

無錫醫會及浙江醫專來函

（一）

敬啓者連讀各報見王秦二先生及醫專學生會代電教育部力爭中醫列入教育系統一案理直氣壯毋任欽佩此事爲我中醫界前途命脈所關無論如何必當協力同心堅持到底務望我聯合會諸公再電京師力陳利害以冀萬一之效是否有當即請　裁決此上

江蘇全省醫聯合會　大鑒

無錫中醫學會謹啓

（二）

江蘇全省中醫聯合會大鑒查請教育部明定中醫課程並列入醫學規程一案曾經八月間山西開中華教育改進社及十月間全國教育會聯合會在長沙開年會時議決將議案呈請教育部刪定頒布在案誠恐有對於中醫課會者加以阻撓務請協力電爭或代電教育部一致主張俾國學得以闡揚而民族賴以生存關

繫中醫盛衰民生安危實匪淺鮮用特代電奉達即希協力進行中醫幸甚民生幸甚浙江中醫專門學校校長傅崇黻暨教職員叩東

編輯課本

內經課本（歡迎討論）

秦伯未輯

（四）

第十三節　奇經

任脈者起于中極之下以上毛際循腹裏上關元至咽喉上頤循面入目衝脈者起于氣街並少陰之經俠齊上行至胸中而散督脈者起于少腹以下骨中央女子入繫廷孔其孔溺孔之端也其絡循陰器合纂間繞纂後別繞臀至少陰與巨陽中絡者合少陰上股內後廉貫脊屬腎與太陽起于目內眥上額交巔上入絡腦還出別下項循肩髆內俠脊抵腰中入循膂絡腎其男子循莖下至纂與女子等其四腹直上者貫臍中央上貫心入喉上頤環唇上繫兩目之下中央蹻脈者少陰之別起于然骨之後上內踝之上直上循陰股入陰上循胸裏入缺盆上出人迎之前入頄屬目內眥合于太陽陽蹻而上行氣并相還則為濡目氣不榮則目不合男子數其陽女子數其陰

第十四節　脈度

手之六陽從手走頭長五尺五六三丈手之六陰從手至胸中三尺五寸三六一丈八尺五六三尺合二丈一尺足之六陽從足上至頭八尺六八四丈八尺足之六陰從足至胸中六尺五寸六六三丈六尺五六三尺合三丈九尺蹻脈從足至目七尺五寸二七一丈四尺二五一尺合一丈五尺督脈任脈各四尺五寸二四八尺二五一尺合九丗凡都合一十六丈二尺此氣之大經隧也

第十五節　十二經表裏

足太陽與少陽為表裏少陽與厥陰為表裏陽明與太陰為表裏是為足之陰陽也手太陽與少陰為表裏少陽與心主為表裏陽明與太陽為表裏是為手之陰陽也

第十六節　井榮腧經合

五藏五腧五五二十五腧六府六腧六六三十六腧經脈十二絡脈十五凡二十七氣以上下所出為井所溜為榮所注為腧所行為經所入為合肺出于少商少商者手大指端內側也為井木溜于魚際魚際者手魚也為榮注于太淵太淵魚後一寸陷者中也為腧行于經渠經渠寸口中也動而不居為經入于尺澤尺澤肘中之動脈也為合手太陰經也心出于中衝中衝手中指之端也為井木溜于勞宮勞宮掌中中指本節之內間也為榮注于大陵大陵掌後兩骨之間方下者也為腧行于間使間使之道兩筋之間三寸之中也有過則至無過則止為經入于曲澤曲澤肘內廉下陷者之中也屈而得之為合手少陰經也肝出于大敦大敦者足大指之端及三毛之中也為井木溜于行間行間足大指間也為榮注于太衝太衝行間上二寸陷者之中也為腧行于中封中封內踝之前一寸半陷者之中使逆則菀使和則通搖足而得之為經入于曲泉曲泉輔骨之下大筋之上也屈膝而得之為合足厥陰經也脾出于隱白隱白者足大指之端內側也為井木溜于大都大都本節之後下陷者之中也為榮注于太白太白腕骨之下也行于商邱商邱內踝之下陷者之中也為經入于陰之陵泉陰之陵泉輔骨之下陷者之中也伸而得之為合足太陰經也腎出于湧泉湧泉者足心也為井木溜于然谷然谷然骨之下者也為榮注于太谿太谿內踝之後跟骨之上陷中者也為腧行于復留復留上內踝二寸動而不休為經入于陰谷陰谷輔谷之後大

筋之下小筋之上也按之應手屈膝而得之爲合足少陰經也膀胱出于至陰至陰者足小指之端也爲井金溜于通谷通谷本節之前外側也爲滎注于束骨束骨本節之後陷者中也爲腧過于京骨京骨足外側大骨之下爲原行于崑崙崑崙在外踝之後跟骨之上爲經入于委中委中膕中央爲合委而取之足太陽也膽出于竅陰竅陰者足小指次指之端也爲井金溜于俠谿俠谿足小指之間也爲滎注于臨泣臨泣上行一寸半陷者中也爲腧過于丘墟丘墟外踝之前下陷者中也爲原行于陽輔陽輔外踝之上輔骨之前及絕骨之端也爲經入于陽之陵泉陽之陵泉在膝外陷者中也爲合伸而得之足少陽也胃出于厲兌厲兌者足大指內次指之端也爲井金溜于內庭內庭次指外間也爲滎注于陷谷陷谷者上中指內間上行二寸陷者中也爲腧過于衝陽衝陽足跗上五寸陷者中也爲原搖足而得之行于解谿解谿上衝陽一寸半陷者中也爲經入于下陵下陵膝下三寸胻骨外三里也爲合復下三里三寸爲巨虛上廉復下上廉三寸爲巨虛下廉也大腸屬上小腸屬下足陽明胃脈也大腸小腸皆屬于胃是足陽明也三焦者上合手少陽出于關衝關衝者手小指次指之端也爲井金溜于液門液門小指次指之間也爲滎注于中渚中渚本節之後陷者中也爲腧過于陽池陽池在腕上陷者之中也爲原行于支溝支溝上腕三寸兩骨之間陷者中也爲經入于天井天井在肘外大骨之上陷者中也爲合屈肘而得之三焦下腧在足大指之前少陽之後出于膕中外廉名曰委陽是太陽絡也手少陽經也三焦者足少陽太陰之所將太陽之別也上踝五寸別入貫腨腸出于委陽並太陽之正入絡膀胱約下焦實則閉癃虛則遺溺遺溺則補之閉癃則瀉之手太陽小腸者上合于太陽出于少澤少澤小指之端也爲井金溜于前谷前谷在手外廉本節前陷者中也爲滎注于後谿後谿者在手外側本節之後也爲腧過于腕骨腕骨在手外側腕骨之前爲原行于陽谷陽谷在銳骨之下陷者中也爲經入于小海小海在肘內大骨之外去端半寸陷者中也伸臂而得之爲合手太陽經也大腸上合手陽明出于商陽商陽大指次指之端也爲井金溜于本節之前二間爲滎注于本節之後三間爲腧過于合谷合谷在大指歧骨之間爲原行于陽谿陽谿在兩筋間陷者中也爲經入于曲池在肘外輔骨陷者中屈臂而得之爲合手陽明也

本課輯編

中醫生理解剖學（歡迎討論）

（李愛人編）

△緒論

夫生理解剖者何蓋以研究吾人身體各部之功用及一切之組織也今之提倡西醫者莫不言西醫之生理備解剖詳而中醫則反是噫謬之甚矣不知吾國醫經中言五臟六腑之功骨骼皮肉之用及解剖屍體以量度人之臟腑枚舉人之骨骼檢視人之經絡者不知凡幾彼乃漫不加察信口雌黃作一筆抹煞之語凡吾宗古醫士其可坐視人之蹂躪耶雖然豈無故哉蓋中醫之生理解剖散諸各書未會編制成集有以致之耳余故不揣愚陋收集各家之論聚諸一處刪其謬妄補其不足名之曰中醫生理解剖學非敢云功聊表醫者之分耳倘蒙海內賢豪賜以郢斲並加研究庶中醫改革目新俾患病者免死於非命是則鄙人之所深望者也

△總論

人稟天地而生故內有五臟以藏精神血氣六腑以化水穀而行津液外有四肢九竅皮毛齒爪咽喉唇舌肛門胞囊以此而成軀幹故將息得利則百脈安和役用

非宜卽為五勞七傷六極之患邵子曰目耳鼻口心胆脾腎之氣全謂之人肺之靈曰魄脾之靈曰魂腎之靈曰精肝之靈發乎目則謂之視腎之精發乎耳則謂之聽肺之靈發乎鼻則謂之嗅心之靈發乎口則謂之言此等功用其何異於西醫之所謂神經系統者哉且心肺為臟而通血氣兩腸為腑而價排泄要之人身之內止此血氣雖臟腑俱有血氣而綱領則屬於心肺西法小所謂大小循環者亦不外乎二臟之互相作用也夫肺者沛也分布清濁之氣沛然莫能禦之肺者人氣之所聚膻中為氣海故從市心、新也變化日新也能生血也脾、裨也裨助胃氣也居心肺之下故從卑能統血也肝、幹也足以幹事也為血之海能藏血也腎、愼也愼守精室不可妄泄也又引也引水下行其精管自兩腎脊間發源繞大腸之右從溺管之下出前陰而精泄是謂五臟胃、衛也水穀之精氣衛護周身足以衛外而固也胆、担也足以担事也腸、暢也暢達胃氣分穢濁下降也三焦、統領周身元氣上焦不治則水泛高原中焦不治則水流下脘下焦不治則水亂二便膀、滂也胱、光也氣海足則運化有常滂沛光滑水道利也是謂六腑五臟六腑各有、所、居心居中央肺介兩側肝生於右脾生於左肝中有胆脾上為胃腎分左右繫於腰脊兩腸通胃廻繞於腹三焦有名而無其實肺胃之間有隔膜焉按素問刺禁論篇所云肝生於左肺藏於右醫宗必讀所云脾胃同膜附上左俞遺誤迄至故特正之未卜是否同志須究臟腑內景各有區別咽喉兩竅同出一脘喉系堅空連接肺本為氣息之路呼吸出入下通心肝之竅咽系柔空下接胃本為飲食之路水穀同下並歸胃中二道並行各不相犯喉下為肺其色白瑩謂之華蓋以覆諸臟虛如蜂窠下無透竅肺之下為心心有系絡上係於肺其象尖長而圓其色赤上通於舌下無透竅心之下有心包絡卽膻中也象如仰盂心卽居於其中凡脾胃肝胆兩腎膀胱各有一系繫於包絡之旁以通於心此下有隔膜與脊脅周廻相著心肺隔膜之下有肝其系亦上絡於心包為血之海下無數竅肝短葉中有胆附焉胆有汁藏而不瀉此喉之一竅也咽至胃長一尺六寸通謂之咽門咽下是膈膜膈膜之下有胃其左有脾胃之下有小腸後附脊膂左環廻周疊積其注於廻腸者外附臍上共盤十六曲右有大腸乃出滓穢之路又有膀胱是津液之腑五味入胃其津液上行精者化為血脈以成骨髓津液之餘留入下部得三焦之氣施化小腸滲出膀胱滲入而溺便注洩矣凡胃中腐熟水穀其精氣自胃之上口曰賁門傳於肺肺播於諸脈其滓穢自胃之下口曰幽門傳於小腸至小腸下口曰闌門泌別其清汁者滲出小腸而滲入膀胱滓穢之物則轉入大腸膀胱赤白瑩淨上無所入竅止有下口此咽之一竅也三焦者上焦出於胃口並咽以上貫膈而布胸中走腋循太陰之分而行傳胃中穀味之精氣於肺肺播於諸脈卽膻中氣海所留宗氣是也中焦在中脘不上不下下焦諸於胃下脘別廻腸注於膀胱腎有二枚生於脊膂十四椎下兩旁各一寸五分形如豌豆相並而曲附於脊外有黃脂包裹裏白外黑各有帶二條上通心包下連膀胱命門卽在兩腎中各一寸五分之間當一身之中其右旁有一小竅卽三焦其左旁有一小竅亦無形上行夾脊中為髓海泌其津液注之於脈內注五臟六腑也

（未完）

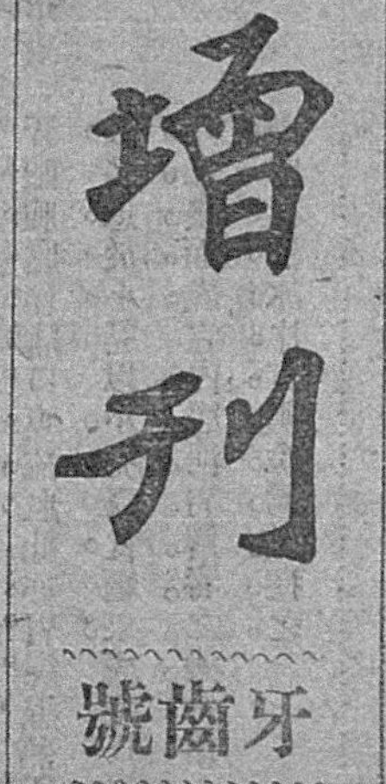

學說　齒病論治

（嚴蒼山）

齒統屬足少陰腎經男子八歲腎氣實髮長齒更三八眞牙生五八齒槁八八則齒髮去女子以七爲數蓋腎主骨齒乃骨之餘髓之所養故隨天癸之盛衰也齒分上下齦上齦乃足陽明胃脈之所貫喜熱飲而惡寒下齦乃手陽明大腸之所過惡熱飲而喜寒腎實則齒堅牢虛則齒浮動熱則齒祖動寒則齒木痛故齒病不一有齲痛有火痛有虫痛有風痛有寒痛有濕熱有風熱有骨槽風有牙疳瘡等要之不外乎足少陰經與手足陽明經之病而已治法亦於是乎得焉

虛牙痛　腎經陰虛而痛者六味丸加骨碎補腎經虛而痛者八味丸加細辛

火牙痛　胃火牙痛赤腫出血者則爲血分宜用清胃散若僅腫痛牙齦不出血者則爲氣分宜於清胃散中加荊芥防風細辛以散其熱若腸胃積熱腫痛爛腐宜用涼膈散加升麻石膏以下其熱可也凡火牙痛得冷則減

虫牙痛　用不蛀皂角一莢去皮子於皂子處安巴豆一粒鹽泥封固燒炭研細末用剜耳抄少許塡入蛀孔內白芷細辛煎敖漱出虫自愈或用食鹽滴漱二三次以攝其虛陽其痛即止但可暫用以其能損齒也

風牙痛　不甚腫痛不怕冷熱爲風牙痛宜用溫風散

寒牙痛　不腫痛喜飲熱湯爲寒牙痛宜溫風散加羌活麻黃以附子溫而散之藥須服一半漱一半連涎吐之自好也

温熱牙痛　若善飲者齒痛腮頰焮腫此胃經濕熱清胃散加葛根

風熱牙痛　牙痛而腫牽痛頭腦宜用羌獨活防風川芎細辛薄荷生地之類清而散之

骨槽風　生於耳前腮頰痛引筋骨寒熱如瘧牙關緊閉不能進食不待腐潰而齒便脫落此風毒竄入骨槽所致初則堅硬難消急艾灸其外針刺齒齦以泄其毒用冰片硼砂玄明粉爲散吹搽內服降火化痰消腫之劑久則瘡口難合非參耆歸芍補托兼肉桂冬味之類不能破結斂肌其治法詳於外科各書茲因類及之

牙疳瘡　牙齦腫腐作痛口臭流血此亦胃經濕熱所致多患於小兒以小兒喜食糖果或痘疹瘡疾之後而成宜內服清胃解毒之藥外用人中白青黛冰片玄明粉爲散摻之

學說　論齒痛宜於針灸

（張謂）

針灸之始創于黃岐垂數千年其活人幾不知恒河沙數迺相傳至今各守秘密而神奇之針術幾至于失傳余稍知針法原將黨師之所敎授者不敢自私故略述牙痛論以貢獻於醫林

經云齒爲骨之餘腎主骨故腎虛亦有齒痛之病然論其經絡條而析之則上齒爲胃絡所經下齒爲大腸大貫故手足陽明之火上升而牙亦痛考手陽明之絡起于大指次指之端循指上廉出合谷兩骨之間上入兩筋之中循臂上廉入肘外廉上循臑前外廉上肩出髃骨之前廉上出柱骨之會下入缺盆絡肺下膈屬大腸其支者從缺盆上頸貫頰入下齒縫之中還出俠口交人中上俠鼻孔循禾髎迎香而終以交於足陽明也然上齒既屬于胃下齒屬于大腸則胃火盛者上齒必

痛。大腸熱盛者。下牙必痛。牙痛之種類不同。在醫者能審脈治病而已。在上齒痛者。則刺其頰車內庭厲兌諸穴。以泄胃經之熱。在下齒痛者。則當刺手陽明井滎俞原諸穴。以深其火。或再刺承漿。以承漿爲手足陽明之會也。如因腎火而痛者。則刺其少陰腎經之俞穴。有因肺實而移熱于大腸者。則刺其列缺太淵。有因小腸火盛而傳熱于大腸者。刺手太陽後谿小海諸穴。若能明乎補瀉。認穴不差。未有不針到病除矣。余師厲針牙痛不數分鐘而病除。吾國之古學。眞奇妙耳。近來西醫發達。機械日精。亦未聞有不用藥餌而牙痛自愈者。則西醫之不明于經絡氣化可知矣。

醫案　齒牙醫案

（許半龍）

袁左　風濕化熱。熱伏陽明。乃成牙癰。內外突腫。膿成。時候也。以疏透治之。

荊芥穗　青防風　薄荷葉　天花粉

黑山梔　淡黃芩　粉葛根　生甘草

製蠶　皂角刺　蘆根

尤小　走馬牙疳。深腐脣堅。涎不外走。症已延重。有穿破之虞。

銀柴胡　胡黃連　肥知母　苦桔梗

鮮石斛　甘草　黑山梔　連翹殼

人中黃　荊芥穗　茅針根

石左　年將花甲。營分已虧。少陰不足。則陽明有餘。龍雷之火。浮越於上。牙齦蝕爛。滲血已交三候。宗景岳玉女煎法。

原生地　熟石膏　肥知母　大麥冬

川牛膝　鮮石斛　生白芍　旱蓮草

甘草梢　福澤瀉　茅針根　青鹽

范左　齒乃腎之根。齦乃胃之絡。少陰不足。陽明有餘。本經鬱熱。牙宣腫綻。先從清滋。

西洋參　川石斛　鮮生地　地骨皮

湖丹皮　黑山梔　肥知母　淡黃芩

冬桑葉　石決明　白夕黎　茅針根

衛生　我之牙痛防止法

（寃銘）

牙痛之原因。有種種不同。(一)風熱上攻。(二)濕熱內蘊。(三)脾胃火冲。(四)腎水虧涸。(五)蟲齲。以上所述。除四項以下。須用根本治法。剷其根株。還須仰仗藥力。其他則可於平時自加注意。不藉藥力以防止之。

(一)齒磨粉　貴於精細。其中以無烏賊及牡蠣等()入爲宜。又不可用堅硬之毛刷以搓擦牙齒。

(二)食物後含漱　（食物細片介於齒間除之爲漱）務宜洗滌淨盡。否則腐敗發生酸類與齒中石灰質腐敗蝕作用。即生空洞。黴菌得以留住而生齲齒。

(三)齲齒生出之理由　食物留滯牙齒夾縫中。漸次腐敗透出一種酸類與琺瑯質起酸化作用變化()。齒齲齒一成。常起劇痛。遂使至脫落齒牙。一壞影響及於胃腸。其害非淺。故齒之防止法必要明矣。

(四)不可遇食酸味多量之果物或糖類。

(五)每晨漱口時用精細食鹽二錢擦牙後以水漱之。吐於手中洗目。然後再以肥皂擦之。

以上所述雖極平淡無奇。然果能日日行之不怠。非特牙齒堅固。無牙痛之患。且不生眼疾。鄙人驗之多年。非語也。欲防止牙痛者盍試之。

解表

百病表解

王慎軒述

牙齒類

門類 / 證治	病原	診斷	傳變	治法	調理
牙痛	陽明胃火。循經上升而痛者。爲胃火牙痛。少陰陰虧。陽亢于上而痛者。爲虛火牙痛。胃火上升。風寒外乘。熱被涼遏而痛者。爲風火牙痛。肥甘濕熱。化生牙蟲。蛀蝕齒敗而痛者。有蟲牙痛。	牙齦紅腫疼痛。喜寒惡熱者。胃火也。齒浮動。痛而不腫者。虛火也。惡風發熱。痛引頭腦者。風火也。蝕損蛀空。牙敗而痛者。蟲也。	牙齦腫痛。雖多屬火。忌過用涼藥。須遵內經火鬱發之。結者散之之義。否則涼藥相遏。其痛必反增劇。且恐變生他證也。	胃火宜清胃湯甚者加酒蒸大黃。虛火宜玉女煎加西洋參骨碎補。風火宜涼膈散。外搽失笑散。蟲痛宜用韭子薰法。噙一笑丸。	齒屬腎。牙齦屬胃。牙痛終不離腎陰虛而胃火旺也。胃火易平。陰虛難復。是在牙痛愈後。多服六味丸等以調理之也。
牙疳	此證多生于小兒。小兒陰氣未充。脾胃薄弱。肥甘厚味。恣意嗜啖。以致陽明積火。蘊蒸于上。或加以暴噪啼哭。肝火妄動。或加疹痘之後。餘毒留戀。遂成是疾。	初起口有臭氣。漸至齒黑。牙齦作爛。腐臭難聞。熱盛則牙縫出血。血聚成膿。甚則牙齦紫硬。腐穿頤頰。牙齒搖動。寒熱往來。形肉瘦削。	此症遷延失治。則齒皆脫落。面色光浮。氣促痰鳴腮頰見骨而死。蓋熱邪疳氣。直壅上焦。其變甚速。故有走馬看牙疳之喻。	胃火盛者。宜蕪荑消疳湯。肝胃火盛者。宜蘆薈消疳飲。痘疹餘毒。宜清疳解毒湯。外搽冰白散。甚者搽蘆薈散。	此證愈後。易致復發。全在起居飲食。調理得宜。如肥甘厚味。辛辣發氣之食物。俱當禁忌。並宜服人參茯苓粥以調養之。
牙衄	此證多屬于熱。因血得熱而妄溢也。然有虛火實火之分。亦有虛實並見者。虛火牙衄。由于七情色慾。不知自節。陰水虧耗。不能濟火也。實火牙衄由于膏粱厚味。恣食太過。熱積于胃。循經上升也。	口臭煩渴。牙齦腫痛。齒不搖動。血出甚多。血色鮮赤者。實火證也。口不臭。牙齦微痛。或不痛。齒牙搖動。出血點滴不多者。虛火證也。	牙齦出血。久而不止。則其實火之證。亦必漸變虛證。甚至牙齒脫落。牙齦腐爛。血滲不已。則身體虛而變證必多矣。	實火宜清胃散去升麻。加藕節、竹葉。甚者宜調胃承氣湯、加童便下之。虛火宜六味地黃湯加猴薑。虛實並見者宜玉女煎。	虛火牙衄固屬陰虛。而實火牙衄。衄血多出。則陰分亦虛。故牙衄之調理法。當以養陰爲主也。
牙癰	牙癰病原。皆由素嗜厚味辛甘太過。陽明積火。循經上升。加以風熱之邪。乘勞外襲。氣血鬱結。榮衛不從。遂結于牙齦。而牙癰成矣。	初起之證。與風火牙痛相彷。但風火牙痛。上下齦俱腫痛。而牙癰之腫痛。僅在一處腫硬疼痛。腮頰浮腫。發冷發熱。	此證雖屬于火。然宜涼或熱服。或涼藥中加發散之品。不可純服涼藥。或過服涼藥。恐其變生多骨。不易收功也。	初起宜服荊防敗毒散。若大渴煩嘔者。宜蟾酥丸汗之。便閉者。宜雙解貴金丸下之。外搽冰硼散。	牙癰愈後。宜用西洋參、川石斛、山藥、玉竹之類。清養胃陰。或參用六味地黃丸。以養腎陰。夫養陰所以清其餘熱也。

選方

牙齒類方選

（王愼軒）

清胃湯　石膏、黄芩、黄連、生地、丹皮、升麻、

醫方集解所錄清胃散無石膏黄芩有當歸是失清胃之本旨恐係訛誤今從醫宗金鑑外科心法錄出名曰清胃湯不名曰散其藥頗合清胃之法生地丹皮清陽明血分之火石膏芩連清陽明氣分之火升麻升陽明之清陽清升熱降則牙痛自止而齦腫自消矣

玉女煎　生地、麥冬、知母、石膏、牛膝、

按王孟英云陳修園力闢此方之謬然用治陰虛胃火熾盛之齒痛頗有捷效若治溫病氣血兩燔之症宜去牛膝蓋即白虎湯加生地之意未可非厚也

失笑散　蓽茇八分、北細辛一錢、大冰片二分半、

共研細末擦牙痛處伏於桌邊流涎片時見效蓋牙痛一症多屬寒邪包火擦此辛散之藥則寒邪得解火鬱得伸故能止其痛也

一笑丸　川椒七粒、巴豆一粒、去皮、共研勻飯和爲丸綿裹安蛀牙孔內俯首流涎其痛即止取其殺蟲之效也

韭子薰法　瓦上煨紅置韭子百粒淸油數滴待烟起以漏斗管吸引向蟲牙痛處薰之良久溫水漱吐有小蟲出盡爲度

蕪荑消疳湯　蕪荑、雄黄、大黄、蘆薈、川黄連、胡黄連、黄芩

蘆薈消疳飲　蘆薈、大黄、胡黄連、石膏、羚羊角、梔子、牛蒡、銀柴胡、桔梗、元參、薄荷、甘草、

清疳解毒湯　人中黄、川黄連、柴胡、知母、連翹、牛蒡、犀角、元參、荊芥、防風、石膏、淡竹葉、

以上三方俱爲治牙疳之良方然臨證施用須分別之第一方宜于陽明積熱盛者第二方宜于肝胃之火俱盛者第三方宜于痘疹餘毒爲患者細審方中各藥自知分別施用矣

冰白散　冰片、人中白、枯白礬各等分

右研細末先用韭菜根、松蘿茶、煎濃汁乘熱以鷄翎蘸洗牙疳腐肉見津鮮血再敷此藥日敷三次若爛至咽喉者以蘆筒吹之

蘆薈散　蘆薈一錢、黄柏五錢、人言五分用紅棗五枚去核每棗納人言一分火燒存性共研細末先用米泔水漱口次用此藥敷於患處

人參茯苓粥　人參一錢、茯苓六錢、共研末同粳米一茶鍾煮成粥先以鹽湯漱口再食此粥此爲調養脾胃之最好方法凡病後脾虛及脾虛用攻積藥之時俱宜服此其功甚大非特補脾且能開胃也

調胃承氣湯　見前溫病號

荊防敗毒散　見前瀉痢號

蟾酥丸　蟾酥二錢酒化、輕粉、銅綠、枯礬、寒水石、膽礬、乳香、沒藥、麝香各一錢、硃砂三錢、雄黄二錢、蝸牛二十一個以上各爲細末稱準先將蝸牛研爛同膽酥和研稠黏再入各藥末共搗極勻和丸如菉豆大每服三丸開水送下覆被取微汗

雙解貴金丸　生大黄、白芷研末水泛爲丸每服三四錢五更時用連鬚葱大者三根黄酒一碗煮葱爛取酒送丸服畢蓋臥出汗過三二時大便行一二次立效

此宣通攻利之劑也濟之以葱酒力能發汗攻下故名雙解凡火盛便閉之癰症皆可用此

冰硼散　冰片五分、硼砂、元明粉各五錢、硃砂六分、共研極細末搽患處兼治口瘡及咽喉腫痛等症

驗方 牙痛諸方

（嚴蒼山）

六味丸　生地　澤瀉　淮山　丹皮
茯苓　萸肉

八味丸　六味丸　加附子　肉桂

清胃散　生地　當歸　黃連　升麻
丹皮

涼膈散　芒硝　大黃　山梔　連翹
黃芩　甘草　薄荷　竹葉　生蜜

溫風散　當歸　川芎　細辛　蓽茇
藁本　白芷　露蜂房

一笑丸　川椒七粒　巴豆一粒去皮
共研飯丸、綿裹咬痛處、吐涎卽止、諸牙痛均宜、

玉池散　藁本　白芷　地骨皮　槐花
細辛　當歸　川芎　黑豆　升麻
防風　甘草　共煎湯、熱漱冷吐、諸牙痛幷
用、

驗方 牙痛驗方數則

過街笑　治風火牙痛
月石　青鹽　火硝等分加梅片少許研末敷患
處

中白散　治小兒走馬牙痛及牙齦黑臭
煅中白二錢　兒茶一錢　黃柏三分
青黛三錢　薄荷二錢　梅片五厘
研細末敷患處

茵陳散　此方系內服專治骨槽風
綿茵陳　仙半夏　薄荷叶　淡黃芩
荊芥　射干　連翹　炙姜虫
升麻　羌獨活　淨麻黃　丹皮
大黃　上藥各二錢半加細辛五錢黑牽牛
一兩研粗末每服三錢煎湯代水食後服

虛火牙痛　內服加減八味丸外以生附子與熟
地同搗敷足心神效

虫蝕牙痛　內服烏梅化蟲散（烏梅、川椒、乾薑、
黃連、細辛、黃柏、石膏、枯礬、明雄黃、鉛粉、）外以細
辛嵌齒縫中

前期剩稿 論耳之關係於藏腑經絡

（趙朋）

內經曰南方赤色開竅于耳又曰腎開竅于耳是耳爲腎之竅而又爲心之竅也然耳聾由于腎精之虛耳癢由于腎中之風果何屬乎心蓋心竅本舌舌無孔竅因寄于耳腎爲耳竅之主心爲耳竅之客腎治內之陰心治外之陽清淨精明之氣上走空竅而聽斯聰矣其於經絡也人第知肝胆之絡環入于耳不知十二經絡除足太陽手厥陰其外十經莫不入耳也噫嘻由此觀之耳于藏府經絡果無勿氣內相通也特以腎肝胆三藏之病易見而忽視其餘耳申而論之目爲肝之竅而內經云五藏之精氣皆上注于目鼻爲肺之竅而內經云鼻爲面王屬脾又陽明之脈交于額七竅之于藏府經絡其相通類如是蓋人所恃者五藏之精氣耳精氣之于人身果無在而無之實不能强劃其界限也吾人于治療之際可勿察哉

△本會啓事一

凡各醫團已繳會費及墊款者。除將會證送交外。倘有未付者頗多。統希從速籌集惠下。以便補給會證。而清手續是要。

△本會啓事二

本會醫士合格證書。業經印就。望各醫團分別檢定合格醫士。造冊報告。本會當即塡名蓋章。由郵寄奉。或派代表來領亦可。惟此事關係非淺。祈以鄭重出之。

△月刊投稿簡章

(一)材料以宣揚醫學。昌明國粹爲範圍。

(一)能以各地醫林消息見惠者。尤所歡迎。

(一)登載稿件。一例酌贈本刊。投稿時請書明地址並蓋章。

(一)語涉攻訐個人者。恕不登載。

(一)投稿不登載者。原稿恕不發還。

(一)稿宜繕寫清晰。自加單圈。否則不錄。登載時。本刊得酌量增删其字句。

△增刊投稿簡章

(一)本刊材料。每號以一病爲限。不錄他稿。以專研究。

(一)投稿者以實驗之談見惠。尤所歡迎。通信處請另紙繕寫。以便酌贈本刊。

(一)注意下期增刊。痔瘡號。癨𤺋號。痧疹號。

本刊價目表

	一期	半年	全年
定價	五分	二角八分	五角四分
郵費 本埠	半分	三分	六分
郵費 本國	一分	六分	一角二分
郵費 外國	三分	一角八分	三角六分

注意 定價並無折扣費須先惠空函無效概收大洋銀毫加水

廣告價目表

全張	一頁	半頁	二方寸
五元	三元	二元	四角

注意 登一期無折扣半年九折全年八折計算

江蘇全省中醫聯合會月刊

◎第四十五期◎

李平書　王一仁　秦伯未　編輯

助理編輯　陳存仁

月刊目次

增刊『痔漏號』目次

中華民國十五年二月二日◎乙丑年十二月二十日

◎上海西門內石皮弄江蘇全省中醫聯合會◎

南市電話一三三九號

中華郵務總局特准掛號認為立券郵件

歡迎投稿

△月刊投稿簡章

(一)材料以宣揚醫學。昌明國粹爲範圍。

(一)能以各地醫林消息見惠者。尤所歡迎。

(一)登載稿件。一例酌贈本刊。投稿時請書明地址

(一)語涉攻訐個人者。恕不登載。

(一)投稿不登載者。原稿恕不發還。

(一)稿宜繕寫清晰。自加圈圈。否則不錄。登載時。本刊得酌量增删其字句。

△增刊投稿簡章

(一)本刊材料。每號以一病爲限。不錄他稿。以專研究。

(一)投稿者以實驗之談見惠。尤所歡迎。通信處請另紙繕寫。以便酌贈本刊。

(一)下期爲『霍亂號』。『痧疹號』。「瘖俳號」。「疳積號」。「癰疽號」。「疔毒號」。「陰陽毒號」

常評 對於西醫學會之還擊(仁)

近日西醫學會反對中醫列入學校系統其最振振有詞言之成理者則曰今有火車輪船則昔之小車帆舟無所用之今有西醫則可據中醫而奪之席矣嗚呼其亦不思而已矣火車輪船所以利交通也醫者所以治病也亦由菽粟布帛之所以禦飢寒西人之御絨呢與中人之服棉裘其獲暖一也不必強中人之食米麵易而爲牛肉麵包也然則中醫之立足點非謂其歷年之多書藉之富而在其有進化之程序良確之經驗足以爲人治病也是以小車帆舟之可易以火車輪船而中醫必不能以削足就履之西醫代之也無他事之獲治即眞理之所在也西醫之爲此言其亦不思而已矣

言論 舊事重提之中國醫學論(王仲奇)

邇日醫界因請教部將中醫加入學校系統一事中西醫紛紛爭論儼[illegible] 嫌詞費引舊事而伸論之猶憶申報民國十年二月二十三日即舊歷辛酉正月十六日有「英國醫學會之中國醫學論」「二十一日倫敦電巴媽醫士於皇家醫學會開會時對衆宣讀其所撰中國醫學進步之文稿略謂中國醫學在某數點上實在英國之前中國有一藥書係一千七百年前所

編成者內載藥品多種今日爲世界所通用此卽其證也云云麥加里斯特爵士稱中國進步殊足注目會衆通過議案對於中政府刷新醫學之擧動表示同情并允予以稀種之助力以促中國醫學之進步」按一千七百年前所編成之書卽漢建安時張仲景撰著傷寒金匱之書也特吾國醫學多由精思經驗得來如以中西醫學術上之比較西醫係科學的醫學中醫則哲學的醫學麥加里斯特爵士既稱中國醫學殊足注目巴姆爵士則謂中國一千七百年前所編成之藥書內載藥品多種今日爲世界所通用英國皇家醫學會又通過議案允予以稀種之助力以促中國醫學之進步英人既如此重視吾國醫藥斯誠吾國醫藥界研精發展最良好之機會奈何政府刷新醫學之擧動寂然無聞年前內部頒布管理醫士條例雖經全國中醫反對而取消及今猶不忘搜括躍躍欲試夫政府取之于民當以其道先事發揚中醫學術培樹人才然後從而取締之謂爲愼重民命猶可言也今敎部尙未許中醫加入學校系統是則吾中醫界絕無服從政府命令之義務矣嗚呼以中華有禆實用之學術而政府漠不關心若此余引西人言論並非自壯聲援亦見公道自在人心不于中國而于外國是非固未盡泯也不知敎部當局及以反對中醫爲能事者覩此作何感想耶

專電 中醫加入學校系統之爭電（二）

（徐相宸君代電）北京敎育部鈞鑒吾國方以生活不平政治不平釀成相殺無已之慘局若更益以學術不平治絲益棼吾民尙有噍類乎國學何負於吾人吾人實自負國學欲加之罪何患無辭使袞袞諸公有病而盡爲中藥所誤乎吾國醫甘受其淘汰若猶未也不如中西並存使之雙方競爭而學術互有進步之爲愈矣國醫未必劣西醫未必優與其爲學理之强辯無甯爲事實之證明中山之病無用手術之必要而西醫遽用手術卒至不起巳至絕地而委諸於吾國醫吾國醫之能者斷爲不治而謝絕之相宸遠在數千里外僅據報紙所載懸揣亦復不謬診斷事實如此卽一可槪其餘所謂中不如西者果安在耶貴部之議斥吾國醫爲不合學理所謂學理者爲科學學理耶爲國學學理耶如謂科學則吾國醫本非科學之產物當然不受其限制如謂國學則國醫亦國學之一種與經史文學無大異也必謂國學不合學理科學始合學理將擧吾國一切國學而悉數吐棄之乎試問吾國之現政府與現行政治何事何處盡合科學學理乎毋亦曰過渡時代不得已耳政治不合學理可以承認區區小道不合學理卽不能承認乎相宸之愚以科學方法整理國學以國學精神運用科學實爲吾國學者此後一定易之途徑今以堂堂敎育部動輒與國學爲難隱然爲外國科學出死力不幾乎亡國主義自殺政策乎諸公是否中國人盍亦平心思之山西中醫改進研究會名譽理事上海神州醫藥總會評議員中華醫藥聯合會名譽會員徐相宸叩

來件 中醫應列入學校系統并辨正余巖駁議（上）

周逢儒

中國醫學實驗皦然顚撲不破惟當改革之初事事模倣日本致中醫學未得列入學科各機關均尙西醫然人民之崇信中醫如故也初不因未列入學科而稍衰惟中醫經無量數之實驗歷代均設醫官至於今日敎部既取西醫而代之一任吾中醫之自然斯亦巳矣近復師日本鏟滅漢醫之法一再頒行管理規則咄咄逼

人。勢必使中醫盡亡而後已。不知中國非日本之比。地大物博。藥產豐富。日本取給中國者居大半。故彼廢漢醫。擬西醫相去一間而已。當局視之無足惜也。且吾國藥物最重道地。日本所移植者。用之往往無效。以遷地勿良。氣候懸殊。藥性因之亦異。且日本輸入吾國醫學。始於唐時。而吾國發明創造。遠肇農黃。諸君子所論國粹。國貨。國情諸關係。理正詞明。想教部覽之。當憬然悟列入教科之不可或緩也。不意呈文未到教部。而西醫竟大起恐慌。以爲教育前途之危機。已先具文請駁矣。其他不得見。今閱余巖君駁江蘇全省中醫聯合會文。曰異哉。彼題曰舊醫學校。則藥曰舊藥。惟舊人始得服之乎。（友人殷一清在蘇州桃塢中學。夏月患痢疾。服校醫新藥不效。入醫院加劇。堅請出院。自延中醫服舊藥而愈。同學某同時患疾。且較伊爲輕。竟死醫院。若此者不可勝數。）學無止境。寧有新舊可言。中西醫各有所長。學者公認。余君強著舊字。已屬片面武斷。其中理由。自然不能成立。余氏之駁議。能用論理學法則。引經據典。惟立意以中醫爲舊。故不惜辭費。引證之書雖少。皆舊書也。偏見也。聊徵余氏曰。不辭荒陋。辭而闢之。以告國人。

彼以吾中醫根據歷史陳述。依附神農黃帝。則神道設教。卜筮巫祝亦可立學科矣。是誠不知進化公例。引喻失義。荒唐絕倫者也。中國醫學進步雖遲。而代有發明。西醫雖速。不果近百餘年間。考諸君子之意。以農黃爲發明之祖耳。自周時已設專官。歷代因之。至宋代學科完備。欽定醫書。蔚爲大觀。而卜筮巫祝未聞設立學科也。周官一書。經漢劉歆纂改。非原本也。史記醫學有傳。日者有傳。正見精神溥徧。不遺巨細。後世稱爲良史。近代梁任公等。亦以爲善本。以其能顯出古時人民風俗思想之大勢。非僅如後世之史。如貴族點鬼簿也。左氏內外傳。均有名醫言論。而古經所謂古之治病可祝由而已。則至內經之時。已趨重醫藥治病矣。（宋雖設祝由一科。而治病仍以醫藥爲主。祝由者與今世催眠術相類。）余氏之言所謂數典忘祖。知西而不知有中。知舊而不知有新者也。（不知有新。指不知國醫於近世發明新醫理也。）

神農黃帝之書。考證家久經論爲假託。然確有一部分爲農黃所遺。蓋古時文字初創。類多口授。如尙書爲伏生所傳。可謂非虞夏商周之書乎。雖今古文眞僞聚訟。然所謂僞者。中多名言。爲學者所不廢。農黃之書亦猶是也。陶宏景名醫別錄序曰。『軒轅以前。文字未傳。藥性所主。識識相因。至於桐雷。乃著在編簡。此書應與素問同類。但後人多更修飾之耳。又曰其所出郡縣。乃後漢時制。疑仲景元化等所記。』漢書藝文無本草。係漏載也。後漢書不列張仲景。而有郭玉。而仲景書未聞爲僞也。不列扁何傷乎。神農嘗百草。始創藥物。見帝王世紀。越絕書。歷史元已考定。陸賈新語所載。乃當時傳聞之說也。又以周官疾醫疏引中經簿云。子儀本草經。無神農之名。然孔疏引舊說云神農本草。而淸孫足顧衍觀光。均有輯本。刊入叢書。試閱中國醫學大辭典。提要可知是書之源流矣。難經及仲景書。與內經本草有同等價值。學理精切之處不少。金元四家立說各有所偏。亦早論定。中國醫學自唐至今發明甚多。古書之謬者。均所改革。非拘拘以上數書奉爲準繩。而一成不變也。余氏所貴千金外臺二書。亦可見西醫眼光僅在我國唐時地位也。

（下期刊完）

編輯課本　中醫生理解剖學（二）

古瀛季愛人編

第一章　心臟

第一節 心臟之位置

心臟位於胸腔內之肺間。其下部之尖端。稍偏於左。恰在左乳略下之處。而其上端。則稍偏於右。與喉管之下端相近。

第二節 心臟之生理

心者。君主之官也。神明出焉。（素問靈蘭秘典論）心怵惕思慮則傷神。神傷則恐懼自失。（靈樞本神篇）心主神。神者五臟之本也。有生之來。謂之精。兩精相搏。謂之神。所以任物謂之心。（孫思邈千金方心臟脈論）

第三節 心臟之解剖

心象尖圓。形如蓮蕊。其中有竅。多寡不同。以導引天眞之氣。下無透竅。上平通舌。其有四系以通四臟。心外有赤黃裹脂。是爲心包絡。心下有隔膜。與脊脅周迴相着。遮蔽濁氣。使不得上熏心肺也。（醫宗必讀）心出於中衝。手中指之端也。爲井水。溜於勞宮。勞宮掌中中指本節之內間也。爲榮。注於大陵。掌後高骨之間方下者也。爲腧。行於間使。間使之道兩筋之間三寸之中也。有過則至。無過則止。爲經。入於曲澤。曲澤肘內廉下陷者之中也。屈而得之。爲合。手少陰也。（靈樞本輸篇）心手少陰之脈。起於心中。出屬心系。下隔絡小腸。其支者。從心系上挾咽。繫於目系。其直者。從心系却上肺。下出腋。循臑內後廉。行手少陰心主之後。下肘內。循臂內後廉。抵掌後銳骨之端。入掌內後廉。循小指之內出其端。（靈樞脈經篇）心重十二兩。中有七孔三毛。盛精汁三合。（扁鵲難經）心火宮也。居肺下肝上。對鳩尾下一寸。丈夫六十心氣衰。（章潢圖書編心臟說）

「注」心臟爲筋肉而成。形略似卵。外附心包。內分四部。今試剖開心臟以檢之。則見中央有一縱隔。分爲左右兩部。此各半中更有瓣膜以分之。故有左右心耳。左右心室四部。耳室之間。有孔相通。惟左右則隔絕不通。故心液自此側至他側。即一次去心臟而通動脈。管毛細管。與靜脈管。此時心臟之心耳。受來自靜脈之血。暫時貯藏。即送入心室。其作用頗易。瓣膜之用。以防血液之逆入心耳。三尖瓣介乎右心耳右心室之中。二尖瓣介乎左心耳左心室之中。其心室與動脈之間。亦有半月瓣隔絕之也。心臟動作之遲速。可於左寸測之矣。

剪存

黃更生致中華醫學會函

中華醫學會諸大博士鑒。此次貴會在滬開第六屆大會。吾人對之。滿抱熱烈的希望。以爲聚全國醫學巨子於一堂。必能各抒偉論。於醫術上有多大的貢獻。以嘉惠於人羣。乃觀其究竟。則殊有大謬不然者。貴會命名爲中華醫學會。顧名思義。夫豈不以全國醫術之寶庫自居。然則其地位與責任。何等重大。開茲大會。必也以闡揚醫術爲前提。利物濟人爲職志。對於公衆衛生之應如何改進。無法治療病症之應如何研究。西藥漏巵。年逾千萬。宜如何設法補救。凡此犖犖諸端。皆於國計民生。有極密切的關係。爲醫術上之重要問題。而貴大會所應加以深切之研究者也。乃貴會對此諸重大問題。不聞有顯著的成績之表見。不知所以開此大會者。其目的何在。而出席斯會自命醫界泰斗之諸大博士。其職志又究爲何若。誠令人百思而不得其解。貴會之對於醫術。不能爲有價值的貢獻。常予吾人失望。詎自今始。顧茲之所以不若已於言者。鯁在喉。必吐之而始安者。尙有奇怪不可思議的問題在。一爲請求政府所銷中醫學校註冊之議案。貴會此舉。得毋以中醫不良。不免有草菅人命之舉。宜使之歸於淘汰乎。夫中醫主氣化。西醫重實驗。各有所偏。亦各有所長。孰優孰劣。姑置勿論。至藥石誤投。草菅人命。西醫亦豈云盡無。屢諸西醫的大博士。問諸良心。敢一爲矢誓否。必執此以爲中醫病。非淘汰之不可。設中醫亦執此以相對付。不知諸西醫大博士。又將作若何的感想。中醫之漫無統系。其組織不及西醫之究密。此誠莫可爲諱。然因其未盡完善。爲愼重人命計。請政府嚴重取締之則可。或本諸西醫學理以攻擊之。亦無不可。必欲一網打盡。以圖遂其惟吾獨尊之私。則未見其有當。況職業自由。法律所賦。政府未必唯貴會之命是聽。而我國以地方之氣候。及人民之氣質。與中醫有特殊的關係。及數千年之習慣。在事勢上。亦未易遽爾一切抹殺。即退一步言。果令如願以償。利占獨市。金錢大進。諸西醫大博士固可彈冠相慶。然以我國四萬萬人之衆。病者之多。僅此曲指可數區區之西醫大博士。既非有西湘記上孫行者搖身萬變之能。不知果能盡利物濟人起死回生之能事。使無遺憾否。綜上述諸點。以觀則中醫固無必須淘汰之可言。抑亦無淘汰之可能。而貴會必處心積慮。以圖撲滅之者。其意何居。殊令解人難索。諺曰。同行如敵國。飯碗問題。何所不致。此則市儈小人之所爲。曾謂高尙的西醫大博士。詎屑出此。然竟有此蹟近壟斷之舉。果何爲者。一爲對於入會會員。如有舊會員二人之反對。即不得加入之議案。此雖屬貴會自身的內部問題。然以最少之人數。而操縱團體分子之所取舍。違反近世法人會議從多數所取決之公例。實屬創聞。葫蘆裏賣甚麽藥。吾人試閉目猜之。恐項莊舞劍。其意固別有在也。語曰。人之欲善。誰不如我。又曰。專欲難成。此雖陳言。實具至理。望諸西醫大博士。一味斯言。當有以悟斯會所大欲的好夢。能完成否也。更爲此書。非爲中醫鳴不平。亦非對於西醫有所妬忌。不過心有所疑。故舉以相問。想西醫大博士。或不以爲多事。而付諸不屑教誨之列也。此頌道安。弟黃更生啓。十五年二月

（轉錄商報）

剪存

中國歷代醫學之發明

王吉民

緒言

學貴會通。雖派別各殊。要皆各有所長。黨同伐異之見。士君子所不取。醫亦猶是也。而世之論醫者。謂一切西法。胥出中土。此守舊之言。固失諸偏。其或務新者。復每謂中法不經。謬悠荒誕。則其言又失諸不公矣。謂中醫墨守舊章。拘滯不化。不若西醫進步之神速。鮮進取之精神則可。謂絕無所發明。不値於世界醫學史上留一位置。則不可。如血液循環、隱秘療學、麻醉法、灌腸術、探尿管、水治法、按摩術、凡此種種。世之所謂新發明者。古代多有之。時去西醫萌芽之時代尙遠也。質言之。中醫之錯誤。固不必深諱。而見長於人者。亦勿容自隱。前人未嘗闡發。正賴後人表彰之。過與不及之談。皆非天下之通義也。曩者、先祖精研中醫。瀏覽典籍、凡有祕方試諸親友。輒有奇效。尤以自製萬應膏、保安油爲最。時余尙肄業於西醫大學也。嘗陪侍左右。調劑製方。窺其門徑。又遺書命讀。索其秘奧。先祖曰。中醫之不可輕視而輕棄也有若是。余謹識之。及夫學成問世。遂不覺自揣其愚。而有光大中醫學說之一念。近見美人有嘉立森者。著世界醫學史一巨冊。全書千餘頁。論沿革綦詳。獨論東醫二三頁。中醫半頁耳。且復言多舛謬。吾友伍君連德見而致書詆之。答曰。中醫或有所長。顧未見有以西文述之者。區區半頁之資料。猶屬外人之作。參考無從。遂難立說。簡略而誤。非余之咎。嗚呼、誠是也。西人之來中國也。初不加以細察。見有所未見者。即筆之於書。以爲即盡調查之能事。其於醫也亦然。於是符咒、仙方、童便、胎胞等種種不良印象。以訛傳訛。一一披露於西

籍中。引起其國人之蔑視。而不知吾國之醫學。固有顛撲不磨之藝術者在也。歷年搜集所得。與夫先祖所遺之經籍。共四百餘種。十五寒暑中。閑常手一卷。見有特長者錄之。日久成帙。間有一二曾以英語刊登中華醫學雜誌、博醫會報等。亦半爲自遣計耳。比聞嘉氏之言。深有所感。每望同志有起而正之者。久矣寂然。爰將年來稿件并理一過。彙輯爲編。分外科、解剖、生理、衛生、內科、療學六章。顏其名曰。中國歷代醫學之發明。先以國文述之。繼以英文譯之。非敢云有益醫道。或可於保存國粹。矯正外論。不無小補云爾。

王吉民識於西湖芸心醫舍

第一章 外科

一 麻醉藥

歐西外科能達今日完善之域者。實由麻醉法與防腐法二大發明。考麻醉法爲英醫單伯森氏於一千八百十七年發明。時在清道光二十六年。而此法當吾國周朝已盛行。例證於左。

列子、魯公扈趙齊嬰二人有疾。同請扁鵲求治。扁鵲遂飲二人以毒酒。迷死三日。剖胃探心。易而置之。投以神藥。既悟如初。二人辭歸。

按吾國有麻醉藥。當肇基於此時。在紀元前一千餘年。先單氏 二千八百餘年 可知中國古代已諳此法、

後漢書、華陀傳云。疾發結於內。針藥所不能及者。令先以酒服麻沸散。既無所覺。因刳腹破背。抽割積聚。若在腸胃。則斷截湔洗。除去疾穢。既而縫合。傅以神膏。四五日創愈。

按華陀中國古今第一外科手術家也。其奏效之神。有如庖丁解牛。動中肯綮。然使無麻沸散。恐亦所用其術。

玉堂閒話稱高駢時有術士善醫大風。置患者於隙室中。飲以乳香酒數升。則惽然無知。以利刃開其腦縫。排出蟲可盈掬。長僅二寸。然後以膏藥封其創口。別與藥服之。而更節其飲食動息之候。旬餘創盡愈。纔一月。眉髮已生。肌肉光潔。如不患者。

按大風爲可畏之傳染病。古來中西名醫無治法。豈區區術士能治之耶。且其致病之細菌。俗眼不能見。則所謂挑出蟲可盈掬長僅三寸。全屬附會之談耳。

陳士鐸石室祕錄碎治法門云。先用忘形酒。使人飲醉。忽忽不知人。爲任人劈破。絕不知痛痒。然後以神膏異藥。縫其破處。後以膏藥貼敷。一晝夜。即全好。徐以濟生湯藥飲之。如夢初覺。而前症頓失矣。

上述四段。爲吾國典籍論及麻醉法之事實。惜扁鵲之毒酒。華陀之麻沸散。高駢時之乳香酒。陳士鐸之忘形酒。藥物爲何。無由稽考。後人謂莨菪、曼陀羅花、番木鱉之類。有麻醉之效。其說列后。

本草載。茉莉根以酒磨服一寸。則昏迷一日乃醒。二寸二日。三寸三日。

紀曉嵐云。閩女飲茉莉花佯死。與私夫同逃。則茉莉亦可醉人。

桂海虞衡志云。曼陀羅花。盜採花爲末。置人飲食中。服之皆醉。

梅元實藥性會元云。曼陀羅花與川烏草烏合末。即蒙汗藥。（蒙汗見本草綱目泉水條。及七修類稿、水滸傳等書。其義未詳。或云蒙汗隱語。以其害人。故諱其名也。）說見敗鼓錄中。

張介石資蒙醫經云。蒙汗一名鐵布衫。少服止痛。多服則蒙汗。其方鬧羊花、川烏、瓦龍子、自然銅、乳沒、熊膽、朱砂、麝香。凡九味。研爲極細末。作一服。用熱酒調服。乘飲一醉。不片時渾身麻痺。

二 灌腸術

灌腸云者。以器插入穀道中。注以藥水而出汚物。此法行於中土久矣。

經云、其高者因而越之。其下者因而竭之。中滿者瀉之於內。

所謂越者。以藥物上提而吐之。瀉者以藥物下壓而出之。若夫竭則以器以引。不必內服藥餌也。可知灌腸下引之法。周前已有之。

傷寒論云、津液內竭。雖大便鞕。不可攻之。當須自欲大便。直蜜煎導而通之。若土瓜根、及猪膽汁。皆可爲導。

其猪膽導方註曰。取大猪膽一個。瀉汁入醋少許。用竹筒長三四寸。以一半納穀道中。將膽汁灌入。如一食頃。當大便。

陳藏器云、治大便不通。以葦筒納入下部三寸。灌以猪膽汁立下。肘後方治大便不通。采土瓜根搗汁。用筒吹入肛門內。

北齊道與治疾。方用猪膽汁通葦管。

聖濟方、以生瓜根擣汁。少許水解之。竹筒傾納下部卽通。

十便良方。療大便閉塞不通。用猪膽以筒灌三合許。令深入。卽出無不盡。須臾更灌。

醫學正傳、小兒大便不通。含香油。以小竹筒擠入肛門。以油吹入過半。時許下黑糞。

右論灌腸術。簡而明。與今之西法無異。第其器械。或爲竹管。或爲葦筒。皆粗硬不精。易傷穀道。又以口吹灌。不便殊甚。中土導法之所以廢職是故耳。

灌腸之用。除通大便外。又有滋補、收斂、灌藥種種功用。宋唐以前有以此法治病。今人不復識之。深可惜也。其方如左。

袁枚云、回回病不飲藥。有老回回能醫。煮藥一桶。令病者覆身臥。以竹筒入穀道中。將藥水乘熱灌入。用大氣力吹之。少頃。腹中汩汩有聲。拔出竹筒。一瀉而愈矣。

必效方中有療久利成疳灌方。用樗根汁、麻子、脂酢、泔淀、椒豉、六味。先以水六升煮椒豉。取二升和樗汁麻油泔淀三味。分爲二分。用一分灌。隔一日。更取其餘者復灌。其用藥時溫溫卽得。又療疳利。下部竅生惡瘡、惡寒、壯熱。以桃白皮、苦參、艾、大棗等。水五升者。取二升灌下部。

又有樗根汁和米泔。療泔利曉夜無間。

三　探尿管

探尿管、名曰導尿管、測泡子。爲法醫拿力敦氏在一千八百六十年發明。凡小便不通。腹漲欲死者。如藥石無效。可用探管引尿外出卽愈。西醫常用此以救危急。收效極速。爲世所稱。而此法在中土素有也。

唐千金方、凡尿不在胞中者爲胞屈僻。津液不通。以葱葉尖頭納陰莖孔中。須三寸。微用口吹之。胞漲。津液大通。卽愈。

外臺引救急方、主小便不通。其方用印成鹽七顆。擣篩作末。用青葱葉尖盛鹽末。開便孔。納葉小頭於中吹之。令鹽末入孔。卽通。

泰西之探管。多製以金屬。或膠質。器械神良。大小適用。雖與中醫之青葱葉尖不可同日語。然其理一也。

衛生寶鑑、小便不通。諸藥不效。或轉脬至死危困。此法用之。小便自出而愈。法以猪尿脬一個。底頭出一小眼子。翎筒通過放在眼兒內。根底以細線繫定。翎筒子口細枝堵定。上用黄蠟尿脬口吹滿氣七分。繫定後。再用手捻定翎筒根。放了黄蠟。塞其翎筒。放在小便口裏頭。放開翎筒根頭手捻。其氣透於裏。小便卽出。大有神效。

杏林摘要，亦利用翎管吹藥入莖。以通小便。

按葱葉性軟易斷。欲達膀胱。頗非易易。且口吹不便。可知此已較前進步。　（未完）（錄中華醫學雜誌）

增刊

痔漏號

學說 痔瘡述要

朱振聲

語云。十男九痔。十女九帶。旨哉斯言。然患者皆以其症屬尋常。忽而不治。初起時雖無所痛苦。日久每成漏崩之症。雖治之適宜。亦難痊愈。惟世人未雨綢繆者少。而臨渴掘井者多。直至髓竭骨枯。變成損症。悔何及哉。患者其可忽諸。茲將痔症之病原、症狀、診斷、治療。分列于后。諒亦為斯病者所樂聞歟。

病原——內經云。因而飽食。筋豚橫解。房室勞傷。腸澼為痔。故此症之起。皆由於色慾太過。以致精氣脫泄。熱毒乘虛下注。然亦有因於憂思太過。蘊積熱毒。憤鬱之氣。致生風溼燥熱。四氣相合而成。故婦女產後。用力太過。亦有生痔者。總之。乃腎水不足。相火內爍庚金。致大腸濕熱內蘊。皆為此症之病原。

症狀——痔者。即生於肛門之瘡也。方書有牝牡蟲血之異。醫宗金鑑更列二十四名。然皆以其形色之不同。致命名之互異也。此症初起。肛門腫滿。結如梅李核。甚者變而為瘻。或生於肛門之內。或發於肛門之外。更有在肛門之兩傍者。名曰臟毒。在兩陰之間者。（即肛門之前。腎囊之後。）名曰懸癰。（又名海底漏）久則破潰而出膿血黃水。浸淫淋瀝。漏而不止者。難治。故患此者。不可不預為之防也。

診斷——患者多為陰虧火旺。大便燥結。喜飲辛燥之品。（如煙酒等類）而大腸素有濕熱者。

治療——寡色慾。節飲食。為此症治本之策。其普通之治法。則內服六味丸加減。外用石菖蒲忍冬藤煎湯薰洗可也。惟此症亦有虛實之分。若唇白面色痿黃。四肢無力者。屬氣血兩虛。宜十全大補湯倍川芎參耆。外用童便洗之。其血自止。若勤苦勞役。負重遠行。或肛門周邊摺紋破裂者。屬火爍症也。皆宜服止痛如神湯消解之。故雖同一痔症。而其治法則迴然不同。奈今之西醫。徒持其手術之靈敏。器械之精良。不求其本。但齊其末。亦何怪其愈而復發也。

學說 痔瘡論治

楊志一

內經云。因而飽食。筋脈橫解。腸澼為痔。又云。督脈生病。癃痔。金匱云。小腸有熱者必痔。（必包括大腸而言）綜此三說。可知痔瘡一症。莫不由於大小腸之熱。而大小腸之熱。莫不由於飽食（指過食煎煿厚味膏粱醇酒而言）而然也。夫痔瘡之病原。有因素有濕熱。過食炙煿而生痔者。有因久坐血脈不行而生痔者。有因醉飽入房。筋脈橫解而生痔者。有因擔負重物。竭力遠行。氣血縱橫。經絡交錯而生痔者。有因婦人臨產用力過甚。

血逆肛門而生痔者。有因陰虛火實而生痔者。總而言之。無非濕熱風燥。濁氣瘀血。流注肛門有以致之也。如結腫脹悶成塊者濕盛也。結腫痛如火燎二便閉者。大小腸熱盛也。結腫多癢者風盛也。肛門圍邊摺紋破裂便結者。火燥也。是余於上敍痔瘡之各種病原。以爲因於過食炙煿。以及醉飽入房而生痔者。爲居多數。何則。蓋煎煿厚味之物。內含火毒。食入於胃。其火毒由小腸直當大腸。蘊結于肛門之間。積久不去。痔瘡有不釀成乎。膏粱醇酒。爲釀成濕熱之要素。既醉飽以入房。則筋脈橫解。精氣脫泄。熱毒乘虛而流注乎穀道。痔瘡從此生矣。痔瘡之部位。或內或外。痔瘡之形狀。各各不同。因位定名。曰內痔。曰外痔。因形定名。曰牛奶痔。曰鷄心痔。曰鷄冠痔。曰菱角痔。曰蓮花痔。曰垂珠痔。曰珊瑚痔。曰蜂窩痔。曰鷄肝痔。曰翻花痔。曰穿腸痔。曰鼠奶痔。曰櫻花痔曰鼠尾痔。曰核桃痔。曰蜆肉痔。曰串臀痔。曰栗子痔。曰子母痔。曰雌雄痔。此外又有氣痔血痔酒痔之稱。乃以病因而命名也。其名稱雖不一。而足總不外乎濕熱風燥火毒數者。爲其致病之主因也。治之之法。須先戒除女色。忌食河豚海腥辛辣椒酒等物。然後審其主因之所在而施治。乃有事半功倍之效。初不論何痔。俱服止痛如神湯消解之。如燉痛便秘者。宜清熱潤燥。肛門墜痛者。宜瀉火導濕。小便澀滯腫痛者。宜清肝導濕。下墜腫痛而癢者。宜祛風勝濕。內痔不出者。以喚痔之法治之。頂小蒂大者。以枯痔之法治之。頂大蒂小者。以藥線緊結之法治之。至若痔漏。乃痔瘡之重者也。以其腐爛成爲膿管。如燈草葱管。因名漏證。此皆氣血虧損。熱毒鬱結。使營衛運行失職也。若用刀針掛線。徒受痛苦。不如以推車客散之內消。十全大補湯之培助也。晚近西醫有割痔之手術。足以補中醫治痔之不及。然而施之于內毒已盡之時則可。施之于內毒未盡之時則不可。此又當知其利弊也。

研究　痔瘡

喬何謙

痔瘡一症。患者甚多。其種類亦甚夥。患之者幾如附骨之疽。連年累月。終成怯弱之症。僕舊有此病當年壯時肛門突起小瘤。遇發時稍覺肛門坐起不適。亦不大累事。初不以爲意。近則氣血漸衰彼亦漸次逞威。按肛瘡有流濃血者。有謂肛門如磥磈大者。僕之所患則純爲血痔。發則肛門腫如胡桃。累累不一。惟其流血而無膿。其病形似較濃血幷流者少輕。而其痛疼起坐不便則一也。醫者治此。多用刀割。然以余閱割之而愈者固多。害事者亦復不少。揆其原理當氣血壯盛。身無他病。則割之多愈。若氣血既衰。更身有宿病。如風濕久積筋絡者。如妄用刀割。鮮有不僨事者。此在慎疾者不可不知也。吾會趙簡齋所遺兩方亦甚佳。然治氣血壯盛之人易效。余曾服過半劑。因皂刺太動肝。故亦敢盡劑而止。近約兩方最簡便而功效甚大。爲錄出口供研究。凡有是病者。不妨取以試之。

甲用純白毛公鷄開水煮透不准加鹽料使患者頓食之自愈。按此方治氣虛人當尤對症。

乙用槐樹上磨菇。（色黃同木耳。綱目有木耳。而無磨菇。）同土蜂窠。仝煎當茶服。服久自愈。

又薰洗痔方

連翹二錢　刺蝟皮二錢　桔梗二錢

片松三錢　川椒二錢　山葱三錢

生甘草二錢　地丁二錢　防風三錢

馬前子三個　皮硝二錢　青鹽二錢

蛤蟆草三錢　透骨草二錢

是方屢試屢驗。患者輕則薰洗三四次。重則十餘次。無不收效。

表解

百病表解

陳存仁 述

● 痔漏類

門類 證治	原因	診斷	變症	用藥	調理
痔瘡	久居濕熱之地。或素有濕熱。或好食辛熱炙煿之品（如川椒胡椒辣椒等）。或縱飲無度。皆以過熱。初起大便祕結。非數日不解。燥屎蘊積直腸。直腸為燥屎熱毒所攻。漸生紅色小瘰。先痛後痔。積之既久。乃為痔瘡。有生於肛門者。謂之內痔。有生於肛外者。謂之外痔。大抵年高陰虛火盛而患痔者。多為內痔。故內痔多見虛證。外痔多見實症。有熱極而血妄行者。成為血痔。又有憂思恐慮。而為痔者。謂之氣痔。	肛外突出瘡肉。狀如肉珠。亦似鼠奶。即外痔也。外痔之狀。有極怪者。如似鷄冠。如似蓮花。故有鷄冠痔蓮花痔諸名。若痔生於肛內。肛外不可見。肛邊痛癢難忍者。內痔也。好酒者貪杯即發。疼不可忍。甚者流血。或更衣輒出清血者。血痔也。稍有憂思恐怒。立見腫痛者。氣痔也。	治理痔瘡。務以滋益化源為上。若專服寒涼治火者無不致禍。良以純服苦寒。脾胃日損。肺氣亦傷。脾肺傷損。則不特痔瘡不愈。而諸病蠭起矣。又若妄用刀針。藥線緊紮。鉛丸懸墜。利蝕割切。良肉受傷。反以致害。又或腫用藥紙。致瘡內四傍新肉磨成硬管。愈插愈深。遂成漏瘡痼疾。	內痔外痔。形雖不同。而濕熱為患一也。但化濕熱之毒。必假道於脾胃、肛門未必受益。易使脾受損。故須益後湯主之。庶幾兼顧脾胃。而有益於肛門也。或以槐角丸治之。其外治法。須分內痔外痔。內痔先用喚痔法。次以護痔散。繼以枯痔法。外痔瘀者熊胆散清之。頭大蒂小者。以線結之。頭小蒂大者。治以枯痔法。血痔以清源散梅連丸治之。氣痔則先用歸脾湯調其鬱。	平日常食柿餅荸薺。可消痔患。愈後仍須滋慎精血。兼戒房勞奔走。及辛熱動風諸發物。如猪肝番茄河豚海腥椒酒等品皆忌之。而尤忌飲酒。否則創愈復潰。轉成怯症。
漏瘡	痔瘡不治而潰。積久不愈。仍復貪飲善啖好色。漸成漏管。不能收口。乃成漏瘡。或醫痔者。日將藥紙插入插出。致痔內四傍磨成硬管。愈插愈固。愈固愈深。亦成漏瘡。	痔瘡成管。終年破流血水。膿穢淋漓。時發時止。脈弦絕濇者難治。滑大和柔者易治。	自愚之瞽。每言漏瘡不必醫痊。以為留此門戶。為濕熱外滲之地。若收功完口。濕熱反無出路。殊不知腎開竅於二陰。穀道即腎之門戶。若使終年破流血水。則其陰由此耗。正氣從此虧。能不癆瘵者。幾希矣。	治漏以補中兼消四字為大法。青黿丸最妙。去濕而不散氣。敗毒又不損血。補破於無形。填隙於有孔。進管丸琉璃餅亦佳。	愈後戒酒色至少三月。若不遵禁忌。雖有靈丹。亦難奏效。善後之法。可用完善丸。

痔漏方選

陳存仁述

△益後湯　白芍藥茯苓山藥薏仁地榆穿山甲

治痔諸方。類以苦寒有損脾胃。此方既無損於脾胃。又有益於肛門。故前賢陳遠公推此湯爲治痔第一方。

△槐角丸　槐角（黑牛胆製炒）　黃芩　地榆　當歸　防風　枳殼　烏梅

△嗅痔法　吸鐵磁石　草烏尖　枯礬　乾姜　以姜汁或葱汁調塗肛門上。少頃肛自內脫出。痔瘡乃見。洗淨四邊。敷以護痔散。

△護痔散　白芨　大黃　苦參　寒水石　菉豆粉　黃柏

△枯痔法　明礬　輕粉　硃砂　白砒

△熊胆散　熊胆　梅片

△線結藥線方　芫花　壁錢　白色細扣線　水一碗同煎水乾爲度

△清源散　黃連　槐花　地榆　人參　茯苓　白芍　白朮　車前子　葛根　白芷　穿山甲　三七根

△梅連丸　川連　烏梅　百草霜

△青龜丸　烏龜　茯苓　黃芪　當歸　人參　薏仁　穿山甲　瓦松　白芷　槐米　乾青苔　羊蹄後爪

△退管丸　當歸　露蜂房　川連　象牙　槐花　川芎　滴乳香

△琉璃餅　陳芥菜　蟑螂殼　陳蝟皮　田螺　珍珠

△完善丸　夏枯草花十兩　連翹殼五兩　甘草節五兩　金銀花四兩　右共炒磨爲細末。以山東淨槐花一兩。熬膿汁。泛丸如菉豆大。每早空心用淡鹽湯送下三錢。若起漏三五年者。兩服料全愈。

痔漏述古

陳存仁述

素問云。因而飽食。筋脈橫解。腸澼爲痔。又云督脈生病爲痔漏。此言精氣脫泄陰火流注所致也。

朱丹溪曰漏瘡須先服補藥。生氣血。參朮芪歸爲主。大劑服之。隨以附子末唾和作餅。如錢厚。以艾灸之。漏大炷大。漏小炷小。灸令微熱。不可使痛。乾則易餅再灸。如困則止。來日再灸。直至肉平爲效。亦有用附子片灸。仍用前補劑作膏貼尤妙。

李東垣云腸頭成塊者濕也。作大痛者風也。大便燥結者。兼受火也。是濕熱風燥四氣合邪。法當瀉火潤燥疏風和血止痛。是其治。

滑伯仁著有痔瘻篇行世。所論甚爲精要。

馮魯瞻曰痔漏初起。須用芩連之類。以涼大腸。枳殼以寬大腸澀竅。用赤白石脂枯礬黃丹腦子之類。

竇漢卿曰大法治痔以涼血爲主。如痔旁別有一竅出膿血。名曰單漏。治之宜溫煖之劑補其內。生肌之藥敷其外。

馮魯瞻曰痔漏其名有五。曰牡。曰牝。曰氣。曰血。曰酒。又有腸風豚痔雌雄痔皆五痔之別名也。

蔣示吉曰痔類不一。有牛奶痔。鷄冠痔。蓮花痔。珊瑚痔。蜂窩痔。鷄肝痔。翻花痔。穿腸痔。鼠奶痔。櫻桃痔。鼠尾痔。核桃痔。蜆肉痔。

陳實功曰夫痔者乃素有濕熱。過食炙煿。或因久坐血脈不行。又有七情過傷。生冷以及擔輕負重。竭力遠行。

氣血縱橫經絡交錯。又或酒色過度。腸胃受傷。以致濁氣瘀血流注肛門。又有婦人臨產用力過甚。血逆肛門。亦能致此。初起爲痔。久則成漏。程鐘齡曰肛門之前。腎囊之後。此間若有腫脹出膿名曰懸癰。又名海底漏。最難收效。若生於肛門之兩旁。則曰臟毒。較懸癰爲輕。皆由腎水不足。相火內爍庚金而致然也。患者速宜保養真元。用藥扶持。庶可延生。幸毋忽視。

驗方 治痔驗方

楊志一

覓一活龜。不可過小。不可過大。煎湯乘熱洗患處。一日煎洗三次。三日可愈。七日斷根。萬勿嫌其臭而不洗。不妨洗後再以清水洗去其臭氣可也。

按此方治痔極有效驗。蓋龜性陰寒。痔疾爲濕火下注。以陰寒之品。治濕火之疾。故得奇效。然臭氣難聞。倘能將龜提取精華。製成藥水。則無臭氣之缺點。定可爲治痔新發明之聖藥也。製法如下。

買大瓦罐一個。將完全活龜三個。勿去頭足。亦勿剖開。放在罐內。加滿水。置炭風爐上。煮約沸後半點鐘。將水倒於脚桶內。人卽坐在脚桶邊上。以熏其熱氣。俟水稍溫。人卽坐入盆內。使痔瘡浸在水內。至水冷爲度。每日如此三次。第一次之水冷後。仍倒於有龜之罐內。至第二次要用時。再稍加清水。仍置風爐上煮沸可也。第三次亦然。大約輕者三日(九次)重者七日(十二次)卽可告痊。但洗而又煮。煮而又洗。不免臭味難聞。可於龜水浸過後。再以溫水洗之。

醫話 靜盦醫話

陳存仁

痔漏

南方濕熱。固多痔瘡。然京津諸地。(他處未識如何)患痔者之多。亦不弱南方。以京津飲酒者。皆飲原梁。(彼處紹興酒價貴極。每元僅易一斤餘。儉者因飲原梁。)故也。固非地之濕熱也。然原梁所含火酒成分至多。酒之能成痔瘡者。因酒中含有火九成分。嘗聞姚公鶴先生言。(按先生乃提出禁止火酒充飲料問題之第一人。)啤酒含火酒成分爲分之六。紹酒含火酒成分百分之十三四。高梁含火酒成分百分之七十。原梁含火酒成分達百分之八十。吁。吾人飲紹酒已足成痔。毋怪飲原梁者。不問地之濕熱與否。皆能成痔也。

江南濕熱地。有諺語謂十男九痔。十女九帶。惟攷其實。固無若是之甚。且痔亦何嘗專於男子也。滬上有滑稽成語。謂『眼藥治痔瘡』。聞者咸認此語與『脚腫膏貼牙痛』『火油治頭痛』『頭痛膏治疝症』諸語同屬笑謔之談。然而眼藥確可治痔瘡。蓋眼藥以清熱爲主。其中如熊胆川連諸品。自皆治痔藥。故甚有驗。元下公司有徽人胡某。胡適之先生之族弟也。嗜高梁。得痔瘡。百治罔效。卒以眼藥塗之而愈。足見非笑談也。

某姻伯常坐野鴨絨墊。以是得痔。野鴨絨熱極。富貴之家。以其價昂。多置之。實則野鴨絨乃醫用品。(按患陰疝者坐一年疾去)若以之常用。安有不僨事哉。患痔者欲坐不能。撫湖顧世澄(瘍醫大全編纂者)以定鋪極厚之蘆花坐墊。中開一洞。而以患處坐向洞中。此法甚佳。可免壓擠傷瘡之患。與今之西醫用有洞氣墊一也。(按有洞氣墊者形圓如盤。大如臀。中有一洞。大如拳。墊以橡皮製。吹之以氣。則漲大。如汽車車胎亦如救命圈。惟較小耳。內地可以蘆花仿製之。)

青龜丸治漏極有效。去春我友拂塵新婚漏發。卒服青龜丸收功。故余甚信青龜丸。但漏發必絕房事三月以上。拂塵獨宿半年而始同室。今拂塵猶健在。可見漏瘡非不治之症也。按青龜丸先以羊蹄爪研末。將龜入石臼內搗死。以藥末拌之。飯鍋內蒸熟。將龜肉與甲火焙乾。爲末同蜜爲丸。每日服三錢。二月漏愈。

本會月刊增刊第二十一期起至四十期彙編出版

第一集彙編。（自第一期至二十期止）。早已售罄。第二集（自二十一期起至四十期止）。現已出版。增刊有五淋、赤白濁、痙厥、癲狂、遺泄、痰飲、癃閉、便血、汗病、疝氣、噎膈、咽喉、五積、癥瘕、胎產、乳疾、本草、四診等號。精裝一鉅冊實價大洋五角郵費五分

發行部陳天鈍啓

本刊價目表

注意 定價並無折扣費須先惠空函無效概收大洋銀毫加水

定	價	郵費 本埠	郵費 本國	郵費 外國
一期	五分	半分	一分	三分
半年	二角八分	三分	六分	一角八分
全年	五角四分	六分	一角二分	三角六分

廣告價目表

全張	五元
一頁	三元
半頁	二元
二方寸	四角

注意 登一期無折扣半年九折全年八折計算

江蘇全省中醫聯合會月刊

◎第四十六期◎

李平書 王一仁 秦伯未 編輯

助理編輯 陳存仁

月刊目次

增刊『寤寐號』目次

中華民國十五年三月四日◉丙寅年正月二十日

◉上海西門內石皮弄江蘇全省中醫聯合會◉

南市電話一三三九號

▶中華郵務總局特准掛號認為立券郵件◀

歡迎投稿

△月刊投稿簡章

(一)材料以宣揚醫學。昌明國粹爲範圍。

(一)能以各地醫林消息見惠者。尤所歡迎。

(一)登載稿件。一例酌贈本刊。投稿時請書明地址

(一)語涉攻訐個人者。恕不登載。

(一)投稿不登載者。原稿恕不發還。

(一)稿宜繕寫清晰。自加單圈。否則不錄。登載時。本刊得酌量增删其字句。

△增刊投稿簡章

(一)本刊材料。每號以一病爲限。不錄他稿。以專研究。

(一)投稿者以實驗之談見惠。尤所歡迎。通信處請另紙繕寫。以便酌贈本刊。

(一)下期爲。『痧疹號』。『痞併號』。『疳積號』。『癰疽號』。『疔毒號』。『陰陽毒號』

常評

中醫加入學校系統問題(七)

執門戶之見者。不可以論大公。襲皮毛之說者。不足以窺底裏。因中醫加入學校系統一事。尚未見諸實行。而西醫團體反對之聲。已甚囂塵上矣。其所持論。非門戶之見乎。皮毛之論乎。二者兼而有之。又安足以論大公窺底裏乎。如最近西醫三團體。且以內經傷寒論序所菲薄中醫之說。轉以抨擊中醫。以爲子矛陷盾。將何說之辭。無論內經及論序所言。別有感慨而後代醫學。迭有發明。既非數書所能限囿。又安得舉此以爲抨擊。且謂有病不藥。嘗得中醫。是言也。亦以慨乎醫之濫。術之粗。而非謂概行抹煞也。西醫之濫而粗者。殺人之多且速。亦既接于耳而觸于目矣。執此以衡之。西醫宜廢久矣。

歸宿言之。中醫學術。有裨實用者也。學說經驗方。將日進于光明。拯生民之疾苦。爲社會所信任。加入學校系統一事。特時間問題耳。當視吾醫界有識者之努力。初不因于西醫執門戶之見。襲皮毛之說以相攻擊而遽生畏怯也。可以休矣。

言論

對於教育部不准中醫列入學校系統之感言

王顯夫

余撰前稿。（論中醫有列入系統之必要并勸告國人之反對者）甫遞郵筒。忽傳報載。教育部竟不准中醫列入學校系統。驟聞之不勝驚詫。既而思之無足怪焉。何則。蓋中國自改革以來。凡百事業之綱舉目張者。無一非新政治。新文化。居然一新時代耳。當局者皆新人物耳。以新人物而與語古學。固茫然不解。卽有一二宏博之士。明知中醫學說之有當。或自己疾病常經中醫治療者。亦惟努力新政之不暇。設使提倡國學。恐違背時流。於個人之環境有大妨害。更何能不忍置國本於不顧耶。是故新者雖非亦是。舊者極是亦非。有新舊而無是非。中醫之受駁斥。何足怪乎。嗚呼。秦政恣橫方書未滅。漢家開肇。禮樂復存。深望我醫林同志。以萬刼不磨之精神。為砥柱中流之基礎。力圖自強。靜待時機。弗為稍受挫折而氣餒也。

言論　中醫內科治病宜採手術及外治法之我見（孫秉公）

我國醫學。自黃帝迄今。已歷四千六百餘年。在科學上。確負不可思議之奥理。在社會上。亦著偉大之成績。乃自西學東漸以還。中醫界遂黯無光彩。此非國學之有遜於彼。實由我醫界不能自強所致。竊嘗平心論之。我中醫之所勝者以氣化。而西醫之所勝者以實驗。然氣化卽基於實驗。二者原無甚軒輊。今西醫以之鳴于世者。厥惟手術。然我中醫未嘗無手術也。如華陀之剖腦袪風。王敬之續足補骨。其手術之精妙較之近代西醫殊負大小巫之別。降至今日。一紙方藥。卽謂了事。古哲奇術。湮沒無傳。余竊憾之。故每臨床診病。恒採用手術。茲就經驗所得。附誌一則于左。明知塊壤不益泰山。然以此而類推之。或可為我醫界之一助也。張右產後患溼溫。淹纏月餘。各恙漸減。惟大便秘結不解。攻下之藥。屢服無效。余進潤腸之品。外用灌腸法而愈。楊左患狐疝。小溲滴點不通。脹痛欲死。余以麝香田螺搗敷行關穴。外施採摩法。內服瓦楞子八月扎橘核茴香赤芍等品。立奏奇效。

專件　中醫應列入學校系統並并辨正余巖駁議（續）　周逢儒

吾國醫學有理論。有實驗。誠足自豪。而余氏指理論為陰陽。五行六氣十二經。是與前論古書。知有古而不知有今之見無異。中醫治病。雖據農黃之書。而經過無數學者研究。非專以五行生尅。而六氣十二經之病。確有實驗。並非理想空言。中醫藥得能立足於大地上。以實有愈病之能力。社會之信仰。非偶然也。而以為經驗非實驗。則尤謬也。今西醫之進步。何一非從原有之經驗而加以革新者乎。苟如余氏之言。則西醫治病。將根本推翻經驗之有效法。而另求所謂實驗者耶。余見西醫治病。大多數均無眞知灼見。一法不效。再易一法。三四不效。而人死者比比皆是。眞以病人作試驗品。其愈者。卽余氏所謂貪天之功也。廢醫論之言。亦可施之彼邦也。余氏立意。以中醫為舊。故不惜逞強詞以奪理。既駁異方之藥。而云皆可治此病者。無東西洋一也。則吾國治病之藥甚多。西醫亦可採用之也。惟吾國藥物最重道地。異方所產。苟得其性味功用正確。則亦採用。故自神農本草三百六十種外。歷代發明者無慮千餘種。西洋參西藏紅花其例也。（金雞那吾國清乾隆時卽已採用。）吾國醫於他國之良法。不惜降心相從。而彼則比之茹毛飲血。甘心棄之。一味盲從。豈愛國者所忍為乎。且優勝劣敗。一定公理。又豈讒口謠喙。造作蜚語。可以愚天下人乎。

又謂歐州醫學。導源希臘。不始於羅馬。近百年來。科學勃興一節。則聞之矣。然吾國醫學始於農黃。載在史冊。宋代勃興。彰彰可考。而謂依附歷史陳迹。强隸諸卜巫之間。不知中醫進步雖緩。精神面目日有改革。今之治病。融會古今。非仍唐宋之舊。遑論農黃乎。中國人之智慧。非不逮西人。不止醫學一端也。中醫未經科學。已著實效如此。則其未嘗少背自然之大法可知。以科學之法。整理改進之。則國人之責也。余氏僅知陰陽五行。斷斷不舍。以論中醫。徒見其不智也。嗟嗟。同茲圓顱方趾。而固謂不及西人。則必使國人盡捨中國之飲食習慣風俗。效法西人而後可。溝通中西。正中醫之虛心研究處也。中醫治療學不自認至止境。而自畫。彼則藉科學之助。自以爲登峯造極。寘與之京矣。觀余氏之言。顯見西醫墨守悍愎之態。而比南非土人臺灣生番。語尤不倫。總之余氏心目中。執中醫僅有陰陽五行六氣之說。强擬之唐虞農黃以上。然斯時文明。又豈土人生番可相提並論耶。是猶不知孔敎之眞理。而詬八股時文之流弊也。我國文字國敎醫學等。均所自創。所不逮西者科學也。國人取彼所長。輔吾所不及可也。盡棄國學。盲從他人。不可也。況醫學在吾國。可徵實驗之藥物不少。社會之信仰至今不滅。（近閱某雜誌云信任中醫者十分之八。信西醫者十分之一。介於兩間者十分之一。）國粹國情國貨等關係。誠最扼要之論。夫利之所在。人皆趨之。中藥效驗。爲社會信仰。自宜設立製造廠以挽漏卮。用科學整理改進。國人尤宜盡力提倡。俾發皇於世界。與西藥分道揚鑣可也。惟窺彼之意。直欲盡滅中醫中藥。故謂爲敎育前途之危機。不亦嗔乎。

編輯課本 中醫生理解剖學（三）

季愛人

第二章　肝臟

第一節　肝臟之位置

肝臟。密著於膈膜之下。占腹腔之右上部。

第二節　肝臟之生理

肝者。將軍之官。謀慮出焉。「素問靈蘭祕典論」肝經。多血少氣。其合筋也。其榮爪也。主藏魂。開竅於目。其系上絡心胞。下亦無竅。「醫宗必讀」悲哀動中則傷魂。魂傷則狂妄不精。不精則不正。「靈樞本神篇」

第三節　肝臟之解剖

肝出於大敦。大敦者。大指之端。及三毛之中也。爲井水。溜於行間。行間。足大指間也。爲滎。注於太衝。太衝。行間上二寸陷者之中也。爲腧。行於中封。中封。內踝一寸半陷者之中。使逆則宛。使和則通。搖足而得之。爲經。入於曲泉。曲泉。輔骨之下。大筋之上也。屈膝而得之。爲合。足厥陰也。「靈樞本輸篇」足厥陰之脈。起於足大指叢毛之際。上循足跗上廉。去內踝一寸。上踝八寸。交出太陰之後。上膕內廉。循陰股。入毛中。過陰器。抵小腹。挾胃。屬肝。絡胆。上貫膈。布脅肋。循喉嚨之後。上入頏顙。連目系。上出額。與督脈會於巔。其支者。從目系下頰裏。環唇內。其支者。復從肝別貫膈。上注肺。「靈樞經脈篇」肝重二斤四兩。左三葉。右四葉。「扁鵲難經」肝木也。居心下。少近左。七葉。丈夫六十。肝氣衰。汁減葉薄。故目不明。肝者。凝血之本。魂之變也。「章潢圖書篇肝臟說」「注」肝臟兩葉。右大於左。胆在右葉之中。肝臟分泌之汁。貯於胆囊。經輸胆管。而入十二指腸。輸胆管者。即肝臟管與胆囊管相合成者也。肝脈可於左關切之。

第三章　脾臟

第一節　脾之位置

脾如刀鐮。與胃同膜。而在胃下。當十一椎下。「醫宗必讀」所謂與胃同膜。而附其上之左兪者非。」

第二節　脾之生理

脾者。倉廩之官。五味出焉。「素問靈蘭秘典論」憂不解則傷意。意傷則悗亂。「靈樞本神篇」聞聲則動。動則磨胃而主運化。其合肉也。其榮唇也。開竅於口。是經多氣少血。「醫宗必讀」脾主意。脾臟者。意之舍。意者存憶之志也。心有所憶謂之意。意之所存謂之志。因志而變謂之思。因思而遠慕謂之慮。因慮而處物謂之智。意者。脾之臟也。「孫思邈千金方脾臟病脈論」

「注」西醫以脾之右爲膵。中醫不言膵。蓋脾膵之間。有管相通。脾之消化液。亦入十二指腸。

第三節　脾臟之解剖

脾脈出隱白。隱白者。足大指之端內側也。爲井水。溜於大都。大都本節之後下陷者之中也。爲滎。注於太白。太白腕骨之下也。爲腧。行於商邱。商邱內踝之下陷者之中也。爲經。入於陰之陵泉。陰之陵泉輔骨之下陷者之中也。伸而得之。爲合太陰也。「靈樞本輸篇」足太陰之脈。起於大指之端。循指內端白肉際。過核骨後。上內踝前廉。上端後。循脛骨後。交出厥陰之前。上膝股內前廉。入腹。屬脾。絡胃。上膈。挾咽。連舌本。散舌下。其支者。後從胃別上膈。注心中。「靈樞經脈篇」重二斤三兩。扁廣三寸。長五寸。有散膏半斤。「扁鵲難經」脾土宮也。在臍上三寸。丈夫七十脾氣虛。「章潢書圖編脾臟說」脾脈通於右關。

第四章　肺臟

第一節　肺臟之位置

肺臟。在胸腔內。心臟之兩側。下面達於橫膈膜之上。上面達於胸之上口也。

第二節　肺臟之生理

肺者。相傅之官。治節出焉。「素問靈蘭秘典論」喜怒無極則傷魄。魄傷則狂。狂者意不存。「靈樞本神篇」肺者。魄之舍。生氣之源。乃五臟之華蓋也。外養皮毛。內榮腸胃。與大腸爲表裏。手太陰陽明。是其經也。「華陀中臟經」肺者生氣之源。乃五臟之華蓋。肺葉白瑩。謂之華蓋。以覆諸臟。虛如蜂窠。下無透竅。吸之則滿。呼之則虛。一呼一吸。消息自然。司清濁之通化。爲人生之橐籥。「華元化」是經多氣少血。其合皮也。其榮毛也。開竅於鼻。「醫宗必讀」

第三節　肺臟之解剖

肺出於少商。少商者。手大指端內側也。爲井水。溜於魚際。魚際者。手魚也。爲滎。注於太淵。太淵魚後一寸陷者中也。爲腧。行於經渠。經渠寸口中也。動而不居。爲經。入於尺澤。尺澤肘中之動脈也。爲合。手太陰經也。「靈樞本輸篇」肺手太陰之脈。起於中焦。下絡大腸。還循胃口。上膈。屬肺。從肺系橫出腋下。下循臑內。行少陰心主之前。下肘中。循臂內上骨下廉。入寸口。上魚。循魚際。出大指之端。其支者。從腕後直出次指內廉。出其端。「靈樞經脈篇」肺重三斤三兩。六叶兩耳。凡八叶。「扁鵲難經」肺金官也。丈夫八十肺氣衰。「章潢圖書編肺臟說」

「注」肺分兩部。右肺短而大。分爲三叶。左肺長而小。分爲二叶。凡清潔血液。全賴肺之交換氣體。氣之入也。經鼻腔。喉頭。氣管。氣管支。小氣管。及氣胞。而終於血液。氣之出也。自血液達氣胞。經小氣管。氣管支。氣管。喉頭。及鼻腔。而至於體外也。肺脈可於右寸測之。

雜錄

草頭單方及仙方宜禁止說

趙天一

世俗流傳草頭單方。其用力專。程功捷。治病險。藥性平和者無論矣。其性毒烈者。量有限制。不可任意加增。製有方法。不宜妄爲調劑。故傳來單方草頭。必須詢於深知醫理之人。然後酌服。由少而多。庶可無誤。否則私相傳語。不問藥性之猛烈。不知份量之多少。冒昧從事。鮮不有誤。輕病致重。重即死矣。昔曹氏母誤服醉仙桃酒以治風氣。一醉而逝。渾身青紫。其形甚慘。其餘用烟泡治疴肚。服而死者比比。皆不省其量多寡之患也。願世人深以曹母爲戒。而策其萬全之道焉。至於仙方。病當危急之時。醫生各執已見。親友互爭寒熱。以致服藥。早夕紛更。鮮不敗事。此時即當摒去一切。頂禮仙方。少少煎服。人心一定。謬藥氣盡。不死之病。自可漸安。謂爲神力亦可。俟大勢已轉。徐徐調護。多有愈者。然求仙方。必至有名之廟。切不可聽信靈娘焚神作怪。賣弄病家。遂其所欲得。其禍人斷斷可必。此尤爲托於鬼神造方湊病者所必誅也。

雜錄

呵欠之益

祁陽謝安之

張口呼吸。謂之呵欠。故凡人於勞倦時。或沈悶時。因胸中養氣缺乏。所以呵入之氣。以補其欠缺也。由此觀之。呵欠乃天然治疾之良方。有益於身體。不可不察也。因人於呵欠之時。不但下頦之肌活動。即胸中吸呼肌亦活動。目閉耳塞。鼻舉舌變硬而彎上。頸伸而僵。呵欠之甚者。每歷時一秒或一秒半。耳不聽聲。即如略距一鐘。呵欠之時。欲聽亦不聽焉。此皆証人當呵欠之時。多肌運動。其係非淺。人見雖非雅觀。而其已甚覺適意。而爲天然操練養肺之一法。故每人宜朝夕强作呵欠。不拘多少次數。能令肺痰濇消。愼勿忽之。又耳痛喉腫諸症每日能呵欠。則足助其痊愈。莫仲璵詩曰。覺來一呵欠。色澤神亦充。觀此呵欠之益早有人研究矣。

雜錄

水菓可爲藥

祁陽謝安之

水菓一物。可稱爲天然良藥。所含之糖質。乃受日熱蒸熟者。性最滋補血液。且含水質酸質二質。頗善治病。食而覺爽。多因菓內含酸之故。凡合時而食。又細而嚼之。則不消化之病自無矣。間有患者。乃食水菓與菜蔬同時。及和有牛乳之食品等所致。雖然。獨宜與五穀之類合食。素問藏氣法時論曰。五穀爲養。五果爲助。（謂桃李杏栗棗也。）五畜爲益。五菜爲充。氣味合而服之。以補精益氣。若夫食之過多。及其生熟不均者。則又皆非所宜。甯多費數文。購佳者鮮者。以免發痧。或泄瀉諸危候。食水果宜膳後。若無定時。及膳間食之。仍有妨消化部運動。其汁蓋爲最要易化之質。故用之必須合度。凡患寒熱往來之症時。及肝藏不張之人。食之最爲有益。頭風時食之亦效。至於淸瀉。尤其所長。惟無花果梅子葡萄與成熟之橄欖最神效。胆汁過多者。若數日內。食料專用水果。能見奇功。且其他各病。亦可依法以治之。祇須七日或十日之間。其酸質至胃而化成鹽質。可除血內之酸質。故患風濕病之人。可多食含酸之果。頭背痛者亦可。蓋其血含毒質。而水果足以敵之。至於堪爲小兒藥料。尤不少焉。總之。食肉者病多。食水果者病少。而廣亦滋潤。人能仿此行之。則無謂之痛苦自減矣。

消息

廣東東江各屬取締醫生藥師決議案

潮州許小士錄寄

東江行政公署訓令各市縣云。爲令遵事案准東江各屬行政大會。移送十二次會議。關於民政決議第三條。各地自由設立之醫生藥師藥店。政府須嚴行取締。并檢查之。其方法由各縣政府研究辦理之一案。論爲依業執行等由、到署。查醫藥爲保障人民之性命安全。與促進年壽之加增。以及死生婚姻族病之統計。防疫行政之調查如此種種關係綦重是以對於醫生藥師及藥店亟應嚴行取締以免貽害社社除分令外合將議具辦法六條隨文令發仰該縣長即便遵照切實檢查如有不合此上條辦法所載資格者應予停止執事以重民命仍將奉文辦理情形具報查核毋違此令計附發取締醫藥辦法一件。

一　本國內已立案之官公私立醫科大學及醫科專門學校畢業。領有文憑者。

二　在外國官公私立醫科大學及醫學專門學校畢業。領有文憑者。經教育部核准註冊及所在地官廳核准者。

三　外國人員在各該國政府。領有醫師開業証書經外交部証明認爲適行於醫業者。

四　曾學新舊醫學經各所在地最高機關考試合格者。

五　配藥人員。有配藥專科畢業。或經各所在地最高機關考試合格者。

六　藥店經各所在地最高機關檢查合格者。

消息

汕頭市醫生藥店調查完竣

許小士錄寄

汕頭帶應衛生科調查本市醫生及各藥店業經完竣。計全市西醫生共五十六名。（其中由醫學校畢業者二十二名非醫學校畢業者共三十四名。）中醫生共一百一十七名。牙科醫生三十二名。產科醫生九名。西藥房四十一間。中藥店一百一十六間。青草藥店未詳。不日當有統計表。從事改良整理。俾重衛生云。

來件

敬告醫界同志組織隆昌縣醫學改進會徵求同人意見書

醫林同志諸公均鑒敬啓者吾國粵自神農創藥軒岐傳醫色脈理於貸季湯液集於仲景聖代遞傳四千年有餘迨清咸同間歐風東漸美雨西來奪主喧賓如風偃草舉國一般人士莫不趨新尚奇以致聖神工巧之國粹日漸零落甚至目中醫爲淘汰視西法如神靈嗟嗟誰非國人誰無血氣愛國心腸胡竟反是殆天之將喪斯道歟抑國人之甘於淪敗而若涼血也歟吾輩處此優勝劣敗時代豈無存亡累卵之憂哉若不聯同一袂急起直追行見五千年未絕如縷之餘緒將斬喪於楊墨等輩亡國敗類之流矣禹錫目覩此景杞憂曷甚慟國粹之淪亡傷夭橫之莫救志餘力之補救無方不辭道路崎嶇躬親游歷諮訪見夫各地有志之士莫不奮同鑽研願年來國粹重光蒸蒸日上行將駕馭列强而上之者如山西中醫改進會楊如侯近著靈素生理新論較西人解剖生理細胞組織各學殆有居仁不讓之勢直隸立達醫院張壽甫所著醫學衷中參西錄三四等期風行全國遠及鄰邦彼泰西治療藥物內外傳染等科視能高出其學理經驗之上者殆未一覩也又如浙杭三三醫社裘吉生搜羅我國藏書多至三千餘種查四庫全書所以醫家類不過數百種醫學大辭典僅收醫書二千餘種已稱廣博裘君收藏富倍其半類皆數千年含蘊未洩之精英神軒岐仲四聖心傳之秘笈得之於我國名著者十之六七其求之於東瀛海外者十有二三現已繼續災梨每集三十三種名曰三三醫書不出十年可得完全公布於世洵研究中醫學之大觀園也他如江蘇全省中醫聯合會月刊增刊紹興醫藥月報富有科學智識當今之世不可多觀其他各省醫報雜誌不下數十種要皆吾國醫藥界博碩明哲崛起而興之者願吾國學術競爭之盛彼强鄰猶敢訕笑而不退避三舍乎邇者禹錫還鄉省墓深感同人之挽留詎關桑梓勉竭一己之愚見隅私有及敢不貢獻

於邦人君子大雅同志之前哉夫醫學之曰改進也乃改良我國向來惡習以促進精微文化之學識非改中而進西之謂也記今秋中華教育改進社在太原開會時吾醫界冉楊諸哲提出中醫學校加入教育統系以保存國粹提倡國產俯順國情等議案是時鄂贛兩省倡於前江浙湘省繼於後同時請願頗不乏人請求咨部註案俾數千年支離無緒之學派同統系是誠吾中醫昌明聖學重光之盛舉也吾川偏壤繼起無人溯客冬禹錫曾在萬縣約集同人組織中西醫藥研究會呈准在案期年以來頗著成效吾隆地當成渝孔道巴蜀通衢人煙稠密病症複雜醫生散漫學派分岐學績不無差等臨證豈乏疏虞若不及時整頓前途禍患爲害豈勝言哉禹錫不敏甯言之而見咎弗忍知而不言使我同志諸君如涉太平洋之中流問津奚自雖然今日之事非仗羣策羣力不能達完美精確之目的自愧學迂才下梗短汲深不揣譾陋聊攄管見若豪大雅宏達有以教我則亦幸甚謹擬辦法八則如左

（一）名義　改進中國醫學促成一高等有統系之學術就隆昌縣屬之醫生聯合組織故定名曰隆昌縣醫學改進會

（二）設備　會長一人理事長一人幹事長一人評議長一人編輯長一人會務主任一人副理事一人幹事員四人評議員四人編輯員二人文牘員一人經濟主任一人會計員一人

（三）權限　會長主持全體內外事務會務主任副之理事短總理會內事務副理事副之幹事長總理會外事務幹事員副之評議長解決職員會員等是非公論評議員副之　編輯長主裁去取修訂會章編輯員副之　文牘員專司文件裁答事務　經濟主任籌畫經濟問題會計員副之

（四）選舉　會中各職員由臨時到會各醫生公同投票選舉

（五）會員　凡已懸壺未懸壺之醫生俱可到會得列臨事會員開會時須得五十人以上方可投票選舉

（六）章程　會務章程暨辦法俟職員選定後酌訂之

（七）捐助　會員中於章程未訂之先有願樂捐襄會務者不拘多寡除交經濟主任註冊收作臨時開支各項外得由議會通過認爲名譽會員俟會成立得享優勝權利

（八）附告　本簡章俟第一屆職員選定章程修訂呈請　省長　道尹警廳縣署備案正式成立後即作無效

道末周禹錫　謹啓

開會時間定陽陰歷　月　日

臨時開會地點暫假昌隆縣城內

同志諸公如有意見表示請於三日內賜函指教爲盼

又及

◉徵求　凡各地醫士遇有西醫治壞之症。以致束手無策。中醫能挽救之病。望將詳情經過寄示。後當酌奉薄酬。但語涉攻訐者勿取。

江蘇全省中醫聯合會啓

增刊

寤寐號

醫籍號

寤寐述古（七）

內經邪客篇云。厥氣客於五臟六腑。則衛氣獨衛其外。行於陽不得入於陰。行於陽則陽氣獨盛。陽氣盛則陽蹻陷，不得入於陰。陰虛故目不瞑。又大惑論。衛氣留於陰。不得行於陽。留於陰則陰氣盛。陰氣盛則陰蹻滿。不得入於陽則陽氣虛。故目閉矣。又營衛生會篇曰。壯者之氣血盛。則肌肉滑。氣道通。營衛之行。不失其常。故晝精而夜瞑。老者之氣血衰。其肌肉枯。氣道濇。五臟之氣相搏。其營氣衰少。而衛氣內伐。故晝不精。夜不瞑。又評熱病曰。不能正偃者。胃中不和也。正偃則欬甚。上迫肺也。又逆調論曰。胃不和則臥不安。又曰。不得臥。臥則喘者。是水氣之客也。又曰肺者臟之蓋也。肺氣盛則脈大。脈大則不得偃臥。舉此諸端。內經論寤寐原因。既極詳盡。而不寐之故。亦有虛實之不同也。

李東垣云。脈緩怠惰嗜臥。四肢不收。或大便泄瀉。此濕勝也。

邵新甫書臨症指南不寐門後云。不寐之故。雖非一種。總是陽不交陰所致。若因外邪而不寐者。如傷寒瘧疾卒暴發。營衛必然窒塞。升降必然失常。愁楚呻吟。日夜難安。當速去其邪。攘外即所以安內也。若因裏病而不寐者。或焦煩過度。而離宮內燃。從補心丹及棗仁湯法。或憂勞憤鬱。而耗損心脾。宗養心湯及歸脾湯法。或精不凝神。而龍雷震蕩。當壯水之主。合靜以制動法。或肝血無藏。而魂搖神漾。有鹹補甘緩法。胃病則陽蹻穴滿。有靈樞半夏秫米湯法。膽熱則口苦心煩。前有溫膽湯。本論又用桑葉丹皮山梔卒輕清少陽法。營氣傷極。人參人乳並行。陽浮不攝。七味八味可選。餘如因驚宜鎮。因怒宜疏。飲食痰火為實。新產病後為虛也。

學說

論不寐

羅整齊

靈樞曰。陽氣晝。陰氣盛。則目瞑。是寐本乎陰。神為主也。神安則寐。而神之所以不安者。有實有虛。實者邪氣之擾亂也。如外因風寒暑濕之邪。去其邪而神自安。此屬有餘之症。治之恒易。彼無邪而不寐者。由於心腎式經之虧虛也。蓋人之神。寤則棲心。寐則歸腎。心虛則無血以養心。自神不守舍。而不能歸藏於腎。故不寐。腎虛則不能藏納心神於中。故寐不能沉。並不能久。是以少年腎足。則易睡而長。老年陰衰。則難睡而短。且腎水既虧。相火自熾。以致神魂散越。睡臥不甯。似有痰有餘之病。不得寒涼以激之。當補眞水以配之。則火息而寐自安矣。

百病表解

王愼軒述

寤寐類

門類	證治	病因	診斷	傳變	治法	調理
不寐	虛證	其因有三。一因思慮過度。心陰耗傷。神不守舍。一因憂鬱傷肝。肝火內擾。魂不歸肝。一因房勞傷腎。腎精虧耗。精不凝神。蓋以心藏神。肝藏魂。腎爲精神跡宿之所。故病因多在心肝腎也。	怔忡健忘。惺惺不寐。病在心也。多怒善驚。恍惚不寐。病在肝也。遺精頻頻。煩擾不寐。病在腎也。大病後及新產後之不得寐。多屬于虛。其病所亦不此三也。	人生終日辛勞。全賴夜間睡眠。恢復已耗傷之精神。苟若夜不得寐。雖日以服參茸燕耳。奚益哉。故人治虛勞。以安神顧胃爲要着。洵不誣也。不睡之變。必爲癲狂。	病在心者。宜天王補心丹。病肝者。宜酸棗仁湯。或眞珠母丸。病在腎者、宜六味地黃湯加炒棗仁。丹方用酸棗仁一兩炒爲末。醇酒調服。頗有效。	靈樞曰。陽氣盡。陰氣盛。蓋陽主動。陰主靜。靜則寐矣。故治虛證之不寐。多以養陰爲主。調理之法。亦當以養陰爲要也。
	實證	其因有六。一因胃有痰濁。一因胃有食積。即經所謂胃不和則臥不安也。一因驚而心虛。痰乘虛入。一因痰熱在膽。膽氣不甯。一因水停心下。心陽不振。一因水氣上逆。肺魄不安。要之不寐實症。不外于此。	嘔噫氣悶不得寐。胃有痰濁也。腹痛脹悶不得寐。胃有食積也。譫妄不寐。痰在心也。驚惕不寐。病在膽也。心悸不寐。水停心下也。喘咳不臥。水氣逆肺也。	人之安寐。全在心腎之交。一有痰濁食積之類。阻隔於中。則心不得下交于腎。腎不得上交于心。故不得寐矣。然初病實證。久病則因不寐而變虛證者。往往然也。	胃有痰濁。宜靈樞半夏湯。食積宜保和丸。或承氣湯。痰在心者。宜安神定志丸。痰在膽者。宜溫膽湯加棗仁。水停心下者。宜茯苓甘草湯。水氣逆肺者。宜葶藶大棗瀉肺湯。	實證之不寐。雖由于食積痰飲之爲祟。然必因正氣之虛。而後邪氣乘之。脾胃虛弱。而後痰滯留積。是則補養脾胃。爲此症必不可少之善後法也。
不嗜臥	虛證	嗜臥之虛證。多屬脾陽不足。精神不振。大抵勞倦之後所患者。屬脾陽不足。大病之後所患者。屬精神不振。但亦有兼挾濕熱者。丹溪云。無濕不嗜臥。良有以也。	四肢無力。脈緩嗜臥者。陽不足也。精神痿頓、脈虛嗜臥者。精神不振也。若食入之後。輒生困倦。呵欠頻頻欲臥者。此脾虛兼挾濕熱也。	嗜臥之證。每兼飲食減少。人生以食爲日間之需要。以臥爲夜間之需要。臥多食少。是爲有夜無晝。有陰無陽。陰陽不平。勞必百病叢生矣。	脾陽不足者。宜補中益氣湯。精神不振者。宜生酸棗仁一兩爲末。茶湯調服。脾虛兼挾濕熱者。宜升陽益胃湯。	飲食入胃。代生氣血。氣血充足。精神乃振。故古人治。嗜臥之虛證。皆以調補脾胃爲主。由此推之。則病後調理之法。亦當以注重脾胃爲要也。
	實證	其因有四。一因濕邪鬱遏。陽氣不伸。一因心肝火熾。亂其神明。一因少陰之溫邪內發。心神不清。一因少陰之寒邪內盛。陽氣不振。除此四者之外。又有腸胃大而皮膚濇者。亦多臥。非病也。	脈緩苔膩肢倦體重者。濕也。脈數苔黃。壯熱昏睡者火也。脈浮身熱。鼻鼾多睡者。溫邪從少陰而發出也。脈微細但欲寐者。寒傷少陰也。	嗜臥之實證。皆屬外來之邪。蒙蔽神明所致。苟不急去其邪。勢必昏睡不醒。故當醫者。治療此症。爲用急療之法。不可緩也。	濕邪鬱遏者。宜平胃散。心肝火熾者。宜牛黃清心丸。少陰溫邪內發者。宜黃芩湯。少陰寒邪內盛者。宜四逆湯。	此證調理之法。不宜拘一。當察其所因。去其所病。如有濕者。宜健脾以化餘濕。有熱者。宜養陰以清餘熱。各隨其所宜而調理之可也。

方選

寤寐類方選

王慎軒輯

天主補心丹　生地　丹參　當歸
人參　茯神　甘草　五味子　柏子仁
酸棗仁　遠志肉　元參　天冬　麥冬
桔梗

心主血而藏神。故以生地丹參當歸補養心血。五味斂心神柏子益心神。棗仁安心神。元參二冬清血中之虛火而安心神之浮越。桔梗載藥上浮。而歸于心。遠志化痰而通心氣。藥味雖多。無不絲絲入扣。實爲仲景之後。不可多得之良方。惟托言天王所傳。未免近于荒謬也。

酸棗仁湯　酸棗仁　甘草　知母　茯苓

人寤則魂寓于目。寐則魂藏于肝。肝陰不足。痰火乘之。則不得眠矣。故棗仁以養肝陰。知母清火。茯苓化痰。佐以甘草之和緩。以和諸藥。使以川芎之辛竄。以達肝經。皆所以求肝之治。而宅其魂也。

珍珠母丸　眞珠母　當歸身　熟地黃　人參
棗仁　柏子仁　犀角屑　茯神　沉香
龍齒

前方治肝陰不足。痰火乘之之症。其病乃在肝也。此方治肝陰不足。肝陽上擾心神。腦髓皆不得安之症。其病較爲複雜。故用藥亦較複雜也。余治不寐虛證。常以此二方加減施用。頗多奇效。

六味地黃丸　見前吐衄號

靈樞半夏湯　半夏　秫米

此爲治胃有痰濁不得臥之良方。方中以半夏化痰。秫米化濁。痰濁一化。則胃氣和而臥立至矣。

保和丸　山查　神麯　茯苓　半夏
陳皮　萊菔子　連翹　麥芽

此爲和胃消食之要方。山查消肉積。神麯消飯積。萊菔子制麵毒而攻痰積。麥芽消穀食而輭堅積。傷食必兼乎濕。茯苓補脾而滲濕。積久必鬱爲熱。連翹散結而清熱。半夏和胃化痰。陳皮調中理氣。氣行則食積自行。痰化則食滯自動矣。

承氣湯　見前溫病號

此二方爲消滯攻積之方。非治不寐之正方。然積滯于中。黃婆失媒介之職。心腎不得交通。去其積滯。即所以安其寐也。

安神定志丸　人參　白朮　茯苓
茯神　菖蒲　遠志　麥冬　棗仁
牛黃　硃砂

此係沈氏遵生方。方中以參朮二茯健脾化痰。麥冬棗仁清心安神。遠志化痰而通心氣。牛黃化痰而清心神。菖蒲開心竅。硃砂安心神。立方之意頗佳。但方中白朮性味溫燥。宜去白朮加川貝龍齒之類。則更佳矣。

溫膽湯　見前

茯苓甘草湯　茯苓　桂枝　甘草
生姜

此治陽不振。水停心下。以致心悸不寐之主方。桂枝振心陽。茯苓化水飲。生姜佐桂枝以通陽。甘草佐茯苓化水。凡此類不寐之證。必當用此之法。不得妄用補安神之品。臨證者。其愼諸。

葶藶大棗瀉肺湯　見前哮喘號

補中益氣湯　見前經帶號

升陽益胃湯　黃芪　人參　甘草
半夏　白芍　羌活　獨活　防風
陳皮　白朮　茯苓　澤瀉　柴胡

黃連

陽氣不振則倦怠思臥。故用參芪柴胡補陽升陽。陽氣不振。則濕熱乘之故用風藥散濕。淡藥滲濕。白芍黃連和榮而清熱。陳皮半夏和胃而化痰。但此方惟陽虛者宜之。陰虛者忌用。

平胃散　牛黃清心丸　見前溫病號

黃芩湯　見前傷寒號

四逆湯　見前霍亂

驗方　不寐驗方

趙立人

交泰丸　肉桂一分　黃連一分　研末飯丸吞

甜眠法　臨睡溫水洗足。先睡心。後睡眼。

不寐如意散　炒棗仁研末服之。令人睡。生棗仁研末服之。令人清醒。

本刊價目表

注意 定價並無折扣費須先惠空函無效概收大洋銀毫加水

	定價	郵費 本埠	郵費 本國	郵費 外國
一期	五分	半分	一分	三分
半年	二角八分	三分	六分	一角八分
全年	五角四分	六分	一角二分	三角六分

江蘇全省中醫聯合會月刊

◎第四十七期◎

李平書 王一仁 秦伯未 編輯

助理編輯 陳存仁

月刊目次

增刊『痧疹號』目次

中華民國十五年四月二日◉丙寅年二月二十日

◉上海西門內石皮弄江蘇全省中醫聯合會◉

南市電話一三三九號

▶中華郵務總局特准掛號認爲立劵郵件◀

歡迎投稿

△月刊投稿簡章

（一）材料以宣揚醫學。昌明國粹爲範圍。
（一）能以各地醫林消息見惠者。尤所歡迎。
（一）登載稿件。一例酌贈本刊。投稿時請書明地址
（一）語涉攻訐個人者。恕不登載。
（一）投稿不登載者。原稿恕不發還。
（一）稿宜繕寫清晰。自加單圈。否則不錄。登載時。本刊得酌量增删其字句。

△增刊投稿簡章

（一）本刊材料。每號以一病爲限。不錄他稿。以專研究。
（一）投稿者以實驗之談見惠。尤所歡迎。通信處請另紙繕寫。以便酌贈本刊。
（一）下期爲。『瘖俳號』。『疳積號』。『癰疽號』。『疔毒號』。『陰陽毒號』

常評

論象貝價格飛漲（仁）

米商壟斷居奇。受其害者平民也。藥商壟斷居奇受其害者貧病也。孟子以登高壟斷鄙之爲賤丈夫。有以哉。自翁仰欽創象貝組合所。于是浙寧貝母。前之二十兩一擔者。不數月而漲至二百兩以上。相去十倍有奇。眞是貧病之大刼也。既貧矣。且病矣。又益以藥貴之患。其困苦尤甚于無病之平民糴貴米也。且象貝爲常用之藥。舉海上之善堂每日施藥。其量可觀。壟斷之例一開。後有踵而行之者。他項藥材亦隨之俱漲。善堂醫院因無力施藥而中止。貧病者不其危乎。論此事治標之策。固宜抨擊翁仰欽之象貝組合所。呈控封閉。而治本之圖。尤應講求培種藥材之計。公開售賣。永不令有第二翁仰欽者出。

言論

杜亞泉論中國醫學

沈召棠

杜亞泉先生爲商務印書館婦女雜誌編輯。著作等身。編有植物學大辭典一書風行海內其對於中西醫學深有研究茲覓得杜先生中國醫學之論文一篇。發表於前年學藝雜誌。題爲『中國醫學之研究方法』爰摘要錄之如次。杜先生于中西醫兩無偏袒。其言當屬公正不阿。倘亦中西醫學家所願一讀爲快也。

杜亞泉君之言曰向來學西洋醫學的。往往批評中國醫學、說他「沒有實驗的根據。就是有些理論。不過陰陽五行六氣三候之類。籠統含糊。不合科學的法則。到了今日。實在無存立的地位了。」余雲岫先生的大著。說「要斬釣截鐵。把這點以僞亂眞。空言欺人的勾當。一起看破。」（見學藝雜誌二卷四號）余先生著的「靈素商兌」一書。就是極力排斥這種理論的。鄙人相信余先生的醫學。幷且相信余先生。對於中國醫學。是極有研究的。但是他批評中國醫學的理論。說他欺僞。要一起推翻他。這一點鄙人卻不以爲然。

庸俗的醫生。把中國醫學的理論。棄去精華。取了糟粕。滿口陰陽五行。一切都用他來附會。眞是可惡。鄙人曾聞一醫生對人說。「你是腎虧。可吃海參。海參色黑補腎。極有功效。」鄙人對那醫生說。「海參生活的時候。青紫各色都有。蒸熟晒乾了。纔變黑的。若是色黑補腎。何不飲墨汁。或者用石榴皮加皂礬呢。」這種附會之詞。原不禁得一駁。我們實在也不值得駁他。不過這種欺僞。是庸俗醫生的欺僞。不是中國醫學的欺僞。若是高明的醫生。所談陰陽五行六氣三候之類。決不能說他全無道理。不過他們沒有學過西洋科學。不能用科學的名詞和術語來解釋他。若是有科學知識的人。肯把中國醫學的理論。細心研究。必定有許多地方。與西洋醫學相合。恐怕還有許多地方。比西洋醫學高呢。

西洋醫學的進步。不外乎下列的幾種根據。一是屍體的辦剖。二是顯微鏡的檢查。三是生活動物體的試驗。但生理的微妙、病理的繁變。不是單用這幾樣本領。可以盡其能事。大約器質的疾患。就是因臟腑或組織變異而起的疾患。可以從解剖或檢查。顯出證據。若是官能的疾患。就是因生理作用變異而起的病患。決不是解剖檢查所全明白。就是用生活的動物體來試驗。也不過可以幫助一點。因爲人類和動物。生理的習性是不同的。不但動物。就是這個人和那個人生理的習性。也是不同。總之人類微妙的生理。祇有人類微妙的心靈。可以覺著他。醫學的初步。雖然靠著機械的試驗。醫學的大本營。不能不駐紮在吾人心靈的體會上。所以中國古時「醫者意也」的一句話。鄙人以爲是至理名言。鄙人的意思。中國的醫學。是專從心靈的體會上着手。已經積有數千年的經驗。若我們能用着合宜的方法。把古人心靈上所覺着微妙的生理。撿擇出來。於醫學必定有上一種價值。鄙人不是爲欺僞的醫生。來做辯護。不過希望有科學知識的人。不要把機械的試驗。看得太重。把心靈的體會。看得太輕。世界上的科學。除了物質方面以外。凡是精神科學。社會科學。都不是全靠着機械的試驗。纔能成立呢。

中國醫學理論的出發點。就是「血氣」兩字。血是血液。氣是怎麼講呢。這不是空氣的氣。古來用氣字的意義。大都說氣是無形跡的。又是能運行的。在自然界中用這氣字。像「氣化」「氣運」之類。大概可用「自然作用」四個字來解釋他。在人體生理上。就可用「神經作用」四個字來解釋他。像「肝氣」「胃氣」「順氣」「益氣」「氣鬱」「氣滯」「氣虛」「氣逆」等種種氣字。都是這個意思。就是我們平常說的「神氣」「氣色」「和氣」「怒氣」等。也是指示神經作用的表象。所以「血氣」兩字一虛一實。血是指血液的實質。氣是指神經的作用。人類的生活。一是靠血液營養。一是靠神經作用。這兩件是周佈全身的。而且神經作用。全靠血液的營養。血液循環。也全靠神經的作用。所以古人說「氣以行血。血以攝氣。」這兩句話。把循環系統和神經系統的關係。說得很明確。西洋生理學。把人體的機官。分爲九系統。但不論何種系統。終不能離了血液的營養。和神經的作用。所以人體上除了表皮以外。不論何種機官。都有血液和神經。聯絡分布。血是所動的。氣是能動的。血是表人體上物的方面。氣是表人體上靈的方面。所以說「血陰氣陽」。自然界中天爲陽地爲陰。地是表自然界中物的方面。天是表自然界中靈的方面。「陰陽」兩字。無非是哲學上所動的及能動的兩種標誌。天地有陰陽。人身亦有陰陽。所以說「人身是一小天地」。吾人身體本屬自然的一部分。西洋哲學上何嘗沒有這樣的見解呢。

中國醫學上對於疾病二字的解釋。總是說陰陽不和。或是血氣不和。若用西洋病理學上的術語來解釋。就是「環循障礙」Circulatory Disturbances，的意思。鄙人於西洋的病理學。雖然沒有會通。但敢大膽說一句話。一切疾病。都是循環障礙的現象。若要把這句話講做明白。非是另外換個題目不可。現在祇能把「循環障礙」的四個字。照西洋病理學上所說的。略略一講。大凡血液在血管中流行。多寡遲速。都與血管約擴張和收縮相關。血管的擴張和收縮。又與神經的弛緩和緊張相關。所以血液的流行。全靠神經的調節。若是調節失宜。身體的局部上。因爲血液增多。或是減少。就起了「充血」「鬱血」和「貧血」的三種現象。局部的動脈管擴大。血液增多。這叫做「充血」。局部的靜脈管擴大。血液鬱積。這叫做「鬱血」。局部的動脈管收束。血液減少。這叫做「貧血」。這三件就是病理學上循環障礙的子目。除了「生理的充血」以外。餘者都是疾病。中國醫學上「氣血不和」的子目。都有六種。就是風。火寒熱燥濕。的六淫。現在照鄙人的見解。分別釋明這六淫的意義。

神經奮興。動脈血流行速疾時。叫做熱。或叫做內熱。全體微血管。起充血現象時。叫做發熱。或叫做表熱。局部充血。叫做火。像「胃火」「肝火」都是局部充血的意思。「君火」「相火」就是生理的局部充血。

神經沈滯。動脈血流行緩慢時。叫做寒。全體微血管起貧血的現象時。叫做寒戰。局部貧血。也叫做寒。像「胃寒」「脾寒」「子宮寒」都是局部貧血的意思。

神經沈滯。靜脈血流行緩慢時。叫做濕。全體起鬱血現象。或局部鬱血時。都叫做濕。像「皮濕」「脾濕」等。都是局部鬱血的意思。

燥是熱的繼續發生的現象。因爲內熱或表熱。以致血液中的漿液。分泌過度。水分蒸發太多。血液漸漸減少時。就叫做燥。所以燥是充血中兼有貧血的意義。

風是氣的變態。神經奮與過度。起強度的充血。致發生痙攣現象時。或神經沈滯過甚。起強度的鬱血。致發生痺痲現象時。都叫做風。但神經作用。往往奮興過甚。就變沈滯。沈滯過甚。又起奮興。所以痙攣和痺痲。常相間而作。像「腸風」「驚風」「中風」等。都是兼有痙攣和痺痲的現象。就是充血中兼有鬱血的意義。

疾病的現象。雖然可分爲上列的六種。但生理作用。甚爲微妙。此部的充血或鬱血。可以引起他部的貧血。此時的鬱血或貧血。也可以引起他時的充血。所以中國醫家。講解病理。常有「濕夾熱」「寒包火」「熱生風」「濕化熱」等。種種術語。依鄙人的見解。或者也有點研究價值呢。

風火寒熱燥濕的六淫。不但是人體上陰陽不和的子目。就是自然界內陰陽的乘除起伏。也用這六個子目來說明他。叫做六氣。又將火與熱併合。叫做五動。五運中寒與熱。是溫度高低的差別。燥與濕。是水分多少的差別。風是寒熱燥濕驟變的現象。中國醫學。把人體生理的現象。和自然界的現象。貫通一氣。這是最可注意的一點。他又把人類的病因。歸本於感受六氣。雖沒西洋病因論中所講的完密。但疾病的外因。除了毒物作用。電氣作用。X光作用器械作用。等特別病因外。不過溫度作用。氣壓作用。病源菌及寄生動物的作用。爲普通病因。中國醫學。以寒熱燥濕。表「高溫作用」「低溫作用」「高氣壓作用」「低氣壓作用」的四種病因。更用風字表溫度氣壓劇變時的病因。至於病源菌及寄生動物。中國醫學上殆不認爲病因。病源菌及寄生動物的發生和死滅。概與自然界的溫度和氣壓有關係。仍可包括在感受六氣的總原因中。况且病源菌和寄生動物侵襲人體。人體所以不能排除他或殺滅他的緣故。就是因爲人體上的氣血不和。譬如肺癆菌在室中飛揚。人人都不免接觸。並不是人人傳染。若是肺部先起了充血或貧血鬱血的現象。肺癆菌就得勢力了。療養得宜。肺癆菌就漸漸死滅。又如瘧疾的寄生蟲。也是乘着人體精神倦怠血液流行緩慢時。纔發生勢力。所以中國醫家。說瘧疾的病因是寒濕。若是除了寒濕。就不用金雞那來毒殺這寄生蟲。瘧疾也會好的。譬如發瘧的時候。遇着高興的事情。神經活潑起來。瘧疾就可以截止。鄙人幼時發瘧。家人常領到街市遊玩。瘧就好了。叫做避瘧。少年時得了一個快友來談。也可以截瘧。這都是鄙人親歷的。服金雞那固然可以截瘧。但人濕不除。必然另發他病。鄙人也是經驗過的。所以鄙人的意見。黴菌和寄生動物。譬如草寇。草寇是應該剿滅的。但政治不修。剿滅草寇無益。譬如陰吏家說「唐室覆沒的原因是黃巢。明室覆滅的原因是獻闖。」這識見豈不淺薄呢。所以衞生的根本。在於血氣和平。現在有新知識的人。不注意於自己修養。務競爭而好勝利。一切都是血氣用事。專門考究表面的衞生。到處黴黴菌菌。弄得中國地面上。沒有一處可以放着他身子。這種新智識。鄙人最不佩服。

至於中國的藥理。自然沒有西洋藥理學的確實。但十分中也有三四分是中西相同的。中國醫書所講藥的效用。和西洋藥物學上所講。暗合的竟是不少。可見古人的經驗。總有幾分靠得住。若是我們能把中國方書中所用的術語。解釋明白。必定有許多意義。可以尋繹出來。現在姑照鄙人的見解。說個大意。大約藥性能活潑神經。使局部血行暢利的。就叫做溫。沈靜神經。使局部血行和緩的。就叫做熱。刺戟神經。使局部微血管擴大。血液增多。就叫做熱。刺戟神經。使局部微血管收縮。分泌增多。就叫做寒。刺戟肺部或末梢神經。使微血管起充血現象。就叫做升或表。刺戟腸神經。使蠕動急速。黏膜起充血現象。叫做降或攻。刺戟心臟。使血液循環加速。或刺戟腎臟。使微血管擴大。泌尿增多。叫做利或滲。刺戟皮膚或黏膜。使微血管收束。制止分泌。叫做澀或斂。壯健神經。滋養血液。叫做補養。調節神經。清潔血液。叫做清理。這種解釋。是否明白的確。鄙人也不敢自信。不過用這樣的方法來研究。或者能達到明白確實的地位。鄙人的解釋。不過打個樣子罷了。

中國診脈的方法。要從左右寸關尺的六個部位。診斷一切病症。從科學上推論。自然無此道理。但脈的膊動。是血液循環的一部分。循環障礙時。脈膊自然受着影響。這微小的影響。積了經驗。也可以得偉大的效果。大凡精神所集注和心靈所覺察的。決不是科學的法則。可以說明。譬如人的喜怒怨恨。本人就是竭力掩飾。別人往往一見就覺着。這種覺察。就不是科學所能說明。鄙人曾在鄉間。試驗一狗。這狗是進來偷食的。他進來的時候。你若不覺着。或者覺着了沒有恨他的意思。他就大膽進來了。若你覺着他。并且有恨他的意思。他看了你的面色。他就拋了。我知道他會看人的面色。等他進來的時候。故意裝做不覺着的樣子。他進來之後。狐疑了片刻。終究覺着不妥。就拋出去。這狗心靈。尚且有這樣微妙的覺察。况且人類呢。大約診脈察病的道理。也是和見面知心的道理相同。都不是科學的法則。可以說明的。鄙人有個親戚考究脈理。又有個朋友。不相信他的脈理。用生理學的道理來駁他。爭論不下。這朋友說。「你且診我的脈。說我有些沒病。」這親戚診了片刻。說道。「你沒有病。不過現患尿急。」這朋友默然。後對鄙人說。「尿急是很確的。不知他怎樣能診斷出來。」這種故事。中國醫書上很多。說得天花亂墜。雖然也不可全信。不過鄙人的意思。希望明白科學的不要作「科學萬能」的迷想。世界事物。在現世科學的範圍以內者。不過一部分。科學家的責任。在把科學的範圍擴大起來。若說「世界事事物物。都不能出了科學的範圍。」這句話。就是不明白科學的人所講。現在學西醫的。或是學中醫的。應該把中國的醫學。可以用科學說明的。就是科學的方法來說明。歸納到科學的範圍以內。不能用科學說明的。從「君子蓋闕」之義。留着將來研究。不但中國的醫學。應該這樣辦法。就是別的學問。也應該這樣辦法。若是用現世的科學。來推翻中國的學問。譬如用德皇的軍隊。來殺中國的苦力。自然到處勝利。不過從鄙人的眼光看來。恐防勝利是假的。失敗倒是眞的呢。

公函　擬與醫藥同人聯爲一體

河南中醫會

敬啓者。國醫不競。日甚一日。任人唾棄。騰笑全球。而青年學子。每震於外醫之說理新穎。遂視我中國內難仲景四千年之精微奧旨。等於糞土。不知我國醫理。精湛異常。治療方法。尤有不可思議之妙。是原因的。而非對症的。是積極的。而非消極的。服麻黃則必發汗。服承氣則必瀉。似此直殺病菌的治法。以視外醫之血清注射僅能增加抗毒素。奚啻霄壤。徒以我國研究無人。致令退化。反使我特長之絕技。爲世詬病。可勝浩歎。故敝會糾合同人。組織一團體。購辦儀器書籍等物。朝夕研究。擬更進一步。與海內之醫藥同人聯爲一體。久仰

貴會開辦有年。組織完備。將來對於提倡我國醫藥事業界。懇互相提攜。一致進行。則敝會同人願附驥尾。如蒙贊同。請賜

賜回玉。專此順頌

江蘇中醫聯合會道安。

河南醫藥研究會啓。開封前街十五號

公函　討論象貝漲價

武進中醫會

敬啓者。案據敝邑藥業同人函稱。大貝母一項。產於浙省象山。故又名象貝。上年每擔僅須售洋八十元左右。現已漲至二百元。嗣後尚須逐月加洋四元。推厥原由。實因產地奸商串同劣紳地痞組織公司。任意壟斷。並將種子收盡。來年新貨已屬無望。應如何設法抵制。及可否變通改用他品。即請開會公決等情。查夏歷十一月二十一日爲敝會冬季常會之期。當經到會會員曁藥業代表童杏生等提出討論。僉以此項大貝外科用之最廣。固爲醫方必須之品。然現値新貨登場之際。價日逐步飛漲。將來不知伊於胡底。况藥品產於浙省者甚多。大貝如此居奇。按他種特產亦相率效尤。後患更不堪設想。是以公同議決。惟有酌量病情。隨時減用。爲第一步抵制辦法。第敝會僻處一隅。權力究屬有限。况茲事體大。使非斷絕根株。不足以收實效。夙仰

貴會名震寰球。登高一呼。自必同聲相應。敢希

毅力主持。召集臨時會議。永遠抵制方法。務使奸商志

不得逞貧病受惠無窮。并希將議決情形隨時詳示。以利進行。不勝盼禱。此致

江蘇全省中醫聯合會。

武進中醫學會啓

來件 中醫傷科研究社簡章

緣起

觀夫上帝之生人也死生夭壽至無定數於無定之中而寓有定者莫若醫方醫者意也方者法也能明其意於法之中則死者生夭者壽醫之爲用不亦大乎方今異學異術佈滿中區輾轉流傳已成賓來奪主之象利權外溢竟有不可救藥之狀是以有志之士莫不起而圖挽救或以醫學傳習所唱導者則咸願從游或以函授學校號召者則相將私淑顧其傳習也無學材其函授也無定程好博而不專時寡而事繁雖能守舊烏足維新何異畫餅充饑望梅解渴久無所得難免中道而廢也回憶神農嘗草木始知醫藥黃帝咨歧伯始制內經商周之世伊尹湯液越人難經漢晉以來名家林列內外方書汗牛充棟而傷科一門諸書雖載略而不詳坊家所售寡而難覓故近世專家各執家秘鏈守口授所以究其微而發其隱者鮮焉且存傳子不傳壻之心往往老死而不相傳授藉此作糊口之計傳家之寶其與神農黃帝伊尹歧伯之志相去奚啻霄壤中醫失敗之原因舍此誰歸但傷科之關係尤甚於他科凡人血氣方剛鮮知自愛跌打損傷在所不免甚或一時鬬毆生死攸關若斃一人卽傷兩命傾家破產孤子寡婦目擊情形心實憫之是以不辭工賤囊窮其與不揣簡陋搜羅名著添之余等平時經驗編成傷科之生理解剖病理診斷藥物方劑以及接骨入筍參以綁縛新法等學科以便同志之研究本欲廣招專門醫士爲社員以資革新但彼等守秘之徒實難招聚不得不先收社生以固社本迨醫學會採行分科制後本社定當先行加入共挽狂瀾同志如能接踵而來同作砥柱庶幾中醫前途有一線之希望也

本社同人謹識

(一)宗旨　本社以養成中醫傷科醫士專門研究傷科醫學及普濟貧病爲宗旨

(二)定名　中醫傷科研究社

(三)資格　年齡在十八歲以上身無疾病及嗜好有初中畢業或師範畢業或有同等學力或曾習中醫二年能心存濟世挽救中醫者爲合格

(四)期限　以三學期爲標準學識不良者得延長之(自開校日起足六個月一學期)第一第二學期爲基礎練習期第三學期爲臨床實習期修業期滿考試及格者給予修業證書俟經醫學會檢定後再給畢業證書准爲本社社員從事革新若畢業後不事研究藉此漁利者本社得取消其社員資格收回其畢業證書

(五)學額　每縣只限一人

(六)學程　第一學期　練習(傷科女科施診局內每日二小時)

傷科生理解剖學　傷科病理學

傷科藥物學　傷科綁縛學

第二學期　練習(仝上)

傷科四診學　傷科方劑學

傷科上筍學　傷科接骨學

第三學期　實習(施診局每日五小時)

內經學　難經學

洗寃學　創傷學

（七）休假　除國慶日國恥日本社創立紀念日外概不放假寒暑期內完全實習

（八）納費　第一第二學期學費各五十元膳宿費各四十元僕費各兩元第三學期只收膳費僕費（入學時一律繳足中途退學及無論何種事由概不發還）

（九）手續　報名時須填寫報名書保證書半身照片及畢業證書併繳保證金十元（錄取後此款由學費內扣除不取發還取而不到不還）均須郵匯郵匯不通之處改用郵票須妥封掛號寄來且寄款內附郵票兩角以備不取後發還保證金之寄費如中途失落本社概不負責本社收到保證金後即發收條及試題

（十）試驗　（一）入學試驗（國文）　（二）每月試驗（醫學）
（三）學期試驗（醫學）（四）畢業試驗（臨症）

（十一）優待　（一）每學期內品學兼優服務勤懇者得免其下學期之學費或膳費

（二）修業期滿成績優美心存濟世者本社擇尤錄用或介紹不願者聽
（三）由醫學會或耶教牧師保證審其確欲救人并已入教者得免第二學期學費

（十二）懲戒　（一）犯本社社生規則及宿舍規則及不法行為本社得令其退學
（二）學業時不用心者由各科主任當面訓戒如不服師長訓戒而好多事者得令退學

（十三）膳宿　本社不備宿舍因免遠道學生困難起見特代籌宿舍惟遵守舍監及宿舍規則

（十四）附告　（一）本社生只招一班有志之士毋失良機
（二）本社社生學費除本社用費外概作施診局之基本金

（十五）注意　收本社社章後一星期內不將保證金尊寄來概作無效以人數限制之故也

籌備處　蘇州裝駕橋一號馮宅

研究

中醫生理解剖學（四）

古瀛季愛人編

第五章　腎臟

第一節　腎臟之位置

腎臟。臟後腹壁之前面位於腰之內側。左右各一、上通心臟。下連膀胱。

第二節　腎臟之生理

腎者。作强之官伎巧出焉。「素問靈蘭秘典論」盛怒而不止。則傷志志傷則喜忘其前言「靈樞本神篇」腎者精之舍。性命之根。男以閉精女以包血。與膀胱為表裏。足少陰太陽是其經也。「華佗中藏經」腎主精。精者生來精靈之本也。「孫思邈千金方腎臟病脈論」是經常少血多氣。其合骨也。其榮髮也。開竅於二陰。「醫宗必讀」

第三節　腎臟之解剖

腎出於湧泉。湧泉者足心也。為井水。溜於然谷。然谷然骨之下者也。為滎。注於太谿。太谿內踝之後。跟骨之上陷者中也。為腧。行於復溜。復溜上內踝之二寸。動而不休。為經。入於陰谷。輔骨之後。大筋之下。小筋之上也。接之應手。屈膝而得之。爲合。足少陰也。「靈樞本輸篇」足少陰之脈。起於小指之下。斜趨足心。出於然谷之下。循內踝之後。別入跟中。以上端內。出膕外廉。上股內後廉。貫脊。屬腎。絡膀胱。其直者。從腎上貫肝膈。入肺中。循喉嚨。挾舌本。其支者。從肺出。絡心。注胸中。「靈樞經脈篇」腎有二枚。重一斤一兩。其左者爲腎。右者爲命門。「扁鵲難經」經腎。水管也。左腎右腎。前對臍。後着於脊。丈夫六十腎氣衰。腎開竅於二陰。「章潢圖書腎臟說」

「注」三焦者。元氣之別使。命門者。三焦之本原。蓋一原一委也。命門指所居之腑而名。乃藏精係胞之物。三焦指分治之部而名。乃出納熟腐之司。一以體名。一以用名。在兩腎之間。上通心肺。爲主命之原。相火之主。靈樞已詳。而扁鵲不原委體用之分。以右腎爲命門。以三焦爲有名無狀。承訛至今。莫能正也。腎之虛實。以尺脈測之。

五臟總表

	心	肝	脾	肺	腎		心	肝	脾	肺	腎
(色)	赤	青	黃	白	黑	(生)	土	火	金	水	木
(聲)	言	呼	歌	哭	呻	(尅)	金	土	水	木	火
(液)	汗	淚	涎	涕	唾	(積)	伏梁	肥氣	痞氣	息賁	奔豚
(味)	苦	酸	甘	辛	鹹	(音)	徵	角	宮	商	羽
(性)	火	木	土	金	水	(竅)	舌	目	口	鼻	耳
(季)	夏	春	全	秋	冬	(榮)	色	爪	唇	毛	髮
(位)	南	東	中	西	北	(變)	憂	握	呑	欬	慄
(腑)	小腸	胆	胃	大腸	膀胱	(志)	喜	怒	思	憂	恐
(時)	下	丑	己	寅	酉	(惡)	熱	風	濕	寒	燥

按此表大半採輯各家實說。間有添入鄙意。摘其緊要。提其綱領。讀者苟能舉一反三。則生理解清既明。而欲因病治病。則可免望洋之歎矣。但於五行生尅之理。尤當注意。蓋當中西醫學相持之際。稍有退讓。即遭覆轍。而貽醫祖岐黃之羞。彼以五行生尅之說爲輕視中醫之據。我以五行生尅之理爲保守古醫之本。深恐初學之蠹。隨聲附和。故重申之。余聞某西名醫云。肺炎之症。最難療治。彼以清血一法。易於奏效。蓋血熱傳於肺部。而成肺炎。故清其心血。而肺炎平。余思之而重思之。而三思之。乃知肺主氣而屬金。心主血而屬火。火能尅金。今以清血而治肺炎。非生尅之理乎。受外國化者。何不自量而忘本乃爾。雖然。中醫之所以不能日新月異者。豈無故哉。蓋爲醫者。有速成之心。鄉隅醫士。臟腑之功用未明。僅持成方。問病施藥。其故一也。好博不專。往往以一人統治各症。吾恐守舊而不追烏暇使之維新哉。其故二也。間有專科之徒。守其家秘。傳子不傳婿。其故三也。爲今之計。學會方面。宜多設醫院。容納多數醫士。分科研究。則可免紙上空談之識。醫校方面。宜採用分科制。或專科制。則可造成專門人材矣。醫士方面。宜設施診局。將平時心得。報告學會。則無固守自封之患。同志之士。苟能各盡其力。共策進行。則何虞不能保守古醫。而加之西醫上耶。

徵求

本刊特闢徵求一欄爲讀者發表意見之地位凡各地同道平日所診各病關于西醫所謝絕而經本人治愈者請將詳細情形切實見投一經登載酌贈本刊惟含有攻擊性質者恕不錄取

增刊

痧疹號

學說　痧疹概論

楊志一

痧疹之名稱　此證名稱不一。南人謂之糠瘡。北人謂之麩瘡。吳人謂之痧。越人謂之瘄。又痧則有疫毒痧、痧子、細小痧等名。疹則有隱疹、赤疹、丹疹、風疹、痲疹等名。西醫則譯此證統名爲猩紅熱。其證流行春夏。而富傳染性。小兒純陽之體。每多患之。顧痧與疹頗爲相似。苟精究之。亦自不同。痧者沙也。皮膚密佈。其形如沙。疹者軫也。出軫軫然。生如芥子。痲。此其辨也。

痧疹之病原　夫痧之與疹。同出於肺經。同發於肌膚。其不同之點。痧爲衞病而兼及於營。疹爲營病而發出於衞。然而由於風溫時氣之邪。中於上焦肺經。（多從鼻管呼吸而入）肺主清肅。外合皮毛。溫邪鬱而不解。達於肌膚，發爲痧疹。實無二致也。

痧疹之診斷　痧則循之刺手。其形小。其色或白或赤。其布密。其根蒂亦淺。疹則其形較大。其布較稀。其色純赤。其根蒂亦深。其見證或先寒後熱。胸悶不舒。或咳嗽嘔瀉。口渴。脈息或浮滑或浮數。至見躁亂咽痛。脣焦神昏。則爲內陷之徵。

痧疹之治療　痧疹皆爲溫病。邪勢外泄之機。治之之法，宜本內經在表者引而越之之旨。因其勢而疏解之。清涼之法。痧以疏解爲主。以清涼爲輔。治疹以清涼爲主。以疏解爲輔。疏解如豆豉、蟬衣、牛蒡、薄荷、桑葉、菊花、桔梗、前胡之類，清涼如銀花、連翹、山梔、丹皮。赤芍、赤苓、綠豆衣之類。

痧疹之部位　痧疹發則先動於陽。而後及於陰，故一身之中。凡頭面背及四肢向外之諸陽部宜多。而胸腹腰及四肢向內之諸陰部宜少。陽部透而陰部不透者無害。陰部透而陽部不透者爲險。

痧疹之逆證　黑暗乾枯，一出即沒者。鼻扇口張目無神者。鼻青糞黑者。熱極喘脹。胸高肩息。狂言衄血。搦手搖頭。尋衣摸床。泛惡便秘。口出屍氣者。紅紫黯慘。脈沉數細軟者。邪伏不出。變成悶痧者。

痧疹之禁忌　忌葷腥生冷風寒，忌用苦寒遏閉，忌用辛熱助火。忌用補澀留邪。

述古　痧疹述古

王慎軒述

靈樞素問及秦漢醫籍。皆無痧痘之名。良由古風純樸。幼者少胎火。長者少慾火。無痧痘之病。故無痧痘之名。

萬密齋以痧痘皆稟于胎毒。良有以也。

萬密齋曰。疹以春夏爲順。秋冬爲逆。以其出于脾肺兩經。一遇風寒。勢必難出。且多變證。故以秋冬爲不宜耳。

痧喜清涼而惡溫。痘喜溫煖而惡涼。此固其大法也。然亦當有得其宜者。如疹子初出之時。太用寒涼。則痧不透發。必生變端。痘子成熟之時。若太溫熱。則反潰爛不收。故治痘疹者。無過于熱。無過于寒。必溫涼適宜。使陰陽和平。最爲得之。按其論痧痘之證治。非常透切。著有痘痧啓微。痘痧世醫新法。痘痧碎金賦等書。

繆仲醇曰。痧疹者。手太陰肺足陽明胃二經之火熱內發。風溫之邪外襲而成者也。小兒居多。大人亦有之。殆時氣瘟疫之類。治法當以清涼發散爲主。最忌酸收溫補。

張氏醫通痘疹門論痧疹之治法頗詳。讀者每以其非專書而忽之。殊可惜也。

景岳全書曰。疹者痘之末疾。惟二經受病。脾與肺也。內應于手足太陰。外合于皮毛肌肉。是皆由于天地間不正之氣。故曰疹也。然其名目有異。在蘇松曰痧子。在浙江曰瘖子。在江右湖廣曰痲。在山陝曰膚瘡。曰糠瘡。曰赤瘡。在北直曰疹子。名雖不同。其證則一。按其論疹分三十五條。俱遵萬氏成法。然亦多有發明之處也。

醫宗金鑒曰。痲疹由于胎元之毒。伏藏于內。感天地陽邪火旺之氣。自脾肺而發出。故多咳嗽噴嚏。鼻涕眼淚。兩胞浮腫。胸悶泛惡等症。身熱二三日。或四五日始見點于皮膚之上。形如麻粒。色若桃花。形尖疎稀。漸次稠密。有顆粒而無根暈。微起泛而不生漿。與痘大異。其論證治法。悉採前人之說。編纂而成。然多用升發之劑。南方體質薄弱。非所宜也。

葉天士幼科醫案論治痧疹。以辛涼解肌宣肺化痰爲主。用藥輕靈。最合南方體質。可師可法者也。

吳鞠通溫病條辨曰。溫病發疹者甚多。紅點高起。係血絡中病。宜以芳香透絡。辛涼解肌。甘寒清血爲主。前人每用升柴。取其升發之意。不知溫病多見于春夏發生之候。天地之氣。有升無降。豈可再以升藥升之乎。且經謂冬藏精者。春不病溫。是溫病之人。下焦已虛。安庸再升其少陽之氣。使下竭上厥乎。經又曰。無實實。無虛虛。必先歲氣。無伐天和。可不知耶。後人皆尤而效之。實不讀經文之過也。

治痧感言

唐宗一

夫痘溫痲涼。人所共知。升提透達。誰曰不曉。執此以治痲疹。法亦周且詳矣。然而按法施治而不愈者。抑有何歟。曰小兒之稟賦有强弱。客邪之感入有淺深耳。倘徒執方書板法。不察寒熱虛實。升提補托之劑。猛浪雜投。所以處方雖佳。終難見效也。茲錄驗案一則於後。倘祈高明敎正焉。

宋姓兒。九歲。患痧症。症頗重。更醫三四人。服藥同無效驗。後經伊戚周君。邀余往治。證見壯熱。神糊譫語。煩躁。膚赤無汗。脈數。口乾。遂用生石膏。知母。竹葉。元參。豆卷。紫草。銀花等。生津解熱之品。至明日復診。熱透神清。痧亦密佈矣。及檢前醫方案。多係升提之品。不顧陽明氣液。無怪其痧不肯透而熱反壯也。其中一方。最屬可笑。竟用黨參。白朮。五味等。補塞之味。幸而未服。否則殆矣。吁。醫豈易言哉。

解表

百病表解

王愼軒述

△痧疹類

證治／種類	病原	診斷	傳變	治法	調理
正痧	凡第一次發痧之者。無論大人小兒。皆爲正痧。由于內伏先天之胎毒。外感天行之時氣。相觸而發。與痘略相似也。	初起寒熱咳嗽。胸悶泛噁。鼻流淸涕。眼淚汪汪。或作噴嚏。或出鼻煽。三四日發出細紅之點。七日遍身發齊。八九日後痧子漸回。身熱漸退。諸恙漸減。	痧子以發透爲吉。否則痧毒留中。變五證。歸脾則泄瀉不止。歸心則煩熱神昏。歸肝則驚惕抽搐。歸肺則咳嗽血出。歸腎則牙疳腐爛。	初起宜加減銀翹散。熱盛者宜淸痧湯。痧子不出而氣喘者。宜痲杏石甘湯。痧子已出而神昏者。宜涼營淸氣湯。	痧後無論有病與否。皆當服淸熱解毒藥二三劑。以淸未盡之餘毒。否則必變瘡毒牙疳等症。先哲所謂去疾務盡之意。不可忽也。
風痧	曾經發過正痧。復發痧子者爲風痧。由于伏溫濕熱內蘊。風寒之邪外束。鬱于太陰陽明兩經。邪從血絡而外出者也。	初起寒熱骨痛。外熱極重。裏熱不甚。或有咳嗽。亦不甚重。胸悶泛噁。舌苔薄膩。二三日見點者輕。四五日見點者重。朝出晚退。子出午收。收而復發。出沒無定。	此證每與傷寒傷風風溫溼溫等同發。其傳變亦與傷寒等同。故風痧變證。可仿傷寒溫病同治也。	初起宜荊防敗毒散。外用胡荽酒。又以苧痲醮酒遍身戛之。務合汗出痧透爲要着。其餘夾雜之症。須汗出之後。隨證治之。	風痧之後。惟咳嗽最不易止。宜用前胡牛蒡象貝之類。宣肺祛風而化痰熱。愼不可妄用補品。以致補住邪氣。遺害無窮。
⿸疒丹痧	此證多發于小兒。因小兒腠理空疏。風熱毒邪從表襲入。挾內蘊之胎毒。與血相搏所致。是即痧子挾丹毒之類也。	初起壯熱煩躁。甚則驚搐不甯。次則紅暈發于肌表。漸次紅點成片。先發一處。漸及遍身。痛痒交作。非常難忍。舌絳苔黃。脈象洪大而數。	經言火鬱則發之。熱實則下。惟此證表裏俱熱。過表則火勢焰張。過下則邪乘虛入。皆有神昏譫語壅厥直視之變。用藥之際。切宜加意謹愼焉。	初起宜淸痧湯。次服淸瘟敗毒飲。若大便秘者。可加大黃三四分。但不宜重用攻下之藥。蓋此爲無形之邪。下之反傷正氣。有邪乘虛入之虞。	調理之法。仍宜仿淸瘟敗毒飲之意。減輕石膏及苦寒之藥。滋陰淸榮爲主。或用六味地黃湯。壯水之主。以制陽光。
喉痧	疫癘之邪。從口鼻而入。寒邪束于肌表。之毒鬱于肺胃。厥少之火乘勢上亢。咽喉爲厥少之道路。肺胃之門戶。故發喉痧。	初起寒熱煩躁。咳嗽嘔噁。咽喉腫痛腐爛。舌苔或白或黃膩。此邪鬱于氣分也。甚則壯熱口渴。神昏譫語。舌絳唇焦。此熱入血分也。	此證爲最劇之急性傳染病。沿門闔境。老幼相似。竟有朝發夕斃。夕發朝亡者。大抵汗不出。痧不透。聲啞氣急。痧出神昏者。多死。	初起邪鬱在氣分者。宜解肌透痧湯。重則痲杏甘膏湯。痧未透而熱巳入血者。宜加減黑膏湯。痧巳佈而熱入血分者。宜涼營淸氣湯。	疫癘之邪。非虛不入。厥少之火。非虛不亢。其虛之本。端在腎陰。陰虛于下。火亢于上。疫邪得以乘隙而入。故此證善後。當主養陰。

方選

痧疹類方選

王慎軒輯

加減銀翹散（自製）　連翹　銀花　荊芥
薄荷　前胡　牛蒡　杏仁　象貝
蟬衣　竹茹　蘆根　荸薺芽

此方治小兒痧疹初起。以銀翹散加減。所以不用豆豉、桔梗、甘草者。恐助惡心氣嗆也。連翹清解痧火。銀花清解胎火。佐以疎表宣肺化痰清熱之品。用藥雖輕。取效頗速。蓋治表治肺之藥。貴乎輕清。若雜一味沉降之藥。則反受牽制而失其透發痧子之效矣。

清痧湯　生石膏　知母　羚羊角　金線重樓
薄荷葉　連翹　蟬衣　殭蠶　鮮蘆根

此方爲張錫純先生所定。專治小兒出疹。表裏俱熱。或煩躁渴飲。或喉痛聲啞。或咳嗽氣喘等症。方用薄荷蟬衣殭蠶連翹解肌透痧。尤妙在用石膏羚角。既能清熱。又能透發痧疹。金線重樓一名蚤休。一名草河車。善清熱毒。凡痧疹初起熱輕者用前方。熱重者用此方。無不奇效。

麻杏石甘湯　見前咳嗽號

清涼營氣湯
犀角尖　鮮石斛　黑山梔　牡丹皮　鮮生地
薄荷葉　川雅連　京赤芍　京元參　生石膏
生甘草　連翹殼　鮮竹葉　茆蘆根　金汁

如痰多加竹瀝一兩冲。服珠黃散每日二分。

此方爲業師丁甘仁夫子所定。專治痧疹雖佈。壯熱煩躁。渴欲冷飲。甚則譫語妄言。咽喉腫痛腐爛。脈洪數。舌紅絳。或黑糙無津之重症。用大隊清榮生津之藥。妙在仍用薄荷透表。石膏清氣。蓋熱邪由氣而漸入于榮。仍冀其由榮而漸出于氣。由氣而透出于表也。

荊防敗毒散　見前瀉痢號

清瘟敗毒飲　生石膏　小生地　烏犀角　眞川連
梔子　桔梗　黃芩　知母　赤芍
元參　連翹　丹皮　甘草　鮮竹葉

此方爲余師愚治熱疫之主劑。氣血兩清。滋降並施。詢屬清瘟解毒之良方。痲痧亦係熱疫之類。故可借用。且余常以此方治溫病熱入血分之證。亦多有效。

解肌透痧湯　荊芥　蟬衣　射干　馬勃
薄荷　甘草　桔梗　牛蒡　前胡
連翹　殭蠶　豆豉　竹茹　紫背
浮萍　如嘔吐甚。舌白膩。加玉樞丹四分冲服。

加減黑膏湯　淡豆豉　鮮生地　鮮石斛　生石膏
薄荷葉　連翹殼　炙姜蠶　京赤芍　淨蟬衣
象貝母　生甘草　浮萍草　鮮竹葉　茆蘆根

此二方俱係業師丁甘仁夫子所定。前方治痲痧初起。寒熱咳嗽。咽喉腫痛。遍體痠痛。煩悶泛噁等症。後方治痲痧佈而不透。發熱無汗。咽喉紅腫。焮痛白腐。口渴煩躁。舌紅絳起刺。或黑糙無津之重症。按法用之。均有神效。

補白

靜盦醫話

陳存仁

痳疹

痧疹之名稱殊多。除本刊楊君志一所舉糠瘄。麩瘄。痧瘄。疫毒痧。痧子。細小痧。隱疹。赤疹。丹疹。風疹。痲疹。諸名外。攷諸金匱。又有陽毒之稱。張氏醫通又有痲子。赤疹。赤斑瘄。正疹子。膚疹。騷疹。吳鞠通則又稱之謂斑疹。甚矣。中國醫藥名詞之不統一。令吾人讀書常憾不便。信乎審定中國醫藥名詞。乃今日急圖之要務也。痧疹之病。日本名之曰『猩紅熱』。西醫至今猶用此名。西醫又有所謂『痲疹』者。痲夾疹也。又有所謂『風疹』者。卽疹之輕者也。

說學

痧疹論

張景範　梅森

一　痧疹發生之原因

痧疹等症。至危之病也。(浙人稱之謂痦子)其發生之原因。不外乎兩端。一因寒暖非時。鬱成厲毒。如春行冬令。冬行春令。疫氣遂之發生。凡人冬不藏精。眞氣未病先虧者。尤易感此穢濁不正之氣。邪犯肺胃。流行經絡。蘊而爲患。即爲起痧疹瘷痘之原因。其二即因吸觸已出痧疹者之毒邪。由口鼻吸入。觸而發病者也。若兒童純陽體質。陰氣未充。肺更嬌嫩。尤易觸受。故其發生之原因。不外上述之兩端。凡有小兒者。更當愼重防之勿怠。

二　痧疹之形證

凡感受時邪。或毒觸而發病者。其初發現之症狀。大都先寒後熱。汗已洩而熱仍不解。兩目白睛色赤。胸悶不舒。咳嗽肋間作痛。甚則呼吸引刺。懊憹上泛。納則嘔吐。肺氣窒塞。音啞口噤。驚癇發厥。如患者有以上現象者。須謹防其發痧發疹發癍等症。至其病之危險與否。則視其受邪之輕重而別。當在毒邪發時。熱淫之氣。浮越於肺經。故常有咽喉紅腫哽痛。或致腐爛者。總之此種病症。其邪直犯肺胃。蘊釀成患。繼則波及腎陰心營。傳經變化。前聖論之甚詳。故不贅述。

三　痧疹發出後之檢別

當乎疫氣盛行之時。或患寒熱。雖則汗洩而熱勢不解。(如第二條內所述症狀)醫者宜細察其全身。(須囑病家謹防病者不可再感風寒爲要)若皮膚現有隱隱紅點。即是爲出痧疹瘷痘之明證。如已發出。須當詳察辨別。不可差認。差認則藥不對病。藥不對。則病輕而增重者有之。至不救者亦有之。故最宜注意也。是豈獨痧痘爲然耶。至其分別之要點。不外下述數端。若現散蔓如沙。按之刺指者爲痧。按之不刺指而平潤者爲疹。紅暈片片。結如雲朵者爲瘷。形如蚊咬者爲蚊迹疹。且疹之輕重。又有五色之分。膚現小粒圓止形在皮外。四圍有紅圈者爲痘。毒邪甚者。又有痧中雜痘。痘中雜痧之分。是在發出後而檢別之。凡此等之症。其先多屬肺經。陽氣從上。故頭面愈多者爲吉兆。倘餘處皆見而面部獨無。其痧名之白面痧。白鼻痧往往危險多不救。(痘與疹亦然)蓋頭爲諸陽之首。頭部不見。乃陽不透達。即邪壅不清。猶水之有海洋。百川會聚。遇有此種病象。其治法宜多用升發之劑。並加清邪等藥。以思轉吉補救。是爲醫者之上策。

四　痧疹之色澤

痧疹等既經發出。則毒邪外洩。當得熱淡神清。然尤宜辨明色澤。總以紅潤光明爲佳象。如發痘症則以老黃色爲妥狀。更求其漿足。以上均爲正色病症。然後用以對症之藥。可期漸愈。無甚危險。痧疹則邪清而皮漸吐。痘則及期灌漿。漿乾結痂。痂亦順次脫落。病體乃得痊然。是可斷言也。然而稍一不愼。變象莫測。甚爲危險。而痘症則變端更速。若發出而無光澤。大多難救。如痧痘等雖經發出。而色黑暗不明。是爲邪甚內陷。或現枯晦之色。乃屬虧陰氣虛。其色淡白淡紅。乃屬氣弱血虧。因此色澤而有虛實之分。故治法亦遂之而異。不可執一而論也。病者逢此險症。在生死關口之際。醫者與病家於察診之時。尤要格外留意。審其色澤。別其虛實。而後辨別用藥。以圖補救之方。否則未有不遺死亡者也。可不愼諸。

五　痧疹未發出時之治法

在氣候不正。痧痘盛行之時。無論成人小兒。每多傳染。(種過牛痘三次以上者可免天花之發生)倘患寒熱。

（如第二條中所述之症狀）汗洩而熱勢不解。按其脈象濡數或浮數舌苔厚膩。當愼防身發時毒在此未曾發出之時。當早爲發散以解其毒。則無餘患若不預解。早投寒涼遏伏。多致邪毒蘊鬱於中。或爲壯熱釀成難救甚至日久。枯悴而死。故初起卽宜以透表飮。法治之。茲將藥方列後。以便患者參酌病情照此煎服。

透表藥方　蘇薄荷一錢　牛蒡子三錢
粉葛根一錢　青防風八分　炒山梔錢半
淡豆豉三錢　製半夏錢半　廣鬱金錢半
竹二青錢半　炒陳皮錢半

是方服後。如得身有微汗。脈靜身涼舌苔亦化。神志得清。可免發危症照上方可再連服一劑。因初入浮感。一得汗洩而邪已外達也。接服之後。如得效病勢稍減者。可將上方之藥。略爲加減再接服一二劑。便得完全愈好。其加減藥方列後。

△減去　蘇薄荷　淡豆豉　青防風　粉葛根四味
◉加入　方花通八分　淨連翹錢半　赤茯苓三錢
炒蔞皮錢半

此改定之加減方可再服一二劑。以防其餘邪不盡。留滯體中。至病體全愈。而飮食之品。切忌葷腥鮮發油膩之類。與以易於消化者爲佳。

如上述之病。服藥後熱仍不解。仍須依照上述之透表飮法中。

△減去　青防風　製半夏兩味
◉加入　金蟬衣一錢　象貝母三錢

此方服後。汗洩而熱勢得解。脈象平靜者。可免發險症是後服藥。仍可宗上述改定之加減藥方治之。

若服後而仍不見效。面若裝硃。胸中懊憹悶不可耐。脣現隱點者是爲發出時毒之明證。旣見點矣。須別其爲痧爲疹爲痧爲痘。旣認症確定矣。次須辨明其色澤。審定其虛實。而後用藥。若色澤紅潤明亮者爲順。一經透發。鬱邪外達。再照服下列之藥方一二劑。便可見效矣。

清熱藥方　牛蒡子三錢　炒山梔錢半
廣鬱金錢半　炒陳皮錢半　竹二青錢半
方花通一錢　淨連翹錢半　赤茯苓三錢
象貝母三錢　炒蔞皮三錢　冬桑葉半錢

惟病者在發出之時。胸中懊憹煩悶熱甚難耐。最要當心病者切忌貪涼。卽看護之人亦當以被與其緊蓋。使其汗出暢透汗後亦不可使露。因痧疹斑痘。必逐汗而透達肌表。若任意貪涼。致汗出不暢。鬱邪因之纏綿。不能盡洩於外。猶如將沸之水。忽然滅其火勢。或因此之故。以至將達於肌表者。亦遂之而內隱。到此地步。雖用藥中病。亦難奏效。故病人以貪涼得一時舒暢。自釀成危險不救之病症者。往往有之。病者其可不愼乎。（此後病者服藥可參考第六條痧疹發出後之治法欄內）

六　痧疹發出後之治法

（甲）凡痧疹等症已經發出。欲其出得暢盡。則毒邪便解。莫使絲毫逗遛。免致纏綿變化。故治痧疹之法。貴愼於始。如出而順者。此時宜服清熱化邪飮。

清熱化邪飮藥方　鮮豆卷二十顆　霜桑葉錢半
湖丹皮錢半　連翹心三錢　炒山梔錢半
象貝母三錢　廣橘白錢半　川石解二錢
茅柴根去衣心五錢

是方服後一二劑。如病者熱淡身涼。則所受時邪。可得齊佈於外。宜助以養陰清肺等藥。照前方中稍爲加減以便接服。

△減去　鮮豆卷　霜桑葉　二味
◉加入　北沙參三錢　炒麥冬三錢　（未完）

本會月刊增刊第廿一期起至四十期彙編出版

第一集彙編。（自第一期至二十期止）。早已售罄。第二集（自二十一期起至四十期止）。現已出版。增刊有五淋、赤白濁、痙厥、癲狂、遺泄、痰飲、癃閉、便血、汗病、疝氣、噎膈、咽喉、五積、癥瘕、胎產、乳疾、本草、四診等號。精裝一鉅冊實價大洋五角郵費五分

發行部　陳天鈍啓

王一仁啓事

鄙人從事于醫者十年於內外喉科粗知門徑現寓本埠西門內莊家橋勤業里門診上午九時至十二時過午不候

本刊價目表

	定價	郵費 本埠	郵費 本國	郵費 外國
一期	五分	半分	一分	三分
半年	二角八分	三分	六分	一角八分
全年	五角四分	六分	一角二分	三角分六

注意 定價並無折扣費須先惠空函無效概收大洋銀毫加水

廣告價目表

全張	五元
一頁	三元
半頁	二元
二方寸	四角

注意 登一期無折扣半年九折全年八折計算

江蘇全省中醫聯合會月刊

◎第四十八期◎

李平書 王一仁 秦伯未 編輯

助理編輯 陳存仁

月刊目次

增刊『痦痱號』目次

中華民國十五年五月一日◉丙寅年三月二十日

◉上海西門內石皮弄江蘇全省中醫聯合會◉

南市電話一三三九號

◀中華郵務總局特准掛號認為立券郵件▶

歡迎投稿

▲月刊投稿簡章

（一）材料以宣揚醫學。昌明國粹為範圍。

（一）能以各地醫林消息見惠者。尤所歡迎。

（一）登載稿件。一例酌贈本刊。投稿時請書明地址

（一）語涉攻訐個人者。恕不登載。

（一）投稿不登載者。原稿恕不發還。

（一）稿宜繕寫清晰。自加圈圈。否則不錄。登載時。本刊得酌量增删其字句。

▲增刊投稿簡章

（一）本刊材料。每號以一病為限。不錄他稿。以專研究。

（一）投稿者以實驗之談見惠。尤所歡迎。通信處請另紙繕寫。以便酌贈本刊。

（一）下期為。『疳積號』。『癰疽號』。『疔毒號』。『陰陽毒號』

常評

中醫界之內憂外患（仁）

耗矣哀哉。中醫界之內憂外患。未有如今日之亟者也。中醫本為濟世實用之學。而黠者必欲玩弄玄虛。以自欺欺人。而能避虛就實。以討論中醫之學理經驗者。抑何少也。其他守秘自私。不知團結。不解公開。最大之企圖。為個人營業之發展。充其患得患失之心。不惜千方百計。求其所謂術者。而中醫之精神。竟暗受其斲喪。是眞心腹之大患。此內憂也。

自中醫界有志之士。創醫校。設醫會。立醫院。方冀于垂淪之實用醫學。起之而有復甦之望。乃以呈請教部立案之故。西醫界力肆攻擊。有拔刀相向不能並存之勢。西醫平日既出其機械之學。與中醫爭一日之長。而當此呈請立案之事。又以破壞為快。謂非中醫之外患不可得也。

雖然。孟子曰無敵國外患者國恆亡。有西醫之外患。而能力自振奮。以圖競存。此中醫之幸也。所慮者在內憂。吾將何以除內憂。

言論

為醫進一忠告

朱振聲

天下之事。有比較而後分優劣。有優劣而後知競爭。有競爭而後能進步。此千古不易之理也。我中醫界自數千年來。著書立説。代有名賢。然無所謂學術上之競爭。處今之世。西學東漸。正學術有競爭之時。而醫界有進

步之機矣。然而不然。彼西醫者。並無團通之心。反存門戶之見。視中醫如仇敵。而不容其一日存在。不求學術之進步。但圖結黨以自固。日施其攻擊手段以快其心。而我中醫界仍嘿然不言者何也。蓋嬰兒毆人受者反以爲笑優伶嘲人中者不以爲恨。彼雖終日狠然何損之有。且余每見世之所謂西醫者遇傷寒表熱舍麻桂而用冰。下痢陽虛用萆麻而泄實。胃實者通其直腸致上承之陰氣先絕。留飲者認爲肺熱而肺中之痰飲愈滋。宜其病愈治而愈深。藥益進而益劇也。嗚呼。醫學關係于民命至深且切。不從事於學術上之研究而爲意氣之爭。攻擊漫罵無所不用其極。此學術之所以不精。而生民之所以日受其塗炭也。爲西醫者其可猛省乎。

來件 南洋華僑醫學公會草案

(一)命名　本會聯絡南洋各埠華僑醫生及藥材行兩界所組織故定名爲南洋華僑醫藥公會

(二)宗旨　本會無階級無黨派專以研究醫學交換智識兼辦慈善事業爲宗旨

(三)會所　本會設在巴達維亞地方暫借巴城藥王宮爲辦事處俟成立後再行擇地賃屋及推設分會於各埠

(四)職員　本會採用普通選舉制設會長一人副會長一人顧問二人會董十人坐辦一人書記一人財政一人交際四人稽查二人幹事四人由全體會員中投票選舉以票最多者充之任期二年但得續選連任（職權另訂專章）

(五)會務　本會規定將來應辦之事如左

(甲)圖書室　凡關於醫學範圍內之中西古今書籍圖書報章先行購置以供各醫生藥劑師會員研究之資

(乙)候診所　凡屬貧苦之人不分界域均可到會內就診不收醫費

(丙)贈藥所　按本會能力所及購備各種藥品贈送貧民

(丁)印刷品　本會將來出應出各種印刷品（週刊或月報）藉以發揚岐黃精義增進中醫學識以及發表各醫生經驗之心得藥行之狀況靈應之良方

(戊)留病院　本會應設留病院一所凡貧苦之人均得在院內調養

(六)資格　本會會員凡屬華僑醫生藥材商藥劑師慈善家如贊成本會宗旨得有會員一人介紹者均可入會但須先具介紹書一紙以備查考

(七)義務　本會會員應負有左列各種之義務

(甲)担認月捐　甲等二盾半　乙等一盾　丙等五方

(乙)介紹會員

(丙)凡屬本會醫生不分男女內外科每人必須到會內輪值服務候診惟遠道者例外（規則另訂專章）

(八)權利　本會會員均享有左列各種之權利

(一)有選舉權及被選權

(二)得在會內借閱書報

(三)有建議發言權

(四)會員有失業者得由本會介紹與相

當之職業有疾病者得在留病院調養

(九)經費　本會經費分爲基本金月捐特別三種凡入會者須先繳納基本金銀二盾半每月月捐至少五鈁特別捐則無定額急用時須召集大會議決舉行

(十)會期　本會會期規定週會常會紀念會特別會計四種

(一)週會　凡屬本會醫生及藥劑師每星期共同開研究會一次將各人最近診療泡經驗之心得及遇有奇難怪症提出公同討論以收切磋之效遠道者可用函達

(二)常會　每月初旬舉行壹次報告會務進行情形及收支數目以昭信實

(三)紀念會每年以本會成立日舉行懇親大會一次以資聯絡

(四)特別會此會無定期如遇有要事發生由會長召集全體大會議決施行

(十一)褒獎凡對於本會有功之人員特定褒獎各條如左

(一)特別捐助本會銀達乙百盾以上及介紹會員達十人以上者得懸掛八寸像片於本會以資紀念

(二)特別捐助本會銀達五百盾以上者由本會繪其十八寸肖像懸於會中以資景仰

(三)特別捐助本會銀達一千盾以上者由本會繪其三十二寸肖像懸掛本會紀念幷公贈金質獎章一枚

(十二)取締本會會員有犯左列情事之一者初次規勸二次警告三次宣佈除名

(一)破壞本會名譽有碍進行者

(二)破壞會員私人名譽查有實據者

(三)不守醫德或以偽藥牟利害人者

(十三)附則以上所擬各條均屬草案如有未盡善處俟開成立大會時再行刪改完善呈請居留政府立案以垂久遠

發起人

吳肇泉　李栢筠　游子上

葉弼初　吳溆羣

游子雲　盧瀚如

大和堂　羅芙鏻

李翰屏　劉志仁　游彥丞

贊成人

林岳初　李子羣　正治安堂

嚴克憲　劉仲和　鄧月舫

梁竹庭　保安堂　郭韶九

大安堂　永和春　吳伯唐

永安和　李良姿　王暢徽

存濟堂　萬生堂　游濟安堂

溫心樓　范廷策　游倫忠

振安堂　吳澤如　游慶夫

鍾鏡清　何星伯　葉錫提

游亮明　李天生　壽南藥房

李碧達　漢商公司

通訊處　暫借本城野隔蘭油米行公所電話八四四五號

或大港唇漢商公司電話一千一百七十四號

洋文住址漢商公司 Han Slang Kong Sle Ksli Besar N22 Batavia.

剪存

中國歷代醫學之發明

王吉民

張介賓類證漢方云。治膀胱有溺。或因氣閉。或因結滯。阻塞不能通達。諸藥不效。危困將死者。用猪溲脬一個。穿一底竅。兩頭俱用鵝翎筒穿透。以線紮定。並縛住下口根下出氣者一頭。乃將溲脬吹滿。縛住上竅。卻將翎尖插入馬口。解去根下縛手。捻其脬。使氣從尿管透入膀胱。氣透則塞開。塞開則小水自出。大妙法也。

又通塞法云。凡敗精。流血。或溺孔垢阻水道。小便漲急。不能出者。令病人仰臥。亦用鵝翎筒插入馬口。乃以水銀一二錢。徐徐灌入。以手逐段輕輕導之。則諸路皆通。路通而水自出。水出則水銀亦從而皈出。毫無傷礙。亦最妙法也。

自唐至明。由葱葉口吹。而至猪脬翎管。自明迄今垂六百年矣。其中不但無進步可言。乃並此法亦廢置而不用。古人不作。斯道淪亡。可勝浩歎。

四　針灸科

考西國古時有針法。然其用甚狹。僅知放血。遠不及中土之精且詳。故廢而不用。至十七世紀末葉。中土之鍼灸法始傳至歐洲。據羅馬塞氏之調查。謂由荷醫天利尼氏傳入。尤爲法人所重視。在十九世紀初。曾盛行一時云。

一九一六年。英醫簡地利氏著有中國鍼法實驗談一篇。刊於熱帶病學衛生雜誌。頗引起醫家之注意。研究者大不乏人。可見此道又中興也。

日本之知鍼術。亦出自吾國。其大寶令中載有鍼博士鍼生云。成化九年癸巳孟冬。日本國龜山殿所使副官信州隱士言二百年前。彼國有兩名醫。一爲和介氏。一爲丹波氏。皆專治癰疽。疔癤。瘰癧。痺瘡。定八處灸法。立著神效者。吾國鍼灸法發明更早。諸書於左。

帝王世紀。太昊制九針。又云黃帝革雷公。岐伯教制九針。

內經。虛實之要。九針最妙者。爲其各有所宜也。

素問。湯液醪醴論。鑱石針艾。治其外也。

九針之說有二。一指針式而言。卽鑱針。員針。鍉針。鋒針。鈹針。員利針。毫針。長針。大針也。二指針法而言。一針皮。二針肉。三針脈。四針筋。五針骨。六針陰陽。七針益精。八針除風。九針通九竅。

靈樞官能篇。針所不爲。灸之所宜。

外臺秘要。針法古來以爲深奧。今人卒不可解。經云。針能賫人。不能起死人。若錄之。恐傷性命。今並不錄針經。唯取灸法。

針爲古治病之法。用之得當。未始非醫藥之助。然因不明臟腑。不諳消毒。得失參半。所以王燾著外臺秘要。廢針取灸。良有以也。今也精斯術者更罕。

俗呼西法注射爲打針。此實大謬。注射是用一支空針。刺入人體皮肉中。針之後端連以玻管。內貯藥水。將此水由空針輸入體中。以代服藥。其理與中土之針砭。迥然不同。

晁公武讀書後志。銅人針灸圖三卷。宋王惟德撰。分臟腑十二經。旁註腧穴所會。

王應麟玉海。宋天聖朝醫官院上所鑄腧穴銅人式二。

詔一置醫官院。一置大相國寺仁濟殿周密齊東野語。聞男氏章叔恭云。昔倅襄州日嘗獲試針銅人全像以精銅爲之臟腑無一不具其外腧穴則錯金書穴名於旁。凡背面二器相合。則渾然全身蓋舊都用此以試醫者。其法外塗黃蠟中實以水俾醫工以分折寸。案穴試鍼。中穴則鍼入而水出稍差則鍼不可入矣。亦奇巧之器也。

銅人現尚存北京太醫院。前協和醫校解剖主任高德利氏曾考察銅像並播映以歸。著論文登於美國醫學會報。(一九二一年七月號)惟據伍君連德在中華醫學雜誌第五卷第一期。則謂該像是後人仿造。原物於庚子年拳匪亂時已爲外人攜去云。

古醫頗重實驗。於齊東野語條可得其梗概，今人則無此訓練。太醫院內之銅人。不以之作爲敎授時之模型。而徒爲古董式之陳列品視之。豈非大謬。

舊唐書職官志。置鍼博士。掌敎鍼生以經脈孔穴。使識浮沉澀滑之候。又以九針爲補瀉之法。

唐書百官志。太醫令掌醫療之法。其屬有四。一曰醫師。二曰針師。三曰按摩師。四曰咒禁師。

宋史。選去醫官初隸太常寺。神宗始置提舉判局官。設三科以敎之曰方脈科。針科。瘍科。

李唐時頗重醫。至特分科目設置官職。爾時針灸爲最甚。至宋元。注重已不如唐。訖於明淸。寖失眞傳。夫針灸本吾國數千年前已大發明。不圖反爲外人所得。得之而又精研之。所謂靑出於藍而勝於藍。而我之針灸科。遂相形而益見絀。悲夫。

五　按摩術

晚近按摩術異常發達。不知者以爲是新發明。其實非也。西歷紀元前四百六十年。醫聖歇撲氏曰。凡醫士不惟當精通許多之學術。當兼學按摩。能將關節之弛緩者堅強之。僵直者柔利之。可知西洋古時亦有此法。吾國發明更早。下列數端是其例也。

孟子。爲長者折枝。趙岐注。折枝按摩手節也。

周禮疏。案劉向云。扁鵲使子術按摩。

韓詩外傳。扁鵲砥針厲石。子游按摩。

班氏薪文志。黃帝岐伯按摩十卷

唐書百官志。太醫令掌醫療之法。其屬有四。一曰按摩師。

唐六典。唐有七科。曰體療。少小。耳目口齒。角法。按摩。咒禁。

又按摩博士掌敎按摩。注以消息引導之法。以除人八疾。一曰風。二曰寒。三曰暑。四曰溼。五曰饑。六曰飽。七曰勞。八曰逸。凡人支節臟腑積而疾生。導而宣之。使內疾不留。外邪不入。若損傷折跌者。以法正之。

按摩針灸之術。漢唐頗重視。故有博士之稱。宋元以後。漸視爲賤技。至今操斯術者大抵出自理髮匠。其爲通人之詬病也固宜。

六　劀治法

近年歐美外科手術之進步。大有一日千里之勢。昔日以爲針藥所不能治者。今可施以手術。而奇效遠非中土所能望其項背。此無庸深諱者也。然而吾國古時。亦間有傑出之士。如俞跗。華佗輩皆能刳腸剖臆。刮骨續筋。與今世之外科劀症相同。因特誌之。

史記扁鵲傳。上古之時。醫有俞跗。治病不以湯液醴灑鑱石撟引案杌。毒熨一撥見病之應。因五藏之輸。乃劀皮解肌。訣脈結筋。搦髓腦。揲荒爪幕。湔浣腸胃。漱滌五藏。練精易形。

尸子。有醫竘者。秦之良醫也。爲宣王劀痤。爲惠王療痔。皆愈。張子之背。命竘治之。謂醫竘曰。背非吾之背。任之制焉。治之愈。竘誠善疾也。張子委制焉。夫身與國亦猶此。必有委制。然後治。

後漢書。華佗方技傳。有人苦頭眩。頭不得舉。目不得視。積年。華佗使解衣倒懸。令頭去地一二寸。濡布拭身體周匝。候視諸脈。盡出五色。佗令弟子數人。以鈹力決脈。五色血盡。視赤血出。乃下。以膏摩被覆。汗出周匝。飲以葶藶犬血散。立愈。

有人腹中半切痛。十餘日中。鬢眉墮落。佗曰。是脾半腐。可刳腹養療也。佗使飲以藥令臥。破腹視皮半腐壞。刳去惡肉。以膏敷瘡。飲之藥。百日平復。

又有疾者詣佗求療。佗曰。君病根深。應當剖破腹。然君壽亦不過十年。病不能殺也。病者不堪其苦。必欲除之。佗遂下療。應時愈。十年竟死。

襄陽府志。華佗洞曉醫方。年百餘歲。貌有壯容。關羽鎮襄陽。與曹仁相持。中流矢。矢鏃入骨。佗為刮骨療毒。

張仲景。華元化為中國古今二大名醫。一長於內。一長於外。仲景之學。賴有傷寒金匱二書為之傳。自漢迄今。莫不奉其說為金科玉律。惟元化之術則早失傳。右列數條。已足證其術之精。使今日復生。必可執各種外科家之牛耳。

史記。陸終氏娶鬼方之女。孕。從左脅出三人。從右脅出三人。傳國至千年。

魏志曰。黃初六年。魏郡太守孔羨言。汝南屈雍妻王氏。以去年十月十二日生男兒。從右腋下小腹上而出。其母自若。無他畏痛。今瘡已愈。母子全安。

凡骨盆特別狹小。胎兒不能由產道生下者。可剖腹出之。王氏兒從右腋下小腹上而出。是否由醫生施術，原文簡略。無從推測，果係剖腹而出。其技已可與華佗並傳。若左右脅各出三人。似與情理不合。祇可以神話目之。

晉書。魏詠之傳。生而兔缺。聞殷仲堪帳下有名醫。造門自通。醫曰可割而補之。但須百日進粥。不得笑語。遂瘥。

尚友錄。方千唐時人。能補脣。號補脣先生。

補脣手術頗簡單。並無危險。不可與剖腹同日語。此技兆自晉代。乃歷千餘年而未見精進。今之兔缺者。仍比比皆是。求諸瘍醫鮮能補之。中國外科退步。可謂達於極點。

翼駉稗編。將紫眞精於醫。武進周某。其母剮笥傾倒，竹鋒入腹。腸已斷。求治於將。曰瘡雖可治。十年後當有異疾。遂出藥敷腸。以線縫綴。納腹中。研藥一丸令服。夜半而甦。一月創合。後八年乃死。或問十年後如何。曰續處必生肉蕈。飲食渣滓從此出耳。

葉陽生頗精醫術。范少參長倩無子。晚得伏庵太史生無穀道。啼不止。延醫觀之。皆束手無策。陽生至。曰是在膜裹。須金刀割之。割之而穀道果開。太史既長。為紫帆翁作傳以報焉。

有人患腳跟腫痛。諸醫莫能識。之才曰蛤神疾也。由乘船入海。浮腳水中。疾者曰。實曾如此。之才為剖得蛤子二。大如榆莢。

輟耕錄曰。任子昭云。向寓都下。時鄰家兒患頭痛。不可忍。有回回醫官用刀割開額上。取一小蟹。堅硬如石。尚能活動。頃焉方死。疼亦遄止。嘗求得蟹至今藏之。夏雪蓑云。嘗於平江閶門見過客馬腹膨脹倒地。店中偶有老回回見之。於左腿內割去一小塊出。不知何物也。其馬隨即騎而去。信西域有奇術哉。

余輯割治法一篇既竟。乃不得不歎國人之過於重視學理而忽於技術也。良方妙文。互相抄錄。廣為刊佈。破腹斷腸之大手術。典籍反不載其法。坐使後來無以繼起。絕技失傳。此誠醫界最大之憾事也。

（第一章外科完全篇未完）

研究

中國生理解剖學

季愛人

第六章　小腸腑

第一節　小腸之位置

小腸。在幽門以下。長居全腸五分之四。分十二指腸。空腸。迴腸三部。

第二節　小腸之生理

小腸者。受盛之官。化物出焉。「素問靈蘭祕典論」小腸上接胃口。受盛糟粕而傳化。下達膀胱。泌別清濁而宣通。「李挺醫學入門小腸腑賦。」

第三節　小腸之解剖

手太陽小腸者。上合手太陽。出於少澤。少澤小指之端也。爲井金。溜於前谷。前谷。在手外廉本節前陷者中也。爲榮。注於後谿。後谿者。在手外側本節之後也。爲腧。過於腕骨。腕骨在手外側腕骨之前。爲原。行於陽谷。陽谷。在銳骨之下陷者中也。爲經。入於小海。小海。在肘內大骨之外去。端半寸陷者中也。伸臂而得之。爲合手太陽經也。「靈樞本輸篇。」

小腸手太陽之脈。起於小指之端。循手外側上腕。出踝小直上。循臂骨下廉。出肘內側兩筋之間。上循臑外後廉。出肩胛。交臂上入缺盆。絡心。循咽下膈。抵胃。屬小腸。其支者。從缺盆循頸上頰。至目銳眥。却入耳中。其支者。別頰上䪼抵鼻。至目內眥。斜絡於顴。「靈樞經脈篇。」

小腸大二寸半。徑八分分之少半。長三丈二尺。重二斤十四兩。左回疊積十六曲。「扁鵲難經」小腸腑者。主心也。心合於小腸。小腸者。受盛之腑也。重二斤十四兩。長二丈四尺。廣二寸四分。後附脊。左回疊積。其注於迴腸者。外附臍上。回運環反十六曲。「孫思邈千金方小腸腑脈論。」

「注」小腸之內。有腸腺。絨毛。所以有化物之能也。

第七章　大腸腑

第一節　大腸之位置

大腸。連於小腸。分盲腸。結腸。直腸三部。盲腸起於腹之右下部。與迴腸相接。盲腸之末爲結腸。自腹之右邊上行。左折而橫過胃腑之下。復折而自腹之左邊下行。至臀部之骨盤。爲直腸而終於肛門。

第二節　大腸之生理

大腸者。傳道之官。變化出焉。「素問靈蘭秘典論」大腸者。肺之腑也。爲傳送之司。肺病久則傳入大腸。手陽明是其經也。「華佗中藏經。」

第三節　大腸之解剖

大腸上合手陽明。出於商陽。商陽在大指次指之端也。爲井金。溜於本節之前三間。爲榮。注於本節之後三間。爲俞。過於合谷。合谷。在大指歧骨之間。爲原。行於陽谿。陽谿。在兩筋間陷者中也。爲經。入於曲池。在肘外輔骨陷者中。屈臂而得之。爲合手陽明也。「靈樞本輸篇。」

大腸手陽明之脈。起於大指次指之端。循指上廉。出合谷兩骨之間。上入兩筋之間。循臂上廉。入肘外廉。上臑外前廉。上肩。出髃骨之前廉。上出於柱骨之會上。下入缺盆。絡肺。下膈。屬大腸。其支者。從缺盆上頸。貫頰。入下齒中。還出挾口。交人中。左之右。右之左。上挾鼻孔。「靈樞經脈篇」大腸重二斤十二兩。長二丈一尺。廣四寸。徑一寸。當臍右迴十六曲。肛門重十二兩。「扁鵲難經。」

「注」大腸內無絨毛。與小腸不同。

第八章　胃腑

第一節　胃之位置

胃腑。橫在橫膈膜之下面。如囊狀。其與食道相連接之處。謂之賁門。其與小腸相連之處。謂之幽門。

第二節　胃之生理

〔胃〕者。腑也。入名水穀之海。與脾胃表裏。胃者人之根本。胃氣壯。五臟六腑皆壯也。足陽明是其經也。「華佗中臟經。」

第三節　胃之解剖

胃重二斤一兩。紆曲屈伸。長二尺六寸。大一尺五寸。徑五寸。胃之上口。名曰賁門。胃之下口。卽小腸之上口。名曰幽門。「扁鵲難經。」胃出於厲兌者。厲兌者足大指內次指之端也。爲井金。溜於內庭次指外間也。爲滎。注於陷谷。陷谷者上中指內間上行二寸陷者中也。爲俞。過於衝陽。衝陽。足跗上五寸陷者中也。爲原。搖足而得之。行於解谿。解谿。上衝陽一寸半陷者中也。爲經。入於下陵。下陵。膝下三寸胻骨外三里也。爲合。復下三里三寸。爲巨虛上廉。復下上廉三寸。爲巨虛下廉也。大腸屬上。小腸屬下。足陽明胃脈也。大腸小腸皆屬於胃。是足陽明也。「靈樞本輸篇。」

胃足陽明之脈。起於鼻交頞中。旁約太陽之脈。下循鼻外。上入洪中。還出挾口。環唇下。交承漿。却循頤後下廉。出大迎。循頰車。上耳前。過客主人。循髮際。至額顱。其支者。從大迎前。下人迎。循喉嚨。入缺盆。下膈。屬胃。絡脾。其直者。從缺盆。下乳內廉。下挾臍。入氣衝中而合。以下髀關。抵伏兎。下膝臏中。下循脛外廉。下足跗。入中指內間。其支者。下廉三寸而別。下入中指外間。其支者。別跗上入大指間。出其端。「靈樞經脈篇。」

「注」胃爲筋肉所成。內面被以粘膜。具無數之皺襞。外面則以漿液膜被覆之。泌出之胃液。卽消化食物至要之物也。

雜錄　病家棒喝(一)

劉壺隱輯

▲敍言

治病非難。而所以愈病者實難。是故上工能治未病。其次治逆病。又其次治危病。下者治微病。最下者并微病亦不能治矣。然治病雖醫者之責。而其減暖添寒。飢食渴飲。周旋回護於病者之側者。則惟病家是賴。何則醫者之造方也。配以君臣佐使。定以奇偶輕重。分兩有差煎服有時。申之以節飲食。誡之以絕嗜欲。告之以愼起居。醫者之能事畢矣。病家遵此症雖重而亦易愈。違則病雖微而亦難痊。蓋醫者之來也。爲時甚短。而終日之防衛。全恃乎病家之扶持。稍不經意。症易犯逆。雖扁鵲倉公。亦莫能終其治。是故凡病之愈也。半由於醫者學術之功。半由於病家自衛之力也。諺所謂醫生醫病不醫命。良有以夫。然則病家與醫者。其關係若是之鉅。可不知乎。僕本鄙陋。痛習尙之不善。久欲思矯正之。歲甲子。容東省濱江。充軍警界醫官。服務之餘。彙集名家之說。並附一得之見。草創成篇。聊以爲病家棒喝云爾。若謂僕偏護醫者。專咎病家。則吾豈敢。至於擇焉不精。語焉不詳。尙祈海內明達。有以教之。俾可補其闕而正其謬。不特僕之幸。亦病家之幸也。

▲擇醫論　裘一中

擇醫療病。不在臨時。而在平日。能于平日知得深信得確。則臨病相延。不患不濟事也。今夫世之擇醫者。在平日則恬不經心。及有病卽手忙脚亂。妄聽妄從。有謂此良。遂延此者。有謂彼良。更延彼者。甚至道途之人。絕不曉醫爲何事。而或狥其舉薦之情。無一不可延之者。幸而愈。以爲得人。不愈則曰疾既已劇。無可奈何。甘下泉而不悔矣。愚者不足怪。智者亦比比如之。可勝悼歎。

▲煎藥服藥法　徐洄溪

煎藥之法各殊。有先煎主藥一味。後入餘藥者。有先煎衆味。後入一味者。有用一味煎湯以煎藥者。有先分煎後併煎者。有宜多煎者。(補藥皆然)有宜少煎者。(散藥皆然）有宜水多者。有宜水少者。有不煎而泡漬者。有煎而露一宿者。有宜用猛火者。有宜用緩火。各有妙義。不可移易。今則不論何藥。惟知猛火多煎。將芳香之氣散盡。僅存濃厚之質。如煎燒酒者。將糟久則酒氣全無矣。豈能和營達衛乎。須將古人所定煎法。細細推究。而各當其宜。則取效尤捷。其服藥亦有法。古方一劑必分三服。一日服三次。幷有日服三次夜服三次者。蓋藥熱入口。卽行於經絡。驅邪養正。性過卽已。豈容間斷。今人每日服一次。病久藥暫。此一暴十寒之道也。又有寒則不得其宜。早暮不合其時。或與飲食相雜。或服藥時卽勞動冒風。不惟無益。反能有害。至於傷寒及外證痘證。病勢一日屢變。今早用一劑。明晚更用一劑。中間間隔兩晝一夜。經絡已傳。病勢益增矣。又發散之劑。必煖覆令汗出。使邪從汗散。若不使出汗。則外邪豈能內消。此皆淺易之理。醫家病家皆所宜知也。又惡毒之藥。不宜輕用。昔神農徧嘗諸藥而成本草。故能深知其性。今之醫者。於不常用之藥。亦宜細辨其氣味。方不至於誤用。若耳聞有此藥。並未一嘗。又不細審古人用法。而輒以大劑灌之。病者服之。苦楚萬狀。幷有因此而死者。而己亦茫然不知其何故。若每味親嘗。斷不敢冒昧試人矣。此亦不可不知也。

▲凡病不宜輕服補藥論

徐洄溪

人之有病。不外風寒暑濕燥火爲外因。喜怒憂思悲驚恐爲內因。此十三因。試問何因是當補者。大凡人非老死卽病死。其無病而虛死者，千不得一。況病去則虛者亦生。病留則實者亦死。若果元氣欲脫。雖浸其身於參附之中。亦何所用。乃謬舉內經曰。邪之所湊。其氣必虛。氣虛固當補矣。所湊之邪。不當去耶。蓋邪氣補住。則永不復出。重則卽死。輕則遷延變病。或有幸而愈者。乃病輕而元氣漸復。非藥之功也。余少時見問疾者。聞醫家已用補藥。則相慶。病者已愈。今則病勢方張。正羣相議進參附熟地。豈不可駭。其始也。醫者先以虛脫嚇人。而後以補藥媚人。浙江則六味八味湯加人參麥冬等藥。江南則理中湯加附桂熟地鹿茸臍帶等藥。於是人人習聞。以爲我等不怕病死。只怕虛死。所以服補而死。猶恨補之不早。補之不重。幷自恨服人參無力。以致不救。醫者虛脫之言。眞有先見之明。毫無疑悔。若服他藥而死，則親戚朋友羣詬病家之重財不重命。死者亦目不能瞑。醫者之罪。竟不勝誅矣。所以病人向醫者述病。必自謂極虛。而旁人代爲述病。亦共指爲極虛。惟恐醫者稍用攻削之劑。以致不起。或有稍識病之醫。卽欲對證擬方。迫於此等危言。亦戰戰兢兢。擇至補之藥。以順其意。既可取容。更可免謗。勢使然也。此風之起。不過三十餘年。今則更甚。不知何時而可挽回也。

王士雄附按曰。病去則虛者亦生。病留則實者死。眞千古名言。蓋人者氣以成形耳。法天行健。原無一息之停、惟五氣外侵。或七情內擾。氣機窒塞。疾病乃生。故雖在極虛之人。既病卽爲虛中有實。總宜按證而施。宜通消解之法。一味蠻補。愈閟氣機。重者卽危。輕者成錮。奈醫家目不識病。開口言虛。病者畏死貪生。樂於從補。是以貧人無力服藥。得盡其天年者多。若富貴人之死於溫補。則十居其七八也。迷而不悟。覆轍相尋。誠如徐氏所言。讀此可爲痛哭。

▲病家論

徐洄溪

天下之病。誤于醫家者固多。誤于病家者尤多。醫家而誤。易良醫可也。病家而誤。其弊不可勝窮。有不問醫之高下。卽延以治病。其誤一也。有以耳爲目。聞人譽某醫卽信而不考其實。其誤二也。有平日相熟之人。務取其便。又慮別延他人。覺情面虧而其人又叨任不辭。希圖酬謝。古人所謂以性命當人情其誤三也。有遠方邪人假稱名醫。高談闊論。欺騙愚人。遂不復詳察。信其欺妄。其誤四也。有因至親密友。或勢位之人。薦引一人。情分難卻。勉强延請。其誤五也。更有病家戚友偶閱醫書。自以爲醫理頗通。每見立方。必妄生議論。私改藥味。善則歸己。過則歸人。其誤六也。或各薦一醫。互相謗譭。遂成黨援。甚者各立門戶。如不從己。反幸災樂禍。以期必勝。不顧病者之死生。其誤七也。又或病勢方轉。未收全功。病者正疑見效太遲。忽而讒言蜂起。中道變更。又換他醫。遂至危篤。反咎前人。其誤八也。又有病變不常。朝當桂附。暮當芩連。又有純虛之體。其症反宜用硝黃。大實之人。其症反宜用參朮。病家不知。以爲怪僻。不從其說。反信庸醫。其誤九也。又有吝惜錢財。惟賤是取。況名醫皆自作主張。不肯從我。反不若某某等和易近人。柔順受商。酬謝可略。扁鵲云。輕身重財不治。其誤十也。此猶其大端耳。其中更有用參附則喜。用攻劑則懼。服參附而死。則委之命。服攻伐而死。則咎在醫。使醫者不敢對症用藥。更有製藥不如法。煎藥不合度。服藥非其時。更或飲食起居。寒暖勞逸。喜怒語言。不時不節。難以枚舉。小病無害。若大病則有一不合。皆足以傷生。然則爲病家者。當何如議擇名醫而信任之。如人君之用宰相。擇賢相而專任之。其理一也。然則擇賢之法。若何。曰必擇其人品端方。心術純正。又復詢其學有根柢。術有淵源。歷考所治。果能十全八九。而延請施治。然醫各有所長。或今所患非其所長。則又有誤。必藏聽其所論切中病情。和平正大。又用藥必能命中。然後托之。所謂命中者。其立方之時。先論定此方所以然之故。服藥之後。如何效驗。或云必得幾劑。而後有效。其言無一不驗。此謂命中也。如此試醫。思過半矣。若其人本無足取。而其說又怪僻不經。或游移恍惚。用藥之後。與其所言全不相應。則卽當另覓名家。不得以性命輕試。此則擇醫之法也。

▲疾病中不宜與人相接論　裴一中

凡有以問疾來者。勿得與之相接。一人相接。勢必人人相接。多費語言。以耗神氣。心所契者。又因契而忘倦。所憎者。又因憎而生嗔。甚或坐盈一室。競起談風。縱不耐煩。又不敢直辭以去。嗟嗟有病之人。力克幾何而堪若此。恐不終朝而病已增劇矣。然此猶爲害之小者耳。更有一等。搖唇鼓舌。好事生非。病者一惑。聽必致惱怒塡胸。不知自愛。而其爲害。又不可言。智者于此休將性命做人情。

醫林消息

江西考試中西醫生章程及試題

江西全省警務處長兼省會警察廳長龔光明自蒞職以來。對於地方一切應興應革。無不竭力剛新。鑒於省會醫生林立。往往誤投藥方。致害人命。若不從嚴考試。殊非愼重民命之道。爰於前月呈請軍民兩長。派員考試醫生。茲覓得考試醫生章程錄左。

第一條　本細則凡係中西各科醫生在南昌省會以醫爲常業者皆應遵守

第二條　本城營業醫生無論何種資格均須報名以便交付審查

第三條　醫生報名地點及手續如左

(甲)向該管警署或分駐所報名

(乙)繳報名費一元

(丙)附呈最近四寸半身相片一紙

(丁)呈驗各種憑證

(此項憑證俟考試畢後發還)

第四條　醫生投考應自帶筆硯卷紙由廳發給以免參差不齊

第五條 醫生考試除攜帶筆硯外不准夾帶片紙隻字並不得倩人捨替如有此項情事乃連捨替者一併除名永不准再應醫生考試

第六條 考場內細則另之

第七條 舉行考試時除由警廳派員監視外並請軍民兩長派員監考以昭愼重

第八條 考試時神州醫藥會江西分會會長應蒞場監視之

第九條 考試須俟審查完畢後舉行之

第十條 舉行審查神州醫藥會江西分會應派員參與之

第十一條 有左列資格之一者免考試

(甲)會在本國或外國醫校肄業三年以上領有畢業文憑者

(乙)現充或曾充各機關及私立醫院醫官者（現充須繼續服務三年者機關須按法定官制設有醫官者曾任應由神醫藥分會出具證明書以防假造而昭愼重）

(丙)講求醫理至十年以上著有醫學書者

(丁)在本城行醫十年以上證諸輿論確係學識俱優行爲端正者

(戊)經前警廳認爲合格發給證書者

第十二條 考試分內外科婦科小兒科跌打科針科其長於何科考應於報名時塡在報名單內且應試科學須以兩題爲完卷否則不以及格論

第十三條 考試分三期行之 第一期甄錄試 第二期科學試 第三期口試以外科醫生不能筆試者爲限

第十四條 考試日期及考試地點臨時公佈之

第十五條 考試以後凡經警廳認爲合格各醫生應由本廳分別給證其未領證者不得執行醫生之業務

第十六條 凡得有民國元年前警廳發給之證書者此次應一律繳換新證如已遺失者須將遺失原因呈該管警署或分駐所特呈警廳查明仍照從前等級補發但須覓具同

業三人以上連環保結呈案備查

第十七條 證書分三等繳費換證反補發證書亦同

甲等三元 乙等二元 丙等一元

第十八條 凡係有免考資格者除得有前警廳證書者外概給免試證書其領證費與甲等同

第十九條 所領證書如有遺失得呈請該管警署或分駐所轉呈警廳補發惟仍須按等繳費

第二十條 本細則如有未盡事宜隨時修訂之

▲試題

▲普通題 中醫講氣化西醫求形質孰爲得失論

▲中醫內科題 微伸二脈均屬虛脈究竟何者爲陰虛何者爲陽虛試詳言其狀態而分辨之

▲外科癰瘍科題 癰字從壅疽字從阻總不外氣血留滯然症判陰陽其致病之因安在

▲痘科題 引種牛痘最爲保幼之善法試詳言其所以著效之故

▲小兒科題 兒科俗名啞科以其不能自言疾病也當如何探察之

▲鍼科 針法治病最稱神速但亦必因症而施試條舉應針之候

▲又題　大腹水腫小便不利針法及方案

▲喉科題　經言喉痺與喉痛其症究是一是二自喉症飲水納食反不甚痛口雖渴而不多飲方案

▲眼科題　五臟精華皆注於目試分晰其部之所屬

▲又題　目睛昏暗望之却如常眼惟瞳神中隱隱有青白方案

▲西醫題　虎列拉之原因症狀及其療法若何近日天然痘流行染此疫者強半死亡考其原因多由於未經接種牛痘所致試以淺顯文字說明種痘法及其免疫原理

公文　本會爲貝母價格飛漲上孫總司令夏省長稟

爲奸商壟斷權利貝母價格飛漲貽害貧病請與通飭制止事竊查得藥材一項關係民命至鉅而壟斷商市孟子譏爲賤丈夫今則其事集于一時當爲賢長官所憐念而痛恨之者現在浙江貝母價格日高不啻倍蓰當前歲春夏間每擔售價念兩上下現竟漲至二百兩相去已十培推原其故由浙江甯波翁仰青其人欲爲登高壟斷之計于去年春間設立貝母組合所將象山所出貝母全數以賤價收買並壓迫種植之家將種籽完全繳出分派團下鄉丁儼似官廳命令欲作永久壟斷之圖以致象貝價格日以增高貧病之家實屬民不堪命且聞組合所股權以日人爲最鉅翁某喪心病狂爲人作嫁辱國害民之罪尤爲可惡總之象貝一項爲習用藥材其性苦辛善于清心潤肺止嗽消痰在四時中關溫燥熱病其用甚廣有川貝母一項則限於清養用之爲有力者所服食其價較昂貴尚與貧病無關唯此象用途既廣價值驟增今且與川貝之價相埓影響於貧病者至大且如滬第一隅施診給藥之善堂醫院一家每日施爲數百劑合計須數萬帖之多用象貝者既居其半以慈善濟衆之地平日經費尚嫌不足一旦遭此損失深慮他項藥材有第二翁仰欽者出加之壟則善堂醫院之給藥者唯有束手無策聽其自滅無量數貧病者既無力以延醫更無貲以服藥亦唯有呻吟牀第甘心委命而已素仰聯帥省長關懷民瘼載道口碑乞即飛飭浙省甯波文武長官嚴加查禁撤銷組合所並准種植象貝者自由賣買以惠貧病而免居奇一方更請飛飭曉示鄉民改良種植勿被日人侵入以維利權不勝盼禱感幸之至謹呈

五省聯軍總司令孫

浙江省長夏

江蘇全省中醫聯合會

會長　李鍾珏　丁澤周　夏應堂

增刊

瘄痱號

瘖俳述古

陳存仁

靈樞經黃帝問于少師曰。咽喉者水谷之道路也。喉嚨者氣之所以上下也。會厭者。聲音之戶也。口唇者音聲之扇也。舌者音聲之機也。懸雍垂者音聲之關也。頏顙者分氣之所泄也。橫骨者神氣所使主發舌者也。人卒然無音。寒氣客於會厭。不能開闔。故無音。

素問云。刺舌下中脈太過。血出不止爲瘖。治當補氣血。

脈要精微篇。岐伯謂心脈搏堅而長。當病舌轉不能言。

黃帝針經云。寒氣客於會厭。卒然而啞。王粉丸主之。

赤水玄珠云。瘖者邪入陰分也。經云。邪搏陰則爲瘖。然有二症。一曰舌瘖。乃中風舌不轉運之類是也。一曰喉瘖。乃勞嗽失音之類是也。蓋舌瘖但舌本不能轉運言語。而咽喉音聲如故也。喉瘖但喉中聲嘶。而舌本則能運言語也。

醫通曰。失音大都不越於肺。須分暴瘖久瘖。久瘖多是寒包熱邪。宜辛涼和解。

朱丹溪曰。一人年三十五。連日勞倦。發嗽發瘖。醫與瘖藥三發後爲發熱。舌短言語不辯。喉間痰吼有聲。脈洪數似滑。遂以獨參湯加竹瀝鉗殼兩許。服後吐膠痰三塊。舌本正而言辯。餘症未退。遂煎人參黃芪湯服半月而諸症皆退。粥食調補。兩月方能起。

一中年舌短言語不辯。始傷寒身熱。師與傷寒藥五帖後變神昏而瘖。遂作體虛有痰。治以人參五錢。當歸黃芪白朮陳皮各一錢。煎湯入竹瀝姜汁飲之。十二日。其舌始能語一字。又服之半月。舌漸能運轉言語。熱除而痊。

赤水玄珠足少陰脈挾舌本。足太陰之脈連舌本。乎少陰之脈繫舌本。若此三脈虛。痰涎乘虛而閉塞。其脈道。故舌不能轉運言語也。若此三脈亡血。則舌無血營養而瘖。

經云刺舌下口脈太過血出不止爲瘖。治當補氣血。一男子年五十餘。嗜酒吐血桶許。後不食。不能語。但渴飲水。脈略數。與四物各一兩。參朮各二兩。陳皮兩半。甘草二錢。入竹瀝童便姜汁五二十餘帖。乃能言。凡此三脈。風熱中之。則其脈弛縱。故舌亦弛縱不能轉運而瘖。風寒客之。則其脈縮急。故舌強捲而瘖。治在中風半身不收求之也。

丹溪治愈纖道遺精。誤服參芪及升浮劑。遂氣壅於上焦。而聲不出。用童便浸香附爲末調服而疏通上焦。以治瘖。又用蛤粉青黛爲君。黃柏知母香附佐之爲丸。而填補下焦。以治遺。十餘日良愈。本草云童便主久嗽失音。故治瘖多用之。由其能降火也。

編者附白

本刊自下期起加闢『中醫常識』一欄。以應病家之需要。蓋今日一部分人之所以對中醫稍有懷疑者。良由未明中醫習用之專門名辭。及無中醫常識。故宣傳中醫常識。詢不容緩也。

本刊現加聘海內醫墳名碩十人爲本刊特約撰述。當于下期起擴充篇幅。籍答讀者雅意。

長篇論文今有五篇。一爲王吉民『中國歷代醫學之發明』一爲秦又詞『醫學讀書志』一爲劉壺隱『病家捧喝』及秦季二君之課本。今定按期排刊。不再中綴。嗣後本刊對于發行期。當格外注意。

百病表解 瘖俳類

陳存仁述

證治／種類	原因	診斷	治法	傳變	調理
喉瘖	素問云。瘖者陽氣已衰。內奪而厥。則為瘖俳。此腎虛也。蓋足少陰腎之脈挾舌本。腎虛不能上營。痰涎乘虛而閉塞其脈道。喉關失利。喉瘖斯成。	久病虛勞。素患咳嗽。喉中聲嘶。而舌本仍能轉運言語也。	腎虛而瘖。地黃飲子主治之。氣虛挾痰者。宜滋肺腎之化源。生脈散。久欬失音者。蛤蚧粉。	少陰腎虛。內奪入藏。苟治之不得其法。則遺溺泄瀉腎絕之象疊出。雖有神丹。亦不救矣。	禁食辛燥之品。以陳皮煎湯。頻頻代茶飲。或日咽津四五次以潤喉關。
舌瘖	靈樞曰舌者音聲之機也。會厭者音聲之戶也。口唇者音聲之扇也。懸雍者音聲之關也頏顙者分氣之所泄也。橫骨者神氣所使。主發舌者也。人卒然為寒氣所客。或火邪傷肺。或肺虛傷風。舌本不能運轉而成暴瘖。	素無疾苦。卒然中風。神昏不知人。唇緩涎出。舌本強木。不能轉運語言。惟咽喉音聲如故也。	黃耆五物湯主治之。古法取龜尿點舌下。言語自出。外中則用羌活愈風湯。	中邪過當。久延不治。則閉塞九竅。天真之氣不能與人生氣相通。則獨絕於內也氣有搖頭上竄等證。則死候見矣。	此症調理。與喉瘖訣理法未有特異之點。可以互相通用。
子瘖	黃帝問曰人有重身九月而瘖。此為何也。岐伯對曰胞之脈絡絕也。帝曰何以言之。岐伯曰胞絡者繫於腎少陰之脈。貫腎繫舌本故不能言。	。經數月。泛噁惡阻。其脈滑動。妊娠之象已見居卒然無語。	黃帝曰。治子瘖奈何。岐伯曰無治也。當十月復。按此乃至人窮理之言。患此者當靜以偵之。不必驚悸而亂投湯劑。十月分娩後。當自語也。	子瘖雖十月復當無傳變。但湯藥亂投。溫涼雜進。觸動胎兒。或有小產之虞。	每日繞房徐行數百步。臨產易而瘖易復。
俳	足少陰腎經之脈。起於足心。循完踝骨入足後跟。上腨分中出膕內廉。後股內。而後上行至合縫等處。腎少陰經陽氣衰虛。氣血難行。足為之廢。故素問曰陽氣已衰。內奪而厥。則為瘖俳。此腎虛也。	俳者足廢也。四肢不收。身無痛處。志亂神昏。	地黃飲子治子。	俳之為病。少陰腎經虛衰。勢已凶惡。遺溺泄瀉則死。	俳病痊後。當常服加味金剛丸以強筋骨。

瘖俳方藥 (仁)

地黃飲子　地黃　桂枝　附子　蓯蓉　巴戟　遠志　山萸　石斛　麥冬　五味　薄荷　石菖蒲　茯苓

生脈散　人參　麥冬　五味子

黃耆五物湯　黃耆　桂枝　白芍　生薑　大棗

羌活愈風湯　人參　茯苓　白朮　甘草　當歸　白芍　地黃　川芎　秦艽　生地　石羔　羌活　獨活　防風　白芷　細辛　黃芩　官桂　黃芪　杜仲　防己　知母　枳殼　柴胡　薄荷　蔓荊子　菊花　前胡　蒼朮　麻黃　半夏　厚朴　枸杞　地骨皮

蛤蚧粉　蛤蚧　煨訶子　炒阿膠　生地

麥冬　細辛　炙草

前期增刊餘稿 痧疹論（下）

張景範 梅森

服此加減一二劑後。如病勢漸輕後再。
△減去　方中湖丹皮　連翹心兩味
◉加入　光杏仁三錢　赤茯苓三錢　炒麥芽三錢
照此煎服。便可告痊。此改定善後之方。可多服數劑無妨。留意調理至復元爲要。

（乙）凡痧疹雖經發出。察其顏色而現黑暗之象。乃毒邪內陷之預兆。然拔其脈數而舌不灰者。投以清熱解毒飲。冀其色轉紅潤。尚可挽回。

清熱解毒飲藥方　大豆卷三錢　湖丹皮錢半
大生地四錢　淨銀花錢半　象貝母三錢
炒山梔錢半　淨連翹錢半　廣鬱金錢半
西赤芍半錢　淡竹葉錢半

如服後色轉紅潤。病得減輕。可再進一劑。此後可接服。『甲條內所定之清熱化邪飲藥方。』可也。

（丙）凡痧疹發出。而現枯色。口渴神煩。乃屬氣虧液耗。按脈小數。舌苔淡豔。見此症象。不可重用透表之藥。若談表之。則愈表其液愈耗。甚至氣促痰稠。肺陰告竭。腎水乾涸。挽救難矣。且往往有遂汗而脫。凡治此等症象。宜以和洩爲要。

和洩藥方　淡豆豉二錢　炒山梔錢半
酒炒川連三分　白歸身錢半　炒廣皮錢半
川鬱金錢半　白茯苓三錢　炒赤芍錢半
乾菖蒲八分　鮮生地四錢

上方服後。如發出之痧疹。色轉潤澤。神煩稍甯者。照上方再。
△減去　淡豆豉　乾菖蒲　炒川連　三味
◉加入　北沙參三錢　淡竹葉錢半　炒苡仁三錢
此改定之方。服後病勢見輕。可連進一劑。嗣後亦可接服。『甲條內改定之清熱化邪飲藥方。』可也。

（丁）凡痧疹發出。而色現淡紅淡白。按脈細數無力。舌色淡黃。乃屬氣血並虧。邪留不化。治法宜以和營化邪爲主。

和營化邪藥方　白歸身炒錢半　炒荊芥錢半
炒防風一錢　象貝母三錢　炒陳皮錢半
廣鬱金錢半　赤茯苓三錢　炒山梔錢半
西赤芍錢半

此方如服後見輕。亦可依上述之順者而治。察病情以加減。用藥調理之可也。

（戊）凡痧疹發出。而邪洩未清。熱甚則神昏譫語。全身酸楚。咳嗆兩肋作痛。甚則呼吸引刺。口渴脣乾。痰洙現粉紅色或覔[illegible]血。按脈數疾。舌苔尖紅根糙黃。此熱邪灼傷肺經血分。波及心與胞絡。而竄入肝經。若此症象。不可再用透表燥熱等藥。因病此地步。肺液腎陰已耗。若再誤用透表之藥。不啻抱薪救火。肺液愈乾。以致不可挽救。凡此病症之治法。宜以清潤洩邪爲主。猶之亢旱而得甘露。一潤而使其伏邪汗洩再出。是爲之上策也。

清潤洩邪藥方　羚角尖三分磨冲　北沙參三錢
淡天冬三錢　鮮桑葉七片　决生石一兩杵
炙鼈甲八錢　旋復梗錢半　新絳屑四分
炒山梔錢半　生珠母四錢　恭子鉛三錢

此方服一劑之後。如其咳嗆肋痛稍減。視察痧疹發出。全身密佈。神志稍清者。（如病重者須再連進一劑。）再照上方。
△減去　恭子鉛　新絳屑　鮮桑葉　三味

◉加入　粉橘絡錢半　川貝母二錢　地骨皮錢半
上述改定之藥方再行煎服之後。病勢如減輕。仍可連
進一劑。
▲再減去　羚角尖　淡天冬　生石决　炙鼈甲
旋復梗　地骨皮　六味
◉加入　彫胡米三錢　炒苡仁三錢　黑桑椹錢半
白扁豆三錢　白茯苓三錢　阿膠珠蛤粉
炒錢半　白蓮肉去心七粒
病體將愈之際。照此方煎服二三劑。此因大病之後。邪
雖外達。而肺腎血分已受大損。所以宜用滋陰清熱藥
也。如服後病減飲食稍增。此方可進二劑再當於藥方
也。
▲加進　炒歸身錢半　奎白芍錢半
炒黨參錢半
此方用其調補。再服二三劑便可痊愈矣。自後留心調
養。以冀復元『凡在此病熱甚口渴極乾之時。可用北
沙參金石解各三錢煎水代茶飲之。有生津解熱止渴
之效。』

（七）痧疹見而內陷變病時之症狀

凡發痧疹痦病。初時現形。而終不透發者。或已透出。
而忽然全隱者。此卽毒邪內陷之証。最爲危險。其症狀
卽病者熱甚無汗膚烙且燥。口渴無津。鼻塞氣喘。呼吸
不靈。心煩多躁。神昏譫語。蓋邪不透洩。迷漫三焦。胸腹
悶塞。似此病狀。挽救頗難。考其所以現此危險病狀者。
大多在發出之時。胸悶難忍。任意貪涼。成感受寒冷所
致。蓋汗出不暢。卽所以使邪毒內陷於此生死出入之
際。須請富有經驗之醫生。商酌爲妥。不可亂投藥石。其
治法可參閱下列第八條。

（八）痧疹將內陷時之挽救治法

凡患痧疹邪洩未暢。繼因感受風寒因而隱伏不透。按
之脈象數疾。舌苔乾糙。勢有液枯內陷之險。如有見上
述變病時之耗象。其挽救之方。宜用清熱托裏飲治之。
清熱托裏飲藥方　羚羊片一錢　湖丹皮錢半
硃連翹三錢　西赤芍錢半
粉葛根錢半　炒山梔錢半
川鬱金錢半　廣橘白錢半
象貝母三錢　鮮竹葉三十片
是方服後。如得有微汗。身上仍然見點。脈象稍靜。色澤
紅潤明亮者。（如無色澤者其病難救）則邪復外達。
照上方中。
▲減去　粉葛根一味
◉加入　鮮治參三銀　白茯苓三錢
服此改定之方。而服後得能熱減神清。舌上稍有精液
者。則病症有轉機。然經此變幻。陰氣已傷。自後治法。宜
以扶陰退熱飲治之。
扶陰退熱飲藥方　西洋參一錢　鮮石斛三錢
湖丹皮錢半　硃連翹三錢
川貝母錢半　菉豆衣三錢
廣橘白錢半　雲茯苓三錢
淨銀花錢半　香穀芽三錢
此方服後病勢減輕。則此後服藥。當宗病後調理方。斟
酌擇用。留心調養。庶可免生危險。

（九）痧疹內陷後之挽救治法

痧疹內陷。最爲危險。生者少而死者多。雖欲挽救。終有
鞭長莫及之概。『如服第八條中所定之清熱托裏飲。
』服後如功效不見病者則神昏譫語。目赤指[illegible]。脈大
無倫。舌苔灰色而液竭。惟有用犀角地黃飲一法治之。
犀角地黃飲藥方　犀角四分磨冲　鮮生地一兩
湖丹皮三錢　西赤芍錢半
川貝母三錢　硃茯神三錢

川鬱金錢半　乾菖蒲八分
生石膏一兩　鮮　葉三十片

服後如得稍有轉機。照上例第八條中清熱托裏飲。諸方參考擇用治之。然此時總須請經驗富足之醫生。斟酌調治。如服後而不應效。則此病勢難挽救矣。

(十)附痧疹班等雜病之治法

上述痧疹班等病。及所列藥方。均係時邪病症。對症用藥。相去不遠。雖然說則如是。而病之複雜變化。又在瞬息之間。豈能意料以盡述之也。茲再舉病之複雜者數端於下。以備參考。

病有複雜變化。治法亦因之而異。如疹而雜有白點者爲白㾦。重則即是班。如痧班發而不退。熱邪化毒上蒸。有咽喉紅腫作痛。甚則腐爛者。其痧即爛喉痧。其班即爛喉班。此是痧班中之最重者也。若患者咽喉未腐時宜以清熱化毒飲治之。(治喉症吹喉藥方詳後)

清熱化毒飲藥方　淡豆豉三錢　牛蒡子三錢
西赤芍錢半　象貝母三錢
淨連翹三錢　炒山梔錢半
廣鬱金錢半　炒佳蠶三錢
白射干錢半　湖丹皮錢半
鮮蘆根去節五錢

如服後病勢見輕。咽喉紅色稍淡。腫定痛減者。後再照下方加減者服治。

▲減去　炒佳蠶　牛蒡子　二味
◉加入　赤茯苓三錢　方花通八分

倘上方服後而熱勢仍然不退。咽喉現暗色音啞。其白點變紫黑延爛者。照上原定之方中。

▲減去　白射干　一味
◉加入　羚洋片一錢須先煎(或磨冲三分亦可)
淨銀花三錢

此方如服後應效者。病可挽救。服後爛仍不定。則毒邪勢盛當再。

◉加入　老濂珠粉三分冲服　老西黃三分冲服

若身上所發之痧班重時。須再將下列之藥加入。

◉加入　大青葉一兩打汁冲服(如無大青葉用淨青黛三錢代)　鮮白金汁一小杯冲入(如無金汁用甘中黃一錢代之)

此藥服後以待動靜。倘有轉機。須欲細察脈象舌苔。須請名醫商酌爲要。(吹喉藥方詳列於後。按此種喉痧如用喉痧血清針注射治之。更爲有效可免危險)

(十一)痧疹班症等之禁忌

看護者當使病人寒涼溫熱適度。愼而護之。則善狀多而險象少。萬一不愼。百變叢生。即愈後飲食亦勿使過量。若大量海鮮油膩等物及酸鹹辛辣之品。均欲禁忌至緊至要。

(十二)痧疹主治大法

總之痧疹班症。其始出貴透徹。宜先用表發等藥。使毒邪盡達於肌表。倘先時誤投寒涼藥劑。則伏毒不能出透。多致毒氣內攻。喘悶而斃。至若已經出透。當進以清理之品。使內無餘熱。以免病後諸證。且痧疹等症屬陽。熱甚則陰分受傷。血爲所耗。故病後調理須以扶陰養血爲主。可保萬全。此係治痧疹等之大法也。至於臨時權變。惟神而明之而已。

本刊價目表

注意 定價並無折扣費須先惠空函無效概收大洋銀毫加水

	一期	半年	全年
定價	五分	二角八分	五角四分
郵費 本埠	半分	三分	六分
郵費 本國	一分	六分	一角二分
郵費 外國	三分	一角八分	三角分六

廣告價目表

全張	一頁	半頁	二方寸
五元	三元	二元	四角

注意 登一期無折扣半年九折全年八折計算

江蘇全省中醫聯合會月刊

◎第四十九期◎

李平書　王一仁　秦伯未　編輯

助理編輯　陳存仁

月刊目次

增刊『疳積號』目次

中華民國十五年五月三十一日◎丙寅年四月二十日

◎上海西門內石皮弄江蘇全省中醫聯合會◎

南市電話一三三九號

▶中華郵務總局特准掛號認爲立劵郵件◀

本會各醫團 鑒

宜興中醫聯合會　滬東醫藥學會　嘉定醫學研究會　惠婁中醫學會　南沙醫學研究會
江陰中醫聯合會　無錫中醫學會　徐州醫學研究會　松江醫學衛生協會　山西醫學會
中華醫藥聯合會　興化醫學公會　無錫中醫友誼會　大中華醫藥聯合研究會　常熟醫學會
鹽城醫學研究會　鎮江醫學公會　旅滬醫學研究會　溧陽神州醫學分會　吳縣醫學會
東台中醫聯合會　揚州醫學公會　如臯中醫醫學會　上海中醫學會　震澤中醫學會

逕啓者夏歷五月二十日（卽陽歷六月二十九日）爲本會四週年會之期轉瞬卽至念本會創設之艱難當此中醫學校系統未定之際更應努力共策進行頃因開會在邇奉告數事于下（一）各醫團如有關于本屆年會提案請于開會前半月告知以便編入議程（二）各醫團應繳會費希卽徵集帶會（三）如有論文希先預備（關于病理治療藥物研究等類）（四）各醫團代表名姓希先示知或帶公函到會（五）開會時間卽夏歷五月二十日午後二時半至六時除專函及日報通告外特此佈聞

江蘇全省中醫聯合會會長 丁甘仁 李平書 夏應堂 啟

常評

中醫與五卅紀念（仁）

人情之所不能止者。聖人勿禁。舊歲五卅運動。其行爲雖似有激。然而爭民族之生存。謀國家之獨立。有不能自已者。當日之精神氣魄。窮天地亙萬古而不能磨滅。而中醫者。爲中國有裨實用之學術。億兆人之所托命。祇以嚋曩因循不振之故。幾爲外力所乘。今幸覺悟者多。而謀所以自奮之策。其事與五卅運動。如出一轍。爭民族之生存乎。謀中醫之改進乎。吾人于此時之使命。不可謂不重也。紀念五卅。初不在一日之悲哀感奮。如商家停市工人罷工學校放假等。皆形式也。其精神則宜于平時一貫。以愛護其祖國。而捍護其外患。抱中醫改進昌明之望者。亦宜精研其學理。搜討其經驗。而不當張脈僨興于一時。必持久以恆心毅力。而後漸有可成矣。吾中華之人士。應勿忘懷于五卅。吾中醫之同志。尤宜努力于平時。

言論

提倡中醫教育

費夢箏

民國以前。業習中醫者。不過得諸家傳私授而已。不足以言教育。惟其如是。各守神秘。學派紛歧。中醫學之無進展。實基於此。迨民國成立以後。醫界先覺者。鑑西醫之侵略。亟謀進展中醫之方策。於是中醫專門學校。乘時崛起。始於江浙。繼而晉鄂。先後興辦者。凡五六所。此爲中醫教育之發端。

中醫教育興辦以來。果有可觀。理當提倡。乃教育部匪獨不加提倡。且於學校系統漏列中醫一門。甯非快事。上屆中華教育改進社及全國教聯會。舉行年會於太原長沙。先後提倡「中醫校應列學校系統」公決在案。並建議教部施行。此事至當。以見教育界注重醫學教育之公論。亦提倡中醫教育應有之手續也。不謂一般歐化醫。大起鼓噪。並推利口能文者。爲無意識之駁議。揭載報章。冀惑閱者。其用心至爲卑鄙。實無辨正之價值。惟中醫教育亟應提倡之旨趣。不能不爲社會人士告焉。

中流傳至今有四千餘年之久。不僅富有精確之經驗。並具優深之學理。得社會信任。良非偶然。蓋醫藥本能在乎愈病。中醫既有攸久之成績。設再加以教育之提倡。人才輩出。學術由整理而改進。前途發展。未可限量。況今日世界醫學。尚未達完善之域。我中華醫藥頗有足以供獻於世界者。觀日本醫學家根據中醫藥以發明者。不可勝計。足以證明。是故中醫教育。論國粹與國情均有提倡之必要。且爲振興中華醫藥並謀世界醫學完善計。尤非提倡中醫教育不可。

一般歐化醫。徒以博士學士之頭銜。號召於社會。究其實際。無非爲東西各國醫藥之宣傳與推銷者。自捐獨立國創作之精神。孰甚於此。以若輩之志願。書既樂爲東西各國醫藥之推銷與宣傳。欲求其負責振興中華醫藥。其可得乎。而若輩反以學之不同。竟生仇視中醫之心。以爲非亡其國粹不足以爲快。爽心病狂。良堪浩歎。

總之我人不欲振興中華醫藥則已。否則舍提倡中醫教育。實無他道。凡愛國之士。莫不知獨立國應有創作之精神。當無不贊成此說。惟提倡之責與其盡委付於麻木不仁之政府。不如我民共負之。

力爭中醫加入學校系統函（公函）

晧逸人

北京教育部總長鈞鑒。敬啓者。自大部明定學校系統。中醫學說。不允列入。滅棄國粹。舉國震驚。竊中國醫學。發明爲最古。學理精深。爲世界冠。因歷代以來。有賢君良相。提倡發明於上。才人智士。精研探討於下。歷四千七百餘年之經驗。始能成此大觀。比年來因潮流之趨勢。競尚維新。不惜犧牲歷世相傳固有之國粹。以逐少數人私意之熱狂。墜喪國權。蔑視民命。莫此爲甚。蓋中醫治病。其神明變化。實有研究之價値。非西法簡單治療者可比。公論自在人間。眞理終難磨滅。大部試平心論之。中國果在可廢之列。全國人民當倡議廢之。奚必待西醫之畋畋爲。中醫如有存立之地位。自宜加入學校系統之必要。彼西醫挾排擠之見。爲妬業競爭。蚊口成雷。鑠金毀骨。大部當以燃犀之照。燭彼陰私。何能聽其讕語。夫中醫之缺點。乃書籍體例之不良。假借名詞之羅列。今古異宜。四方異俗。故學說之意見。微有不同。然融爐共冶。翻陳出新。以彼之長。濟此之短。各科學說之講義。體例從新。莫不如是也。醫學獨根本推翻而後快。是誠何心哉。是故編輯醫書。責在吾輩。維持醫學。端賚大部。特此迫叩陳情。務祈將中醫教育。列入學校系統。迅予施行。不勝待命之至。（下略）

醫學讀書志（十七續）（曹禾遺著）

專著

元馬氏宗素

元史藝文志

傷寒醫鑑一卷

右書一種。元平陽馬宗素撰。宗素私淑守眞。是書凡一十一條。皆摘活人書中溫藥主治之病。不證以仲景原文。但引素問論熱守眞主寒之說。極意攻排。不遺餘力。甚云下立死。不下亦死。宜用涼膈散。涼膈散非下藥乎。是以人命爲孤注矣。明吳有性著瘟疫論實本諸此。夫傷寒論律也。內經經也。經主乎體。律主乎用。循經引律。貴乎持平。苟偏袒自專。各爭門戶。則經律相失。體用相違。未有不僨事者。

明戴氏原禮

明史藝文志

證治要訣十二卷

校正金匱鉤元三卷

推求師意二卷

證治類元未載卷

證治用藥未載卷

國朝四庫

校正金匱鉤元三卷

推求師意二卷

民間行本

證治要訣十二卷

證治類方四卷

右書九種。去複三種。凡六種。明婺州浦江戴原禮撰。原禮字思恭。丹溪弟子。元亡入明。遂爲明人。洪武中徵爲御醫。太祖不豫。少間御右順門治侍疾無狀諸醫獨慰思恭爲仁義人。太孫嗣位。罪諸醫。復獨擢思恭爲太醫院使。永樂初以年老乞歸。三年夏復徵入。進見免拜。是年冬乞骸骨。遣官護送。賚賜金帛。踰月卒。遺行人致祭。年八十二。校正丹溪金匱鉤元附論六篇。并推求師意。皆保全其師補陰制火之說。又隱括心法諸要。撰證治要訣類方。圓融委曲。情法備至。以救當時漫用寒涼之弊。誠朱氏之功臣也。

明盛氏寅

張氏醫通引書

醫林廣義未載卷

右書一種。明吳江盛寅撰。書亡佚。考初吳郡王賓慕思恭技。從之游。思恭欲其執弟子禮。賓辭以老。伺思恭出。竊書以去。將死無子。以書授寅。寅字啓東。永樂初爲醫學正科。坐累輸作天壽山。監者奇之。令主算。値前療瘡脹病中人薦治其主。疾旣瘉。侍成祖。西苑校射。成祖愕其尙在。因奏寅瘉疾狀。召診稱旨。授御醫。東宮妃張氏經水十月不至。寅獨以爲非娠。妃聞甚信。遂進破血劑。東宮素惡寅。因械以待。俄血下病已。賜紅仗導歸。仁宗嗣位。出爲南京太醫院。宣宗立。召還。正統六年卒。子孫皆世其業。

明陶氏華

明史藝文志

傷寒全書五卷

傷寒六書六卷

傷寒九種書九卷

民間行本

傷寒全生集葉桂評本四卷

傷寒六書六卷

右書五種。明餘杭陶華撰。華字節庵。是書不逃本論。惟憑臆斷。而文理荒謬。意旨蹐駁。雖間有精義名方。實皆剽竊陳言。攘爲已作。閱其正統十年自序云。年七十七。子方弱冠。又多疾病。慮已歿後誤於庸醫。致絕祖祀。因編書貽敎。全生集分列傷寒溫病等。辨治一百七十三條。復撰六書。挈其要領。又恐不知珍重。遂定家秘殺車槌一提金截江網等鄙俚之名。耄荒溺愛。亦可悲矣。

明王氏綸

明史藝文志

本草集要

明醫雜著皆未載卷

右書二種。明慈谿王綸著。綸字汝言。號節齋。舉進士。正德中以右副都御史巡撫湖廣。其明醫雜著。薛已刻入集中。坊間亦有行本。多金元諸家膚淺之說。

明虞氏摶

明史藝文志

方脈發蒙八卷

醫學正傳八卷

四庫存目

醫學正傳八卷

右書二種。明義烏虞摶撰。摶字天民。自號花溪恆德老人。是書成於正德乙亥。其學宗尙朱震亨。參以仲景孫思邈李杲。并選方之精粹者。次於丹溪要語之後。又撰或問五十條。以申明之。禾家有殘帙二卷。并於沈金鰲傷寒綱目讀其引略。雖畦徑褊仄。亦精簡可采。

明薛氏已

國朝四庫

薛氏醫案十六種七十八卷

右書一集。明吳縣薛已撰。已字立齋。初爲瘍醫。後乃工於內科。因聯絡金元四家法。創立眞陰眞陽論。推衎金匱腎氣丸爲六味八味。及增損一二味則別成一方。自謂神明變化。遂開張介賓趙養葵等固執滋塡之弊。案金匱要略用腎氣丸者五條。一曰虛勞腰痛少腹拘急。小便不利。一曰短氣有微飲當從小便去之。一曰男子消渴。小便反多。飲水一斗。小便亦一斗。一曰婦人轉胞不得溺。附方曰。脚氣上入少腹。不仁。是腎氣丸專爲理腎氣利小便而設。難經以兩腎之中爲生氣之根。濁氣凝沍。則生氣格硋。津液消亡。故用附桂通陽。必重用滋燥斂陰泄濁之藥爲佐。又恐滋斂味厚。致妨胃氣。用丸而不用湯。地黃分兩特重者。慮陰液隨濁溲並泄。用以保全津液。非藉之塡補也。已不明此理。直以爲補陰君藥。味者或從而附和。或從而訕謗。介葛廬亦難解紛矣。自著書八種。曰內科摘要。女科撮要。外科樞要。癘瘍機要。正體類要。口齒類要。保嬰粹要。保嬰金鏡錄。凡十六卷。父鎧所著保嬰撮要二十卷。辭旨譾劣。非金元諸家之實力窮研者可比。且多載治驗。援引貴游。殊形醜謬。其刪改舊本。附以已說者七種。曰倪維德原機啓微。陳自明婦人良方。錢乙小兒直訣。王綸明醫雜著。陳文仲小兒痘疹方。杜本傷寒金鏡錄。朱震亨外科精要。凡四十二卷。悉非原書之舊。天啓中朱明重刻。前有紀事一篇。言夢巳求刻此書。甚爲怪誕。

明李氏湯卿

四庫存目

心印紺珠經二卷

右書一種。明李湯卿撰。湯卿提要亦不知何許人。書爲明嘉靖丁未嘉興府知府趙瀛校刻。上卷曰原道。統推運氣明形氣詳脈法。下卷曰察病機理傷寒演治法辨藥性十八劑。錢大昕補元史藝文志有羅知悌心印紺珠一卷。朱撝字好謙。心印紺珠二卷。不知即係此書。或別有二種。容俟博考。

研究

中國生理解剖學

季愛人

第九章　胆腑

第一節　胆之位置

胆腑。在肝臟右葉下面。開竅於十二指腸。

第二節　胆之生理

胆者。中正之官。決斷出焉。「素問靈蘭秘典論」胆者。中清之腑也。能喜怒剛柔。與肝爲表裏也。「華佗中藏經」胆者。中淸之府。號曰將軍。主藏而不瀉。「華元化曰」。

第三節　胆之解剖

胆出於竅陰。竅陰者。足小指次指之端也。爲井金溜於俠谿。俠谿。足小指次指之間也。爲滎。注於臨泣。臨泣。上行一寸半陷者中也。爲兪。過於邱墟。邱墟外踝之前下陷者中也。爲原。行於陽輔。陽輔外踝之上輔骨之前及絕骨之端也。爲經。入於陽陵泉。陽陵泉在膝外陷者中也。爲合。伸而得之。足少陽也。「靈樞本輸論」胆足少陽之脈。起於目銳眥。上抵頭角。下耳後。循頸行手少陽之前。至肩上。卻交出手少陽之後。入缺盆。其支者。從耳後入耳中。出走耳前。至目銳眥後。其支者。別銳眥。下大迎。合手少陽。抵於下加。頰車下頸。合缺盆以下胸中。貫膈絡肝。屬胆。循脅裏出氣街。繞毛際。橫入髀厭中。其直者從缺盆下腋循胸過季脅。下合髀厭中以下。循髀陽。出膝外廉下外輔骨之前。直下抵絕骨之端。下出外踝之前循足跗上。入小指次指之間。其支者。別跗上入大指之間。循大指歧骨內出。其端。還貫爪甲。出三毛。「靈樞經脈論」胆在肝之短葉間。重三兩三錢。盛精汁三合。「扁鵲難經」胆腑也。主肝也。肝合氣於胆。胆者中淸之腑也。長三寸三分。「華佗中臟經胆腑脈論」

「注」胆內有汁名曰胆汁。流入十二指腸以助消化也。

第十章　膀胱腑

第一節　膀胱之位置

膀胱。位於腹腔之下部在骨盤之內。爲卵圓之囊狀體。後面之下部。有輸尿管相通後面之前部與尿道相通

第二節　膀胱之生理

膀胱者。州都之官。津液藏焉。氣化則能出矣。「素問靈蘭秘典論」膀胱者津液之腑也。與腎爲表裏。足太陽是其經也。「華佗中藏經」

第三節　膀胱之解剖

膀胱出於至陰。至陰者。足小指之端也。爲金井。溜於通谷。本節之前外側也。爲滎。注於束骨。束骨本節之後陷者中也。爲俞。過於京骨。京骨足外側大骨之下。爲原。行於崑崙。崑崙者。外踝之後。跟骨之上。爲經。入於委中。委中膕中央。爲合。委而取之足太陽也。「靈樞本輸篇」

膀胱足太陽之脈。起於目內眥。上額交巔。其支者。從巔至耳上角。其直者從巔入絡腦。還出別下項。循肩髆內。挾脊抵腰中。入循膂。絡腎屬膀胱。其支者。從腰中下。挾脊貫臀。入膕中。其支者。從髆內左右。別下貫胛。挾脊內過髀樞。循髀外。從後廉下合膕中。以下貫踹內。出外踝之後。循京骨。至小指外側「靈樞經脈篇」膀胱重九兩二銖。縱廣九寸。口廣二寸半。「扁鵲難經」膀胱者。主腎也。腎合氣於膀胱。「孫思邈千金方膀胱腑論」

「注」膀胱富於筋肉。有彈力性。蓄尿時。則漲大。排尿後。則縮小。當尿液未充滿以前。則膀胱與尿道間之括約筋。常收縮以閉塞。其相通之孔。使尿液不得泄漏。迨尿液既充滿。則括約筋卽弛緩。膀胱之筋肉。亦收縮。尿液逐由尿遂排出於體外。但吾人之排尿。有時亦可隨意者。乃因腹部筋肉之收縮自外面壓迫膀胱。並使括約筋開張故也。

第十一章　心包絡

第一節　心包絡之位置

心包絡在心之表面。

第二節　心包絡之生理

膻中者。臣使之官。喜樂出焉。「素問靈蘭秘典論」

第三節　心包絡之解剖

心主手厥陰心包絡之脈。起於胸中。出屬心包絡。下膈歷絡三焦。其支者。循胸中出脅。下腋三寸。上抵腋下。循臑內。行太陰少陰之間。入肘中。下臂行兩筋之間。入掌中。循中指出其端。其支者。別掌中。循小指次指出其端。「靈樞經脈論。」手厥陰心包絡之脈。起於胸中。出屬心包。下隔歷絡三焦。經云。膻中謂心包也。其經在心下其橫膜之上。豎膜之下。與橫膜相粘。而黃脂裹者心也。脂膜之外。有細筋如絲。與心肺相連者。卽包絡也。「身經通考心包絡經說」

第十二章　三焦

第一節　三焦之位置

三焦者。自咽喉至膀胱。分作上中下三部。「解見總論」

第二節　三焦之生理

三焦者決瀆之官。水道出焉。「素問靈蘭秘典論」水穀皆入於口。其味有五。各注其海。津液各走其道。故三焦出氣。以溫肌肉。充皮膚。爲其津。其流而行者爲液。「靈樞五癃液別篇」三焦者。人之三元之氣也。號曰中清之腑。總領五臟六腑。榮衛經絡。內外左右。上下之氣也。三焦通。則內外左右上下皆通也。其於周身灌體。和內調外。榮左養右。導上宣下。莫大於此「華佗中臟經。」一陽之元氣。必自下而升。而三焦之普護。乃各見其候。蓋下焦之候。如地土化生之本也。中焦之候。如甑釜水穀之爐也。上焦之候。如太虛神明之宇也。下焦如地土者。地土有肥瘠而出產異。山川有厚薄而藏蓄異。聚

散操權。總有陽氣。人於此也得一分卽有一分之用。失一分卽有一分之虧。而凡壽夭生育及勇怯精血病治之基。無不由此元氣之足與不足。以爲消長盈縮之主。此下焦火候之謂也。「張介賓景岳全書三焦火候論。」

第三節　三焦之解剖

三焦者上合手少陽。出於關衝。關衝者。手小指次指之端也。爲井金。溜於液門。液門。小指次指之間也。爲榮注。於中渚。中渚。本節之後陷者中也。爲兪。過於陽池。陽池。在腕上陷者之中也。爲原。行於支溝。支溝。上腕三寸兩骨之間陷者中也。爲經。入於天井。天井。在肘外大骨之上陷者中也。爲合。屈肘而得之。三焦下兪。在足大指之前。少陽之後。出於膕中外廉。名曰委陽。是太陽絡也。手少陽經也。三焦者。足少陽太陰之所將。太陽之別也。上踝五寸。別入貫腨腸。出於委陽。並太陽之正。入絡膀胱。約下焦「靈樞本輸篇」三焦手少陽之脈。起於小指次指之端。上出兩指之間。循手表腕。出臂外兩骨之間。上貫肘。循臑外。上肩。而交出足少陽之後。入缺盆。布膻中。散絡心包。下膈。循屬三焦。其支者。從膻中上出缺盆。上項。繫耳後。直上出耳上角。以屈下頰至䪼。其支者。從耳後入耳中。出走耳前。過客主人前。交頰。至目銳眥。「靈樞經脈篇」上焦在心下。下膈。胃上口。主內而不出。其治膻中。玉堂下一寸六分。直兩乳間陷者。是中焦在胃中脘。不上不下。其治在臍旁。下焦當膀胱上口。主出而不內。其治在臍下一寸。故名曰三焦。其腑在氣街。「扁鵲難經」三焦一名三關。上焦名三管。反射中焦。名霍亂。下焦名走哺。合而爲一。有名無形。三焦爲中清之腑。別號玉海。其原薄大小。並同膀胱之形云。「孫思邈千金方三焦脈論」

「注」三焦者。決瀆之官。水道出焉。傳化之府也。唐容川曰。焦古作膲。卽人身之膜。膈俗所謂網油。並周身之膜。皆是也。網油連著膀焦。水因得從網油中滲入膀焦。卽古所名三焦者。決瀆之官。水道出焉。是矣。三焦之根出。於腎中兩腎之間。有油膜一條。貫於脊骨。是爲焦原。從此系發生板油。連胸前之膈。以上循胸中。入心包絡。連肺系上咽。其外出爲手背胸前之腠理。是爲上焦。從板油連及雞冠油。著於小腸。其外出爲腰腹之腠理。是爲中焦。從板油連及網油。後連大腸。前連膀胱。中爲胞室。其外出爲臀脛少腹之腠理。是爲下焦。人飲入之水。由三焦而下膀胱。則決瀆通快。如三焦不利。則水過閉外爲腫脹矣。

商榷

登載驗方之商榷

徐炳南

諺云單方一味。氣殺名醫。以其具神效之功能。有寶貴之價値。因此得者恒故索厚利。秘不肯宣。此誠業醫之通病。蓋居奇惡習。自古相沿。非獨業醫者爲然。比年以來。醫會林立。醫報紛出。徵求意見以供討論。于是一得之祕。輒投報章。藉供衆覽。昔日所深閉固藏者。至今日而盡公諸世。于以掃除私見。盡革數千年來門戶之陋習。豈不美哉。雖然。間嘗遍閱醫報。驗方雜出。所言功效。曰神效。曰立愈。一望而知爲驗方也無疑。究之其靈驗者。固不少。保無有不靈驗之方。參其間乎。若以不靈驗之方。厠驗方之中。不靈驗而無害於生命。猶可恕也。不對症而投藥。毫釐之差。謬以千里。可奈何。夫驗方雜見諸書。古人或未嘗確實試驗。投稿者。遽襲而用之。是古今人皆務矜淹博。以炫燿閱者之目。病者或不知而誤用焉。則編輯者之採擇不愼。不能辭其咎矣。愚以爲任編輯者。當懸一格以示之曰。凡以驗方投稿者。宜曾經實在試驗。附詳治愈之症候。並詳載不宜於何種病症。

誤猶之則起如何反應。若者可用。若者不可用。一一詳說之。若但渾言某藥可治某病者。概置不錄。而所稱驗方者。既名副其實。便利病家。且使登載之報章。亦愈增加價值。而無復有受人指摘之患。一舉兩得。利人利己。愚見如此。不知編輯者以爲然否。

（存仁按徐君之言誠然。幸投驗方稿者注意之。）

常識『結胎』漫談（上）

靜盦

結胎一件事。是女子的天職。但女子一生。只有三十五年能够結胎。因爲女子的子宮。天癸。（就是西醫所謂細胞。在男子西醫叫做精細胞。在女子西醫叫做卵細胞。其實是一樣的細胞。猶之乎中醫又稱之爲陰精陽精男精女精。其實一樣是精。一樣是天癸。但從前有一位醫學家叫王太僕。他誤解內經。說是天癸就月經。於是至今有好多醫生也說天癸就是月經。其實是差的。）任脈（就是西醫所謂輸卵管）月經等等生殖的工具。只有三十五年是成熟期。三十五年以前。還未長成。三十五年以後。已經衰敗。不堪應用了。結胎是全靠生殖工具成熟。所以說女子一生。只有三十五年能够結胎。所謂三十五年是那三十五年呢。就是十四歲起到四十九歲止。雖然也有十二三歲已結胎。也有十六七歲還不能結胎。也有四十五六歲已不能結胎。也有到了五十一二歲再得一個老萊子的。這都因有了別種原因。或是地氣關係。或是環境關係。或是體氣關係。或是智質關係。大概地氣熱的地方像廣東一帶。女子能够結胎的時期。開場比較早些。而收場遲些。地氣冷的地方。像北京等處。那末開場遲些。而收場早些。適成一個反比例。環境的關係怎樣呢。像冷僻村鎮上的鄉下姑娘。環境很清爽。往往十七八歲。還不能結胎。生在繁華城市上的女子。耳之所接。目之所觸。都是淫褻的言語行動。那末生殖器發育很早。而衰敗也比較的遲些。所以日夜困于不良環境中的妓院裏的養女。十一歲已月經到。所有生殊器也發育完全了。這都是環境關係。體氣素來熱的。總比體氣素來寒的結胎可能期開始早而收場遲。智質聰明的也比呆笨的開始早而收場遲。總之十四歲到四十九歲的規定。是『內經』上定的一個標準。憑此可以紳縮活動的。並不呆定的。內經是一部極有價值的醫書。他發明女子的生理。每隔七年。便有一次變態。今把女子生理變態一段照錄如次。而略加註釋。

『女子七歲。腎氣盛。齒更髮長。（七歲以前。齒係乳齒。髮係乳髮。並非正式的齒髮。到七歲時腎氣盛才掉換的。）

二七而天癸至。任脈通。太衝脈盛。月事以時下。能有子。（二七就是十四歲。天癸就是卵細胞。任脈就是輸卵管。此管從腎系通到子宮。專司輸送天癸的。太衝脈是引導月經到子裏的。月事就是月經。十四歲時這許多生殖的工具。生長成熟了。倘和男子交媾。便能有小孩子了。）

（三七。四七。五七。六七。四個時期。每次都有變態。但與結胎問題。沒有關係。所以不錄。）

七七任脈虛。太衝脈衰少。天癸竭。地道不通。故形壞而無子。（七七就是說四十九歲。任脈衝脈等見前註。）

內經一書。是三千年以前做的。這些話至今句句合符。唉。說中國的醫學三千年前已精密到如此地步。我想西洋各國。只有一千九百念幾年的歷史。三千前自然連『醫』的字也不知從那裏說起。不要說有『西醫』產生了。所以中國人再說中國的醫學沒有價值。眞眞要笑煞外國人哩。

內經上說女子的生理是七歲來一個變化。但說男子的生理。却八歲來一個變化。本來本篇是不必說的。可是男子的生理變態。有一部分是和女子結胎有連帶關係的。因此再抄一段。

『男子八歲。腎氣實。齒更髮長。』

二八腎氣盛。天癸至。精氣溢瀉。陰陽和能有子。（二八就是十六歲。男子發育比女子慢二年。天癸就是西醫所細胞。這男子的細胞。可以稱之謂精細胞。這時和女子交媾。才也能有小孩子了。

三八……四八……五八……六八……七八……八八則齒髮去。五臟皆衰。筋骨懈隨。天癸盡矣。故髮鬢白。身去行步不正而無子。』

女子雖在十四歲已有結胎的可能。男子十六歲已有生小孩子的資格。但是褚澄先生曾說過。『男雖十六而天癸至。必三十而娶。女雖十四而天癸至。必二十而嫁。皆欲陰陽完實。然後交而孕。孕而育。育而爲子堅壯强壽。今未笄之女。天癸方至。已近男色。陰氣早洩。未完而傷。未實而動。是以交而不孕。孕而不育。育而子脆不壽。』這段話與如今新創的反對早婚說完全吻合。頗有價值。有人也許誤會這段話。和內經上說的『女子二七……陰陽和能有子。……男子二八……陰陽知能有子』互相矛盾。其實內經僅是說明學理。當然非據以實行的。

雜錄　病家棒喝（二）

劉壺隱輯

▲病小愈宜慎起居飲食論

裘一中

病之加於小愈者。因小愈而放其心也。天下事處逆者恒多易。處順者反多難。病當未愈而求愈時。欲不得逞。志不敢肆。凡語言動止。飢飽寒溫。以及情性喜怒之間。無不小心翼翼。自然逆可爲順。不期愈而不愈者鮮矣。愈則此心不覺康强自慰。保獲漸疑。恣口吻也。爽寒溫也。多語言也。費營慮也。近房室也。順情性而煩惱也。廣應酬而不自知爲勞且傷也。有謂病不反加於此者無之矣。因憶孟子生於憂患。死於安樂之說。信不可不書之而銘座右也。

▲病中攝生說

裘一中

人當臥病。務須常存退步心。心能退步。則方寸之間可使天寬地曠。世情俗味。必不致過戀於心。縱有病焉。可計日而起矣。不則今日當歸芎藥。明日甘草人參。是以江河塡漏卮。雖多無益也。先儒有言。予臥病時常于胸前多書死字。每書數過。頓覺此心寂然不動。萬念俱灰。四大幾非我有。又何病之足慮哉。雖然此惟可與達者言也。一縉紳子。年三十餘。囊囿饒裕。良田又幾二十頃。且已有子。亦可謂無不如意者矣。後忽心志改常。無刻不咨嗟太息。愁怨不勝。如此者四五年。遂患驚悸怔忡恍惚不得寐等證。遠近醫家延之殆遍。有安神者。有養血者。有補氣生精者。有消痰與降火者。備餌彌劇。卒至如迷如昧。如顚如狂。搥胸嚙舌而死。究其病所從來。則爲數年前訟費千餘金耳。嗚呼如此富家。但知有身外之微。而不知有性命之大。縱可憐不足惜也。世間類是者頗衆。因註之以爲後鑑。

▲病家不宜試醫而不告病情論

世人延醫。有不欲詳告病情。以爲可試醫者之脈理如何。學識如何。此最大誤事。夫有病而延醫。其來也正宜與之速商治法。本不必試。況信其人而延之。其學識之優劣。早了然胸中。更何必試。且也試之於高明。往往起懷才避謗之見。不負重責。致病不瘳。試之於庸愚。難免有惱羞成怒之態。雜藥互投。卒致僨事。於醫者全無絲毫損害。而於病竟有莫大禍殃。延醫而治病。病未圖治乃更添變。由是觀之。醫之不宜試亦可知矣。況乎醫者之治病。列聖心法。首重四診。而問也者。亦四診之一。所以合色脈者也。故素問言臨病問所便。孫眞人未診先問病。誠以吾人望色切脈而知之。不如病人自言之爲尤眞切也。今試論之脈可憑乎。而有時不足憑。如飲酒及奔走後脈洪數。感觸劇冷後脈微緩。此非問何以知之。舌可憑乎。而有時不足憑。如食橄欖苔黑。食枇杷苔黃。此非問又何以明。他如脈症之不符。脈色之不合。寒熱虛實。眞假之不同。更非問不能確定。是故無論外感。無論內傷。無論閨女。無論幼童。醫者所問。即宜詳告。夫以問之詳。而告之明。猶或有誤。矧不問不告者耶。僕私心鑒斯。敢勸世人於醫者之來也。宜告之病起何日。由於何因。向有何種宿病。現下症狀如何。不憚煩瑣。一一說明。俾醫者脈色相參。洞若觀火。如是雖延下工亦或不至大錯。否則徒以生命相爲試驗品。多見其不知量耳。悲哉。或曰此等陋習。由乎一二醫者。自眩神奇。而喜人之不告。有以釀成之。然則由是而夭折。由是而錮疾。不僅病家之過。抑亦醫者之孽。

▲小兒有疾宜停乳食論（見徐氏叢書）

徐洄溪

小兒之疾。熱與痰二端而已。蓋純陽之體。日抱懷中。衣服加煖。又襁褓之類。皆用火烘。內外俱熱。熱則生風。風火相煽。乳食不歇。則必生痰。痰得火煉。則堅如膠漆。而乳仍不斷。則新舊之痰日積。必至脹悶啼哭。又强之食乳。以止其啼。從此胸高氣塞。目瞪手搐。即指爲驚風。其實非驚。乃飽脹欲死耳。此時告其父母令減衣停乳。則必大慍。謂虛羸若此。反令其凍餒。無不唾罵醫者。亦不明此理。非用剛燥之藥。即用參耆滋補。至痰結氣凝之後。則無可救療。余見極多。數之適其寒溫。停其乳食。以清米飲養其胃氣。稍用消痰順氣之藥調之。能聽從者。十愈八九。其有不明此理。反目爲狂言者。百無一生。

▲無病不宜服藥論

裴一中

無病服藥之流弊久矣。而今爲甚。此皆執前人服藥於未病。與上工治未病之說而謬焉者也。不知服藥於未病者。即致治于未亂。保邦于未危也。善致治者。尊賢使能。振綱。肅紀。則政修。民和。苞桑。萬世在茲矣。若無過興師。則內生反側。外兆邊塵。不反自貽伊戚哉。然則保國保身無二理。用藥用兵無二術。善衛生者。能於平時節飲食。愼起居。少嗜欲。寡縈慮。使五官安職。百體淸和。將遊華胥而躋喬松矣。苟思患預防。審醫可也。問樂性可也。讀岐黃書可也。若以草木偏攻。則寒者戕賊。脾元熱者煎熬血脈。是猶小人陰柔巽順似乎有德。而國家元氣鮮不爲之潛移者。古人謂壁中用桂壁中添鼠。不可不深長思也。至若不治已病治未病。則又是有說。如肝邪旺恐傳變於脾。當先瀉肝以平之。心邪旺恐傳變於肺。當先瀉心以平之之類是也。是則治未病者。治病之未傳也。非治人之未病也。服藥於未病者。調攝於未病也。非未病而先服藥也。二說各有所指。皆非無病服藥之謂也。夫何貪生者。假爲棲眞元牝之丹。縱慾者泥爲嬰兒姹女之術。岐黃諸戒。視若弁髦。伐性斧斤。恬如袵席。是以痾端呈現。種種乖常。蒂固根深。卒難期效。而猶咎刀圭無補。毋乃過乎。

醫林短訊

■浙江中醫專門學校校長傅崇黻君。率領該校學生十六人至滬參觀上海中醫專校。女子中醫專校。神州中醫大學。及滬南北廣益中醫院。

■「醫界春秋」已出版。評論中西醫學。針針見血。而對于西醫之肆意排斥中醫者。尤痛下針砭。附郵票四分向上海霞飛路寶康里五六號該社函索。可得一份。

■本刊特約撰述員王愼軒君近糾集同志編輯『醫

藥衛生報』行世第一期已於本月初一日出版發行所在蘇州閶邱坊巷七十八號。

■上海中醫學會所發行『中醫雜誌』銷行之廣爲全國醫學性質之定期刊物冠十八期已於上月出版。其第五六兩期相繼售罄因將仿照一二三四期編印彙選例刊行『五六七八期彙選』刻在籌備中。

■本刊王一仁之戚氏某君得癆病百治莫效王君治以光華製藥公司之『癆病散』藥水竟奏奇驗王君爲治癆套藥(請參觀末頁廣告)

■三三醫社遷杭後倏屆三年現舉行紀念其經售醫書均廉價削售。

■三三醫報現出至三卷三十一期山西之醫學什志現出至第三十一期無錫之醫鐸現出至第二十五期如皋醫報現出至第三年第五期南京之醫學衛生通俗報現出至第九十二期紹興醫學報現出至第二十八期湖北醫學雜誌現出至第十二期(按此欄專刊醫林短評凡各醫團之新聞醫學出版物之消息著名醫家之行蹤均可發表外來稿亦歡迎)

歡迎投寄中醫常識稿

增刊

疳積號

疳積論治

張棪松

疳積之成。或因乏乳哺食。元氣耗傷。或恣食果餌。肥甘生冷。停積不化。或病後調護不慎。或乳母喜怒不常。或変乳哺兒。損傷中土。蓋小兒血氣未充。脾胃孱弱。最易受戕也。翁仲仁曰。五臟停積生五疳。五疳即心疳肝疳脾疳肺疳腎疳也。此外又有丁奚哺露蛔疳乾疳之分。要不出脾失健運。精氣耗蝕。邪積阻滯。犯及各臟之故。多見骨熱心煩。毛髮焦稀。面色無華。唇白盜汗。腹飽腸鳴。肌肉瘦削。喜食鹽酸炭火泥土等物。指紋淡白曲屈如鉤之狀。若延至腹高頸小。顱陷瀉臭。爲難治矣。吾邑錢氏。以兒科世其家。代有聞人。製有啓脾散消積散二方。常治小兒五疳十積。脾弱胃強諸症。頗著神效。爰錄出以供同志採擇焉。

■啓脾散　統治諸疳。有健養脾胃運化宿垢之功。

南沙參二兩　製香附一兩　廣陳皮七錢
茯苓皮二兩　製半夏五錢　焦白朮七錢半
白當歸五錢　苡仁米七錢半　淮山藥五錢
白蒺藜五錢　大白芍五錢　酒黄芩五錢
胡黄連一錢八　炙甘草一錢八　粉丹皮二錢半
鷄內金七錢　銀柴胡二錢　五香砂仁二錢
焦穀芽三兩　白扁豆二兩

右藥各炒共研細末。每服三四錢。

■消積散　治蛔疳食積。腹脹疼痛等症。

醋三稜二兩　廣木香一兩　檳榔三兩
黑白丑各一兩　醋雷丸一兩　江枳殼二兩
鶴虱三兩　延胡索二兩　醋莪朮二兩
川楝子二兩　甘草一兩　萊菔子二兩

炒青皮一兩　大麥芽三兩

右藥各炒嫩黃共研細末。每服二錢用砂糖湯調服。

右二散。一攻一補。相輔而用。功效殊偉。可預爲製備。遇小兒疳積已成。虛羸者。卽以啓疳散用砂糖湯調服。半月後效力卽見。如系積聚虫疳。有形實邪。與消積散服之。垢滯自下。再以啓散脾調理。無不奇驗。讀者幸毋忽諸耳。

疳積論

張汝偉

疳者乾也。從甘加疒。中土脾胃。其味主甘。因脾胃津液乾涸而成。所以俗人每于疳字之下加積者。因非積不致于乾。非乾不致成疳耳。濕熱下注。積于溺管。病名下疳。猶此義也。就大略言之。小兒之五疳。卽大人之五癆。分晰言之。則疳有十三名也。一曰蟲疳。其蟲如絲。頭項胸背間。變色而痛。黃白赤可治。青黑難治。余幼時大便中。亦便白蟲如絲者。月餘。每便必痛。後服芪朮使君甘芍等而愈。二日疳蚘。其狀皺眉。嘔吐腹脹。唇黑頭搖齒癢。余治蟛蜞浜高仰山令郎七萬。一月中吐蚘三十七條。中西醫治無效。余用甘緩和胃法。旬日而復原狀。醫案已另刊矣。三曰脊疳。身熱瘦。煩渴利。脊骨如鋸。十指皆瘡。嚙指甲。前見業師治潘姓小兒。脊如鋸。腹瘠下利。面黃瘦而咳。用瀉白加味合六君增損法。三月而全瘳。四曰腦疳。頭皮急滿頭瘡。髮結多汗。腮顖腫。五曰疳渴。六曰疳瀉。七曰疳痢。八曰疳腫。九曰疳癆。以上諸疳。小兒大人。見症略同。治法亦不外清熱疏肝。調和脾胃。總不可以疳屬蟲症。猛投峻伐殺蟲之劑。而變爲敗症者甚多。十曰無辜疳。腦後項邊有核如彈。指之轉動。壯熱而瘦。此小兒先天不足。脾腎虛寒。治宜升陷溫補。十一曰丁奚疳。手足細。項小骨高。尻削體痿。十二日哺露疳。虛熱往來。翻食吐蟲。嘔噦。十三日走馬疳。疳熱上攻。速如走馬。牙齦蝕爛。口臭齒黑。屬于脾腎熱毒。輕而挾風者。名風火牙疳。重者走馬。宜敷鹿鳴散。方用中白霜退紙。五倍子半生半熟。生枯礬硼砂各等分爲散。敷之。先用青布蘸水拭淨。吹入口內。服蟾蜍十只。蠶蛹一升。與蟾蜍食後。搗爛合陳米飯爲丸。效。余治三陽塘岸徐姓小兒。吹特效秘藥。重加香黃珠。外服金銀花生草板藍根大青甘中黃中白黃柏鮮地山梔等二劑。腐退肌生而愈。又祕傳方。以白貓屎內之魚骨煆灰吹之。甚效。然頗難得。非可以爲經常法也。

記疳積治驗

凱可則

疳積治法。不外寓補於瀉。寓瀉於補。方書責在脾胃。顧其用藥多主香燥。如參苓芪朮。香砂稜莪之類。未始不能愈疳積。然脾虛寒積者乃宜之。至若胃虛津液不足。燥結內生。肝經失所涵養。橫吸脾陰。飲食難以稍化。肌肉因而日削。疳積之證。莫亟於此。亦莫夥於此。是時香砂稜莪。固如鴆毒。即參苓芪朮。亦當審愼。而昧者値此。知病而不知症。徒以香燥之藥與之。殺人不覺。反言取法乎古。實堪浩歎。間有不用香燥而專取苦寒。如芩連蘆薈。重傷其胃者。亦非其治。乙丑夏。曉墉之鄉。有陳姓兒。形瘦骨立。面青腹膨。粒米不入口者已月餘。日惟以麵柏之類。爲延生物。前醫知爲疳積。按古法治之而日劇。轉診於余。余思麵麥爲脾臟所喜。麯柏爲胃經所悅。病在胃之液傷而燥結。脾之陰虧而邪賊。法當濡養脾胃。增液益陰。兼以和肝袪結。清補緩瀉。方用

霍石斛四錢　天花粉二錢　冬瓜仁三錢

麥冬肉二錢　炒白芍一錢　淮山藥三錢

清水豆卷二錢　鮮藿梗一錢　白扁荳三錢

白蒺藜一錢　生麥芽二錢　糯稻根八錢

另用川芎生大黃爲丸。青黛爲衣。如桐子大。每服二丸。用前湯藥送下。至月餘。其家人有來余處診治。見此兒已肥健可愛。據云。服一劑即可進稀粥。二劑而神旺。三劑後可飯食矣。大便日暢。體日以旺云。後每取此法。繼治而效者。未有失也。

口疳特效藥

鄧可則

口疳一證。莫妙於外治。世多以中白散治之。然效遲。以其善於治標。不善於治本也。余素不治外科。故不備口疳藥。甲寅夏友人趙君言其兒有患口疳。治以中白等而不效。索方於余。因思口疳爲脾胃濕熱上升所致。家備有甘露消毒丹。善治脾胃濕熱之方也。因包少許與之。繼而索此者日衆。云係趙君所傳云。其獲效概可想見矣。

疳積述古

王慎軒述

錢仲陽曰。小兒諸疳。皆因病後脾胃虧損。或用藥過傷。不能傳化。內亡津液。虛火妄動。或乳母六淫七情。食飲起居失宜。致兒爲患。凡疳在內者。目腫腹脹。瀉痢青白。體漸瘦弱。疳在外者。鼻下赤爛。頻揉耳鼻。或肢體生瘡。大抵其證雖多。要不出於五臟。而五臟之疳不同。當各分別治之。（按幼科顱顖。肇於東漢衛沈。而成於宋人錢仲陽。幼科之錢仲陽。猶內科之張仲景。皆集大成之聖也。其論疳積分內外五臟。尤爲卓識。）

楊仁齋曰。疳者乾也。因脾胃津液乾涸爲患。在小兒爲五疳。在大人爲五勞。總以調補脾胃爲主。

張景岳曰。楊氏云。疳者乾也。在小兒爲疳。在大人爲勞。豈非精血敗竭之證乎。察從前諸法。俱從熱治。多用清涼。雖此證眞熱者固多。而元氣既敗。則假熱者亦不少也。其或有脾腎兩虧。眞寒假熱者。非溫補不可。貴在臨證酌宜。仍當參用虛損治勞之法。庶得盡善。

聶久吾曰。小兒臟腑嬌嫩。飽則易傷。乳食不調。甘肥無節。則積滯而成疳。是積者。疳之本。疳者。積之標也。法當先去其積。然後加以補養。若當其有積有疳時。見其瘦弱。投以補劑。適足以增其積滯。益其鬱熱。是助病而非除病也。其有疳瀉已久。脾胃極虛而不可單攻者。當兼用六神散與肥兒丸。相間服之。此攻補兼施之活法也。

陳飛霞曰。疳之爲病。皆由於虛。即熱者亦虛中之熱。寒者亦虛中之寒。積者亦虛中之積。故治積不可驟攻。治寒不宜峻溫。治熱不宜過涼。雖積爲疳之母。而治疳必先於去積。然遇極虛者而迅攻之。則積未去而疳危矣。故壯者先去積而後扶胃氣。衰者先扶胃氣而後消之。書云。壯人無積。虛則有之。可見虛爲積之本。積反爲虛之標也。

按錢楊治疳主清涼。景岳治疳主溫補。久吾主攻。飛霞主補。各說不同。然皆各有至理。貴在臨證之際。隨宜斟酌。不可偏執一說。庶幾無弊。

編者附白

本年度之增刊。定五月份爲『癰疽號。』六月份爲『疔毒號。』七月份爲『陰陽毒號。』八月份爲『瘟疫號。』九月份爲『蟲蠱號。』十月份爲『瘰癧號。』十一月份爲『瘡疥號。』十二月份爲『呃逆號。』希惠稿諸君注意

疳積論

劉瞻雲

疳積一症。由來久矣。書稱五疳五積。或有疳積並稱者。稱謂名可統稱。證實有別。如小兒之五疳。卽大人之五勞。小兒之五積。卽大人之積聚。積者疳之始。疳者積之終。積猶可治。疳則難醫。試略述之。夫積之成也。一由於小兒斷乳納穀之時。臟腑之氣薄弱。輸轉消化之力甚微。所受食物。苟或不節。易於停蓄。蓄久成積。一由於食物內停。風寒暑濕燥火六氣外搏。互相蒸釀。并合凝聚。亦能成積。甚則生蟲。蓋食物中善於成積生蟲者。莫如生冷肥甘粘食麵穀等物。而小兒所喜食者。亦莫如生冷肥甘粘食麵穀等物。以至於多食致傷。然雖傷於此。而仍喜食乎此。如傷於粘食麵穀者。仍喜食粘食麵穀。傷於肥甘者。仍喜食肥甘。傷於生冷者。仍喜食生冷。雖腹中無容納之檢。猶必貪食不已。食滿致瀉。瀉盡卽食。朝夕如斯。脾胃既受其戕害。肝木則勢必侮土。運化已爲無權。疏洩亦致失職。食卽滯而不去。致腹脹腹痛。相因而至。或有形。或無形。面黃體羸。大便或溏或實或瀉完穀蛔虫。甚則如膠如漆。其性情適異。怪癖叢生。如泥土烟灰。生米茶葉布物等類。亦有喜食之者。而積之稽於臟腑者。各有不同。其所喜食泥土等物因之亦各有所異。當此之時。積雖已成。若補瀉得宜。因症施治。猶有可救之機。苟因循自誤。日積月累。延成髮穉毛焦。形體丁奚。蒸熱口渴。津乾臍突。筋青腹鼓。鶴膝吐蟲。瀉臭之勞。疳症已成。雖治無及矣。要而論之。疳積屬於肝脾者。十之八九。由於他臟腑而成者。十之一二。他如病後失調。久損不復。亦成疳症。但證之形狀。雖彷彿相似。而成病之原因則異。此又不可不辨也。

論疳熱疳積

陸成一

小兒之有五疳。猶大人之有五勞。雖分屬五臟。而實歸重於肝脾兩臟。小兒肝旺者。恆多患此。起初不過肝太旺而已。尚是實症。肝旺必犯脾胃。浸假而肝火傳胃。胃經亦熱而嗜食無饜矣。浸假而胃強脾弱。肝復克脾。脾不能運。飲食不化矣。浸假而食滯於胃。濕熱蘊蒸。化而生蟲矣。浸假而脾力全失。積久寒中。尪瘠泄瀉。惡食不進矣。至是病屆末路。何法可想乎。是以此病必須分別初候。中候。末候。以爲治。蓋初候胆肝濕火大熾。脾胃未傷。原不妨以苦寒直熱。如黃連胡黃連龍胆草蘆薈丸等。還瀉其火。至及中候。脾胃稍覺不支。卽不可全用苦寒。苦寒能傷脾胃故也。宜用消積丸。金鷄散等攻補並施。末候脾已受傷。熱化而寒。實轉而虛。必以培本爲先。如四君湯建脾丸等。皆所必用。他如茄顯蟲龜鷄爲單方中素有靈驗者。無論何候。均可以用。九孔决明。九穀蟲爲藥中之中正和平者。始終可用。總而言之。疳積之病。非驟然而致。必日積月累而成。其治之之治。亦貴有先後次序。最要之法。莫如節制其飲食。不使過飽。再助之以藥力。庶能奏效。

編者按　本期疳積號。來稿擁擠。尚有如方君靜山之論文等。俱爲佳構。以遞到過遲。不及排入。至歉至歉。

最新發明之咳嗽癆病藥水『癆病敵』

■癆病敵發明之原因 癆病敵對於療治癆病。確具偉大之能力。此種藥料之發現乃由治愈一拾數年患癆者而知。今由多數癆病人服後之獲效。然後證明此藥水乃醫藥界最近之新發明。

■癆病敵之性質 癆病敵原料。完全國產。用數種植物原質。依科學方法精細提煉化合而成。藥性王道和緩。毫無毒質。及刺激麻醉等性。顏色灰紫而純潔。味道澀醇而無草氣。頗易適口。

■本藥用法 癆病敵服用。當視患者之病勢輕重而定。初患者。(所謂第一期)服二大瓶後。即奏奇效。連服數瓶。定能斷根。舊病復發或病勢比第一期較重者。(所謂第二期)服四大瓶後。即見效。連服月餘。就能斷根。病勢沉重。臥床不起而非完全絕望者。(所謂第三期)須連服六大瓶。即能見效。繼續連服二月後。即能斷根。大瓶分八次服。二日服完。小瓶分四次服。一日服完。即三餐飯後及睡前。每次服二小湯匙。小孩減半用開水冲服。

■癆病敵特色 癆病敵。與其他癆病藥不同。他藥初服即見效。再服則無功。惟癆病藥水。初服無甚特效。連服漸奏奇功。而無絲毫之流弊。蓋取根本的挽救。而不注重一時之奮興。即內經之治本不治標之法也。

■所治之病 癆病敵是一種新發明最靈驗之癆病藥水。善治各種癆病。能直接剿滅癆菌。剷除病根。凡患肺癆、瘰癧癆、乾血癆、童子癆、肺癰、痰及其他若痰帶腥紅、凝痰擁塞、失眠、盜汗、遺精、乏神、虛寒潮熱、胃弱不消、胸背刺壓、四肢無力、形體消瘦、喉啞失音等病狀。服此藥水。其效如神。

■商標價目■ 大瓶一元五角。每打十五元。小瓶八角五分。每打八元五角。購時請認明救星商標。以防假冒。外埠郵購。寄費奉送。

外埠各醫生願代售者有優待辦法請賜函垂商

光華製藥公司謹識 上海閘北寶興路公興橋一五二六號

百病表解

疳積類

王慎軒述

種類＼治症	病原	診斷	傳變	治法	調理
脾疳	小兒脾胃薄弱。易於受傷。若乳食不節。肥甘過度。脾胃損傷。則脾疳成矣。且脾虛生濕。積濕生蟲。故脾疳多乘蟲積也。	面黃肌瘦。懶食喜睡。腹膨便瀉。或兼腫脹。或面色時紅時白。口溢清涎。腹脹且痛。煩躁多啼。	若至羸瘦如柴。吐食吐蟲。心煩口渴。頭骨開張。日晡蒸熱。便泄無度。此為脾胃已敗。疳熱熾盛。攻補兩難。不可救矣。	初起者。宜先攻其積。消疳理脾湯主之。日久者。宜攻補兼施。肥兒丸主之。蟲積宜使君子散。疳瀉宜清熱和中湯。腫脹宜御苑勻氣散。	書云。壯人無積。虛則有之。是則患疳積者。其本必虛。積消蟲去之後。甚繼以參苓白朮散。調補其脾。
肝疳	小兒七情簡單。惟啼哭易動肝火。肝火挾肥甘之濕熱。蘊結為患。則肝疳成矣。肝氣通于目。肝疳之熱上攻。於眼則為眼疳。	面黃筋露。臍腹脹大。眼生眵淚。耳流濃水。燥渴煩急。糞青如苔。或兼兩目紅痛。白翳遮睛。眼邊爛癢。流淚羞明。	疳火上攻於眼。若日久失治。多致兩目失明。甚者上攻於腦。以致昏厥。宜珍珠散主之。或可挽救於萬一耳。	初起宜柴胡清肝散。清其熱。蘆薈肥兒丸攻其積。眼疳先用瀉肝散清解之。再用清熱退翳湯消其翳。眼疳外治之法。另參眼科門。	若病勢消退。甚用抑肝扶脾湯調理之。目疾久而不瘥者。亦宜調補。用羊肝散主之。
心疳	先天胎毒之火。後天肥甘之火。兩火蘊于血分。心主血。心火熾盛。則心疳成矣。挾濕熱上蒸。則為口疳。挾驚氣入心。則為驚疳。	面紅舌絳。煩熱口渴。小溲紅赤。或兼口舌生瘡者。為口疳。或兼咬牙弄舌。驚惕啼哭者。為驚疳。	心為主之官。不宜受病。故心經之疳。為病最重。變化甚速。倘若治之略緩。即於昏厥之變。不可不急急施治也。	心疳及口疳。皆宜瀉心導赤湯主之。熱盛兼驚者。宜珍珠散主之。病久心虛者。宜茯神湯主之。口疳外治法。宜中白散。並參前口齒號。	病後調理之法。當以補養心脾為主。宜茯神湯主之。蓋心血生于脾。脾為心之子。子能令母實也。
肺疳	大人傷風不已。則成肺癆。小兒傷風不已。則為肺疳。伏風痰熱戀肺清肅之令不行。或挾濕熱上蒸內則為鼻疳。蓋鼻為肺之竅也。	面白色槁。皮上生粟。肌膚乾燥。惜寒發熱。咳嗽氣急。或兼鼻根生瘡。鼻孔癢痛者。則為鼻疳。	此病較化。與大人之肺癆相同。若至形肉瘦削。大便泄瀉。是為肺病傳脾。不可救矣。	初宜仿外感傷風之法。疏解外邪為主。佐以化痰。日久肺虛者。宜補肺阿膠湯主之。參用沙大人肺癆之法。	肺疳愈後。當以培補脾胃為主。蓋脾為肺之母。土旺金生。則肺病自瘳斷根矣。
腎疳	先因腎氣不足。解顱鶴膝齒遲行遲等症。更因肥甘失節。濕熱有蘊。則腎疳成矣。或上攻齒牙。則為牙疳。	面色黧黑。齒縫出血中氣臭。足冷如冰。腹痛泄瀉。啼哭不已。或兼牙疳腐爛。齦肉腫痛。蓋齒屬腎。故牙疳亦屬腎。	牙疳一症。傳較最損。古人有走馬看牙腮之喻。若至穿牙腰破唇。牙枯齒落。飲食減少。雖有扁鵲。難為力矣。	先宜金蟾丸治其疳。繼用九味地黃丸補之。牙疳內服蘆薈消疳飲。外搽中白散。重者宜搽丁氏走馬牙疳散。	此證治愈之後。最易復發。惟在調理得宜。如鵝蟹甜疎等物。俱當禁忌。若稍有疏忽。必致復發。慎之慎之。

疳積類方選

王慎軒述

清疳理脾湯　蕪荑　三稜　莪朮
青皮　陳皮　蘆薈　檳榔　使君子肉
生甘草　川黃連　胡黃連　麥芽　神麯

是方用藥峻猛。專主攻積。惟初起形證俱實者。方可暫用。否則宜慎之。

肥兒丸　人參　白朮　茯苓　甘草
川黃連　胡黃連　使君子肉　神麯　麥芽
查肉　蘆薈

脾虛疳積。當以脾虛爲本。疳積爲標。是方以四君補脾。餘藥攻積。標本兼治。攻補並施。攻積而不傷正。積去脾旺。氣血滋生。則小兒因脾積而羸瘦者。必能漸至肥大。方名肥兒。不亦宜乎。

使君子散　使君子肉　苦楝子　白蕪荑　甘草

使君苦楝蕪荑皆殺蟲之藥也。和以甘草之甘。引蟲來食而殺之。誠妙法也。且甘草能補脾。使殺蟲而不傷正。較之方書化蟲丸等。專主攻伐者。頗有霄壤之異。余治蟲積用此。每獲奇效。惟必須空腹服之。服後三小時內。禁食雜物。

清熱和中丸　白朮　陳皮　厚朴
赤苓　甘草　黃連　澤瀉　神麯
麥芽　使君子肉

是方主治疳積泄瀉。以朮草補脾。陳朴化濕。苓澤滲濕。黃連清疳熱。使君麯麥消疳積。立方甚爲周到。

御苑勻氣散　桑皮　桔梗　赤苓
甘草　藿香　陳皮　木通　薑皮

疳積腫脹之病。由於脾肺虛弱。水濕不化。脾主濕。肺主氣。氣不順。則水濕泛濫而爲腫脹矣。故用桑皮桔梗清肅肺氣。陳皮藿香宣通氣機。薑皮辛溫助陽而化濕。通苓淡味滲泄以利濕。佐以甘草。調和諸藥。兼顧脾土。立方之意甚善。

參苓白朮散　見前驚風號

柴胡清肝散　銀柴胡　炒山梔　連翹殼
生地黃　胡黃連　赤芍　龍胆草　青皮
甘草　引用燈心竹葉

肝疳初起。宜用此方。惟柴胡龍膽。藥性太猛。如症未重者。可改用桑葉菊花。若納穀不旺者。生地宜改用元參。庶幾盡善。

蘆薈肥兒丸　五穀蟲　蘆薈　胡黃連
川黃連　銀柴胡　扁豆　山藥　山查
蝦蟆　豆蔻　檳榔　使君肉　神麯
麥芽　鶴虱　蕪荑　硃砂　麝香

是方彙集殺蟲攻積之藥。非常峻猛。雖有山扁藥扁之補脾。然終非形證俱實者。不可輕用。

瀉肝散　生地　當歸　赤芍　川芎
連翹　梔子　龍胆草　大黃　羌活
防風　生甘草

疳火上攻於眼。眼爲肝之竅。故用四物養肝陰。梔胆清肝熱。用羌活防風者。火鬱發之之義也。用大黃者。實火瀉之之義也。

清熱退翳湯　梔子　胡黃連　木賊草
生地黃　羚羊角　龍胆草　銀柴胡　蟬蛻
赤芍　甘草　菊花　蒺藜　燈芯

此眼科退翳之良方也。非特眼疳有效。即各種眼症。加減用之。均有效也。

抑肝扶脾湯　四君子湯加銀柴胡　青皮　黃連
白芥子　龍胆草　山查　神麯
甘草

此肝疳瘥後之調理方也。宜隨症加減用之。不可拘執此方。所謂神明變化。在乎其人也。

羊肝散　　青羊肝　人參　羌活　白朮
　　蛤粉

羊肝善清肝熱。治目疾尤爲妙品。佐以蛤粉之鹹。以降火下行。羌活之升以引藥上行。合以參朮補脾。蓋土旺則木火自潛矣。

瀉心導赤散　　見前

珍珠散　　珍珠　麥芽　麥冬　天竹黃
金箔　牛黃　胡黃連　生甘草　羚羊角
大黃　當歸　硃砂　雄黃　茯神
犀角

此治疳火上攻於腦。及疳積兼驚之方也。大黃胡連瀉疳積。珍珠金箔鎭心神。竹黃牛黃化痰。犀角羚羊清熱。所用之藥。俱係大將。蓋其病甚重。非大將不能禦大敵也。

茯神湯　　茯神　當歸　甘草　人參
引用龍眼肉

此治心疳虛證之方也。心血生於脾。脾爲心之子。能令母實。故用參草茯神補脾爲主。當歸龍眼補心血爲佐。蓋即歸脾湯之意也。

中白散　　丁氏走馬牙疳散　　蘆薈消疳飮
俱見前口齒號

補肺阿膠湯　　見前咳嗽號

金蟾丸　　乾蝦蟆　胡黃連　川連　鶴虱
肉果　苦楝根白皮　雷丸　蘆薈
蕪荑

此方治腎疳初起。先治其標之法。腎疳之本由於腎虛。腎疳之標由於疳積。疳積在胃。其道近。虛弱在腎。其道遠。故非先治其胃不可也。

九味地黃丸　　即六味地黃丸　加當歸　川連　史君子

腎疳先用前方之後。病勢稍退。急宜繼進此方。治其腎虛之本。加當歸者。養腎之子。使子實不盜母氣也。加川連史君者。兼顧疳積。標本同治也。

驗方 疳症集方

▲集聖丸

人參　蟾蜍　川連各三錢歸身
川芎　陳皮　五靈脂　蓬莪朮
夜明砂　使君子　蘆薈　砂仁
木香各二錢

右藥共研細末以公豬膽一個和藥爲丸如龍眼大每服一丸

按此方不寒不熱亦補亦瀉最爲穩善

▲安蟲散

胡粉　檳榔　川楝皮　鶴虱各三錢
白米粉錢半置鐵器內　火熬砧杵共爲細末每服三分重則錢半米飮湯下

按此爲殺蟲消積之方

▲一味金鷄散

用鷄內金不經水洗者不拘多少烘乾爲末不論食何物皆加之

按此爲消積之方

▲又方

胡黃連　川黃連各一兩童便浸春秋五日夏三日冬七日浸透煮熟食之

按此爲瀉熱之方

▲竈馬散

竈上蟑螂酒浸新瓦焙乾研細開水吞服

按百草鏡云兒疳初起用蟑螂去頭足翅新瓦焙乾常與食之百個病愈觀此可知本方早爲先民經驗而箸之於篇矣

▲又方

全蠍三錢烘乾爲末每用精牛肉四兩作肉圓加蠍末少許蒸熟令兒逐日食之以蠍末服完爲度

按全蠍疏脾之鬱牛肉益土之虛一通一補相得益彰

▲治疳奇方

羊尿脬六七隻吹脹陰乾頂上汾酒一瓶將酒灌入尿脬用綫紮緊掛小兒心口胃脘之間症重者不過數時其酒自然消減必須秤準方知減否如減再易一個入酒掛上易至數個酒不消減即愈無汾酒好燒酒亦可

右條諸方嚴加甄別各法粗備隨症選用應效如神

本刊價目表

注意 定價並無折扣費須先惠空函無效概收大洋銀毫加水

	定價	郵費 本埠	郵費 本國	郵費 外國
一期	五分	半分	一分	三分
半年	二角八分	三分	六分	一角八分
全年	五角四分	六分	一角二分	三角分六

廣告價目表

全張	一頁	半頁	二方寸
五元	三元	二元	四角

注意 登一期無折扣半年九折全年八折計算

江蘇全省中醫聯合會月刊

◎第十五期◎

李平書 王一仁 秦伯未 編輯

助理編輯 陳存仁

月刊目次

增刊「癰疽號」目次

中華民國十五年六月二十九日◉丙寅年五月二十日

◉上海西門內石皮弄江蘇全省中醫聯合會◉

南市電話一三三九號

▶中華郵務總局特准掛號認爲立券郵件◀

最新發明之咳嗽癆病藥水『癆病敵』

■癆病敵發明之原因　癆病敵對於療治癆病。確具偉大之能力。此種藥料之發現。乃由治愈一拾數年患癆者而知。今由多數癆病人服後之獲效。然後證明此藥水乃醫藥界最近之新發明。

■癆病敵之性質　癆病敵原料。完全國產。用數種植物原質。依科學方法精細提煉化合而成。藥性王道和緩。毫無毒質。及刺激麻醉等性。顏色灰紫而純潔。味道澀醇而無草氣。頗易適口。

■本藥用法　癆病敵服用。當視患者之病勢輕重而定。初患者（所謂第一期）服二大瓶後。即奏奇效。連服數瓶。定能斷根。舊病復發或病勢比第一期較重者（所謂第二期）服四大瓶後。即見效。連服月餘。就能斷根。病勢沉重。臥床不起而非完全絕望者。（所謂第三期）須連服六大瓶。即能見效。繼續連服二月後。即能斷根。大瓶分八次服。二日服完。小瓶分四次服。一日服完。即三餐飯後及睡前。每次服二小湯匙。小孩減半。用開水冲服。

■癆病敵特色　癆病敵與其他癆病藥不同。他藥初服即見效。再服則無功。惟癆病藥水。初服無甚特效。連服漸奏奇功。而無絲毫之流弊。蓋取根本的挽救。而不注重一時之奮興。即內經之治本不治標之法也。

■所治之病　癆病敵是一種新發明最靈驗之癆病藥水。善治各種癆病。能直接剿滅癆菌。剷除病根。凡患肺癆、瘰癧癆、乾血癆、童子癆、肺癰痰。及其他若痰帶腥紅、凝痰擁塞、失眠盜汗、遺精乏神、虛寒潮熱、胃弱不消、胸背刺壓、四肢無力、形體消瘦、喉啞失音等病狀。服此藥水。其效如神。

■商標價目■　大瓶一元五角。每打十五元。小瓶八角五分。每打八元五角。購時請認明救星商標。以防假冒。外埠郵購。寄費奉送。

外埠各醫生願代售者有優待辦法請賜函垂商

光華製藥公司謹識 上海閘北寶興路公興橋一五二六號

常評

四週年會感言

（仁）

日居月諸。本會成立已四週年於此。在此四年中。本會之建設。初於醫界無若何之裨益。除會章所載發行月刊外。他事一無成就。而此僅存之月刊。亦以醫團渙散之故。推銷不力。欠費既久積未償。定戶竟無形消沮。會務至此。希望幾絕矣。雖然。淵明有言。既見其生。實欲其可。回顧吾人創設本會之初心。頗有轟烈氣象。所以蹉跎至此。去發揚蹈厲之途漸遠者。以人心積久而疲。內部規則既已緩行。於已無切膚之痛。則亦淡而忘之耳。噫。凡事無根本觀念者。則其見不能澈底。而其事必不能久長。本會前途之黯淡。又豈僅羝羊告朔而已耶。夫各醫團合醫士而成者也。而本會又合各醫團而成者也。若果不圖振奮。以漸趨於消滅。不僅本會之羞。亦各醫團之恥也。又不僅各醫團之恥。亦江蘇醫界之羞也。

言論

反中醫聲中之自省—忠告

（祝天一）

古人說：「國必自伐而後人伐之，人必自侮而後人侮之，」這兩句話可以形容現今之中醫藥界。我自從小生長在鄉間，見聞非常湫隘，每見鄉間的藥肆簡陋，醫生腐敗，以爲他處終不是這樣；及到後來覺得他處的醫藥也是差不多的；又想這都是窮鄉僻壤的緣故，倘若通都大埠，當然有些振作。上月我有事到上海，逗留了將近一個月，空閒下來，尋找幾個舊相知談談天，乘間打聽些醫藥消息，他說的結果，把我從前的理想完全奪去；我今拿簡括些，籠統些的言論寫在下面：希望親愛的醫藥同人，實踐「有則改之，無則加勉，」那句老成語才是呢！

海上的醫生，除了那幾位高尙明哲的先生們，簡直稱一聲多數是混飯吃！有的方案都寫不來，也坐了包車，跟了僕人出門診金須要五元六元，甚至診了脈，說不出病原，倒說是寃鬼，要去請某廟羽士追荐，某處去買經籤，（經籤每藏三十五十元不等）更有帶賣五十兩或一百兩銀子一服丸藥的醫生！—有不通文理，藥物錯繆的醫生概不列論—不要說那個，就是我的內弟張樹森君，他是一個青年會學校高中畢業生，罹了肺癆病，自已要生命，只要人說好，終要去試試，金錢是勿論的，這樣的當，也不知上了多少。你道這些人是不是醫界的敗類嗎？

藥鋪子：除了幾家有名望的牌子店，其餘也與我們鄉間相差不遠；不過裝璜闊綽些，飲片的外表漂亮些，那馬連呀，川本香呀，溫朴呀，洋紅花呀，幾許不道地的藥，居然也在櫃檯上售賣。那些丸藥不消說了，也是「張冠李帶。」—我的朋友圓明園路萬泰洋行內的王君，他患失眠症，我叫他服天王補心丹，閘北某藥店拿硃砂拌六味丸來替代。—（某藥店夥友是我同鄉，對我說的。）—更有一樁，拿滴乳石粉充硃粉，是上海藥店特產的黑幕！你道這樣孜孜爲利的藥鋪，行嗎？

唉！醫藥事業，是人類生命的事業！是神聖的事業！古來都是一般人格高尙的隱君子做的；如韓康呀，葛洪呀，孫思邈呀，多是神仙一流的人物；若沒有這樣的志向，還是做別的賣買好！不要把神聖的學業流入江湖走販的隊中！有的人說：「從前扁鵲知道周重老人，爲耳目醫，秦愛小兒爲兒醫，齊貴人婦人爲帶下醫，他因地適宜，到處推廣營業，何況現今的人呢！」我說不是這樣的講，人若有絕技，理當發展其本能，是利人的濟世的；人若沒有技能，設種種詭計來推廣，就是欺騙！欺騙人家財物，是蹈法律的！欺騙了人家財物，簡接喪害人家生命，無形的罪惡，法律是及不到的，當反躬自省，問問良心安嗎？若說是吃飯問題，不得已的事情，我想三百六十行，那行不吃飯穿衣裳！請看現時的大富翁大財主，他們那裏都是做醫生開藥鋪的。

我親愛的醫藥界同人呀！黃金是用得盡的！人格是不可破產的！倘爲了一時名利衝動，破自己人格的產，那裏對得起生我鞠我的父母，教我訓我的師傅，互助我的社會，保護我的國家，及吾人素信仰冥冥中的宗教主呢！現今的西醫，向我們開總攻擊的號令，我說「眞金不怕火！」有價值的學術，是永生的，不會消滅的，理論是世界公開的，像印度衰弱，猶太傾亡，他的宗教主義能遍行全球！同胞呀！只要自己下一貼防腐劑，先把物體保護好了，不使他腐爛，那末外界的蟲蟻怎樣好來侵蝕呢！

醫書研究

中國醫書的分類及研究程序

（時逸人）

吾國古今來之醫書雖多，大約衡之，可分四派：

（一）爲發明派，如本經，內經，難經，傷寒，金匱，諸書是。

（二）爲編集派，彙聚成章，如千金，外台，聖濟，準繩，醫統正脈，醫學集成，名醫類案，綱目等書是。

（三）爲學生派，編纂一書，原供自己攷察之用，如醫學心悟，明醫指掌，醫宗必讀等書，以及近世出版之醫書，大半類是。

（四）爲言論派，一孔之明，千慮之得，予智自雄，滔滔辨論。前之金元四家，後之明淸八家，皆是之類也。若黃坤載，張隱庵，喻嘉言，徐靈胎，葉香岩之徒，觀其遺籍者，皆能知其有鼓吹之作用也。而香岩得章虛谷，王孟英，吳鞠通，石芾南，輩極力捧場，故呼聲尤高。

折衷叟曰：學生派之書，可供初學之研究，而以言論派之書繼之，必能啓悟心得之發明，廣之以編集派之書，以資其參考，進之以發明派之書，俾得其旨歸。此學醫之能事畢矣！倘前後之次序錯亂，必致以錯傳訛，是非莫辨，奴主之見，冰炭不投，中國醫學之闒茸難職，是故也。

至於此外，尙有二派之書籍，不可不知：

（一）爲經驗派，是書多質直無文，惟言用方治病而已，間有效如桴鼓者，間有毫無效驗者，蓋古人有金匱石室之藏，非眞秘藏之也，即眞假夾雜云爾，視人之學識何如，自探其廬山眞面耳。世多俗子，慧眼何來，金玉棄如砂石，識者惜焉。

（二）爲鼓吹派，娓娓而談，詞多枝葉，究其實，詞勝於意多矣。如有一得之明，尤可說也，乃竟或以捕風捉影之空談，作嚮壁虛造之讕語，其詞之工，其文之暢，持之有故，言之成理，可以惑人，可以眩世，若究其實用，洵覆瓿之不足。世間流傳如是之書籍，豈少也哉！願吾同志者，一選擇之。

醫書研究

研究古醫書的方法

（趙賢齋）

我讀了時逸人先生著的中國醫書的分類及研究程序一篇論文，覺得他指示研究醫學的門徑，非常淸楚，同志呀！果能按著那個方法去研究，沒有不事半而功倍的．而然時逸人先生那篇論文是研究全部醫書的方法，至於那局部的方法，時逸人先生沒有講，所以我就大膽的補上一篇．

我們研究各派醫書以古醫書（即發明派醫書）爲最難；設若把研究古醫書的方法懂得，他日研究編集派，學生派，言論派……等醫書，那就不難迎刃而解了．——因此，我現在特地單說研究古醫書的方法．

我們要研究古醫書，不僅是爲研究編集派……等醫書的預備，還因爲他有特殊的價值，能夠經過幾千年，通行到現在．但是他既是幾千年的遺書，錯誤一定很多，雖然經過歷代諸家編次註解，然而他們全都是各執已見．——我們若不按著一定的次序去研究，一定不能得著他的益處．今把研究古醫的次序，分述如左：

一概括的讀法

二精細的讀法

三覈實的讀法

四表解

（一）概括的讀法　凡讀一部古醫書，當先了解著作人的歷史和環境；次解題；次了解該書的流傳，和後世人的批評；次讀序文，凡例，目錄……；最後總把他的內容大略讀一遍；凡遇有可疑的地方，用筆記下，以便後來解決．

（二）精細的讀法　是讀書最要緊的工夫．凡遇一字一句，一節一章，必須研究他的音韻，訓詁，文法；然後再把他從前可疑的地方，加以精細的研究，總要得著他的「要點」纔好．

（三）覈實的讀法　是讀書最後的工夫，若是讀書不求覈實，那不是讀了一部死書籍麼？所以我們讀的書，一定要參合世間實情；換句話說，就是把我們讀的書想法在社會上去活用．

（四）表解　凡一部書的章程很多，往往不容易看出他的脈絡程序，那是最容易忘掉的．所以我們讀完一書，應該把全書的內容作成「表解」，好使開眼一看，如見全書，用助記憶，非常方便．

結論　我們用概括的讀法，可以了解書的大綱；用精細讀法，可以了解他的要點；用覈實的讀法，可使他能夠應用；作成表解，可使他能夠有統系．如此：全書的「體例」「主旨」「著眼點」「範圍」「分類法」「錯誤」都可以了然哩．

雜感

爲帶着神祕色彩的中國醫書辯護

（陳存仁）

中國醫書，帶着神祕色彩的很多，像葛可久的十藥神書說是至人傳授，所以叫做十藥神書．又像醫學心悟中的李純陽傳授仙方．醫方中的天王的補天丹，讀書讀到這種地方，真令我人失笑，倘被西醫看見了，必又是一頓臭罵！

其實從前的醫學著作家，著成了一部醫書，恐其不能銷行四方，每每要想一個號召的方法，像陳修園未得名時，做了一部醫學從衆錄，託名葉天士遺著．漢朝人做了本草經，託名神農原本才能風行一時，流傳後世，都是借名號召；十藥神書所謂的至人傳授，醫學心悟的李純陽，也無非是借名號台，並非中國醫書的違背科學原理！

專著

醫學讀書志（十八續）

（曹禾遺著）

明王氏肯堂

明史藝文志

醫論四卷

證治準繩一百二十卷

鬱岡齋筆塵四卷第一卷凡四十頁論醫

醫統正脈一百九十六卷

國朝四庫

證治準繩一百二十卷

右書五種。去複一種。凡四種。明金壇王肯堂撰。肯堂。字宇泰。兵部主事。諫阻武宗南巡。予杖臬之孫。右都御史贈太子少保諡恭簡樵之子。舉萬歷十七年焦竑榜進士。與松江董其昌同科。選庶常。授檢討。倭寇朝鮮。疏陳十議。願假御史銜練兵海上。疏留中。遂引疾。會京察罷黜歸。而研醫。以著述自樂。復以薦補南京行人司副。終福建參政。其醫統正脈。集書四十四種。自素問靈樞難經脈經傷寒論金匱要略明理論活人書以下。繼以守眞。終於陶華。皆沿金元以來結習。證治準繩六種。首雜病證治八冊。附以類方八冊。次傷寒準繩八冊。瘍醫準繩六冊。幼科準繩九冊。女科準繩五冊。凡四十四冊。皆一年而成二種。雖採掇繁富。而珠礫雜收。芜無去取。徒眩後人耳目。蓋其成功甚速。决非一人之手。況能黜未幾。又復起用。宦興方般著輯。宜其率略矣。醫論筆塵泛述醫事頗精卓可觀。

明李氏時珍

國朝四庫

本草綱目五十二卷

脈學一卷

奇經考一卷

右書三種。明蘄水李時珍撰。時珍字東壁。官楚王府奉祠正。子建中。爲四川蓬溪知縣。神宗詔修國史。子建元上遺表及書。命刊行天下。是書取諸家本草芟複補闕糾謬。凡一十六部。六十二類。一千八百八十二種。每藥以正名爲綱。釋名爲目。次以集解辨疑正誤氣味主治附方。自云歷年三十。采書三百餘家。三易稿而成。萬歷間爲王世貞序刻。雖搜羅至富。考據精詳。而誇多鬪靡。究與經方意旨未相融貫。又集其父言聞四診發明。糾脈訣之失。爲瀕湖脈學。附以宋道士崔嘉彥四言詩。復考證奇經八脈。創爲氣口九道之圖。詳其診法。好名之心。亦良苦矣。

明孫氏一奎

國朝四庫

赤水元珠三十卷

醫旨緒餘二卷

三吳治驗二卷

新都治驗二卷

宜興治驗二卷

右書五種。明休甯孫一奎撰。一奎字東宿。號生生子。元珠分七十門。每門又各分類。次詳論寒熱虛實表裏氣血受病之原。古今病證名稱之混。斷理入彀。治法適中。殆擷取金元精粹之義。加以文飾而成者。醫旨分配太極陰陽五行於人身藏府經絡。又直以癲癇爲二病。皆自擴聰明。憑虛結撰。又精究用人補人採煉之法。以治勞損。邪說導淫。乃書中大瑕。子泰來明來。輯其醫案。多所誇詡。大抵專揚醫名。不窺醫理。淆於世俗之結習也。

明張氏介賓

國朝四庫

類經三十二卷

景岳全書六十四卷

右書二種。明山陰張介賓撰。介賓字會卿。號景岳。元劉僻倏集。金李杲嘗命其徒羅天益撰內經類編。曾三毁其稿。又閲三年乃成。今書不傳。介賓殆仿其體類。集素問靈樞三百九十條。分爲一十二門。曰攝生。陰陽。藏象。脉色。經絡。標本。氣味。論法。病疾。鍼刺。運氣。會通。又增圖翼十一卷。附翼四卷。雖割裂古經。而條理甚井。註多發明。全書首爲傳忠錄。次脉神章。傷寒典。雜證謨。婦人規。小兒則。痘疹詮。外科鈐。本草正。次新方。次古方。皆分八陣。曰補和寒熱固因攻散。又集婦人小兒痘疹外科諸方。妄稱典謨。殊爲乖謬。且持論偏執。工於怒罵。沿薛巳眞陰眞陽之習。斥劉朱寒涼制火之非。雖救當時攻伐之弊。實開後世膩補之懲。且每門首列經文。而論中不提一字。甚爲疏忽。然酒色越度。精血消亡。溫養塡補。在所必需。其書又未可偏廢。

明繆氏希雍

明史藝文志

本草經疏二十卷

方藥宜忌考十卷

本草單方十卷

國朝四庫

先醒齋廣筆記四卷

本草經疏三十卷

右書五種。去複一種。凡四種。明常熟繆希雍撰。希雍字仲純。天啓中。王紹徽作點將錄。以東林諸人分配水滸名。希雍爲神醫安道全。本草單方亡。廣筆記爲長興丁元薦哀希雍所用方成帙。雍又增入羣方及本草常用之藥。傷寒溫病時疫治法。經疏以神農爲主。附以諸家主治藥味禁忌次序。悉依大觀本草。然論多紕繆。當時名醫以爲經疏出而本草亡。亦詆之太過矣。張介賓與希雍同時。希雍擅用寒涼。介賓擅用溫補。希雍尚變化。介賓守法度。二人各立門徑。其實各有得力處。

明盧氏之頤

國朝四庫

本草乘雅半偈十卷

痎瘧論疏一卷

民間傳本

學古診則四卷

右書三種。明錢塘盧之頤撰。之頤字子繇。又字自觀。父復。字不遠。號芷園。蒲癡著芷園臆草五種。又集醫種子四種。一爲醫經種子。集本草經難經。一爲醫論種子。集傷寒論金匱要略。一爲醫方種子。集仲景方附薛巳方杜本舌法。一爲醫案種子。集扁鵲倉公傳附薛巳醫案。及嘉靖中撫州易大艮思蘭醫案十八首。萬歷丙辰庚申自序。天啓甲子張天麟何白李流芳序。嘗著本草綱目博議。命子繇成之。子繇因取本經藥二百二十二種。別錄至綱目諸書一百四十三種。每藥之下有覈參衍斷四目。辨論精博。甄錄謹嚴。爲註釋藥性家之祖。閱十八載始成。稿亡兵燹。追憶重修。因名半偈。痎瘧方雖不古。論實簡當。診則爲晚年目瞽所述。雖重複錯誤。猶可見少時篤學之功。摩索金匱九卷。及傷寒金鎞鈔。醫難斷疑。未傳。

明吳氏有性

國朝四庫

瘟疫論二卷補遺一卷

右書一種。明震澤吳有性撰。有性字又可。是書以四時沴氣蘊爲瘟疫。病類傷寒而迥異。古未分別。乃著此論。謂邪自口鼻入伏膜原。與傷寒邪從毫竅入者相反。數百瘟疫中偶或有一傷寒。言殊鹵莽滅裂。蓋崇禎之世。兵燹頻仍。凶荒迭薦。民生流離。死亡載道。其乖戾汚穢之氣。蒸爲瘟疫。病源既屬凶殘。治法不妨峻厲。有性智不及此。遂因當時治效。輒著正名正誤諸篇。誹譏先賢。流毒後世。聖裔孔以立爲之詁釋。亦讀書偏信之過耳。

明劉氏若金

劉氏自刻本

本草述三十二卷

右書一種。明潛江劉若金撰。若金字雲密。天啓乙丑進士。由縣令歷監司忤時。罷歸。正氣聞天下。崇禎末。膺薦復起。以司寇驕馳。閩海知事不可爲。卽於學易之年。束身引退。自號蠡園逸叟。隱居著書三十載。康熙乙巳。卒年八十。是書集藥六百九十一種。分水火土金石鹵石山草芳草隰草毒草蔓草水草石草穀菜五果山果夷果味部蓏部水果香木灌木苞木蟲鱗介禽獸人三十部。權藥物生成之時。度五氣五味五色。以明陰陽升降之理。有似乎空結撰。然理暢義博。實發農經陶錄之祕。與盧氏父子互相補苴。允爲註釋藥性家之祖。校之前人屬火屬水入心入腎之說。大相逕庭。此爲康熙己卯。其子字漣水者。令涪安。時刻本有遂安毛際可嘉興高佑釲竟陵奐繼序。

明方氏有執

國朝四庫

傷寒論條辨八卷

本草鈔一卷

或問一卷

或書一卷

右書四種。明歙縣方有執撰。有執字中行。以傷寒論爲王氏改移。成氏竄亂。致後世目爲不全之書。或沿襲其誤。大失仲聖著書之旨。因竭二十餘年心力。始得端緒。考訂成編。然傷寒論歷經兵燹。王氏萃集之後。又爲高繼沖編輯。必以爲何人改移。何人竄亂。非質諸仲聖。終以穿鑿。惟成氏註釋。未盡厥義。頗精發明。所附本草鈔或問痙書皆有據之學。是書刻於萬歷壬辰

國朝鄭重光字在辛。爲方氏里人。刪其支辭。參以程喻二家。并附己意。名曰續註。亦行於世。

明周氏子幹

民間行本

愼齋三書三卷

脈法一卷

醫案五卷

運氣化機三卷

脈學正傳四卷

續醫案十二卷

胡愼柔五書一卷

查了吾正陽篇一卷

右書八種。明寗國周子幹撰。子幹字愼齋。太平人。學宗薛己。而別開蹊徑。多謬悠欺僞之說。毘陵胡住思。涇縣查了吾。皆師事之。住思弟子。毘陵石震。字瑞章。注釋三書五書。幷脈學正傳。運氣化機。愼齋醫案。俱未付梓。世傳鈔本。疑是石震僞托。惟愼齋三書脈法解。爲國朝乾隆間武進陳嘉樹鏤版傳世。

明李氏中梓

四庫存目

刪補頤生微論四卷

民間行本

醫宗必讀十卷

士材三書六卷

右書四種。明華亭李中梓撰。中梓字士材。其頤生微論已刊於萬歷戊午。崇禎壬午又自爲刪補。成二十

四篇。皆論醫家大要。又雜入道家修煉諸法。複輯醫宗必讀十卷。首一卷爲雜論。二卷爲脈色。三四卷爲本草。五卷爲傷寒。餘五卷爲雜病。三十二門。崇禎丁丑自序。有云醫書漢七家。唐六十四家。宋一百九十七家。而漢志醫經七家。經方十有一家。唐志明堂經脈三十四家。醫術二百五十七家。宋志醫書五百八部。與其所引幾風馬牛不相及。殆信筆欺人。並未檢閱史志耳。三書首論脈法。爲診家正眼二卷。次論藥性。爲本草通元二卷。次論病。四十五門。爲病機沙篆二卷。國朝順治庚寅刻後。旋即散失。康熙丁未。其門人長洲尤乘補刻。附入壽世靑編二卷。首列勿藥須知。服藥須知。次爲食鑒本草。食物治病。皆規模金元明諸子。雖援引經義。殊鮮發明。脈法本草。尤淺率無味。靑編則悉踵其師陋習。專務養生。殊爲迂誕。

研究

中國生理解剖學

（李愛人）

第十三章 命門

第一節 命門之位置

命門在右腎者。是扁鵲誤之。其實在兩腎之間。與三焦爲原委也。(解在腎臟)

第二節 命門之生理

命門者精神之所舍也。男子以藏精。女子以繫胞。其氣與腎通。「扁鵲難經」

第三節 命腎之解剖

命門下寄腎右。而絲系曲透膀胱之間。經謂命門。即右腎。言寄者。命門非正臟。三焦非正腑也。命門系屈曲下行接兩腎之系。下尾閭。附廣腸之右。通二陽之間。前與膀胱下口。溲溺之處。相並而出。乃是精氣所泄之道也。若女子。則子戶胞門。亦自廣腸之右。與膀胱下口相並。而受胎。「李挺醫學入門命門臟腑」命門在人身之中。對臍附脊骨。自上數下。則爲十四椎。自下數上。則爲七椎。經曰。七節之旁。中有小心。即命門也。「趙獻可醫貫命門爲人身之本論」

「注」命門須與三焦腎臟相參看。

附說

夫臟腑之生理解剖。已如上述。爲同志者。苟能稍加研究。即可明白。但經脈之文。最難記憶。且百讀不熟也。竊觀西醫之解剖。雖稱美備。祇知經脈而未悉脈穴。是以針灸一門。反不如中醫萬萬也。伏祈海內同志。勿以難而忽之。如欲究其底蘊。非參看針灸大成不可。但以部位雖同。而經脈各異。深恐學者易於誤認。故特立表於后。

全身穴道圖（略）

經脈／部位	臑	肘	臂	腕	指	
手太陰	下循臑內。行少陰心主之前	下肘中	循臂內上骨下廉	入寸口上魚。循魚際	出大指之端。其支者出次指內廉出其端	
手少陰	下循臑內后廉。行手少陰心主之後	下肘內	循臂內后廉	抵掌后銳骨之端。入掌內后廉	循小指之內出其端	
手厥陰	循臑內。行太陰少陰之間	入肘中	下臂行兩筋之間	入掌中	循中指出其端	
	上循臑外后廉	出肘內側兩筋之間	直上循臂骨下廉	循手外側上腕。出踝中	起小指之端	手太陽
	循臑外	上貫肘	出臂外兩骨之間	循手表腕	起小指次指之端。上出兩指之間	手少陽
	上臑外前廉	入肘外廉	循臂上廉	出合骨兩骨之間。上入兩筋之中	起大指次指之端	手陽明

第十四章　生殖器

第一節　男生殖器之生理及解剖

男子生殖器。分睪丸。輸精管。精囊。及陰莖四部。睪丸左右各一。在陰囊之內。呈橢圓形。精液之製造所也。精液含無數之精蟲。爲生殖之主要成分。從睪丸發生。輸精管一個。供輸送精液之用。兩輸精管。至膀胱之後面。合併爲一個。乃似囊狀。是名精囊。爲貯精液之處。精囊之下端。與膀胱之下端。併合而爲尿道。

第二節　女生殖器之生理及解剖

女子生殖器。分內外二部。外則易見。內則難見。外部又分大陰唇。小陰唇。陰戶。尿道口等。其大陰唇。卽隆起之皮膚。左右各一。小陰唇。爲皮膚生成之皺襞。在大陰唇之內面。亦左右各一。下端狹小。至陰戶口。卽連於大陰唇。兩小陰唇之間。名前庭。尿道與陰戶均開口於是處。尿道口在上。陰戶口在下。爲處女時。有膜閉鎖陰戶口之半。是爲處女膜。出嫁後。卽膜破裂。在有未出嫁而運動劇烈。以致破裂者。惟倘留其痕跡。內部亦分陰道。子宮。卵巢。輸卵管等。卵巢爲產生卵子之所。經云。女子二七天癸至。衝任脈通。月事以時下。卵巢內按月產生卵子一次。由輸卵管。而入子宮。其時子宮壁內因充血而破裂。排出血液及粘液於體外。是爲月經。至七七而經絕。若踰期而來。皆憂怒勞役。邪氣停留子宮所致。子宮又爲受胎後。胎兒發育之處。故子宮患病。生育不能矣。按生殖器。常因羞恥。昔人恆不言及。不知關係很大。故特表而出之。

第十五章　筋肉

第一節　筋肉之生理

經云。肝主筋。脾主肌肉。人身之內。毛髮骨格之外。孰非筋肉而成。大約可分爲二種。一曰隨意筋。一曰不隨意筋。隨意筋者。一受各種刺戟。卽起收縮。急而且強。不隨意筋者。亦常受刺戟而收縮。惟緩而且弱爲異耳。至其作用。在不隨意筋。或司消化。或司排泄。以及流通氣血。五臟六腑之能。皆不隨意。筋司之也。若隨意筋。各部有各部之名稱。及作用。如前頭筋。後頭筋之運動皮膜。顳顬筋。咬筋之運動下顎。眼輪匝筋之運動眼瞼。口輪匝筋之運動口唇。胸鎖乳頭筋之運動頭部。肋間筋之運動胸廓。腹間筋之運動腹壁。四肢筋之運動四肢。各隨其筋肉之收縮。而起運動者也。

第二節　筋肉之解剖

各部之筋肉。俱帶紅色。質軟而多彈力性。然至兩端則漸細。且帶白。無彈力性。而有堅韌之性質。是謂腱。又兩骨之關節部。生一種白光似革之物。非腱非筋。以維持骨之連接者。謂之韌帶。筋之附着。腱爲之媒。又筋肉必有偶。而其功用適相反。此筋縮則彼筋伸。每次動作皆然也。

按筋肉之生理解剖。古書往往隱之。詞語之間。雖外科醫士。亦以爲無關重要。不知內臟筋肉變性。則成內病。人身筋肉變性。則成外症。傷及韌帶關節。遂有脫臼之虞。凡吾同志。宜速究之。

雜錄

病家棒喝（三）

（劉壺隱輯）

病時宜忌略論

泰西醫學。分醫師藥劑師看護三類。治療賴乎醫師。配方則歸藥劑師。防衛責諸看護。殆有交相爲用。而不可偏廢者也。是看護一道。誠與醫師藥劑師相維並重。我國則以看護之責。視若鴻毛。不屬於醫者。而專屬於病家。如其善而爲之也。不亦善乎。如不善而爲之也。不亦殆乎。蓋吾人處於氣交之中。六淫侵其外。七情攻其內。復以飲食勞倦雜其間。而欲畢生無病難矣。病則醫師而外。終日防衛於床笫之間。負看護之責者。非平日具有普通醫學知識者不可。古人云爲人子者。不可不知醫。此類是也。余撮其大要。以作舉例云。爾嘗致温病者。熱病也。指春温濕温秋温冬温風温而言。即江浙人所謂傷寒也。其病既非眞傷寒。而其治法。又與眞傷寒大異。故醫經云。治諸熱病。飲之寒水。必寒衣之。居此寒處、身寒而止。王孟英曰。今人不讀內經。雖温熱暑疫諸病。一概治同傷寒。禁其寒飲。厚其衣被。閉其戶牖。因而致殆者。我見實多。由是言之。凡温病病室宜通空氣。透日光。衣服適其寒温。飲食調其冷熱。此其要也。且温病往往有戰汗解邪之變。是以葉香巖曰。戰汗透邪。邪從汗出。解後胃氣空虛。當膚冷一晝夜。待氣還自温暖如常矣。蓋戰汗而解。邪退正虛。陽從汗泄。故膚漸冷。未必即成脫症。此時宜令病者安舒靜臥。以養陽氣來復。旁人切勿驚惶。頻頻呼喚。擾其元神。使其煩躁。但診其脈。若虛軟和緩。雖倦臥不語。汗出膚冷。却非脫症。若脈急疾。躁擾不臥。膚冷汗出。便爲氣脫之證矣。更有邪盛正虛不能一戰而解。停一二日再戰汗而愈者。不可不知。葉氏之言如此。其亦慨夫世人不知温病有戰汗一途。因而僨事。在所不免。故反覆丁甯以告誡也。他如痢疾。世俗每謂多吃。是不死之症。殊不知痢疾。古名滯下。滯下者言腸胃積滯。阻遏氣機也。故其用藥大都理氣消導之品。苟據俗見恣食無已。是宿垢未去。新積復增。眞不啻抱薪救火。薪不盡火不滅。夫如是治法雖中。肯安望能速愈乎。至於忌食生冷腥膩黏滑堅硬之物。不獨痢疾爲然。即凡百感症。皆宜如之。若夫調攝虛損之法。則莫如法廣成子所謂必靜必淸。無勞爾形。無搖爾精。乃可長生之言。加以能遠房幃。戒惱怒。釋憂思。免勞碌。以補救之。食品中如百合甘梨苡米蓮子芡實扁豆紅棗桂圓燕窩銀耳等物。宜順序食之。然不宜過食。過食則傷脾胃。若姜椒芥蒜辛酸之味。切不可食。即感症所忌之物。亦宜戒絕。夫如是治療之力。事半功倍矣。更有進者。方其病也。旁人切不可行齋神問卜之事。作交頭接耳之談。甚則哭泣憂思。終日不休。病險既無補於病者。病輕又易增病人之愁。可不禁乎。顧此亦人情之常。但能强制之則妙矣。非惟虛損爲然。即凡病均宜如之。他若胎產之看護。余已於新達生編中載明。茲不復述。至於小兒驚厥之疾。則華氏岫雲之論最能體貼入微。其言曰。最可惡者。尤在病家之父母。失於調治。名爲愛之。實欲殺之。何則。小兒諸症。如發熱無汗。煩躁神昏譫語之頃。或戰汗大汗將止之時。或嘔吐泄瀉之後。斯時正元氣與病邪交戰之際。若能養得元氣一分。即退一分病邪。此際小兒。必有昏昏欲睡。懶於言語。氣怯神弱身不轉動之狀。此正當養其元神。冀其邪退正復。乃病家父母偏於此際張惶驚恐。因其不語。呼之喚之。因其嗜睡。而頻頻叫醒之。因其不動而搖之拍之。或因微有昏譫。而必詳詰之。或急欲以湯飲進之。或屢問其痛癢之處。嘵嘵不已。使其無片刻安甯。如此必輕變爲重。重變爲死矣。更有豪富之家。延醫數人。問候者多人。房中聚集者多人。或互談病情病狀。夜則多燃燈燭以照之。或對之哭泣不已。或信巫不信醫。祈禱塋與。舉家紛擾。此非愛之。實以殺之也。試以大人之病情體貼之。抑好安然寂靜乎。抑好喧嘩動擾乎。此理概可知也。可見無論大人與小兒諸病。總宜安然寂靜爲妙。其調養之法。有非筆墨所能罄者。亦惟是病家能細心體會耳。嗟乎此眞切中時弊之言也。縱上所論。非敢矯世俗之偏。實本先哲之經驗。余又親歷之而不爽。故剖衷相告。幸病家三復於斯。

病後宜忌略論

病能傳染。不僅時疫霍亂喉症爲然。即傷寒温熱亦如之。特時疫霍亂喉症爲尤甚耳。當病者之未愈也。其飲食起居服用等。固宜與好人隔絕。卽已愈亦宜如是。方其病體初愈。精神元氣。雖未復舊。然一味嗜臥。最礙氣血之流行。宜不時緩步遊移。更有進者。在一季內不得輕犯房事。違則有陰陽易與女勞復之症。更不可因精神較好。過事操勞。致成勞復之虞。尤不可因胃口初開。任意縱食。致成食復之候。故病愈後最宜分牀獨宿。且嗜淸淡之味。不可食腥膩堅硬之物。與強力之滋補品。以礙脾胃之運化。至於天時之寒暖。固宜與之轉移。而人事之禍福。則當置之度外。此其大略也。他若梅毒淋濁。及一切花柳病。尤易傳染。所患初愈。夫婦間起居寢食。亦宜一季後方可接近。否則貽禍無窮。噬臍莫及矣。要之施治有術。挽回沉疴。醫者之責也。病中回護。病愈調理。病家之責也。今世往往有稍愈忽劇。或愈後忽病。竟有殞其生者。我見實多。概由於病家疎忽之故。逮夫鑄成大錯。猶不肯略加悔悟。仍復衆口一詞。歸罪於醫者。嘻。恐醫者將不任其咎也。奈之何哉。

老人不宜概信辛熱竭陰助陽論

徐洄溪

能長年者。必有獨盛之處。陽獨盛者。當補其陰。陰獨盛者。當益其陽。然陰盛者。十之一二。陽盛者。十之八九。而陽之太盛者。不獨當補陰。幷宜淸火。以保其陰。故老人無不頭熱耳聾。面赤便燥。現種種陽證。乃醫者爲老人立方。不論有病無病。總以補陽爲主。熱盛生風。必生類中等病。是召疾也。若偶有風寒痰濕等因。尤當急逐其邪。蓋老年氣血不甚流利。豈堪補住其邪。以與氣血爲難。故治老人之有外感者。總與壯年一例。或實見其有虛弱之處。則用輕淡之品。而量爲補托。若無病而調養。則當審其陰陽之偏勝。而損益使平。蓋千年之木。往往自焚。陰盡火炎。萬物盡然也。故治老人者。斷勿用辛熱之藥。竭其陰氣。助其亢陽。使之面紅。目赤。氣塞。痰壅。脈洪。膚燥。當耆艾之年。而加之焚如之慘也。

醫林短訊

◉醫界春秋第二期今日出版。內容較前益爲豐富。有陳存仁『姚公鶴對于中醫加入學校系統之意見』楊志一『西醫與國情』許半龍『新醫學家之本身問題』紓溪老頑『評中西醫之優劣』江保傳『論微生物』仁『不平人語錄』朱振聲『西醫年來之治案』等論文。仍用道林紙彩色精印。函索每份附郵票四分。社址設上海霞飛路寶康里。又附第一期已分贈將罄。函閱者須從速。

■許半龍君新著『中國外科學大綱』一書。由上海千頃堂發行。刻已出版。每部實價三角。郵費三分。本會亦代售。

增刊

癰疽號

癰疽審治之基本過程及其象徵

（許半龍）

余於癰疽治療之術。固未有深切之研求。而爲相當之貢獻。在鄉問業。三易其師。僑滬施診。滿目瘡痍。不難療人之瘡。獨難醫醫之病。其爲亡國化之醫師。驅子化之西醫。置而不論。上焉者。冒科學事業之名。橫施刀割。下焉者。自珍祖遺秘製之方。匿不公開。羣稱乳虎。衆號蒼鷹。哀彼下泉之人。愧我伯休之業。黯然遠客。起他鄉之遙恨。蕭涼虛館。生故國之綿思。爰就積年搜集整理所得之材料。按其內容。釐訂爲內癰學。癰疽治療法。分症之研究。將完全公開的貢獻於全省。全國。以至於全世界之學者。利用合理的研究。絕無畛域之私見。惟爲資力所限制。不得使已成者出板。未成者修正。爲憾事耳。茲所述者。特癰疽之常識。非所語於醫醫者焉。

一。審治上之基本過程　癰疽醫之技能。不徒審身外之表面而已。局部而已。貿然診斷而已。治療而已。必審其本而治其源。推器官之變化。以求化學的方程。究物理之公例。而探心靈之神秘。斷非偏重物質的畸形醫家。所能夢見。蓋癰疽雖現於軀殼之表。而病源實起於五藏之中。發於五合之外。（五合說爲外科學上之公例詳見拙輯瘍科審治法）大病爲癰疽。小病爲疥癬。惡病爲疔瘡。外病縱凶。不犯裏症。或不致死。苟必詳死生之機。自有五善七惡之條。爲診斷之根據。而外治之法。亦惟—內消。—託裏。—排膿。—去腐。—生肌。—五節而已。其病從五臟之內。現於外者。因喜。怒。憂。思。悲。恐。驚。……等心理變態之內傷所致。其病從五合之表而入於裏者。乃風。寒。暑。濕。燥。火。等物理變化之外感爲患。要之。得病之處。係臟腑筋骨經穴血肉皮毛等部而分淺深或因血液障礙而爲病氣體不行結而成滯液體不運。濁敗而爲痰涎。精不固。洩漏而爲淋濁。失治。變生下疳橫痃跨癰等症。如精神不衰。本原壯實。則諸邪奚能侵。百病何由生。乃病者率多不善衛生。以致元神消耗。臟腑不能合作。斯血不營於中。氣不衛其外。營衛不得周密於身。則外邪易感。內病易成。救治癰疽之基本過程、必先保留其本原。以爲抵抗之工具。若不究其本。率投含毒之動物。如蜈蚣。斑蝥、蟬酥。毒蛇之類。詆言以毒攻毒。或用腦砂。巴豆。信石。等腐蝕之藥。爲外敷。不知於親和作用之際。每傷及環境而加劇。化生新物而變症。或酷施艾燒刀割。甚至腐透心膜。妄行副刺。漸入鮮血。暗傷元神。燒炙健肌。皮開肉綻。復塗冷藥、罨毒內攻。早用生肌。反增腫潰。然則不經基本之過程。而欲盡醫家割股之誼者。不亦難乎。

二。象徵上之審定　癰疽之象徵地位。大概在脈搏上症候上見之、

（甲）脈搏上　脈洪弦相搏、外緊內實。欲發癰疽也。脈數惡寒。癰疽之候也。未潰前脈宜強旺。不宜衰弱。成膿時。脈宜弦滑。不宜芤濡。出膿後。脈宜安靜。不宜洪數。收斂時。脈宜緩和。不宜緊細。此象徵之顯著者也。

（乙）症候上　診斷癰疽吉凶之象徵。要在辨識其腫之形式。測驗其毒之深淺。凡視一症。先察其腫之程度及形態。色之赤白明晦。然後按其局部之寒熱。堅硬。動牢。之分。乘問其痛。癢。麻木。之狀。更以撮搖腫部之根脚。浮動者。毒淺。堅牢者毒深。腫狀之集中者。根脚已定。放射者。攻走未甯也。

若腫毒高聳。其色焮。赤時作痛脹。堅如橙橘。捏之且鬆。此爲元氣病氣。皆有餘。吉徵也。腫毒平塌。其色紫晴。或白軟如棉團。或作麻木。此爲元氣病氣。皆不足。凶徵也。勿以大者爲凶。小者爲吉。或腫大尺餘。形如覆瓢。焮痛身熱。不犯裏症。必無大害。或細如麻子。塌如平錢。不知痛癢。而犯裏症者。恐難保全。故治外病。必以內病爲本。不僅見腫便割。挖肉補瘡所能了事。蓋內病者。五藏受病。外症者。肌膚受病。五藏者人體生活之本。肌膚者。五藏之標也。癰疽者。雖爲身外之病。實受五藏生活之應響。是以癰疽之毒。只宜盡量發出。不宜遏入。必使毒邪外洩。庶無變症發生。

若腫態暴發。結核尙鬆。皮色尙活者。毒氣未結也。用內消之法。保其五內之本原。以消其體外之腫狀。苟審得久腫不潰。時作痛陣。核硬皮頑者。毒氣已結也。用托裏之法。誘導五內之本原。驅毒透出肌膚之外。不致內侵。縱有潰腐。未必盡傷內膜。

大抵癰腫身熱作痛者。通常之象徵也。潰後而膿盡排出。自能腫消痛止。若欲收斂。必膿稀毒盡。腐脫腫消。方得用生肌摻藥。不過毒內攻也。

雖然。所謂本原。所謂元神。均爲人類生活上之自然良能。所謂病氣者。抗毒素工作之表示。醫而能辨象徵。於歷程上爲必要之準備者。余日望之焉。

癰疽辨膿施針之研究（楊孕靈）

手術之關係於癰疽。亦多端矣。有發於骨髓者。有發於筋脈者。有發於肌肉者。有痰之腫焉。氣之壅焉。大抵辨形察色。可以知其吉凶。然癰疽之可消與否。膿之已成未成。或深或淺。竊恐不施手術。不足以斷其確實。假如外面不紅不腫。內則貼骨疼痛。輕按之不熱。力按之乃覺蒸熱。若以兩手重力按之。一起一按。（卽參差按吸）內似動搖。根牢而大者。則膿成於骨髓之候也。如腫平堅硬。肉色或變或不變。或焮熱疼痛。以兩手按之。內有物如梭穿行者。則膿成於筋脈之象也。如高腫而軟。色紅而熱。按之陷而復起。有如革囊盛水之狀者。則膿成於肌肉之徵也。若痰之高腫。肉色如常。患處不熱且冷。按之隨手而起。外雖高腫而內實無膿。以其肉色不變。腫上不熱。故耳。尙可內消。卽不可誤爲有膿也。若氣之壅腫。患處不熱不冷。如平人之溫度。按之覺呱呱有聲者。其候始終尙可消也。以上數端。若不悉心研究。則膿之有無不能斷。癰疽之生熟不能明。至於用針之手術。尤當考究，癰疽生於骨髓者。針之宜略深。（可入寸半）生於筋脈者。針之宜稍淺。（可入寸許）生於肌肉者。針之只宜五六分。如此可以俱達膿所矣。更有點穴不準。動針無膿。而反增其痛者。傷筋截絡。而出血不止者。往往有之。此非癰疽之無膿。乃施針之手術不佳故耳。膿已成。卽當針。針之當先定其穴部。避其經絡。量其淺深。辨其寒熱而施針焉可也。若當膿之未成。而遽針之。則氣血先泄。而膿反難成。膿既熟而不針。則腐潰愈深。而反攻內膜。傷筋蝕骨。症必難瘳矣。要之辨膿施針之際。不外審乎患處之寒熱腫痛生熟淺深數端而已。尙誠慨世之治癰疽者。對於辨膿施針。多漫不加察。而任意爲之。夫奚可哉。用敢撮經驗所得。貢諸同志。殊非嚮壁虛言也。

癰疽瘡癤辨症論治

（王贊廷）

人身榮衛調和。氣血通暢。寡嗜慾。薄滋味。和寒暖。適情志。則百病不生。瘍症何有焉。瘍科之治。不外行瘀活血。疏通臟腑。宣熱祛風。能毒消腫。首分陰陽。紅腫焮痛。發於肌肉者。曰癰。不紅不腫。硬木痠痛。發於筋骨者。曰疽。紅暈不大。生於皮膚者。曰癤。脂水浸淫。或無定處者曰瘡。又有陰陽相兼。瘡癤並生。似紅而色黯。似腫而不高。此半陰半陽症也。先患瘡而生癤。或有癤而發瘡。如疥瘡之後。往往生癤毒。暑熱癤後。時有濕瘡也。凡治毒之法。無論何症。先宜消散。後再托毒。虛則補之。實則瀉之。處方必宗內科。外治另有專藥。歷考瘍醫方書。內服之劑。解毒清火生肌長肉數法耳。辨其部位。別其經絡。酌加引經之藥。癰易治而疽難醫。人皆知之。五善順而七惡逆。方書昭然。生於腑者輕。患於臟者凶。疔毒瘰癧等症。最難獲效。以其毒深。且兼七情。由臟腑而外發也。若瘡若癤。純用外治。亦能奏效。兼服湯藥。更易成功。予治外症。無論癰疽。不問已潰未潰。首重圍藥。蓋毒初起。欲其消散。陽藥固爲要圖。圍藥能使根束頂高。既潰亦易斂生肌。圍藥之方。至廣且博。應用之時。當有權變。正宗鐵桶圍。亦可採用。陽症加金黃。陰症入四虎。半陰半陽用冲和。因症損益。亦無定法。如已潰。提毒用九一。紅腫翠青散爲主。木硬二瓶摻甚妙。錢氏綠膏。具有深理。用之頗爲應手。且此膏妙在去腐生肌甚速。再摻以結皮藥。（滑石赤石脂甘草）不五六日。竟可全功矣。至於癤，初用紫金錠搽之。膿熟鍼之。摻以九一丹。蓋以太乙膏。若瘡。脂水浸淫者。皮脂散搽之。作痛者。黛鵝黃塗之。風濕痤痱。紅腫痒痛。二味敗毒。亦良方也。以上所述。言其大概。異方不錄。取法中庸。欲精是科。當勤求古訓。博采衆方。凡遇難症。庶可奏效。業斯科者。當留意焉。

醫案

求盡性齋醫案

癰疽類 （楊孕靈）

陳大嫂　石疽起於左腿根部之裏側。歷年一載有半。腫如巨瓜。皮色如常。惟腫之中心。色紅大如蛋。焮熱疼痛。痛處拒按。步履蹣跚。脈右小左尺滑數。是欲潰破之徵也。視此情形。諸多棘手。治擬養血補氣排膿止痛法。如潰後膿濃。尚稱佳兆。最可慮者。膿根上通少腹也。

潞黨參三錢　全當歸三錢　大生地四錢

生山藥三錢　生白朮二錢　懷牛夕四錢

生乳香二錢　生沒藥二錢　淨連翹三錢

敗醬草三錢　嫩桑枝八錢

外敷方　枯明礬　五倍子　眞血竭　明雄黃　乳香　沒藥　共研爲細末。入烏龍膏。調敷患處。惟腫之中心。留而不敷。俟其膿有出路也。

二診　石疽潰後三四日。膿水已少。巨腫亦消。脈虛細而芤。苔根膩舌白。無大表邪。惟潰處之上側。不時疼痛。略呈抽狀。伸縮惟艱。此乃局部之血肉作膿化去。致筋無以榮養也。雖幸納穀稍多。而胃脘有時悶窒。少腹有時微痛。視此情形。恐有膿根上通少腹之虞。治擬養血生肌排膿止痛爲主。患處則以生肌去腐油注射。而患之四週。則以陽和解凝膏。調敷紙貼之。外用布捆紮。使其皮肉相連。而膿易出也。

鹿角膠三錢　全當歸三錢　天花粉三錢

川芎二錢　生黃耆三錢　懷牛夕四錢

大熟地六錢　生雞內金二錢　生乳香二錢

生沒藥二錢　生山藥三錢　生杭白芍三錢

紫丹參二錢　乾薑一錢五分

（方理說明）黃耆花粉生肌排膿爲君。然不養血健脾。

無以獲其效果。故用當歸地黃白芍山藥雞金健脾養血爲臣。蓋雞金既具生化之意。無尅伐之患。而佐以山藥則益彰健脾之力也。鹿角乳香沒藥舒筋止痛爲佐。丹參川芎乾姜寬胸溫中爲使。加牛夕者。以作嚮導之官也。若恐其性偏溫暖而走泄。則白芍花紛可解。黄耆乾姜之熱。熟地黃者可泥乳沒丹參之走泄。又何性偏之有。如此則藥性和平。可多服數劑。後再診視。

癰疽

（劉紀雲）

嗟乎。居今日而言醫者。往往重內證而輕外證。世人以爲內病起於臟腑。診脈維艱。瘡瘍發於肌膚。憑望較易。殊不知有諸內始現諸外。內外見症雖不相同。其證理固未嘗異也。譬之癰疽一症。皆由火毒氣血凝結經絡阻隔而生。究其起病之因。各有所屬。簡要而言。屬陰。屬陽。屬半陰半陽。或不內外因。種種見證。各有不同。若不明臟腑。不知經絡。而欲辨症投藥。以冀病之獲瘳也。得乎。書云。諸痛癢瘡瘍。皆屬心火。癰疽亦不出乎營衛不充。或因火毒凝結。或因濕痰內蘊。或因瘀血停滯。或因風濕相搏。或因病後餘毒。或因慾後受寒。或因臟腑募原戕傷。總可成癰成疽。其全部見證。計有五層。曰皮。曰脈。曰肉。曰筋。曰骨。瘡發於皮膚。癰瘍見於肉脈。疽痰現於筋骨。內癰內疽。則生於各臟各腑。夫癰者。擁也。陽分也。或白頭微腫。或焮腫赤痛。其爲症也。易潰易斂、措方較易。若夫疽則不熱。蓋疽者。沮也。陰分也。或漫腫不高。或微痛不紅。潰固匪易。斂亦維艱。故醫者於臨證之時。須慎於察色。宜溫者溫之。涼者涼之。補者補之。攻者攻之。如是而病之不瘳也。鮮矣。吾嘗曰。外症癰疽。猶如內證傷寒溫病。善治傷寒溫病。則雜病無不易治。能療癰疽。則諸瘡無不精妙。蓋以能辨表裏陰陽寒熱虛實之故耳。嗚乎。差以毫釐。失之千里。些微之誤。而生命攸關。凡我同仁。可不慎哉。

治腰疽筆記

（劉紀雲）

乙丑秋。吳姓年逾弱冠。腰痛三月。無形無色。臥則不痛。立則痛甚。初醫者。有謂腎虛。有謂血凝。亦有謂寒濕。先後施藥往效。延至冬。始邀余診。詢其所苦。答曰別無他恙。祗腰痛而已。揆其形色。在左腰間。皮色不變。按之稍覺痠痛。按此症。乃屬純陰腰疽之象。乃病者堅謂外症之來。豈無寒熱。高腫之理。初不予信。越數日。痛勢加增。不得已。又延余診。予乃以陽和加減投之、連進兩帖。痛處微腫。改以透托之方。服後腫劇有膿象。七月乃以針刺。稀膿湧出。約碗餘。外以藥撚拔膿。內服補劑。調理兩月餘。竟瘳。

癰疽研究法

（鄧可則）

癰爲陽症。疽爲陰症。人所共知。無須研究。而我之謂研究者。無他。欲使人知癰疽之法也。苟從此法而研究之。則中國之外科。爲最有價值之科學。且採之於實用。亦收圓滿之效果。夫所謂法者何也。明其經絡之部分。辨其藏府之淺深也。研究其經絡。則知其六氣之變化。血量之多少。研究其臟府。則知其七情之根結。毒發之微甚。如生於少陽之部分者。宜知其最易化火。血量不多。潰少膿血。治法則當清解養血。自然易愈。如邪結於筋骨者。宜知其生於鬱氣。或傷於精虧。毒甚而發亦深。治法當調肝溫腎。而重劑其毒。自然可解。由此而推之。凡癰之發陽分。疽之發於陰分。皆易治。癰之發於陰分。疽之發於陽分。皆難療。然苟研究於經絡藏府。而得其要領。則自可迎及而解。顧業斯科者。徒持一二祕方。無論其經絡藏府之異。皆是一派套藥。而著其說者。好作三五虛辭。無論其經絡藏府之同。左右另出花名。皆由不知研究之法也。

解表

百病表解

癰疽類

王愼軒輯

		病原	診斷	傳變	治法	調理	附註
癰	未潰	外受風熱。內蘊火毒。榮衛不從。逆於肉理。乃生癰腫。癰者壅也。其性屬陽。陽氣輕清而浮。故其發甚暴也。	憎寒壯熱。口渴脈數。外症焮熱紅赤。高腫疼痛。七日癰成。漸漸生膿。至十四日。釀膿已成熟矣。	其人身體虛弱者。若火毒熾盛。失於清解。必致內攻於心。大渴煩躁。惡心嘔吐。雖方書有救治之法。然終難救也。	初起宜服仙方活命飲。若大便閉者。宜內疏黃連湯。七日之後。宜服託裏消毒散。外敷如意金黃散。或貼腦砂膏。	服仙方活命飲之後。若癰腫漸消。仍當繼續接服清熱敗毒之藥。勿以小效而忽之。恐貽他患也。	癰疽種類甚多。名目甚繁。千端萬緒。不勝枚舉。右表僅以癰疽未潰已潰爲表。實因限于篇幅。略舉端倪耳。然知其要者。一言而終。不知其要。流散無窮。讀斯表者。當不無小補云爾。
癰	已潰	邪氣稽於肉脈之中。榮衛壅塞不通。不通則熱。熱勝則肉腐。肉腐則爲膿。十四日膿已成熟。可針而潰。或俟其自潰。	潰後先出黃白稠膿。次出桃花膿。再次出淡紅水。痛隨膿出而減。四圍殭塊漸消。腐肉漸脫。新肉漸生。此爲最甚之症。	若膿已出。而身熱反甚者。此爲壞症。蓋癰之得膿。如傷寒之得汗。汗出而反大熱者。壞傷寒也。膿出而身猶大熱者。壞瘍症也。	內服託裏排毒湯。外摻九寶丹及九黃丹。用太乙膏蓋之。膿水漸少。新肉漸生。摻生肌玉紅膏。	潰後須謹避風寒。新肉初生。須謹戒房事。忌食辛辣發物。服藥宜調理脾胃。蓋脾胃爲生化之源也。	
疽	未潰	外受風寒。內蘊痰濕。榮衛不從。結於筋骨之間。乃成爲疽。疽者沮也。其性屬陰。陰血重濁而沉。故其發甚緩也。	初起狀如粟米。不紅不腫。木硬不痛。色黯無光。瘡根散漫。不易成膿。甚至有半年一載而始成膿者。	疽屬陰。其毒發於五臟。每易反攻於內。致現神昏驚悸氣喘便溏囊縮等敗證。敗證既現。多致不救。	此證初起。先當灸之。灸完以熱水洗之。洗完貼陽和膏。或敷冲和散。內服陽和湯。十四日後。服神功內託散。	初起之時。依法消之散之。若已消散。宜繼續接服溫補和榮之劑。隨症調理。不可忽也。	
疽	已潰	風寒痰濕之邪。蘊結於筋骨之間。榮衛不通。氣血凝泣。漸化爲膿。膿成而潰。然疽症陰盛陽衰。不易自潰。多須用針潰之也。	外皮堅硬。不易潰腐。潰後膿水清稀。臭穢不堪。或空倉無膿。生衣如甲葉不脫。孔中結子。如花含子之狀。頗難速愈。	若膿出如粉漿。如污水者。謂之敗漿。氣血大虧。不治之證也。若生於胸腹之間。潰穿內膜。亦屬不治。或生於四肢骨[illegible]之間。腐筋蝕骨。多致難治。	已潰之後。宜服十全大補湯。若大便溏者。宜託裏建中湯。外摻呼膿散九黃丹。膿水漸少者。用補天丹。均以陽和膏蓋之。	此證雖已肌肉長平。猶宜加意小心。切不可犯房事。否則變幻莫測。瘡口復爛。或虛脫暴變。命必危亡也。	

選方

類方選

王慎軒述

癰疽類

仙方活命飲　穿山甲　皂刺　歸尾　赤芍　乳香　沒藥　防風　白芷　花粉　貝母　銀花　生草節　陳皮　酒煎

癰症未潰之先。皆可用此方治之。未成者散。已成者潰。若已潰後。不可用此。醫宗金鑑謂此方能化膿生肌。不可信也。

內疏黃連湯　黃連　黃芩　連翹　山梔　薄荷　桔梗　當歸　白芍　木香　檳榔　大黃

是方主治癰疽陽毒在裏。壯熱便秘等證。但方內白芍宜易赤芍。再加銀花。庶較妥善。

託裏消毒散　皂刺　銀花　甘草　桔梗　白芷　川芎　黃芪　當歸　白芍　白朮　人參　茯苓

此方以參苓朮蓍補脾益氣。川芎歸芍養血和榮。桔梗白芷排膿。銀花甘草解毒。皂刺直達病所。使其穿潰。凡癰疽已成。氣血不足。不易成膿破潰者。宜服此方補託之。

如意金黃散　南星　陳皮　蒼朮各二斤　黃蘗　大黃　薑黃　白芷各五斤　花粉十斤　厚扑　甘草各二斤　右藥共研細末。凡遇癰症紅赤腫痛未成膿者。及夏月之時。俱用茶清同蜜調敷。如欲作膿者。用葱湯同蜜調敷。如漫腫無頭。皮色不變者。用葱酒調敷。如熱毒甚者。用大藍根葉搗汁加蜜少許調敷。皮膚破爛者。用麻油調敷。　此散爲敷治癰疽未潰之主方。然惟陽症爲最宜。用注意之。

腦砂膏　麻油十斤　山梔子六百個　穿山甲六兩　童子髮四兩鹽水炒焦　槐杏桑柳桃嫩枝各三尺　浸三日　煎枯去滓。納飛黃丹八十兩　收成膏。傚溫入後細料　沉香二兩　兒茶二兩　血竭三兩　琥珀一兩　象皮一兩切片微炒　梅片五錢　麝香五錢　腦砂四兩　共研細末。和透候膏微溫。和入此藥。不住手攪勻。臨用時水燉化。忌火。因腦砂見火力薄故也。　此膏主治一切無名腫毒。有名大毒。未成者消。已成者潰。拔毒收口。洵屬良方。惟疔瘡忌用。恐走黃也。

託裏排膿湯　當陰　白芍　人參　白朮　茯苓　連翹　銀花　貝母　生黃芪　陳皮　肉桂　桔梗　牛膝　白芷　甘草

此方爲癰疽潰後排膿消腫之主方。但須加減施用。如瘡在上部。宜去牛膝。在下部者宜去桔梗。熱盛者宜去肉桂陳皮。寒盛者宜去連翹銀花。更須隨其兼症而加味。不可拘執此方。而不知化裁也。

九寶丹　帶子蜂房煅研　大黃各三錢　白螺螄殼煅研　辰砂　血竭　乳沒各二錢　兒茶一錢　冰片二分　研末　此方呼膿定痛。收口生肌。爲潰後主治之良藥。

九黃丹　乳沒　川貝　雄黃各二錢　升丹三錢　辰砂一錢　月石二錢　冰片三分　石膏六錢煅　共研細末　此方提膿拔毒。去瘀化腐。爲潰後提毒之上品。

太乙膏　麻油一斤　桐油一斤　血餘一兩　先將麻油入鍋內煎數沸。再入桐油血餘。烊化。下淨飛黃丹十二兩。以柳木棍攪之。不住手。用文武火收膏。須老嫩得中。置冷水內出火毒。置磁器內。用時隔水燉烊攤膏。

是膏治一切癰疽。不論已潰未潰者。內滲末藥。外以此膏蓋之。

生肌玉紅膏　當歸二兩　白芷五錢　甘草二錢　紫草二錢　用麻油一斤。入藥浸三日。熬枯去滓。入白占二兩。烊化再入血竭攪勻輕粉各四錢。攪透磁器收貯。

此膏治癰疽發背諸般潰爛棒毒等瘡。用在已潰流膿之時。先用甘草湯。甚者用猪蹄湯淋洗患上。軟絹挹淨。用抿攤挑膏於掌中。搽化。遍搽新肉上。外以太乙膏蓋之。新肉即生。瘡口自斂。此外科收功藥中之神藥也。

陽和膏　鮮紫蘇　鮮薄荷　鮮蒼耳　鮮牛蒡　鮮草麻　鮮白鳳仙　鮮青葱連根葉各八兩　以上七味洗淨陰乾用麻油十斤　浸七日煎枯去滓候冷再入後藥　荊芥　防風　草烏　川烏　川附子　當歸　連翹　姜蠶　川山甲　蒲公英　桂枝　南星　芥子　官桂　大黃　白斂　烏藥　生半夏　陳皮　青木香　赤芍　川芎　白芷　水紅花子　廣木香　天麻　青皮各一兩　以上諸藥入煎油。浸三日。去滓。濾清。每滓油一斤。入炒桃丹七兩。文火收膏。後入細料。于微溫時放入。上肉桂三兩　乳香一兩　沒藥一兩　丁香油四兩　蘇合香油四兩　芸香二兩　樟腦二兩　當門子三兩。共研細末。緩緩加入。攪之和透。鐵磁罐內用時隔水燉烊攤膏。修合宜於夏令。必須熬老。如已太老。再加蘇合香油可也。

冲和散　紫荊皮五兩　獨活三兩　白芷三兩　赤芍二兩　石菖蒲一兩半。研細末。葱汁蜜酒調敷。

以上二方。皆治陰疽外用之要方。余常借治寒痺。及跌傷骨痛。亦甚有效。

陽和湯　熟地一兩　麻黃五分　肉桂一錢　鹿角膠三錢　姜炭五分　白芥子二錢　炒研生甘草一錢　土貝母五錢

諸疽白陷。乃氣血虛寒凝滯所致。陽和一轉。則凝結之毒。自能代解。血虛不能化毒者。尤宜溫補化膿。猶之造酒不麴。何以釀成。造飯無火。何以煮熟。故用熟地姜桂鹿角以溫補之。然溫補而不開通。則寒凝之毒何從覓路行消。故用土貝白芥子消皮裏膜外之痰。麻黃開腠理。使其毒有出路也。

神功內託散　人參附子　黃芪　白朮　茯苓　川芎　歸身　白芍　陳皮　木香　川山甲

此方治陰疽日久。不腫不紅。不易經潰。用此溫補託裏之法頗[illegible]使其易化膿也。

十全大補湯　見前經帶號

託裏建中湯　人參　白朮　茯苓　炮姜　甘草　熟附子

此方治陰疽潰後。脾陽衰弱。納少便溏等症。即附理中湯之變方也。

呼膿散　乳沒各五錢　姜蠶四錢　雄黃一錢半　大黃一兩　研末

此為癰疽潰後。去腐定痛。提毒呼膿之良方。

補天丹　麥飯石醋煅七次四兩　鹿角煅存性四　白斂二兩　研末

此藥功專提毒長肉。用於陰症。故宜。但不可早用。其長肉太早。內毒不清也。

編輯者言

本刊現趕早付印。每月初五已須編輯。嗣後賜稿諸君。倘祈儘初五以前惠下。是所至禱。

下期增刊為『疔毒號』讀者注意。

本期『癰疽號』有張揆松君等之論文。以遲到過遲。。不及排入。。甚憾甚憾。

本刊價目表

	定價	郵費 本埠	郵費 本國	郵費 外國
一期	五分	半分	一分	三分
半年	二角八分	三分	六分	一角八分
全年	五角四分	六分	一角二分	三角六分

注意 定價並無折扣費須先惠空函無效概收大洋銀毫加水

廣告價目表

全張	五元
一頁	三元
半頁	二元
二方寸	四角

注意 登一期無折扣半年九折全年八折計算

江蘇全省中醫聯合會月刊

◎第五十二期◎

李平書 王一仁 秦伯未 編輯

助理編輯 陳存仁

目次

中華民國十五年八月二十七日◉丙寅年七月二十日

◉上海西門內石皮弄江蘇全省中醫聯合會◉

南市電話一三三九號

▶中華郵務總局特准掛號認爲立劵郵件◀

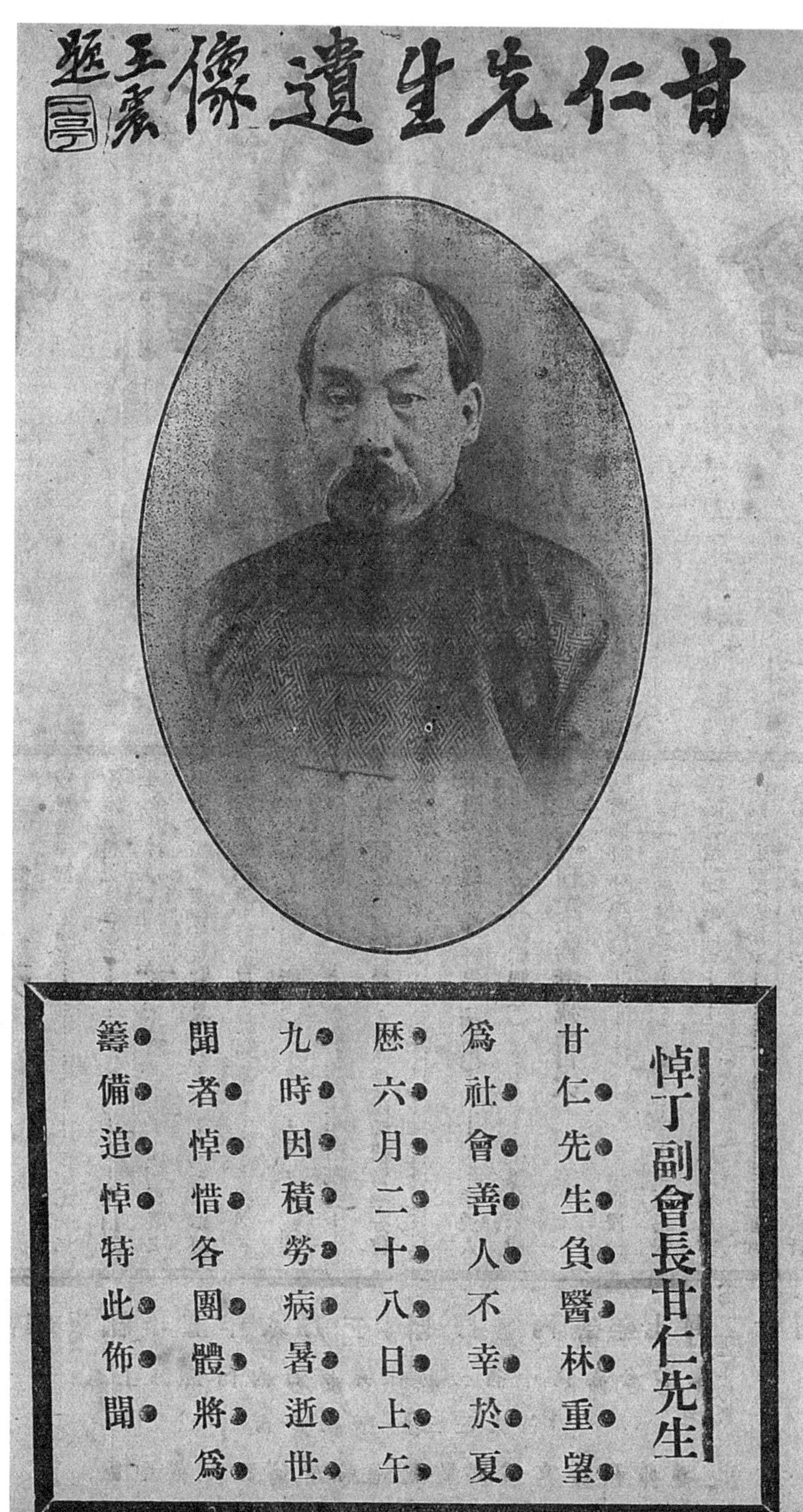
甘仁先生遺像
王震題
一亭
悼丁副會長甘仁先生
甘仁先生負醫林重望
爲社會善人不幸於夏
歷六月二十八日上午
九時因積勞病暑逝世
聞者悼惜各團體將爲
籌備追悼特此佈聞

常評

感情與理智（仁）

感情之為物。有時可以成事。而未能持久。欲救其弊。則理智尚矣。理智者所以補感情之不逮者也。或曰感情濃則理智弱。理智弱則事不能成。我華人遇事。每因一時情感意氣。而思有以奮圖努力。終之無所成就。致外人有五分熱度之譏。豈非感情重則理智弱。理智弱則事不成之一大明證乎。誠然感情不可恃。且充其張脈僨興之力。將使氣勢漸衰。終不能獲有振作。哀哉感情之壞事。余謂感情者人類之血性。以同情心而共圖奮發。以敵愾心而互策團結。國之與立。賴有此耳。感情之壞事。非感情之過。乃不善運用感情之過耳。誠能善用感情者。必以理智為後盾。于是其感情為不虛矣。吾念蘇醫聯會之成立以迄於今茲。不禁有慨乎感情非理智不足以維持。而運用理智者。所宜亟起也。

言論

檢定與自覺（秦伯未）

曩僕撰檢定一文。以檢定須醫會與警廳合作方得收效。苟單方面行動。必無佳果。（見本報四十一四十二兩期）蓋當時僕於檢定。曾下數度之致慮。認為檢定不可不實行。而實行不可不求完滿。惜同志多以診務所羈。未能加以充分之討論。與警廳聯絡。以達目的。今者淞滬衛生局又有檢定醫士之議。雖與民十內務部頒佈之同一出于官廳。然僕不能如民十之同一論列。則以民十之規則。中西醫士所受處置。不平過甚。更不與醫生聯絡。難免有幸不幸之歎。而此次獨能去此二弊。安得不加以贊成。日前晤平書先生于安樂宮。曾舉詢其檢定之內容。先生謂中西醫士同一待遇。致試時另請中西醫士中有資望者評閱試卷。衛生局不過執行監督而已。果如是則與僕往者之主張。如出一轍。豈可與民十並提。即凡我醫士。應無反對之必要。然而時有聞此風聲。造僕寓詢檢定是否應繼續反對者。此未免不自忖量太過。夫凡事之作。在正當不正當。檢定固正當事。此次之檢定。尤能出之以正當之手腕。自無所謂反對。須思既為中醫。即當具痌瘝在抱之心。而根本計劃。即在昌明中醫。今中醫之懸壺者。龐雜若是。不有檢定。何以肅清。何以昌明。故中醫而能自覺者。懸壺之際。即當自問有痌瘝在抱之心乎。有昌明中醫之力乎。苟曰未能。甯自退避。否則即不自覺。不自覺斯有檢定。是人人能自覺。無須檢定。檢定者所以淘汰不良份子。而使一部分之自覺也。噫嘻。今日之檢定。勢不可緩。惟願後之來者。速自覺悟。

言論

讀余巖君舊醫學校系統案駁議書後（江都葛廉夫）

余巖君。不知何許人也。偶於某報中得捧讀其舊醫駁案一篇。不禁喟然嘆曰。余巖君應是現時新學家之矯矯者。其所辯駁之理由。大半逞一已之臆識。而引經據典。率多辭不達義。摭拾浮言。以為標謗也。糊彼論中之第一命意。謂中國先巫而後醫。重巫而輕醫。彼固不知巫肇於伏羲。醫始於神農。故有先巫後醫之次序。一也。巫所以交鬼神備郊社。天道也。醫所以濟死生。人道也。先天而後人。故有先巫後醫之次序。二也。醫者理也。巫者數也。數定於先天。理悟於後天。理不勝數。故有先巫後醫之次序。三也。再觀彼之第二命意。謂古之聖人重巫不重醫。遂引證周禮設官。先巫而後醫。周公啓金縢。

子路請禱諸說。拉雜成文。殊不知周禮設官。各有專責以巫交鬼神。掌郊社理應居先。周公啓金縢以爲文王之禱。子路爲夫子請禱。大都醫藥計窮。不得已而出此所謂理窮者。歸之於數。此孝子賢徒爲父師求生。盡人力而希回天也。古書雖無醫藥明文。觀夫周公作周禮分食醫以爲君父飲食之衛生。疾醫用備君父疾病之療治。子之所慎齋戰疾。康子饋藥。拜而受之曰。丘未達。不敢嘗。古聖人之愼重醫藥如此。焉有文王孔子病而不先從事醫藥。但憑巫禱之理哉。孟子病。王使人問疾。醫來。此又爲古人病則先醫之一鐵証。再觀彼之第三用意。不信陰陽五行生尅而專重原理。斯言尤屬無稽。夫以陰陽五行生尅。皆具有實在之原理。譬如金能生水。本天一生水之義。水能生木。本木得水則滋。樹德務滋之義。燧人鑽木取火。槐老而自焚。古禮取四時之火以供祭禮。此木能生火之義。火燔而烟生。煙落而成土。此火能生土之義。金生於地。先發其苗。因苗而識其五金之原質。此土能生金之義。萬物非土不成。而終歸土化。以五行總生總化之義。以上皆五行生尅自然之原理。他如由冬而春。爲水生木。由春而夏。爲木生火。由夏而至長夏。爲土。遂及於秋。爲土生金。由秋而冬。爲金生水。又土寄王於四時。是四時非土不成。此五行配四時之原理。乃中西所共認者也。五行在天地之間。運行不息。日月星辰。晝夜隨之而旋轉。三百六十五度以成歲。中國之與美國。有對足底行之說。遂判然有上下東西南北中之分。風雨陰陽之變。此皆天地陰陽五行運行而生化收藏自然之原理。亦中西人士所共認者也。然以上諸說。皆與中西醫學優劣之說較無關。若藉巫之幻而證中醫之妄。此眞風馬牛不相及耳。更觀彼之第四用意。并不能指出中醫之如何劣。而西醫之如何優之實事原理。但以新舊二字爲分別。豈不聞溫故而知新。可以爲師矣。無舊理焉能悟得新理。而新理仍未能出乎舊理範圍之外。譬如用米煮飯。舊學也。於飯中或加以菜。或加以肉。或加多水以成粥。或碾米成粉而作糕。此新法也。然總不能出諸煮飯之範圍。同一藥也。中西雖用法不同。總不能出乎爲丸爲膏爲湯爲水之外。亦斷不能使乾薑清火。黃連祛寒。即使偶得一新藥。必先究其原理實用。其原理不外乎產於陸。產於水。產於山之分別。偏於甘。偏於苦。有毒無毒。屬寒屬熱之性味。其實用不外乎療虛療實。解表清裏。走血走氣之作用。中醫得理於先。西醫繼詳於後。此新舊之辨別。固無討論之價值也。觀其第五之用意。指內經諸書無原理無根據。而反指千金外臺諸方。有實驗有原理。試問千金外臺諸方。其原理皆根據於內經。既稱其有實驗。則內經之有原理有根據。不待辯而自明。觀其第六之用意。痛罵秦越人爲千古罪人。夫黃帝使伶倫作六律。以正五音。使岐伯作氣口九道脈。以定死生。十二經中皆有動脈。其脈驗殊多。繁而不便。於是越人根據氣口之說。乃定左右手腕之一脈。分寸關尺三部九候之法。用歸簡明。後世便之。西醫改診脈爲聽脈。其所聽之部分。即中醫所謂宗氣所聚。其動應衣。中府雲門二穴。以驗百病。此二穴者皆屬於肺。與越人所定同一義理。越人在先。西醫在後。其爲本於中法也。誰能非之。誰能罪之。觀其第七之用意。謂中藥醫方。不能治病。其爲藥愈者。皆是自愈。不得愈者。皆指爲藥誤等語。古聖人早有病有不治自愈。因治而愈。治而不愈之說。又何待余君引用兪曲園癡醫論之嚼臘而拾其牙穢也。觀其第八用意。指中醫無科學原理。夫中醫古分十三科。每科皆獨具原理之學。雖祝由之符。亦有原理可考。證西醫合信氏自謂自得中醫書數部。譯而讀之。頗得深精之義理。近來美國人搜羅中書者甚富。乃余君於中醫既盲無所知。於西醫僅識其皮毛。於中國經史子集。更未深究。徒摭其如椽之筆。肆其雌黃之口。用其拍馬吹牛之手段。而取媚於西醫。於中醫不知從何處攻訐。於西醫不知從何處贊揚。撰成一篇似是而非。不倫不類之歪文。誠爲醫儒兩家之大罪人也。忠告余君。此後當三緘其口。若因足下之一論。而中西醫學優劣遂成鐵案。呵呵。足下尚不够格耳。凡稍有智識者。睹君之論。不過一笑置之而已矣。

言論　中西醫學務須會通說

（張治河）

方今中西醫學。競爭最烈。互相毀謗。不遺餘力。殊不知中西醫學。各有優劣。各有短長。陳存仁先生云。『中醫西醫。同是不完全的醫學』。此誠精確之言也。吾人不欲圖保存醫界國粹則已。如其欲之。非互相取法不可。中醫論病。偏重氣化。對於外感。認爲六氣內傳。對於內傷。認爲五行生剋。試問層層肌肉。六氣果能穿透乎。病體變化。果係五行支配乎。西人譏我醫學爲『模糊影響。好作空談』。誠無怪其然。至於西醫細菌之檢查。病體之解剖。鍼砭詳細無遺。惜乎又偏於物質方面。而未明細菌發生之原。試觀宇宙之內。動植各物。何一不隨四時轉移。受氣化支配。人在氣交之中。遭寒暑刺激。一旦發生疾病。豈可謂與六氣無關。中西學說。分則偏謬。合則完全。當舍短取長。融化爲一。方能有濟。蓋六氣外感。僅能刺激。肌表使 生理自變化。絕不得穿皮透肉。而入臟腑之中。卽七情內傷。亦係精神影響肉體。斷非五行生剋所致也。身體既受六慾七情之刺激。於是細胞生活失常。各器官遂呈病狀。久之氣血腐敗。細菌生焉。此卽『物必先腐而後虫生』之理也。須知細菌實病體之產出物。有此病則生此菌。而染此菌者。亦能生此病。究之細菌造病。必乘人已受天之六淫。人之七情刺激而後肆其酷虐。否則無能爲也。西醫有所爲『常菌者』。己身不病。能將其菌轉病他人。此卽健康之體。無隙可乘之故也。治河譾陋。竊謂中醫六慾七情之說。係百病初起之原因。西醫各種細菌之學說。實百病已成之結果。會而通之。質之海內方家。希望中醫同胞。勿再迷信五行。而不採取新學。並望西醫同胞。亦稍容納六慾七情之說。知此爲製造細菌之母。則治河幸甚。醫界幸甚。世界病家幸甚。

研究　中國病理學說之與哲學

（許半龍）

一・陰陽　二・五行

醫學之組成，基於物質的需要・而爲精神生活之向上。換言之，卽減少人類之病苦，及天殤之統計・但物質之所以需要，精神生活之所以向上，其於人生之先天及其環境，關係甚大・於是不得不研究切要問題，就根本上求解決・就人類之病苦上言，爲病理・就學術之定義上言，爲哲學・

西醫在科學勃興時代，物質益爲畸形的發達，而有猖獗之威權・完全爲物質的事業・近吳稚暉在中山大學演講：「八股爲前淸束縛人材之一種方法，非實用之學問，現在歐美之偏於美術的科學，頗多・其不切實用，與中國八股等・故稱爲洋八股，實不能認之爲科學。」然則爲西醫者，並未將中國民族之發育，及其生活之環境，幷本草何以能治病?精細研究，報告國人・漫施針刺刀割，或販運鐳電X光，人造太陽燈等・精美器械，且藥品來自外洋，其在途中，難保無變質，或已洩氣之弊・則不切於實用者可知・殆洋八股之類歟?

若中國醫學雖未經現代學者搜集材料審其眞僞，愼爲去取切實的爲一度之整理守舊者借陰陽五行之名，故神其說喜新者，非買洋貨，罵中醫卽忌電之陰陽是之金木水火土而力詆陰陽五行爲不合科學。乃引起醫界中西之爭西醫者，以科學爲口號，暢銷外貨爲本能主奴之見太深中醫者，以發揚國學爲對象，整理國故吸收新潮固執已見各思活動圖爲業務上之競勝，不亦僨乎？

陰陽二字，爲哲學上之專門語。應用甚大，其意義亦因之漠然不易捉摸今先就中國最古之哲學書，易經之陰陽研究之。其最要者爲「一陰一陽之謂道。」（繫辭上）「陰陽不測之謂神」（同上）「立天地之道曰陰與陽」。（說傳卦）但陰陽二字，爲附隨一元之形容字歟？抑爲二物歟？古來學者，或作實物，或作形容。其實一元，從陰陽兩面表出，看如二物也。故易之哲理，爲一元二面論，陰陽只是一氣，陰陽流行，卽爲陽。陽氣凝聚，卽爲陰。非直有二物相對論流行，只是一個。論對待，則爲二個，二氣之分，卽一氣之運。以此配合示事物之關係者，應用無窮，絕非曲學阿世，藉圖功名利達，荒誕不經之陰陽讖緯學，可與中醫之病理說，同日而語。

金，木，水，火，土，爲哲學上五元說之根據。不但爲中國古今之通說。印度哲學，有地，水，火，風，之四元說。西方古代，亦有用地，水，火，風，四元說，皆可比較而研究之也。西洋自哲學與物理化學分離後，化學家，精分元素，爲七十有餘。而五行之說，遂爲天文之星名，如果科學無神話色彩，則天王何在？海王何居？因再錄董仲舒之說曰：

……「天有五行。木火土金水是也。木生火，火生土，土生金，金生水，水爲冬，金爲秋，土爲季夏，火爲夏，木爲春，夏主長，季夏主養，秋主收，冬主藏，藏冬之所成也。是故父之所生，其子長之，父之所長。其子養之，父子所養，其子成之，諸父所爲，其子皆奉承而續行之。……五行莫貴於土。……忠臣之義，孝子之行取之土。」（五行對）……是人類萬物之五元素，必生配合道德之傾向。然如董子以忠孝之道，配土之說，不過譬喻而已，非謂土卽忠孝也。漢以後，有相似者，或略具理由者，卽代爲配合，此風盛行一時。迨宋代哲學之述宇宙發生，自陰陽五行說起，以及五常，其出於哲學見地者無疑，此儒者之五行說。而非中醫病理之所爲五行也。

四

然則中醫病理之陰陽五行說，果如何乎？我既不能爲肯切之定義，又不能爲相當之解釋，因取敎育江廳長恒源之說曰：

『陰陽』——就是「自然力」動作的現象，如時間的變遷，成爲寒暑代謝；空間現象的變化，成爲萬物生滅。「力」本存在「大自」然之間，活動起來，自然無往而不可分出二種現象——一積極，一消極，這種積極和消極的作用和現象，是等於代數學的方程式，無往而不可分出正號負號。如來往，出入，升降，……等，皆可說他是一陰一陽。——陰陽的現象，可以爲形容的表示；『五行』——就是「物質」。最顯著的，爲金，木，水，火，土；若是精密分析起來，也就是近代化學上所列的各種原素。『氣』——可以說是動力；也可以說是由物質所發出的一種現象，殆介乎「力」和「行」之間的一種東西。若就宇宙萬物發生上講，一方面爲天道流行自然之理，一方面爲附着物體已成之性。若專就人體上講，有時偏於精神方面的，就是「志氣」；有時偏於生理方面的，就是「氣質」。

衛生

衛生須知祕方妙藥

（祝仕）

近來賣藥的事業很是發達。無論到何處。只要一擧目。總見有許多賣藥廣告。上面說明某種妙藥。專治某種疾病。某種祕方。能治各種病症。此種發售祕方妙藥的事業。自古已有。在昔日埃及巴比倫爲世界最強盛之國時。已經興起了。近來科學發達。有許多大名的醫生。細細驗明市上所見的藥品。那是無效果的。那是有價値的。藉此可以警戒衆人。不買一切有害的藥品。據醫生所分別出來。凡在市上登廣告發售藥。共有三種。一爲有刺激性的。一爲麻醉性的。一爲全無效用的。若有人覺得身體疲乏。卽去買一種有刺激性的藥。吃了就覺得精神加增。於是遂以爲很有效驗。殊不知此不過是暫時的。等藥性一過去。覺得身上比以前更爲困乏。如此必須多服此種藥。縱可有效。久而久之。竟成習慣。須每次多吃方覺有力。此藥在人身上之作用。猶如以鞭打牛馬。初打一下。就見他一時走得很快。但以後成了習慣。就是打也無用了。至於有麻醉性的藥。正與刺激藥的效果相反。此藥有催眠止痛之功效。然而須知並非麻醉藥能以治病。乃實因此藥能使人身之腦線失了知覺。所以不覺病痛。有人服了此藥不覺痛苦。以爲乃是病症日見痊癒的氣象。這眞是自欺自害了。因爲不知道自己的身體已大受藥之毒害。以致病症幾乎不能挽回了。所以每年爲服麻醉藥而死的人。甚是不少。再有那些全無效用的藥品。不過騙人的錢財。於身體固然無益。但無甚麽害處。常見有許多無醫藥知識的人。服了這種藥。碰巧病症又好了。於是遂以爲是此藥很有功效。殊不知在人的身體內，有一種能力。可以自然醫治病症。

調查

各地醫界觀

▲如皋醫生生活概況

（趙宜簡）

內地醫生生活，很少有人記述過一次；今把吾鄉下如皋的一般舊醫生的生活，約略敍述，也可窺見一斑。

一．家居狀況：　內地醫生固然是舊式的，而且兼有農人的生活；有從師未滿三年的，就出來行醫，眞有「庸醫殺人」之慨；因爲兼做農人所以對醫學當然就無暇再研究深進，不過以後一天一天的增加經驗而已。

二．授生徒情形：　醫生醫道好一點，而且很有時運的，就有許多家庭父兄送子弟去學醫，這種醫徒不和我們做學生一樣，專門學習功課，並且在學功課以外，還要替先生家裏做些幫忙生活，有時甚至做田間工作；至先生臨症時，就教醫徒來察看和幫助，這是和醫校學生實習的意味一樣。

三．出外臨症情形：　鄉人勞苦終日，然而生計還是很困難的，所以到有重病時，才請醫生，而且是歡迎一種門面簡單，少耗費的醫生；這樣醫生也自然適合農人的心境，平常三四里路不坐小車，因有小車，到人家看病，人家除給醫生費外，還要給車夫費，看病時，醫生的態度是很溫和的，不裝出現在自醫校中出來的醫生之高闊和傲慢狀態；如果這樣常看好人的病，鄉人是十分信仰；因此他的生意就不壞了。有時鄉人還送上一個大木匾，上寫着「國手」等字來恭維他。

聽說現在已組織一醫學會，藉此連絡，研究醫學，力謀改進，想將來頗有希望。

此上所述吾鄉醫生之生活的大概情形，也可以代表其他內地中醫生生活的情形。雖然我沒有加以批評，可是讀者諸君，一看就可以知道現在內地中醫醫生的生活應改革的地方了。

▲無錫中醫友誼會會員錄

姓名	通信處
嚴康甫	無錫城內三下塘歡喜巷口
華寶孚	上海英租界山海關路東口梅白格路鑫崙里二弄四家
張亮生	無錫北門外通匯橋行素別墅對面
張硯芬	無錫北柵口採芝堂藥號
張伯倩	無錫交際路十三號
鄧季芳	無錫南尖念渠號
周小農	無錫西門外棉花巷
周逢儒	同上
馬際周	無錫城內斜橋南首
章逸才	無錫北門外後竹場巷
張嘉炳	無錫光復門內城頭街
徐瀚吉	無錫城中西河頭
朱紹岐	無錫北柵口泰生祥藥號
馮振民	無錫南門外清名橋
丁士鏞	無錫北門外貝巷三十四號
季鳴九	無錫城中盛巷大王廟街內
孫學啓	蘇州齊門外陸墓鎮中橋下塘北首王同和醬號
高鳳岡	無錫城中老縣前
蔣念椿	無錫城內鳳光橋北
徐介臣	無錫大橋街大吉春藥號
沈亦蘇	無錫寺後門中醫院中醫友誼會
張再梁	無錫西門外棉花巷
楊光澤	無錫富安鄉六區橋
王詢芻	同上
歸起翔	無錫北門外小三里橋東
曹鍾英	無錫城中盛巷
華心葵	無錫南門外下牌樓
殷耀章	無錫城中迎迓亭
馮家俊	無錫清名橋下塘振藝廠繭棧對門
張少景	無錫北門外三里橋泰來堂藥號
高頌琛	無錫西門外益生堂藥號
沙小春	無錫惠山鎮通惠路口大德生施診藥局
黃科良	無錫北柵口採芝堂對面
馬澤人	江陰南門市橋南街十六號
范賓書	無錫書院街民聲報社
許蔚霞	無錫東北鄉嚴家橋
鄒煥之	無錫南門清名橋大有福糟坊轉大阿巧班船
陳效倫	無錫西門內小木橋太平巷口
許錫綸	無錫北門長安橋橫街
許中和	無錫北門外通匯橋
張宗曜	無錫北門外南尖賚豐棧
朱雲亭	無錫北門外柵口裏泰生祥藥號轉
榮光烈	無錫城中盛巷內曹醫室
鄧若舟	無錫北門外周師街
吳頌遐	遷移未詳
柏鶴羽	遷移鎮江未詳
沙亦恕	遷移淮陰未詳

▲溧陽神州醫藥分會會員錄

姓名	通信處
貟鳴臯	溧陽西門天生堂藥號內
蔣嘯潮	仝　東門廣源分號內
張智餘	仝　南門城城本醫寓
楊竹生	仝　南門城外同仁堂藥號
陳逸卿	仝　東門大街醫室

馬九皋　溧陽東門大街醫室
張耀南　仝　東門大街醫室
法詠初　仝　東門大街醫室
孫昌明　仝　東門大街醫室
傅廷榮　仝　東門大街醫室
史煕堂　仝　東門大街中橋堍醫室
陳幼三　仝　東門大街種德堂藥號
沈雪生　仝　西門城內外碼頭大街醫室
趙仲林　仝　城內長富亭巷醫室
楊際春　仝　城內上水關陳家巷內醫室
史憲章　仝　城內上水關史公祠內醫室
童伯笙　仝　南門大街醫室
汪臥雲　仝　西門城內專家巷醫室
貢福齡　仝　北門大街醫室
王蓉廷　仝　西門通武巷內

研究

中國生理解剖學（續）

（季愛人）

第十六章　皮膚毛髮

第一節　皮毛之生理

經云。肺主皮毛。故肺病則毛髮焦枯。外因之病。雖肺受之。實皮毛爲之導引也。有汗腺以司發汗作用。表皮中皮。毛髮爪及皮脂腺。以司保護作用。又有觸覺小體。以司觸覺作用也。

第二節　皮毛之解剖

汗腺爲發汗之主要部分。其在皮膚中。猶泌尿管之在腎臟內也。此汗腺可分腺體及排泄管兩部。腺體在內。輸泄管在外。而開口於皮之表面。全體均有汗腺。而以手掌足蹠及腋窩等尤多。體中老廢物。能排除淨盡。而體溫得以調節者。皆此發汗之功也。皮膚分內外二層。在外層者謂之表皮。表皮之外。爲角質層。漸次脫落。內有黑色素。表皮之色。有種種差異者。卽黑色素多寡之證也。在內層者。謂之眞皮。其組織極爲緻密。表面有多數之小突起。謂之乳頭。乳頭之下。卽爲脂肪之組織也。毛髮爲皮質及髓質所成。毛髮分毛幹。毛根。毛囊三部。毛幹之直立。是起毛筋之作用也。爪爲表皮之變形。生於指趾末端之背面。分爲爪端爪體爪根三部。皮脂腺分腺體與排泄管二部。其排泄管開口於毛之根部。皮脂腺之功用。在滑潤表皮與毛髮也。外受刺戟而覺者。卽觸覺作用也。

按皮毛雖屬小體。若不明之。其可治外因之病乎。

第十七章　骨骼

第一節　骨骼之生理

骨爲全身之支柱。並保護柔軟諸機關。頭骨爲腦髓耳目口鼻之所在。故其保護極爲周密。除下顎骨外。片片縫合。不能運動。以抵抗外部之衝擊。使無損傷之虞。至下顎骨則構成口腔之下部。能司口之開閉。以助咀嚼食物之用者也。脊柱骨與頭骨相連。頭之俯仰上下。有後頭骨與載域（第一頸椎）以司之。頭之左右迴轉。有載域與輻軸（第二頸椎）以司之。且其脊柱爲脊髓之所在。故保護亦固。頭部及腰部。彎曲於前。胸部及臀部。彎曲於後。使上部之壓力。得以減輕。而脊髓遂無偏重之患。又各脊柱骨之間。俱有軟骨片。嵌入之。以使軀幹之屈伸。若肋骨爲保護心肺之用。故細長而彎曲。由肋軟骨以連接胸骨。俾胸廓得漲縮自如。則肺臟之呼吸機能不致妨害矣。四肢骨爲運動之具。而上肢與下肢微有不同。上肢骨以動作輕便爲主。下肢骨以任重致遠爲主。故其球窩關節。在上膊則淺而易活動。在下腿則深而愈強固。下膊有二骨。其關節便於迴轉。下肢之脛骨腓骨。其關節不便迴轉。祇以脛骨爲主。腓骨附其旁而輔助之。上指之指骨。拇指與他四指相距稍遠。且中指最長。食指與無名指相若。小指較短。故便於握物。下肢之足掌骨。雖凹凸不平。而步趨如意。可免傾跌之虞。至肩與骨盤。俱甚強固。俾手足運動之際。得其輔佐之力。更形活潑。而骨盤當起立時。并可支戴頭胸腹三部之重量。故其構造比肩帶尤強大也。

編輯課本

內經課本（五）

（秦伯未輯）

第二篇　診斷學

第一章　切脈

第一節　部位

尺內兩旁。則季脅也。尺外以候腎。尺裏以候腹。中附上。左外以候肝。內以候鬲。右外以候胃。內以候脾。上附上。右外以候肺。內以候胸中。左外以候心。內以候膻中。前以候前。後以候後。上竟上者。胸喉中事也。下竟下者。少腹腰股膝脛足中事也。

第二節　至數

人一呼。脈再動。一吸。脈亦再動。呼吸定息。脈五動。閏以太息。命曰平人。平人者。不病也。常以不病調病人。醫不病。故爲病人平息以調之如法。人一呼。脈一動。一吸。脈一動。曰少氣。人一呼。脈三動。一吸。脈三動而躁。尺熱。曰病溫。尺不熱。脈滑。曰病風。脈濇。曰痹。人一呼。脈四動以上。曰死。脈絕不至。曰死。乍疏乍數。曰死。

第三節　四時脈象

春脈如弦。春脈者肝也。東方木也。萬物之所以始生也。故其氣來。軟弱輕虛而滑。端直以長。故曰弦。反此者病。何如而反。其氣來實而強。此謂太過。病在外。其氣來不實而微。此謂不及。病在中。太過則令人善妄。忽忽眩冒而巔疾。其不及則令人胸痛引背。下則兩脅胠滿。夏脈如鉤。夏脈者心也。南方火也。萬物之所以盛長也。故其氣來盛去衰。故曰鉤。反此者病。何如而反。其氣來盛去亦盛。此謂太過。病在外。其氣來不盛去反盛。此謂不及。病在中。太過則令人身熱而膚痛。爲浸淫。其不及則令人煩心。上見欬唾。下爲氣洩。秋脈如浮。秋脈者肺也。西方金也。萬物之所以收成也。故其氣來。輕虛以浮。來急去散。故曰浮。反此者病。何如而反。其氣來毛而中央堅。兩旁虛。此謂太過。病在外。其氣來毛而微。此謂不及。病在中。太過則令人逆氣而背痛慍慍然。其不及則令人喘。呼吸少氣而欬。上氣見血。下聞病音。冬脈如營。冬脈者腎也。北方水也。萬物之所以合藏也。故其氣來沉以搏。故曰營。反此者病。何如而反。其氣來如彈石者。此謂太過。病在外。其去如數者。此謂不及。病在中。太過則令人解㑊。脊脈痛而少氣不欲言。其不及則令人心懸如病飢。䏚中清。脊中痛。少腹滿。小便變。脾脈者土也。孤藏以灌四旁者也。善者不可得見。惡者可見。何如可見。其來如水之流者。此謂太過。病在外。如鳥之喙。此謂不及。病在中。太過則令人四支不舉。其不及則令人九竅不通。名曰重強。

第四節　脈貴胃氣

平人之常氣稟于胃。胃者平人之常氣也。人無胃氣曰逆。逆者死。春胃微弦曰平。弦多胃少曰肝病。但弦無胃曰死。胃而有毛曰秋病。毛甚曰今病。藏真散于肝。肝藏筋膜之氣也。夏胃微鉤曰平。鉤多胃少曰心病。但鉤無胃曰死。胃而有石曰冬病。石甚曰今病。藏真通于心。心藏血脈之氣也。長夏胃微軟弱曰平。弱多胃少曰脾病。但代無胃曰死。軟弱有石曰冬病。弱甚曰今病。藏真濡于脾。脾藏肌肉之氣也。秋胃微毛曰平。毛多胃少曰肺病。但毛無胃曰死。毛而有弦曰春病。弦甚曰今病。藏真高于肺。以行榮衛陰陽也。冬胃微石曰平。石多胃少曰腎病。但石無胃曰死。石而有鉤曰夏病。鉤甚曰今病。藏真下于腎。腎藏骨髓之氣也。胃之大絡。名曰虛里。貫鬲絡肺。出于左乳下。其動應衣。脈宗氣也。盛喘數絕者。則病在中。結而橫。有積矣。絕不至曰死。乳之下。其動應衣。宗氣泄也。

（待續）

增刊

陰陽毒號

學說

陰毒陽毒辨

（張授松）

仲景玉函經曰。陽毒之爲病。面赤斑斑如錦紋。咽喉痛。唾膿血。五日可治。七日不可治。升麻鱉甲湯主之。又曰。陰毒之爲病。面目青。身痛如被杖。咽喉痛。五日可治。七日不可治。升麻鱉甲湯、去雄黃蜀椒主之。諸家註釋。皆爲感天地惡毒異氣。入於陰經曰陰毒。入於陽經曰陽毒。過五日不治者。以五藏相傳俱受邪也。陽毒爲陽邪。故見面赤斑斑如錦紋。唾膿血之熱症。陰毒爲陰邪。故見面目青。身痛如被杖之寒証。俱咽喉痛者。以此症乃邪從口鼻而下入咽喉。故痛也。與疫癘之邪相似。或曰。即今世俗所稱痧證是也。故治法以升麻、甘草、當歸、鱉甲、蜀椒、雄黃之屬。而並不用大寒大熱之藥也。至於近世所謂陰毒者。乃本腎氣虛冷。或犯房事而後感寒。或先傷生冷而犯房慾。內既伏陰。外又着寒。遂成陰盛格陽。陽氣上脫之候。俗稱夾陰傷寒是也。與仲景所敍陰毒者。大相懸殊。而治法亦異也。其症微熱腰重腹痛。倦怠。肢冷。手額冷汗。脈來沉細而疾。或胸前手足發出淡紅小斑。急宜四逆湯、正元散、退陰散、蕩寒湯之類。其劇者。嘔噦呃逆。或爪甲青。腹絞痛。舌黑而卷。莖囊皆縮。斑發色來青黑。脈細沉而遲。或伏而不出。或疾之七八至以上。急灸氣海及關元穴。隨進來復丹、金液丹、返陰丹、正陽散、之屬。若誤投涼劑。則必至虛陽暴脫而死也。所謂陽毒者。凡傷寒溫熱時疫之邪。誤用辛熱。或失於汗下。以致陽熱至極。而變爲肚熱頭項痛。躁悶狂易。或唾膿血。舌卷焦黑。面隱錦紋。咽喉腫痛。下利黃赤。或便鞕。六脈洪大而數。症雖與金匱之論相埒。而治法亦稍有不同也。因此症爲熱邪內陷所致。宜黃連解毒合白虎湯。如無汗不大便者。黑奴丸兩解之。熱甚而表實脈洪大者。宜梔子仁湯、陽毒升麻湯、三黃石膏湯之類。不可不辨也。

學說

陰陽毒論

（匡壽民）

人身之毒甚多。在氣則爲毒氣。在血則爲毒血。毒氣毒血。未經發出。無從而定其名稱。如在面頰遊走不定者。則有風毒。在背肋紅如丹砂者。則有丹毒。在足膀黃水淋漓者。則有濕毒。凡此諸毒。不過爲皮膚病之一種。若陰毒陽毒。多發生於筋骨肌肉之間。謹將概況分述如下。

陰陽毒之原因　陰毒即疽之類。陽毒即癰之類。陰毒多起於寒。陽毒多起於熱。人有七情。天有六氣。風寒暑濕燥火之邪。不能一無感觸。偏於寒者。則氣機凝澀而不行。即生陰毒。偏於熱者。則血液沸騰而失常度。即生陽毒。陰毒陽毒。不特多食煎熬燔炙。而起此大毒焉。

陰陽毒之形色　陰毒初起。不紅不腫。及至成膿。始現一紅黃色。陽毒初起。即焮赤高腫。一當作潰。又皮薄光亮。使人易於辨認。至有不大腫。亦不大紅。如初起平塌無頭。按之不甚烙手。此毒祇可謂之半陰半陽。於陰毒陽毒之外。別適求一當治法。不可錯認爲陰毒陽毒焉。

陰陽毒之治法　陰毒當用溫通。陽毒可用清解。陰毒陽毒。實互相反對。當初生時。無一不以退消爲主。陰毒可先用葱薑煎湯熏洗。而後用雷火鍼針之。陽和膏貼之。萬靈丹汗之。陽毒可用金黃散塗之。斑毛全蠍蜈蚣等類。磨末貼之。所謂以毒攻毒是也。至消之不退。針之無膿。惟有透托一法。冀其速成。使出膿水。而後已至去腐生肌斂口。凡業瘍醫者。無一不有此常識焉。

以上所述。不過陰陽毒之概況。至於生在何部。屬於何經。尤當細心研究。針陽毒者。不可過深。過深恐傷好肉。針陰毒者。不可過淺。過淺恐膿出不盡。治陰陽毒者愼旃。

筆記

陰陽毒治驗

（東臺劉紀雲）

一壯歲。春初。四彎微痛。稍痛。骨骱疼楚。皮色如常。飲食不減。精神不衰。惟瘦變。就診四方。均曰風濕寒由骨節乘隙侵入所致。投以獨活寄生湯。間有服六味地黃丸。或進五積散。外施回湯玉龍膏。半南散等法。未能纖效。未及一月。痛甚。不利於行。邀余診之。細揆症情。腫如拳。按之如棉。頂高有紫暈。診脈沉數。苔薄黃。顯有蘊熱之象。究其初病之源。據述。去冬不時頭痛。週身困倦無力。大便或溏或結。小溲或混或濁。今春始覺彎腫。余因斷斯恙之來。係由毒潛骨髓關竅之中。積久因經虛外發。隆冬未能發越。迨至初春。藉升發之氣。始現於外。是名結毒。潰後腐臭不堪。欲愈無期。絕非風濕寒而成。病者淹然。予說。懇即施治。余乃用搜風解毒湯內服。外以坎宮錠磨敷。方一月。皮爛少膿。徇粘水。以九一丹上半月未效。加青蛤散摻上。兩月亦未愈。復皮色板滯。粘水亦少。四圍凸硬而白。既考諸方書。得一方。以癩蝦蟆一個。硫黃三錢。胡椒二錢。二味共碾末。納入蝦口內紮緊。外用黃泥封包。入炭火燒之。以泥起斑點。去泥碾末。埋土中去火性。加冰片少許。摻上。內改服結毒紫金丹。鮮土茯苓湯送下二錢。甫一月。即全愈。

編者附白

本年度之增刊。定八月份爲『瘟疫。』九月份爲『蟲蠱號。』十月份爲『瘰癧號。』十一月份爲『痧疥號。』十二月份爲『呃逆號。』希惠稿諸君注意。

介紹醫林名箸

○秘傳喉科十八證　（蔡鈞輯）

蔡鈞自述云。前印驗方新編甫告成。而又得秘傳喉科十八證。類皆靈驗異常。壽身壽人壽世。三善兼備。用付石印。而廣流傳。庶體古人之施濟。而聊盡吾心焉。良以咽喉爲病。凶險最甚。不加細察。禍不旋踵。在窮鄉僻壤。倉猝不及延醫。尤爲危殆。本局見此書之精純可法。可行。爰本蔡鈞之意。印行贈世。倘亦醫家病家所樂許乎。

要目　鎖喉。重舌。氣癰。乳蛾。弄舌。纏喉。啞脹。閉閉等十十八證。及總論用藥禁忌方劑數十小目。

定價　全書一卷。裝一冊。定價二角。今特贈送。函索收郵票五分。

總發行所　學海書局　上海老北門穿心街東七十七號

寄售處　上海四馬路棧經山房海左書局　棋盤街文瑞樓望平街中西書局　三馬路千頃堂

百病表解

陰陽毒類

王慎軒述

種類／症治	陽毒	陰毒
病原	素體陰虧。內有蘊熱。復感天地疫癘之邪。邪從熱化。陽邪獨盛。陰氣暴絕。遂成陽毒。	素體虛寒。內傷生冷。復感天地疫癘之邪。邪從寒化。陰邪獨盛。陽氣暴絕。遂成陰毒。
診斷	面赤咽痛。壯熱煩躁。狂妄譫語。吐利膿血。身斑斑如錦紋。脈象洪實或滑促。舌絳苔焦黃。	面青咽痛。手足逆冷。臍腹築痛。嘔吐下利。身痛如被杖。脈象遲細或沈伏。舌淡苔白膩。
傳變	金匱云。五日可治。七日不可治。蓋五日之內。六經尚未徧傳。七日則諸經皆受熱毒。不可救矣。	金匱云。五日可治。七日不可治。然灸關元海氣。並用葱熨法。手足漸溫者。亦可十救二三。
治法	宜服陽毒升麻湯。慎不可以其熱盛而誤下之。諸此證之熱。散漫於外。故忌攻下也。	宜服陰毒甘草湯。服後陽氣乍復。往往却增煩躁。慎不可誤投涼藥。仍與前藥可也。
調理	陰分本虧。復受陽毒。熱盛傷陰。陰分愈虧。當以清養滋陰善其後。庶無後患也。	陽氣本虛。復受陰毒。陰盛傷陽。陽氣愈虛。當以益氣補陽善其後。庶無後患也。

選方

陰陽毒方選

（王慎軒輯）

陽毒升麻湯　升麻　犀角　射干　黃芩　人參　甘草

金匱治陽毒。用升麻鱉甲湯。然蜀椒之辛熱。必非面赤吐膿所宜。諒有傳寫之誤也。活人書治陽毒用升麻湯。以升麻散疫氣。犀角解熱毒。芩射清火。參草顧正。尚合治理。故選之。

陰毒甘草湯　甘草　升麻　桂枝　當歸　雄黃　鱉甲　蜀椒

是方卽金匱升麻鱉甲湯加桂枝。以甘草解疫毒。升麻散疫氣。桂枝當歸、溫通血分而逐陰邪。雄黃蜀椒、溫通氣分而解除毒。鱉甲攻堅破結。直入三陰。使無留滯之毒。立方之意。頗爲精妙。

徵求

本刊特闢徵求一欄爲讀者發表意見之地位凡各地同道平日所診各病關于西醫所謝絕而經本人治愈者請將詳細情形切實見投一經登載酌酬本刊惟含有攻擊性質者恕不錄取

本會月刊增刊第四十一期起至五十期彙編出版

第一集彙編○（自第一期至二十期止）○第二集彙編○（自念一期至四十期止）早已售罄○第三集（自四十一期起至五十期止）○現已出版○增刊有耳疾、目疾、口舌、牙齒、痔漏、瘩痳、痧疹、瘖痱、疳積、癰疽等號○精裝一鉅冊實價大洋三角二分郵費五分

發行部陳天鈍啓

王一仁醫士寓本埠西門內莊家橋勤業里門診上午九時至十二午後出診

月刊價目表

注意 定價並無折扣費須先惠函無效概收大洋銀毫加水

定價		郵費		
		本埠	本國	外國
一期	五分	半分	一分	三分
半年	二角八分	三分	六分	一角八分
全年	五角四分	六分	一角二分	三角六分

廣告價目表

全張	五元
一頁	三元
半頁	二元
二方寸	四角

注意 登一期無折扣半年九折全年八折計算

江蘇全省中醫聯合會月刊

◎第五十三期◎

李平書 王一仁 秦伯未 編輯

月刊目次

增刊目次

中華民國十五年九月二十六日◎丙寅年八月二十日
上海西門內石皮弄江蘇全省中醫聯合會◎
南市電話一三三九號
◀中華郵務總局特准掛號認爲立券郵件▶

●醫林要訊

中醫學理精深。經驗豐富。徒以書籍浩如煙海。各地醫校所用中醫課本。皆人自爲政。不能一例。本會正副會長李平書夏應堂兩先生有鑒于此。欲確定中醫教育。必先從編訂課本着手。決意實力進行。是誠醫界之空前盛舉。已由王君一仁擬定編輯館大綱。茲將草章錄下。醫界明賢。如有關于課本具體計劃。尙希不吝賜示爲幸。

一丶定名　中醫課本編輯館

二丶宗旨　以整理中醫學說採輯精粹合教育原理而便講習爲宗旨

三丶經費　分開辦費經常費兩項由經濟部籌集之

四丶職員　分四項（甲）經濟部正副委員長各一人委員無定額負籌劃經費管理出納之責不支薪（乙）考訂部正副委員長各一人委員無定額負考訂課本參酌意見之責不支薪（丙）編輯部委員暫定幾人負編輯課本之責函聘支薪（丁）僱員館役酌量情形而定

五丶事務　大約規定於下（甲）酌定編輯體例（乙）審定古今醫籍（丙）規定各種科目（丁）選定歷代驗案（戊）確定本草功能（己）採擷西醫所長

六丶會議　每年夏歷二月五日八月十一日開全體職員會議以考核成績商量進行事務各部會議于必要時隨時召集

七丶地點　暫定上海石皮弄廣益中醫院

八丶附則　本章程有未妥未盡處由全體職員會議修改施行

常評

中醫應具之態度與精神（秦伯未）

中醫之責任綦大夫人知之。則當具誠毅之態度。奮鬥之精神。以期前途之改進。西醫之譏笑。聽之。西醫之攻擊。聽之。共圖爲我所當爲。可也。共圖行我所當行。可也。須知中醫之學術。得諸歷代數百家之研究。社會數萬人之信仰。決非西醫所得催殘。其恐懼者。乃在自暴自棄。無形退化耳。進言進化。非難事也。非難解決之問題也。觀夫日本醫事之改進。僅四十餘年。而今日成績。竟占世界重要地位。攷其原因。無非醫士肯負偉大責任。努力不暇。犧牲不顧。以從事其工作。卽吾所謂具誠毅之態度。奮鬥之精神而已。然則吾中醫界寧獨不若人乎。不爲已耳。雖然中醫既具此態度與精神。處今日之時勢與地位。當擇其急須而注意之。（一）全國之醫事與生活。（二）公衆衛生。（三）中醫教育。苟如是則數十年之後。吾知必有蓬勃而鮮明之新氣象。映人眼簾。曷深望之。

言論

平中西醫之爭（劉龍百）

中西醫之爲社會服務。責任相同。地位亦非有高下。一主形狀。一談氣化。各本其所學以爲治。並無優劣得失之可言。中醫之高明者。審證既確。用藥亦的。固爲社會福星。卽西醫之審證用藥。手到病除者。亦爲社會所歡迎。若操術不精。草菅人命者。中西醫之末學皆有之。不必諱言也。故先儒有言醫非盡人可爲。又云秀才作醫。如菜作齋。中國社會。特重儒醫。以中國醫書。奧衍難讀。古來如華佗張仲景。因深于文學。精于哲理。卽如近代葉徐諸家。亦博覽羣書。非沾沾于醫學者也。下乎此者。亦必讀書數年。隨名師臨證。實習又數年。然後僅可問世。故尙少草菅人命之失。若遇危難之症。則自謝不能。別延能者。此非怯懦。蓋審愼也。所以中醫好處。在不武斷。而其壞處。亦在任事不勇。此又無可諱言也。西人立國。以競功利爲主義。中國古訓。以禮讓爲主義。故中國醫學家不壟斷病家財利。不肯以病人生命爲試驗。縱市醫中不免有是人。社會必鄙棄之。營業終以消索。此醫德之不可不修也。中庸有言。道並行而不悖。若扶植一邊。推倒一邊。若乾嘉漢學家之攻訐宋儒。無論宋儒自有價値。不可推倒。而議者竊笑其胸襟之隘。非學者態度也。醫學家如黃坤哉之詆斥丹溪。近於灌夫罵座。而平以論之。丹溪之學。宜易及乎。故現今西醫如欲排斥中醫。必先取中醫古書細心研究。有三四年淺短功夫。或尙能說箸一二。否則隔靴搔癢。我中醫家未覺其痛快也。我謂現時之中醫。僅可斥罵。而却非西醫所云云。因媚西醫者中有洋皆優。是華必劣之病根太深。故特覺無駁辯之價値也。中醫加入系統。與不加入系統。不關榮辱。後此百年間。照外洋亦有中醫學堂。異軍蒼頭特起者。一時之閧議。不足發劍頭一映。未知株守一系統之學者。能爲中醫痛下針砭否。

言論

中西醫學宜匯通（吳紀殷）

嘗聞范文正公云。不爲良相。須爲良醫。旨哉言乎。然良相雖能保兆民於安全。奠國基於磐石。而醫之良者。能救人體之疾苦。登斯民於壽域。關係尤甚。夫吾人四肢百骸。歷數十寒暑。日與六淫之氣相感。時與無量數微生物接觸。一旦身體稍弱。抗毒素缺乏。不能無病。旣有病。不得不延醫調治。若醫者學術陋劣。不諳病原。未識療法。敷衍處方。雜藥亂投。致壞官骸。促其壽數。浩歎之慘。曷能擬此。職是之由。欲利己益人。得享終年。不可不研究醫學。雖然從事醫學者。宜研究中醫爲善乎。抑研究西醫爲善乎。近日習中醫者。對於西醫。不曰西醫爲剖割之醫術。則曰西醫爲眩冥之劇藥。習西醫者。對於中醫。不曰中醫爲陳腐之學。則曰中醫妄誕無稽。不曰中醫無基礎學。則曰中醫無原因療法。互相譭罵。毫不講通研究。一犬吠形。萬犬吠聲。欺己誤人。曷勝痛恨。不知西醫長於中醫者固多。而中醫補西醫所不逮者不少。如胃癌。腸疽。痔瘤。痧淋。膀淋等症。非用西醫手術。不能奏效。如盲腸炎。猘犬咬。毒蛇囓。丹毒肺炎等症。有用近代西藥注射服飲。不能奏效。惟間有目不識丁老嫗販夫。用些野草。應手立愈者。是知西醫學術亦尚未發達至完全之域。中國之醫學。積四千年之經驗。名方良藥流傳人間。亦有突過西人之處。吾國少年之中醫。不欲學術精良則已。如曰欲之。則降心下氣。習西醫之解剖。生理。病理。藥理。吸其精華。將中藥竭力研究。將陰陽五行虛僞無稽之說。淘汰一概。本諸實驗。必有眞理發揮。一定必變。懸諸國門而無以離。百世以俟聖人而不惑。貢獻於世界。以治西醫不治之症。豈不能成世界大發明家乎。吾輩青年勉乎哉。

言論

整頓中醫之兩要素

（胡尚先）

一中醫之理。千古國粹。與西法診病截然兩途。近觀同人雜誌日刊。往往謂西醫之某。即我國醫書之某某等類。猶之世家寒族。而必攀附新貴暴富。認有淵源。彼則瞋目怒斥。言爾屬安得傍我。吾甚恥之。況中西醫理。係一平行線而無交會點。如云知古。不可不知今。則何如捨去往古含蘊待解之舊籍。而讀令人明暢易曉之新書。竟爲西醫去可也。何必自號中醫。願諸君思之。

一醫藥必賴實驗。故瘄痘之類。老嫗能解。而名醫有時誤認。吾鄉某名士所著醫書。原原本本。斐然可觀。而治病則鮮效。我國醫藥發達。遠在數千載前。乃至今江湖日下。一誤於秘密。數十載前聞有某名醫世傳數驗方。投無不效。然甚秘藏。門下士得者皆僞方耳。今已身歿妻故。兒亡無後。方遂失傳。惜哉。想類此者甚多。一誤於玄靈。治病必賴特效之藥。認症旣確。單刀直入。自無不效。古時一病。常用一藥。自漢張仲景雖用羣藥治病。然亦不過三五味而已。後世診病用藥。專從五行生尅。君臣佐使着想。一方輒一二十味。相習旣久。遂不能確斷何症。實爲某病。亦不知何藥。實爲某病之特效者矣。阻醫學之進步。莫此爲甚。如欲保存國醫。宜就以上兩端痛改而切戒之。否則謀生之事多矣。何必戀此殺人之業。其他西醫反對及漏列學校系統等。我以爲皆末務耳。何必措意耶。

筆記

梁任公先生在北京協和醫院割症記略

（朱阜山）

近世名人梁任公先生。患尿血症多年。歷請名醫診治。皆莫測其病原所在。上月梁先生入北京。素享盛名之協和醫院就治。經諸名醫詳加診察。斷定其病原因左腎有腫物所致。若不將左腎割去。雖四五年內尚屬無礙。然腫物勢必日益膨脹。終不出割治一途。則不若及早割治。免受他病。聽其偉論。井井有條。是以梁先生。希望早日脫離病魔纏擾。雖有至友勸其再往法國聘請名醫診治。亦置之不聽。毅然在協和施行手術。詎知腹部剖開後。則左腎並無腫物。諸名醫亦宜自覺其謬誤矣。乃竟悍然不顧。仍將左腎割下。而梁先生之病狀依然。復再三診查。發現病原在牙內矣。因此拔去七牙。病無稍動。復謂病原在飲食矣。使梁先生絕食至四日之久。仍不見效。最後謂此項病症無足重輕。噫。因此無足重輕之病。割除左腎。拔去七牙。絕食四日。精神形體。俱受重大犧牲。不亦異乎。協和醫院在中國外國醫院中。宿負盛名。院中所聘醫生。皆世界上第一流名醫。梁先生乃中國有名人物。各名醫斷不至犯敷衍塞責之弊。以中國有名人物之生命。爲試驗品。以自墮其名譽。不料梁先生受如此重大犧牲。而病症未有絲毫變動。病原亦並未斷定確實所在。照此種現象觀察。西醫之治病。尚在幼稚時代也。

研究

論霍亂預防及簡易治療法

（祝天一）

（一）（養氣）人能生活動作者。維賴氣血耳。氣譬猶風。血譬猶水。風興則水流。風定則水靜。蓋人之血液流動。能灌筋溉絡。營養百骸者。全仗氣之運行耳。氣激則血沸。氣靖則血靜。氣鬱則血濇。氣絕則血凝而死矣。故暑月衛生。最宜養氣。夫七情者。健康之蟊賊也。經云。怒則氣上。恐則氣下。悲則氣消。思則氣結。怒傷肝。肝氣逆。則血液隨之飛騰。暑月大怒。則嘔血而成暑瘵。恐傷腎。腎應則氣餒。氣餒於中。邪易干犯。正氣不充。鬼魅憑之。中惡霍亂狂感之病。多於氣餒得之。悲則志火內燃。思則氣宇塞窒。情懷抑鬱。氣滯血濇。機竅不利。脾胃氣衰。脾胃氣衰。則邪濁易干。機竅不利。則濁陰易伏。大氣不宣。上下不通。而成霍亂。王陽明先生曰。來此三年。歷瘴毒而苟能自全者。以吾未嘗一日戚戚也。至哉。先生知醫也。經亦云。陰陽平和之人。居處安靜。無爲懼懼。無爲欣欣。婉然物諧。或與不爭。與時變化。爲則謙謙。談而不治。是爲至治。孟子曰。吾善養吾浩然之氣。顏子簞食瓢飲。不改其樂。孔子曲肱而枕。樂在其中。古云。聖賢無奇疾。吾信也夫。（一）（飲食）飲食爲吾人生命之源。暑月酷熱。水飲必多於他時。故暑月飲料。最宜講究。凡城市溝河。鄉間小港。最是症垢納汚之所。暑月爲烈日鬱蒸。穢毒上泛。魚蝦尚有不能耐其毒。而間有一死者。人而飲斯水。能保其不病乎。又若濱潦之水。性溫而味劣。多挾泥沙。又含瘴氣。飲之亦能爲是病。維郊外大川澤中之長流水。擔歸置於缸中。投以明礬。攪之澄澈如綠。取養作飲料最佳。如里中無巨澤大川。可飲潔淨之井華水。蓋井者。靜也。其泉從地脈接來。靜而不流。得至陰之性。能療一切熱病。暑月作飲料最宜。假如肆中之茶。沽家之酒。咸多不潔。荷蘭水。冰琪琳。都性刺激。涼冰。水石花。凍寒凝不化。蓋不親寒凝。則傷脾胃。脾胃傷。則霍亂易染。刺激與奮。則傷氣。氣傷。則暍熱易干。居常飲料。維白滾水。或蒸流水作最。又凡疫厲流行之地。俗尚家家以貫仲降香。沈入水缸中。言其能避疫厲也。而不知物之久浸。能保其不腐。腐則氣汚。能保其不爲病之媒介乎。

古諺云。禍從口出。病從口入。胃爲五臟六腑之海。靈樞而能受開竅於口鼻。脾則助胃而司運化。相與如夫婦。過飽則傷其陽。過飢則傷其陰。凡穢濁之邪。直中中道。先犯脾胃。脾胃氣強。則邪却而安。氣弱。則邪結而爲病矣。暑月食物。能不慎乎。衛生家提倡夏月素食。以能清潔腸胃。最合於理。但俗以動植物而分葷素。囿於迷信。

全失衛生之旨。如海蛇蝦米等清鮮之味。緣葷而避蒜韭葱薑。葱嗅而不厭。欲求衛生。不亦遠矣。假設茄子。本草言其甘涼活血。而烹飪者。必加之以濃油灸醬。求其適口。而不知適於口者。不適於胃。並此物最易餿敗。食之往往致疾。以天生佳蔬。釀成腐腸之藥。豈茄子之咎哉。今人僉云。茄子能致霍亂。甚至禁令市上。不許售賣。而不知傳霍亂者。豈獨茄子也。何不察之甚也。

蘇文忠公曰。未飢先食。未飽先止。此兩句可作暑月避疫之良箴。人處疫厲盛行之地。如入戰綫。凡飲食起居。當處處留神。在在用意。取味宜淸淡。不宜濃郁。取氣宜疎利。不宜壅滯。補益之品。爲夏月砒煬。餵濁之物。乃霍亂媒介。蓮肉百合薯蕷之屬。皆能閉塞隧道。茱萸薑椒葱韭之類。多可耗散正氣。不啖未熟及已敗之瓜果。不食越宿及已餿之菜羹。魚肉必須淸煮。酒飯不宜過飽。過食瓜藕涼水。夏月亦能致寒疾。多嗜酒醴菸烟。暑時最易傳熱中。凡荳皆壅氣。蠶荳益閉。是糖俱守中。飴糖更甚。玉蜀黍性滑潤利。蘆粟桿甘酸兜澀。二物同食。不啻造霍亂及痢疾之利械。豇豆糕濕澀滋粘。胃不易化。餛飩餡半生不熟。最能傷中。多食飽食。每致悶亂薄厥。(吾鄉習俗。夏秋之交。都以玉黍。苦粟。虹糕等。互相餽送。或以餉客。作爲典禮。)嗟呼。王潛齋曰。人以食爲養。而飲食失宜。或以害身命。旨哉言也。飲食之道。可不講乎。

（一）〔働作〕夫人之異於禽獸者。貴能操作耳。然働作宜有常度。過勞則筋疲。過逸則筋弛。疲與弛。病一也。暑月作事。尤宜注意。昧明而起。盥漱後。略啜稀粥。作工二十分鐘。卽休憩一次。過午則停止工作。以避炎暑。

大凡疫厲傳佈之時間。最盛於薄暮。益一日薰蒸之暑氣。入夜則爲涼風湛露滌淨。故黎明空氣。最爲新鮮。迨至日中。驕陽四射。空中水汽。猶爲烈日所吸。斯時疫厲之邪。尚能暫伏。維大地之上。溝壑之間。爲酷日薰蒸。五毒漸結。待旭日西斜。疫厲之邪。與之散佈空中。乘霧露之絪緼。肆其鼓舞。人受毒於不知不覺之間。適値睡眠容其一夜之醞釀。比及天明。疫厲之潛勢力。已根深蒂固矣。夫邪毒中人。初伏絡隧。不覺其爲病。迨至飲食失節。脾胃受戕。或房役之勞。腎陰失守。或大怒而肝氣逆。或思慮而肺氣抑。或耳聞目濡而中懷自餒。氣餒而心氣浮。於是疫厲之氣。乘機竊發。入絡則肢麻。入筋則肢攣。入府則嘔瀉。入臟則氣閉而死。人以爲病來迅速。且發夕死。而不知其醞釀。已非朝夕矣。故居常之法。不宜多食。不宜多飲。不宜多睡。不宜多言。不宜露宿。不宜當風而臥。不宜鬱怒思慮。不宜意淫房事。四時調神論曰。夜臥早起。無厭於日。使志無怒。使華英成秀。使氣得泄。若所受在外。此夏月養長之道也。

（一）〔市上丹丸〕凡疫厲盛行之時。有好仁者。多合痧氣丹丸。逢人施送。其人宅心之仁。篤可欽也。然市上通行之痧藥方。類多溫燥香竄之品。對於寒濕之症頗妙。而於熱霍亂。及暑暍等症。反有助紂爲害。第如暑氣薰蒸。流金爍石。人居氣交之中。焉有不傷氣者。有賦稟脆弱。及體肥多濕之人。感之則神思倦怠。厭食多臥。此無他。熱傷氣分耳。待天氣涼爽。精神卽治。非病也。倘處疫厲盛行之地。人人若驚弓之鳥。無不妄醫瞎治。以致弄假成眞。甚至以臥龍丹痧藥丸拔痧散至樞丹等。隨手拈來。當作家常便飯。腦麝香竄之藥。日日試嘗。致竅隧大開。關閘嚞啓。正氣泄越。一旦爲邪濁所觸。不啻開門揖賊。蓋用藥譬猶用兵。身處戒嚴之地。匪氛日緊。當固吾城垣。修吾甲兵。足吾糧秣。以防寇至。未有城廓不修。兵甲不完。徒招外兵。以謀禦寇。寇未至而財用早耗。一旦寇至。何以資防。凡腦麝丹丸。皆奪門斬將之藥。可用之於暫。若無病服藥。正氣受傷。庸人自擾。良可憫也。

（一）〔辨症〕霍亂之爲病。乃風寒暑溼之邪。與疫毒厲氣。雜衆而乘。來如擊電撩亂五中。故名之曰霍亂。動於風者則轉筋。動於寒者則肢引。動於熱者則煩渴。動於溼者則氣痞。因其人其時之稟氣不同。各有偏勝。偏寒偏熱偏風偏溼。又有寒熱相雜。風溼相混。外寒內熱。內寒外熱。各各不同。㮊其要領。不過寒熱相待而已。倘不辨清其因寒因熱。則僨事於反掌。如能辨明其病因。即使用藥未能中肯。亦不致殺人於頃刻也。暑月之霍亂。熱者多而寒者少。溼熱偏勝而相混雜者最多。大凡霍亂初起。四肢清冷。脈象遲緩。舌質黯淡而胖。苔白而滑潤。不渴。溲清神靜者寒也。如肢冷脈伏。舌青無苔。或苔呆白。甚則灰黑舌質淡而滑潤。口不渴。或渴而漱不欲嚥者。寒之甚也。此等症。多起病後。猝然起者絕少。除此外。鮮有不夾熱者。至如舌質紅絳。苔灰而滑潤。不渴。神靜。此乃邪入血分。內有瘀血也。不可誤認爲寒。妄投溫燥之藥。當與通瘀活血解毒之品。又若舌青而潤。踡臥不欲語。甚則舌踡囊縮。四肢清冷。脈如絲。膚熱時躁。渴飲目赤。此乃外熱內寒之來復丹症也。患此等症者。什不得一二。如若肢冷脈伏。溲少舌胖。苔厚膩。或白或黃糙。口或渴或不渴。此即暑熱內蘊。寒溼外浸。溼熱混淆之症。暑月患此者。最多。設如舌本乾薄苔糙厚而乾裂。氣上息粗。煩躁欲絕者。熱也。雖手冷過肘。足冷過膝。脈伏音嘶。冷汗疕式。無有不是熱深厥深之象。眞熱而假寒也。如直以爲寒熱捉摸不定。疑慮不斷。可用偵探法試之。取老薑一片。擦病者舌上。如寒者其味甘香。寒熱錯雜者。知辣而不拒。如熱者。則螫乎口而辣於心矣。（二）〔忌刺〕霍亂初起。切忌針刺。非不可刺。但無人眞能知針法者。現今操是業者。類皆不學之徒。衣鉢相傳。謬誤相承。全無法度。爲害非淺。蓋疫毒之邪。傳入腸胃。正邪相抗。則有所思以排洩而成嘔瀉。嘔瀉者。乃邪之出路也。而病者見嘔瀉不止。最爲徬徨。無不要求立止。針者不明其不可止之理。幷欲顯其技之精。舌根一針而嘔止。尻門一針而瀉停。方額手相慶。以索重酬。而不知關門捉賊。邪尤轉尤深。更加鑾針瞎炙。正氣泄越。邪勢肆張。不可救藥。故一經針刺。無不輕者重重者死矣。舉世朦朦。前仆後繼。殆殺運之使然歟。然則有疫毒番痧。乾霍亂症。來勢迅速。腹痛肢掣。頃刻隕亡。急救之法。不得不借針力以泄其毒。蓋針之應響最疾。非湯藥所能及。可令其刺手足兩灣及十指尖。手足兩灣。爲兩厥陰之聚處。手足十指尖。十二經之起端。其刺兩灣法。用手蘸冷水。拍灣中。有痧筋暴露。作紫紅色。以披針刺筋上。擠去黑血。穴中大筋不可刺。刺之令人心煩。穴邊硬筋不可刺。刺之令人筋吊。刺十指尖法。以手捉病者之臂。自肩向下。將數十遍。使惡血聚於指尖。以油頭繩扎臂上。以針刺指尖。入肉半粒米許。擠去惡血。刺足指亦然。（一）〔括放〕前言不可針刺。非言其症之不可刺。但恨世人少知針法耳。針行甚速。一經謬刺。應響最捷。今爲改刮放法。較爲妥善。痧疫初起。覺頭暈肢痲。或肢節痠楚。腹中㽲痛者。亟爲放刮。其法。用碗口蘸油。刮膚上。以起紫紅色塊。其毛孔如楊梅者爲度。背爲諸陽經所附。挾脊兩旁爲太陽經所經之地。括之以通陽。頸後髮際下爲督脈入腦之所。括之以通髓。兩頸側爲少陽經所泄。括之以泄胆火。而清利諸竅。缺盆下爲肺部。括之以泄肺氣。鳩尾骨下爲中脘。屬于胃。臍之四週。屬于脾。括之以通陰。而消食滯。臍之左右兩寸許。爲天樞。臍下寸半爲氣海。乃衝任兩脈之要隘處。括之以泄奇經。乳下寸半爲期門。期之旁爲章門。括之以泄肝。而利血室。手兩灣名曲池。足兩灣名委中。爲手足厥陰之位。筋絡所聚之處。括之以舒筋通絡而泄肝火。（一）〔急治〕病起倉猝。不及延醫。或醫至亦無良法。故擇其簡便易得之物。爲急治。霍亂嘔吐之止。用黃連三錢。吳萸一錢。煎濃汁濾之。頻吐頻瀉。以止為度。取其泄肝降胃。為肝胃不和之良劑。如若嘔[illegible]不止。加入鹽霜梅三錢。研爛沸水內捏濃汁冲服。若無鹽梅。用烏梅肉一錢。入連萸內同煎。亦可。其嘔無有不止者。氣上息粗。渴如奔驢。煩躁欲絕者。可與新汲井水。入食鹽一撮。攪烊。或加鹽梅汁少許。任其恣飲。雖目陷聲嘶。垂危者。亦可救十之五六。幸勿以肢冷脈伏。既忒冷汁而生疑慮。或惑於旁言。坐失戎機。截人長命。雖口不渴。心不煩躁者。不可與也。又方大西瓜。令其恣啖。又陰陽水恣飲。然總不及鹽井水之效也。泄瀉不止。純下赤水。肛門焮痛者。為熱毒腐腸也。急用木瓜四錢。煎濃汁。和以新汲井水恣飲。如下白水而口渴心煩者。亦屬熱也。為熱迫水下。雖口不渴。不煩躁。而下泄者。方是寒溼霍亂。轉筋手足逆硬如石。抽掣疼痛欲絕者。急以木瓜四兩。無木瓜。以桃茶代。食鹽四兩。煎沸傾入盆內。攪入樟冰兩許。點花燒酒觔許。或用火酒稍更妙。候溫以蘇皮蘸水。用力摩擦。至筋舒後已。霍亂轉筋。腹痛者。取晚蠶砂一味。煎濃汁。濾清候冷恣飲。蓋蠶食桑而吐絲。其性清熱而熄風。其糞乾而不臭。得濁中之清。能搜絡中之邪濁。由兩便而泄。王孟英立蠶砂湯。以代古方之鷄矢醴者。良有意也。霍亂臍腹絞痛。語音嗄嘶。為食滯與濁陰互結。用雄鼠糞萊菔子二味同炒香。煎濃汁。令飲。此乃葉天士所謂。朱南陽以濁攻濁法也。霍亂腹痛不已。用食鹽半升。炒熱布包熨痛處。如得熱熨而益痛者。熱毒也。急用新汲井水吞服鼠糞一錢。或蠶砂湯恣飲。甚則冲服紫雪丹。霍亂神昏不語。或昏昧狂妄。皆邪陷於臟府。急用芳香透絡。輕則紅靈丹。重則紫雪丹。

霍亂胸痞腹痛。或不痛。口舌蒼白。苔呆白厚膩或糙。渴不多飲。或喜過飲。或飲不欲嚥。嚥復吐。小溲短濇。神識煩躁。此乃熱為寒濕所伏。濕熱雜錯。暑月患此者最多。急宜用炒熱食鹽。熨四肢腹部。以回其陽。內服十滴水或黃連厚朴等。溫燥之藥。待其化熱。再投涼劑。重則急灸中脘氣海諸穴。以驅濁陰。如肢冷過肘膝。頭汗如珠。厄忒連續。閉厥即在頃刻。急煎附子乾姜吳萸等。以救元陽。待脈續汗斂。顴赤煩渴。即轉與寒涼。如石膏井水等。亦所不忌。參看中醫雜誌十八期。鄙作之霍亂論。恕不煩述。

孕婦霍亂。保胎為要。香竄之藥。有碍胎氣。如熱極胎動。急服罩胎散。并塗腹上。其方用捲而未舒之嫩荷葉。焙乾五錢。蚌粉二錢半。研末新汲水調服三錢。又方以青布蘸新汲井水。罨腹上。餘治概照上法。產後霍亂。亦照常治。維宜服童便山查益母甘草等湯。以防留瘀。

乾霍亂。欲吐不得吐。欲瀉得不瀉。胸腹朽痛。煩躁不甯。甚則霎然而起。滿地亂滾。頃刻氣絕。或轉筋反戾。鞠躬反背。俗呼為絞腸痧。吊腳痧。眞危候也。急用外臺走馬散灌之。其方巴豆兩粒。去殼。杏仁兩粒。取皮。共研爛如泥。入冷沸水中。捻成白汁飲之。邪在隔上則吐。邪在胸下則瀉。如胸膛高突。氣粗不得息者。用三物白散吐之。其方川貝桔梗巴霜三味。共研末。每服一分許。如繞臍迸痛。下引少腹。用加味備急丸下之。其方巴霜大黃乾姜吳萸四味。共研末。漿糊為丸。如菉豆大。每服三丸。漸加至七丸。凡服巴霜嘔瀉不止者。新汲井水細呷即止。乾霍亂腹中絞痛欲絕者。用陳白馬糞。煎濃汁灌之。又方香附末童便調服。以上諸方。皆為峻厲。如病勢緩。不可妄用。爰擬一方。較似穩妥。錄之以博採擇。生山桃十四枚。去殼。淡豆豉三錢。鼠糞三錢。三味煎濃汁。加入小枸橘子粉一錢。（至大不得逾龍眼核。否則無效）調和飲服。

暑月行路。或操作過度。猝然倒地。名曰暑厥。即中暍之甚者。如脈微神昏欲絕。不可遽與冷水。急為移置蔭地。取道旁曬熱泥塊。堆於臍上。令童子溺其上。氣入腹中卽避。再以新汲井水調六一散灌之。如不避。可用紫雪丹至寶丹開竅泄濁。

編輯課本

內經課本（六）

（秦伯未輯）

第五節 逆從

脈從陰陽。病易也。脈逆陰陽。病難也。脈得四時之順。曰病無他。脈反四時及不間藏。曰難已。脈有逆從四時。未有藏形。春夏而脈瘦。秋冬而脈浮大。命曰逆四時也。風熱而脈靜。泄而脫血脈實。病在中脈虛。病在外脈濇堅者。皆難治。命曰反四時也。凡治病察其形氣色澤。脈之盛衰。病之新故。乃治之。無後其時。形氣相得。謂之可治。色澤以浮。謂之易已。脈從四時。謂之可治。脈弱以滑。是有胃氣。命曰易治。取之以時。形氣相失。謂之難治。色夭不澤。謂之難已。脈實以堅。謂之益甚。脈逆四時。爲不可治。必察四難。而明告之。所謂逆四時者。春得肺脈。夏得腎脈。秋得心脈。冬得脾脈。其至皆懸絕沉濇者。命曰逆四時。未有藏形于春夏而脈沉濇。秋冬而脈浮大。名曰逆四時也。病熱脈靜。泄而脈大。脫血而脈實。病在中脈實堅。病在外脈不實堅者。皆難治。

第六節 六氣脈象

厥陰之至。其脈弦。少陰之至。其脈鉤。太陰之至。其脈沉。少陽之至。大而浮。陽明之至。大而濇。太陽之至。大而長。

第七節 緩急大小滑濇脈証

心脈急甚者。爲瘈瘲。微急爲心痛引背。食不下。緩甚爲狂笑。微緩爲伏梁。在心下。上下行。時唾血。大甚爲喉吤。微大爲心痺引背。善淚出。小甚爲善噦。微小爲消癉。滑甚爲善渴。微滑爲心疝引臍。小腹鳴。濇甚爲瘖。微濇爲血溢。維厥。耳鳴。顚疾。肺脈急甚爲癲疾。微急爲肺寒熱。怠惰。欬吐血。引腰背胸。茹鼻息肉不通。緩甚爲多汗。微緩爲痿瘻偏風。頭以下汗出不可止。大甚爲脛腫。微大爲肺痺引胸背。起惡日光。小甚爲泄。微小爲消癉。滑甚爲息賁上氣。微滑爲上下出血。濇甚爲嘔血。微濇爲鼠瘻。在頸支腋之間。下不勝其上。其應善痠矣。肝脈急甚者爲惡言。微急爲肥氣。在脅下。若覆杯。緩甚爲善嘔。微緩爲水瘕痺也。大甚爲內癰。善嘔衄。微大爲肝痺陰縮。欬引小腹。小甚爲多飲。微小爲消癉。滑甚爲㿗疝。微滑爲遺溺。濇甚爲溢飲。微濇爲瘈攣筋痺。脾脈急甚爲瘈瘲。微急爲膈中。食飲入而還出。後沃沫。緩甚爲痿厥。微緩爲風痿。四肢不用。心慧然若無病。大甚爲擊仆。微大爲疝氣。腹裏大。膿血在腸胃之外。小甚爲寒熱。微小爲消癉。滑甚爲㿗癃。微滑爲蟲毒蛕蝎腹熱。濇甚爲腸㿗。微濇爲內㿗。多下膿血。腎脈急甚爲骨癲疾。微急爲沉厥。奔豚。足不收。不得前後。緩甚爲折脊。微緩爲洞。洞者食不化。下嗌還出。大甚爲陰痿。微大爲石水。起臍已下至小腹。腄腄然。上至胃脘。死不治。小甚爲洞泄。微小爲消癉。滑甚爲癃㿗。微滑爲骨痿。坐不能起。起則目無所見。濇甚爲大癰。微濇爲不月沉痔。諸急者多寒。緩者多熱。大者多氣少血。小者血氣皆少。滑者陽氣盛。微有熱。濇者少血少氣。微有寒。

第八節 搏堅耎散脈証

心脈搏堅而長。當病口卷不能言。其耎而散者。當消環自已。肺脈搏堅而長。當病唾血。其耎而散者。當病灌汗。至令不復發散也。肝脈搏堅而長。色不青。當病墜若搏。因血在脅下。令人喘逆。其耎而散色澤者。當病溢飲。溢飲者。渴暴多飲。而易入肌皮腸胃之外也。胃脈搏堅而長。其色赤。當病折髀。其耎而散者。當病食痺。脾脈搏堅而長。其色黃。當病少氣。其耎而散。色不澤者。當病足胻腫。若水狀也。腎脈搏堅而長。其色黃而赤者。當病折腰。其耎而散者。當病少血。至令不復也。（未完）

研究

中國生理能剖學

（季愛人）

第二節　骨骼之解剖

人有三百六十五節。按周天三百六十五度。男子骨白。婦人骨黑。　髑髏骨。男子自項及耳并腦後共八片。（蔡州人有九片。）腦後横一縫。當正直下至髮際。別有一直縫。婦人只六片。腦後横一縫。當正直無縫。　牙有二十四。或二十八。或三十二。或三十六。　胸前骨三條。心骨一片。狀如錢大。（即心坎骨。）項與脊骨。各十二節。　肩井及左右飯匙骨各一片。　左右肋骨。男子十二條。八條長。四條短。婦人各十四條。（乾隆三十九年浙江慶元縣檢民婦吳氏肋骨止十二條。又乾隆四十六年浙江慶元縣檢民黃有高左右肋骨各一十條）　男女腰間各有一骨。大如掌。有八孔。作四行樣。。。。。。。　手脚骨各三段。男子左右手腕及左右臁肕邊皆有髀骨。（婦人無）　兩足膝頭各有顱骨。隱在其間。如大指大。手掌脚板各五縫。手脚大拇指。幷脚第五指。各二節。餘十四指。並三節。　尾蛆骨。若豬腰子。仰在骨節下。男子者其綴脊處凹。兩邊皆有尖瓣如菱角。周布九竅。婦人者其綴脊處平直。周布六竅。　大小便處各一竅。

以上是洗冤錄之檢骨。

甲頭部之骨骼

頭部之骨骼。謂之頭蓋。由前後兩頭骨所成。前頭骨爲顏面之基礎。謂之顏面頭蓋。後頭爲保護腦髓。謂之腦頭蓋。

（一）腦頭蓋者。由骨八枚。縫合而成。後腦骨一。（形如貝殼。構成頭蓋之後下部。）顱頂骨二。（左右各一。其形扁平而方。構成頭蓋之頂上部。）前頭骨一。（形如蟹殼。構成頭蓋之前上部。）顳顬骨二。（即太陽穴處。形稍扁平而不整。構成頭蓋之兩側部。）蝴蝶骨一。（形如飛蝶。位於頭蓋之中央。近於頭蓋底之處。）篩骨一。（狀如蜂窠。位於蝴蝶骨之前。嵌於左右兩眼窠之間。）

（二）顏面骨者。由十四骨而成。上顎骨二。（爲不整方形。左右各一。位於面之中央。構成口之前上部。及鼻之兩側部。）口蓋骨二。（左右各一。構成鼻腔之後壁。及口腔之壁部。）鼻骨二。（兩骨相並。爲扁平鑿狀。夾於兩上顎之間。構成鼻根。）淚骨二。（形如爪甲。係扁薄之骨片。生有淚溝。左右各一構成眼窠內壁之前部。）顴骨二。（爲不整方形。位於上顎骨之外側構成頰部。）下甲介骨二。（左右各一。構成鼻腔之側壁。）鋤骨一。（爲扁平斜菱形。位於鼻腔之中隔。）下顎骨一。（爲扁平馬蹄鐵形。構成口腔之下全部。）

「注」頭骨結合甚堅。其中能運動而有脫臼者。惟下顎骨耳。

乙幹部之骨骼

幹部之骨骼。由脊柱胸骨及肋骨舌骨而成。背部有層累而成柱狀者。謂之脊柱。在前胸壁之一骨。謂之胸骨。脊柱與胸骨之間。横成胸側之數對彎形長骨。謂之肋骨。位於喉頭上部之一小骨。謂之舌骨。

（一）脊柱。在軀幹之後。由三十三椎骨。結合而成。上端連接於後頭骨。其上部之七骨。在於頸部者曰頸椎。頸椎之下十二骨。位於胸壁與肋骨連接者。曰胸椎。胸椎之五骨。在腹上部之壁者。曰腰椎。腰椎下之五骨。交相連接成三角形者曰薦骨。最後之四骨。深藏於內。曰尾骶骨。

（二）胸骨。在胸部之中央。扁平而稍帶長方之骨也。其形類劍。上部廣厚。謂之劍柄。中部謂之劍身。下部謂之劍尖。

(三)肋骨。爲彎曲似弓之長骨。左右各十二。兩兩相對。橫列於胸之兩側。其後端皆直接胸椎。上部七對之前端。各由軟骨與胸骨間接。謂之眞肋。下部三對。順次接合於上部之肋骨。謂之假肋。

(四)舌骨。爲舌根之小骨。在喉頭上部。

丙肢骨之骨骼

肢骨之骨骼。由聯絡於軀幹部之四肢骨所成。在上者曰上肢骨。在下者曰下肢骨。

(一)上肢骨。分肩井骨。飯匙骨。上膊骨。下膊骨。手腕骨。手掌骨。手指骨等部。飯匙骨。狀如橫列之ㄅ字。在胸廓之前上端。內連胸骨。外接肩井骨。肩井骨。形似三角板。底邊向上。尖端向下。在背之後上部。其上外端有凸出之處。與鎖骨相連。突起之下。凹陷成其形如盆。上膊骨之上端。卽嵌於此。其形如球。飯匙骨雖與軀幹骨相連。肩井骨則相反。殊爲危險。故必依筋肉等保其位置。運動乃得稍稍如志。上膊骨之上端。鑲入肩井骨之圓臼中。下端連於下膊骨。肩井骨之臼極淺。故上膊骨可任意迴轉。但幼時往往脫臼。在小指側者。曰尺骨。在拇指側者。曰橈骨。尺骨上接上膊骨。其關節如鉸鏈。下則連續橈骨。嵌於橈骨之淺臼內。而爲腕部。橈骨之頭端。略具球形。嵌於尺骨之淺臼內。因之橈骨能沿尺骨而迴轉之運動。腕骨凡八枚。大小不整。一端接下膊骨。一端連手掌骨。掌骨凡五枚。上續腕骨。下接指骨。指骨凡十四枚。拇指二。食指。中指。無名指。小指各三。腕骨與下膊骨之關節。俱能向左右前後運動。各指骨之末一枚。俱連掌骨。善行種種運動。其第二第三兩骨。則但能屈伸也。

(二)下肢骨。分大腿骨。小腿骨。足附骨。足掌骨。足趾骨等部。自左右胯骨。在脊柱下部。連續薦骨與尾閭骨。同成骨盤。其在外之深窩。爲大腿骨之球頭與關節之所。大腿骨爲全身中最大最粗之骨。上連胯骨。下接小腿骨。小腿成自膝蓋骨。與脛骨。腓骨。膝蓋骨。正當膝前。形如栗實。以大腿骨之下端。爲關節。而與脛骨相連。脛骨上連大腿骨。下接跗骨。關節亦如鉸鏈。腓骨在脛骨之外面。骨細而長。兩端皆連脛骨。此骨不能運動。但附屬脛骨。然支持身體之重量。實惟脛骨是賴。腓骨則增加該部之面積。俾能多附筋肉。跗骨爲足之根。凡七枚。形亦不整。足掌骨在跗骨趾骨之間。凡五骨。趾骨當足掌骨之前。凡十四枚。如手之指骨。

丁骨骼之組織

骨爲緻密與海綿質所成。緻密質細而堅。海綿質粗而疏。試截斷手足之長骨視之。則見海綿質在內層。中心留有空洞。含藏色紅質柔之骨髓。緻密質在其外層。兩質之間。多少視骨之所在而異。譬如長骨之兩端。海綿質多。緻密質少。中間則反是。

戊骨骼之成分

成人骨骼之成分。動物質占三分之一。礦物質占三分之二。老人之骨。礦物質增多。動物質遞減。故極堅硬。兒童之骨。與老者適相反。故極柔軟。凡肋初皆軟骨。後乃漸變硬骨。然在關節與關節間之軟骨。並肋骨前端之軟骨。則始終不變。此等軟骨。無礦物質。故彈力頗强。旣減外來之衝動。又得以屈伸自如。要之骨之爲物。支持體重。保存體形。護柔軟之臟器。載肢體之筋肉。實人身所不可缺者也。

「注」各骨連接之處。俱有脫臼之患。爲傷科者。若不明其構造。知其部位。其危可勝言哉。

來函

論中醫之前途

（方禮賢）

一仁伯未先生有道。展讀大著。似對於中醫前途。覺不勝其危悚。鄙意竊不謂然。以目前狀況而論。直可毋慮也。我國歐化之盛。無逾滬粵。迄今垂數十百年。然觀近頃中藥店之激增。中醫家診金之昂貴。而戶限仍穿。（名盛者較西醫貴至四五倍此亦招西醫忌嫉之一端也）知信仰中醫者之日衆。觀西醫送診者之多。知彼顧客之日衰。謂西法盡不若中法。則稍有常識。應知其不然。推原其故。由於習西醫者。一旦畢業。挾得一紙文憑。即行開業。經驗未深。遇病猶豫。蓋醫者之天職。重在診斷。診斷重在實驗。至於用何方藥。病一認定。自有常軌。固不必沾沾於處方用藥。如當年之作八股文章也。（先業師幼有神童之目。長專醫理。常謂醫者開方而一再擬思者。可謂藥醫生。視病必不確。）嘗晤一我蘇最有名之中醫高足。舉平常病之症候數種而請其判斷。某為某病。此君亦直答云。自近尚理想。專以陰盛陽衰。火以水濟。為治病秘訣。實無以確決其病名。然則古人定此病名之謂何。今人之習西醫者。診病亦多模糊影響。彷彿以病試藥。不是以藥治病。曾遇一實有經驗之西醫。觀其診治。無不着手成春。據云從一最有學識之西人實習至十餘年之久。視皮肉似玻璃。故遇病可決然毅然毫無躊躇。惜其人淡於名利。知之者少耳。可見醫無論中西。總以實驗為最要關鍵。今中醫之內。或家世習醫。或師弟相承。究竟歷年已久。其饒有經驗者。比之西醫實居多數。加以病家尚未信仰之心理。宜西醫之不能驟競爽也。果中醫再能撇去專憑理想之空談。加以注重實驗之診斷。於藥物則不分中外。用其精良。棄其糟粕。雖百年可不敗。要知日本之取消漢醫。一由人民之普信西醫。一由其時之彼國政府猶尚專制也。今我國民治思想已日發達。民之所尊。斷難強過。惟思中醫家若仍以空疏理想為便。以固舊因循為樂。不知事終貴實。不貴虛。竊恐一失人民之信仰。即使教育部准其列入學校系統。西醫咸不反對。亦將歸於天然之淘汰。西藥不過以西法製耳。其中漢藥亦多。若明知其有特效而仍虛撐門面。擯絕不用。坐視患者之病毒久延。不然縮短其症程。減輕其痛苦。（曩有患瘧者。篤信中醫。服藥數十劑。瘧仍未已。家人雖欲以雞納丸進。醫謂不可遷延至半載之久。精氣耗竭。遂至不治。其家至今飲恨。向使一面服雞納丸。一面處方為之調理。何至變篤信而為反對耶）非特不智抑且不仁。必無倖理。二公處東南文物之邦。任提倡編著之重。當此存亡續絕之秋。苟不思通變圖存之道。廣導同志。使中華二千載之醫業。自我而斬。豈忍出此。鄙人亦曾淺嘗中輟。更經數十年閱歷。千慮一得。輒貢其愚。伏希察納。（宜參照從前科學書局出版之中外病名錄。係徐勤業君編輯者。惜尚未詳。丁氏發行者。只能謂之東西對照表）重編一新舊病名對對照表。再於各病名下選注特效藥物。先儘我國產靈藥。次及國人所製新藥。真有效者。若俱缺乏。方採用外貨）總之中西藥物。尚有可通用處。我國本草綱目。何嘗盡限國產。今之西藥有特效者。亦無幾耳。不過將來綱目內。再增幾味新藥而已。至中西醫理。斷難溝通。不必牽強附會。徒增非議。然亦無妨也。猶之行路。一由東門入。一由西門入。同達堂奧而共心其目的一也。（如同診一病。中西醫診斷之法雖不同。及其結果。中斷甲病。西亦曰甲病一也）循環往復。何常之有。我國舊法。以猪肺治肺疾。彼嘗非笑之。今西法以睾丸製為壯陽新藥。試問何如。此函乞先登諸月刊。來函或代印刷附送。以質同志。不勝感幸。敬請著安。統惟均鑒不莊。

私淑方禮賢謹狀

增刊

學說

瘟疫大綱

（張揆松）

疫症治法。古無專書。吳又可創論於前。余師愚闡明於後。或主攻邪以逐穢。或主清解以化毒。要皆各具至理。有功醫林者也。考字林。疫。病流行也。內經有五疫染易之文。其症多端。可分廣狹二義。廣義者。凡溼溫。霍亂。瀉痢。喉痺。風溫。冬溫。丹毒。之傳染者皆屬之。亦稱雜疫是也。狹義者。凡時瘀。大頭瘟。疙瘩瘟。手足麻瘟。等屬之。所謂瘟疫是也。今省醫會有溫疫號之刊。茲就狹義纂集衆論。及侍診 師門。（業師錢先生字同增爲武進名醫。前歲避兵滬瀆逝世。遺著醫律醫案待刻）濡染所得。節分病因。症候。傳變。診斷。治法。預防，六類。姑未敢爲綱張目舉。法療辭備。然學者得此。或不致迷途望洋之嗟乎。

病。因。 素問經論。司天在泉，升降不時。五運暴鬱。剛柔失守。三年化疫。其氣或發於山川原陸，或發於井河溝渠。或兵戈之區。屍氣蒸發。播揚所及。中人人病。中物物病。譬如楊栗山所云。毒霧之來也無端。煙瘴之出也無時。餓殍在道。胔骼之掩埋不厚。死尸連床。魄汗淋漓自充。凡爲疫癘旱潦之氣。禽獸草木往往不免焉。

症。候。 疫邪自口鼻吸入也。達於膜原。與胃中水穀相混。於是中脘蒸騰。百病俱發。覺背微惡寒。頭額暈脹。胸部痞悶。手指痠麻。即其徵兆。其邪乘虛分發。或內陷。每因人氣質而變化。至於世俗所稱大頭瘟者。頭面腮頰腫如瓜瓠是也。捻頭瘟者。喉痺失音。頭大腹脹如蝦蟆是也。瓜瓤瘟者。胸高脅起。嘔汁如血是也。楊梅瘟者。遍身紫塊。發如黴瘡是也。疙瘩瘟者。發塊如瘤。遍身流走。旦發夕死是也。絞腸瘟者。腸鳴乾嘔。水泄不通是也。尚有葡萄瘟。玉瓜瘟。鸕鷀瘟。等名目繁多。皆隨症呼名。無足深究耳。

傳。變。 瘟疫之邪。乘表虛而外發。則有此熱。咽痛。頭腫。發斑。發疹。之患。乘裏虛內陷。則有失血。譫語。自利。吐蚘。昏瘂。發狂。之患。其人平素津枯。或挾食滯者。每易發狂便閉。平素陰虧者。則有頭面赤熱。足膝逆冷。至夜發熱。之患。誤治。則有喘喊。冷汗。懊憹。痙瘛之患。

診。斷。 瘟疫診斷。首重舌苔。初起白如粉而滑者。疫邪初入膜原之候也。舌根泛黃。四邊紫絳者。邪欲入營也。舌焦黃起刺者。熱甚也。舌上發丁。或紫或紅。如櫻桃者。熱毒重極也。舌上白點如珍珠，爲熱鬱水化之象。較之紫赤黃黑逆刺者更重也。弄舌者。心火與熱毒相併也。脈。象。初起必滑數不暢。或右甚於左。靈樞所謂陽毒伏匿之象也。俟後隨症轉變。或現浮大或沉細伏。其吉凶吳兆。在脈與証值而已。如脈虛證實者危。

治。法。 疫爲溼濁鬱蒸之氣。治法宜辛涼消解。必兼芳香透穢。大忌辛溫發散。初起外解之劑。宜清瘟敗毒散。普濟消毒飲。或梔。豉。桑。菊。連翹之類。氣分窒礙者。紫金碇。辟瘟丹。等芳開之。內清之劑。宜芩。連。石膏。滑石。金銀花露。人中黃之類。陽明腑實者。大小承氣等下奪之。夾食痰氣滯者。盡加枳實。夏陳。鬱金。厚朴。菖蒲之屬。邪陷營分。至血下血發斑咽痛者。犀角。赤芍。牛蒡。知母。丹皮。元參。香汁。之屬。內陷狂逆昏症危殆者。急選用紫雪丹。神犀丹。至寶丹之類。

預防。

瘟疫為傳染病之最烈也。遇盛行之際。不可不預防之。凡入病家。宜用香油調雄黃蒼朮末塗鼻。出用紙條刺鼻取嚏。嚏再飲雄黃酒一杯。又凡患疫病之家。宜用銀花五錢。貫衆一個。白礬一塊。放飲用水缸內。另用蒼朮。雄黃。桔梗。薄荷。細辛。撫箋。各等分研末燒薰。以防疫氣傳染。病人之痰涕。宜用盂貯石灰水。或西藥石炭酸水以承之。衣服器具均應用開水洗滌消毒。病房為患者呼吸之區。疫氣飛散。最能傳染。除服侍者外。餘人均宜避之。尤為預防之要也。

學說

瘟疫論

（匡壽民）

古人謂大兵之後。必有大疫。近來戰爭不息。屍橫徧野。血流成河。皆足為瘟疫之導綫。幸有紅十字會發起救護隊。掩埋隊。始能消滅於無形。今人謂瘟疫為時氣病。猶未罄瘟疫之概。況瘟疫之病不一。如蝦蟆瘟。疙瘩瘟。大頭瘟。均足戕賊人之生命。至天花。喉痧。赤痢等病。亦為天行時疫之一種。推其發生之原。人之氣體。有實有虛。天之時候。有寒有熱。非其時而有其氣。便為癘氣。人感受之。即為瘟疫之樣本。西人謂為微生蟲為患。實非根本之談。物必先腐焉而後蟲生之。苟能注重清潔。病菌既無從產生。安有傳染之可言。飲食不潔。衣服不潔。居處不潔。誠足為人體之害。非有不正之氣。參差錯出其間。斷不至釀成瘟疫。為害一鄉。試觀瘟疫之起。每在盛夏。秋冬春三時次之。冬則陽氣潛藏。春則天氣雖暖。尚未如夏天之熱氣蒸騰。一經感觸。即胸悶腹痛。發生霍亂等症。甚或有貪涼飲冷。深夜露坐。陽氣被陰寒所遏。即起癟螺痧病。嘔吐狠糟。臭氣上騰。以致互相沾染。總由不自謹慎。善衛生者。飲料必用沙漏濾清。然後煎之使沸。衣被宜常洗滌。不時曝以日光。居處先求高燥。常開戶牖。以通空氣。瘟疫何由而起。今一旦發現。尚不知臨時補救。斷絕交通。但知舁神出巡。建壇設醮。猶詡詡然曰。驅除疫癘。以謀幸福。卒致蔓延各地。禍起滅門。亦云慘矣。各地講求自治。注意公衆衛生。每因瘟疫足以擾亂地方公安。不得不從嚴取締。至我國固有之治法。錠吳又可既發明於前。後人又引伸其義。名之曰廣瘟疫論。擇善而從之可耳。

溫瘟辨

（孫連茹）

或問曰。溫與瘟。是一症耶。抑二症乎。予曰。是二症也。夫溫者。少陰病也。瘟者。三焦病也。二者猶風馬牛不相及也。陰精久耗。陽動則裏氣大泄。木火內燃。強陽無制。燔燎之勢。直從裏發。此溫之所由作也。三焦相溷。內外不通。正閉邪盈。陽格于內。營衛運行之機。阻而發此瘟之所由作也。其原因之異有若此者。且溫之為病。感不即發。自內達外。瘟之為病。感則即發。自外入內。遲緩與速急。傳染與不傳染。此顯然可別也。若夫其見證。則二者又有不同處。溫病發熱無汗而渴。不惡寒。瘟病惡寒內外熱。昏沉自汗。至於用藥。二者雖皆清解為主。然同中又有不同存也。蓋治溫病方。滋陰潤燥。以救陰傷液涸。為不易之常法。如人參白虎黃連阿膠玉女復脈之類。治瘟病方。清解之中。必佐芳香宣竅逐穢。如犀角菖蒲銀花郁金等類。以上當認明。不可忽略。其最要者。汗法是。夫汗出者。正勝邪。氣病愈之佳兆也。故傷寒得汗而解。彼溫病水不勝火。骨枯而髓涸。絡不宜汗。瘟病內閉三焦。入抵藏府。一汗可解。其汗與不汗相反。又若此。苟不能辨此。以溫病汗之。則一逆尚引日。再逆促命期。瘟病不汗。則邪實而正衰。正衰而致死。此等生死關頭。豈可不詳究乎。

表解 百病表解

瘟疫類

王慎軒輯

症台／補類	病原	診斷	傳變	治法	調理
寒疫	春分以前。秋分以後。天氣暴寒。寒邪挾毒癘之氣。由口鼻入三陰。陰邪恣橫。陽氣暴絕。故寒疫之傷人甚速也。	脈伏肢冷。腹痛畏寒。上吐下瀉。手足拘攣。舌苔白滑。小溲清長。甚則驟然昏仆。口噤不語。冷汗淋漓。	寒極似熱。兩顴紅赤。大渴口燥。狀如白虎症。而手足逆冷。脈細如絲。舌苔灰白。小溲清冷。此實虛寒之極。元陽告竭之候。切勿誤認熱證。妄投寒藥。	初起宜服聖散子。形證實者。宜正陽四逆湯及霹靂散。形證虛者。宜人參四逆湯及來復丹。外用五香感應散放臍中。上蓋生姜一片。以艾火灸之。	罹寒疫者。大半屬于脾腎陽虛。是則本病愈後。當宜調補脾腎之陽。而尤以補脾陽為先着。蓋後天之陽易補。先天之陽難補也。
熱疫	夏令亢熱。久旱無雨。暑熱挾穢濁之氣。醞成疫癘之邪。邪從口鼻而入。直走中道。傷人最劇。癘氣熏蒸。傳染甚易。	脈數壯熱。口渴唇燥。乾嘔氣粗。譫語不眠。舌絳苔黃。小溲熱赤。或兼發斑發疹發頤咽腫等症。	此症重者。忽然悶倒。昏不知人。體若燔炭。氣喘汗出。立時內閉。外脫。急不及救。宜用萬氏牛黃丸紫雪丹。均用陰陽水調灌之。或可救危於頃刻也。	熱在氣分者。宜黃連解毒湯。氣血俱熱者。宜清瘟敗毒飲。發斑宜化斑湯。發疹宜清疹湯。發頤宜普濟消毒飲。喉腫宜救急解毒丸。	熱疫大勢雖減。還防死灰復燃。雖病後已見虛寒之症。而溫補之藥。尚宜慎用。終以清澈餘燼為要務。不可忽也。
濕疫	此症多發於夏秋濕旺之令。係濕邪挾疫癘之氣。由皮毛或口鼻而入。其病多在脾胃兩經。有寒濕濕熱之分。	脈濡身重。憎寒壯熱。胸痞脘悶。嘔噦泄瀉。若舌苔白膩。小溲黃者為濕熱。	溼為粘膩之邪。病發不驟。病退亦難。其或有濕疫中人。忽然昏倒者。必因脾胃素虧。宿有痰飲。邪痰相搏而上沖故也。其邪久不退者。多變瘧痢。纏綿難愈。	初起寒濕濕熱未分者。宜達原飲。寒濕宜活人敗毒散及純陽正氣丸。濕熱宜甘露消毒丹及太乙紫金丹。外用臥龍丹吹鼻取嚏。	濕之出路。當責於小便。濕之化。當責於脾。運脾利小便。為治濕不二法門。本病愈後。必有餘濕未清。當宗此法。
鼠疫	鼠疫由於死鼠腐爛之毒氣。釀成鼠疫菌。有腺鼠疫肺鼠疫之分。腺鼠疫由鼠蚤傳染。肺鼠疫由空氣傳染。	脈細如絲。先發寒熱。繼發壯熱。頭疼眩暈。胸悶泛惡鼠。漸漸昏厥。若兼起核腫痛者。為腺鼠疫。若兼咳嗽氣促。為肺鼠疫。	鼠疫傳染甚易。傳變甚速。方見極輕之症。能忽變為重症。以致猝不及救。大抵腺鼠多而較輕。肺鼠疫少而較重。神清者易治。神昏者難治。	腺鼠疫宜驅瘟化核湯。外用鮮浮萍鮮菊葉鮮蒲公英搗敷核上。若核痛劇烈者。宜解毒活血湯。肺鼠疫宜肅肺解毒湯。若神昏譫語者。宜至寶丹。	此症外因由于鼠毒。而內因實由于痰火。為清源潔流之計。無論未愈已愈。常宜雪羹湯代茶。未愈者能漸愈。已愈者可斷根。

結論

余嘗徧考醫書之論疫者。如喻嘉言主用敗毒散。吳又可主用達原飲。余師愚主用清瘟敗毒飲。其他或主清涼或主溫熱。各執一說。莫衷誰是。其實凡病皆有寒熱之分。疫證亦然偏寒偏熱。均非確論。本表分寒熱濕三疫。再加近時流行之鼠疫。疫證之大概。盡於此矣。至於霍亂瘧痢等疫證。另詳本門。茲不贅。

瘟疫類方選

（王慎軒編）

聖散之方　麻黃　防風　藁本　獨活　柴胡　細辛　附子　良姜　豆蔻　藿香　菖蒲　厚朴　半夏　枳殻　白朮　茯苓　猪苓　澤瀉　芍藥　甘草

蘇東坡稱此方治疫有功。余師愚謂此方殺人無算。其實二公之說皆係一偏之見也。蘇氏目睹此方救活甚多者。寒疫也。余氏目睹此方殺人無算者。熱疫也。熱疫而誤施熱藥。乃醫生之罪。非此方之罪也。中國古方多因後人不能用而誤用。以致因噎廢食。比比然也。

正陽四逆湯　生附子　炮姜　清炙草　眞麝香　皂莢炭　生姜汁

人參四逆湯　生附子　乾姜　炙甘草　人參

此二方皆爲仲師四逆湯之變方。寒疫之邪盛者。宜前方。邪盛而正虛者宜後方。一佐麝皂姜汁開竅逐邪法也。一佐人參扶正祛邪法也。

霹靂散　附子（甘草湯煎去毒）三兩　吳萸三兩　木瓜一兩五錢　丁香一兩　絲瓜絡五兩　伏龍肝二兩

六味共研細末。分作十九服。外以醋半杯。鹽一錢二分。藕肉一兩五錢。煎滚。瓦上炙存性。每服加三厘。每病止須用半服。參湯下。

此方兼俱正陽四逆湯人參四逆湯二方之功。治寒疫吐瀉症頗有奇效。

來復丹　玄精石　硝石　硫黃　五靈脂　青皮　陳皮

此方能治寒瀉太甚。挽回元陽於烏有之鄉。故名來復。但右藥熱烈。熱症切宜慎用。方書謂此方治伏暑泄瀉中暍冒暑。此暑乃夏月貪凉飲冷之陰暑。非眞治暑熱也。其實此病何不直名之曰夏月傷寒。庶不致遺誤後學乎。

五香感應散　上猺桂心八錢　母丁香一兩二錢　倭硫黃五錢　生香附一兩八錢　當門子四錢

共研細末。瓷瓶收貯。凡患寒疫者。每次用二三分。納入肚臍中。以膏藥封貼。（無論何膏均可用）甚者上蓋生姜一片。用艾火炙之。以知熱爲度。無不立即止痛止瀉。大有起死回生之功。況納藥于臍中。有利而無弊。即使熱疫誤用此法。亦得火鬱發之之效。今夏霍亂盛行。余用此散救治。活人甚衆。但藥價甚貴。願有力慈善者。預合施送。功德無量。

黃連解毒湯　黃連　黃芩　黃柏　梔子

此方大苦大寒。大清實熱。可爲熱度清凉之要劑。但制方尙欠靈活。恐有遏火內伏之患。宜加連翹桑葉竹茹等清透之品。如大便閉者。宜加大黃。蓋熱雖宜清。而尤宜爲熱求出路也。

清瘟敗毒飲　清疹湯　見前痧疹號

化斑湯　石膏　知母　生甘草　元參　犀角　白粳米

熱疫發斑。陽明血分熱也。故以白虎湯清陽明。元參犀角清血分而托斑外出也。

普濟消毒飲　黃芩　黃連　元參　桔梗　甘草　連翹　板藍根　馬勃　牛蒡　薄荷　升麻　柴胡　殭蠶。

是方專治瘟毒發頤大頭瘟等症。惟溫毒上受。而用升柴。豈不慮內火上升。反致助紂爲虐乎。余意宜減升柴加銀花。庶幾較妥。

救急解毒丸　大黃　黃連　黃芩　荆芥　防風

薄荷　製蠶　連翹　甘草　桔梗　升麻　射干
蒲黃　靑黛　硼砂　以烏梅湯調　柿霜爲丸
是方治熱疫喉痺。湯藥難下者。頗有速效。治急病如
禦大敵。故升散淸下四法同用。不嫌其過峻也。

萬氏牛黃淸心丸　紫雪丹　至寶丹　均見前溫病
號

敗毒散　見前瀉痢號

達原飲　見前痎瘧號

純陽正氣丸　藿香　蘇葉　茅朮　茯苓　於朮
半朮　陳皮　官桂　丁香　木香　降香　外加
紅靈丹　一兩爲衣
此方治夏日貪食水果生冷之物。以致寒濕內停。嘔
吐泄瀉等症。頗有神效。

甘露消毒丹　滑石　茵陳　黃芩　石菖蒲　川貝
木通　藿香　射干　連翹　薄荷　白豆蔻
此治濕熱時疫之主方也。凡發熱倦怠。胸悶腹脹。溺
赤便秘。吐瀉瘧痢等症。但看舌苔黃膩者。卽是
濕熱之邪。尙在氣分。悉以此丹治之。甚效。

太乙紫金丹　山慈姑　川文蛤　紅芽大戟　白檀
香　安息香　蘇合香油　千金霜　明雄黃　琥
珀　梅片　當門子　各研細。和勻再研。濃糯米飲
杵丸。如綠豆大。金箔爲衣。
此方比蘇合香丸而不熱。較至寶丹而不涼。備二方
之開閉。兼玉樞之解毒。洵爲濟世之良方。實紫金錠
方之最完備合用者也。
按太乙紫金錠卽玉樞丹。係用山茨菇川文蛤千金
子硃砂雄黃麝香大戟。與此方不同。玉樞丹有解毒
之功。而無開閉之效。此方兼而有之。誠良方也。

臥龍丹　西牛黃　當門子　梅片　蟾酥　羊躑躅
猪牙皂角　細辛　燈草灰　金箔　研勻磁瓶收
貯。遇濕濁蒙閉淸竅。昏倒危急之症。用此吹鼻取嚏
效。

驅瘟化核湯　西牛黃　人中黃　金銀花　大青葉
蒲公英　地丁草　鮮菊葉　鮮石菖蒲根　鮮竹
茹　象貝　製蠶　赤芍　皂角刺

解毒活血湯　連翹　柴胡　葛根　生地　當歸
赤芍　紅花　桃仁　川朴　甘草　蘇木
此二方爲治腺鼠疫之神劑。癸亥之夏。廈門此症盛
行。梁君達樵。以此法治之。愈者不下十萬人。實爲中
醫治疫之佳績。足勝西醫也。

肅肺解毒湯　西牛黃　天竺黃　川象貝　廣玉金
牛蒡　桑葉　連翹　銀花　山慈姑　竹瀝　萊
菔汁　金汁　枇杷露
鼠疫之毒由鼻入肺。則爲肺鼠疫。其證比腺鼠疫重
而且速。甚者有一二日卽死。速服此方。連服多服。分
量宜重。或參入驅瘟化核湯。隨症加減。無不立建奇
功。西醫謂患鼠疫者多死。實未知治法耳。

雪羹湯　海蜇　荸薺
此爲化痰熱消瘀積之良方。鼠疫未愈已愈。均宜用
此代茶。未愈者能漸愈。已愈者可斷根。

徵求

本刊特闢徵求一欄。爲讀者發表意見之地位。凡
各地同道平日所診各病。關于西醫所謝絕而經
本人治愈者。請將詳細情形切實見投。一經登載
酌酬本刊。惟含有攻擊性質者。恕不錄取

月刊價目表

注意 定價並無折扣費須先惠空函無效概收大洋銀毫加水

定	一期	半年	全年
價	五分	二角八分	五角四分
郵費 本埠	半分	三分	六分
郵費 本國	一分	六分	一角二分
郵費 外國	三分	一角八分	三角六分

廣告價目表

全張	一頁	半頁	二方寸
五元	三元	二元	四角

注意 登一期無折扣半年九折全年八折計算，

江蘇全省中醫聯合會月刊

◎第五十四期◎

李平書 王一仁 秦伯未 編輯

月刊目次

增刊目次

中華民國十五年十月二十六日◉丙寅年九月二十日

◉上海西門內石皮弄江蘇全省中醫聯合會◉

南市電話一三三九號

▶中華郵務總局特准掛號認爲立券郵件◀

醫林要訊

中醫學理精深。經驗豐富。徒以書藉浩如煙海。各地醫校所用中醫課本。皆人自為政。不能一例。本會正副會長李平書夏應堂兩先生。有鑒于此。欲確定中醫教育。必先從編訂課本着手。決意實力進行。是誠醫界之空前盛舉。已由王君一仁擬定編輯館大綱。茲將草章錄下。醫界明賢。如有關于課本具體計劃。尚希不吝賜示為幸。

一、定名 中醫課本編輯館

二、宗旨 以整理中醫學說。採輯精粹。合教育原理。而便講習為宗旨

三、經費 分開辦費經常費兩項。由經濟部籌集之

四、職員 分四項（甲）經濟部正副委員長各一人。委員無定額。負籌劃經費管理出納之責。不支薪（乙）考訂部正副委員長各一人。委員無定額。負考訂課本。參酌意見之責。不支薪（丙）編輯部委員暫定幾人。負編輯課本之責。函聘支薪（丁）僱員館役。酌量情形而定

五、事務 大約規定於下（甲）酌定編輯體例（乙）審定古今醫籍（丙）規定各種科目（丁）選定歷代驗案（戊）確定本草功能（己）採擷西醫所長

六、會議 每年夏歷二月五日八月十一日開全體職員會議。以考核成績。商量進行事務。各部會議于必要時隨時召集

七、地點 暫定上海石皮弄廣益中醫院

八、附則 本章程有未妥未盡處。由全體職員會議修改施行

本社鑒於中西醫爭執不息是非不明爰發行「醫界春秋」月刊本良心之主張作公正之評論內容分評壇、學說、藥物、討論、調查、醫藥、筆記、雜俎等欄議論切當材料豐富自第一二三四五六期出版後蒙各界許爲醫界是非不明中之輿論刊物同人益加奮勉務使本刊盡善盡美現第七期定於陽歷十二月一日出版每月出版一冊每冊定大洋連郵五分全年十二冊連郵大洋六角如蒙定購請用左列定單社址上海霞飛路寶康里五十六號

上海醫界春秋社謹啓

茲向

貴社定閱醫界春秋月刊自　　期至　　期止共

冊特匯上大洋郵票　　元　　角　　分正即希按期寄下爲

荷此致

醫界春秋社台照

姓名

住址

常評

自治與互助

（秦伯未）

劉湛恩先生演講公民教育有言。我儕皆知社會有二種。一爲靜的。一爲動的。前者不進不退。故步自封。後者向前發展。無時或已。我國從古至今。既多改變。不能不謂爲活動的社會。惟缺少自治能力與互助精神。因此進步甚少。

夫自治能力與互助精神。人人同具。在心理學上名之曰社會性的本能。特患在不能發展耳。劉先生所云。不特可打破我國社會上種種個人的觀念家族的觀念等惡習慣。實不啻爲我中醫界痛下針砭。

秋間余編國醫小史一書。注意于醫學之變遷。其中除少數信古派外。類多發明家。縱有滋陰派温補派攻下派等偏見。要其歸于醫學不無推闡。即同具有創造精神。凡讀我書者。類能尋譯。是中醫圖活動的向前發展。無時或已的。而終不能發揮光大者。病在少數之自治。而乏羣衆之互助而已。善哉。當本刊發行之先。黃任之先生以自治之一四字題贈。良有無限深意也。

今此中醫受外界之攻擊。環境之刺戟。類多覺悟。因循苟且之昨非。而謀所以改進者。我敬取以公民信條之語。大聲疾呼于諸君前曰。

（一）發展自治能力

（二）養成互助精神

事件

淞滬商埠醫士登記並開業試驗章程

淞滬商埠醫士登記並開業試驗章程

一醫士開業試驗委員會[illegible]由衛生委員會推舉本埠醫士之有學術經驗者若干人請衛生局延聘組織之

二試驗次數　每年舉行兩次第一次在四月第三星期一第二次在十月第三星期一舉行

三試驗費及登記執照費　試驗費八元試驗不及格者在一年內再試時可免再繳其登記及執照費兩元餘於驗及格後領照時繳納

四試驗手續　欲與開業試驗者須於試驗前一月內向衛生局領取志願書及履歷書塡寫明白並將本人四寸半身照片一張連試驗費一併交衛生局換取試驗證

五試驗科目　分爲（一）內難概要（二）傷寒概要（三）温病概要（四）疫症概要瘧痢附（五）女科概要（六）外科要概（七）兒科概要（八）眼科概要（九）喉科要概（十）傷科概要（十一）本草概要（十二）古方概要以上十二目內其外科兒科眼科喉科傷科近皆號稱專科然各科皆以內難爲本草皆用本草皆有本科經方故內難本草古方爲必考之目至號稱大方脈者（一）至（五）及（十一）（十二）之七目

均須考試平均得七十分爲及格筆試及格者再行口試一次以定去取

六登記

甲◉凡經江蘇全省中醫聯合會認可之中醫學校畢業呈驗文憑者准其免試登記

乙◉已經領有內務部醫士開業執照者准其免試登記

丙◉凡在淞滬區內行醫滿五年以上並且於民國十五年陽歷十一月三十日以前報告衞生局經調查確實者俾行口試免行筆試並免繳試驗費及格者准其登記

丁◉除上述(甲)(乙)(丙)三欵外須照第五條施行試驗及格者准其登記

附◉登記時須該醫親繳四寸半身照片一張存局照甲乙兩款登記者給予醫士執照照丙丁兩款登記者給予醫生執照

七登記執照之呈驗　每年一月中須呈驗執照一次由衞生局蓋印發還

八遷移報告　其遷移地址時須在兩星期內報告衞生局違者罰金兩元

九登記者之義務　凡登記者遇有病人患傳染病者（病名另行規定）當即報告衞生局遇有死亡者當即填寫死亡診斷書遇出主者當即填寫出生證書均由該醫直接報告衞生局

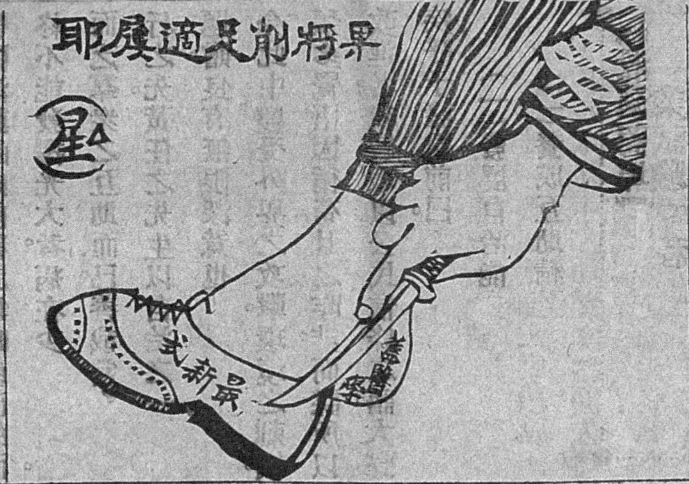

十登記者之權利　凡登記者准其在淞滬區內開業行醫並可將病人大小便血液痰吐分泌物膿汁等送到衞生局試驗所代爲檢查其診

斷之結果由試驗所趕速報告該醫

十一懲罰　無開業執照而私與病人施行處方等行爲以營利者由局交法庭依法處罰

十二本章程如有應行修改及未盡事宜得提議修正陳准施行

十三本章程自公布三十日後施行

言論

醫學爲一生職業

（沈振家）

衞生教育會徵文「醫學爲一生之職業」一題已經得全國學生四十人的應徵中文第一名爲沈君振家所得沈君無錫青暘人現在南京東南大學肄業本刊敢爲讀者介紹沈君之文

民國十三年夏衞生教育會諸執事鑒於國人衞生知識之缺乏。慼焉憂之因發起「醫學爲一生之職業」之大運動徵文於全國各大學。篇以是舉足以動國人之觀聽。易其向日不注意之態度而爲文化史上闢一新紀元也。因作是篇以就正於大雅。篇分三節首述醫學與人生之關係。次論醫學在職業上之地位。終以醫學與今日之中國。依次陳說於左。幸邦人君子。有以敎之。

(一)醫學與人生

康健爲人生第一幸福。此盡人皆知者也。人孰不欲康健。而疾病死亡。終於不免。信命運者以爲修短有數。懷曠達者以爲死生有命。夫死生而果可以聽之於天。委之於命耶。則亦已矣。我又何言。若其不然。或因人事未盡。或由攝生未善。不應病而卒病。不至死而竟死。無辜枉受。爲社會計。爲人類計。又焉能默爾而息。

康健既爲人人所欲得。而又爲多數所未能得。是何故哉。無亦曰求之不得其法故耳。平時之調攝。傳染之預防。療治之得宜。服藥之精當。有一於此。卽足爲强身健體之一助。綜此諸端。兼容並包。惟有醫學。醫學之於人生。猶寒之於衣。饑之於食。饑寒而無衣食以濟之。則難免於凍餓。人生而無醫學以佐之。則終必失其自然之樂趣。爲環境所厄。不克盡其天年。二者之關係。若是其切。玆更言其利。

(一)直接利益

(甲)可以增進個人康健率　就積極方面言。有醫學知識。則明於攝生之道。而身體康健。自爲當然之事。

(乙)可以減少社會死亡率　就消極方面言。有事先之預防。有事後之補救。疫病既減。死亡必少。其理亦至爲明顯。

(二)間接利益　因個人康健率之增進。社會死亡率之減少。其所生影響。有可述者。

(丙)作事效率增進　人身猶一機械。不用則廢。用又易損。用之當則可以事半而功倍。用之不當。則其作用立時可以停止。以康健者與疾病者較。則效率不可同日語。以死亡者與生存者較。則更有霄壤之別。若因醫學之研究。善自攝生。强身健體。就個人言。則發揚蹈厲。前途之事業無窮。成就必大。就社會言。則死亡既少。工作者多。生產力增。富庶可期。其利一。

(丁)學術貢獻加多　天之生人。原欲利世。對於家庭。對於社會。均有其應盡之責任。設因使用身體。未合於法。致短命而死。則責何由盡。其或身體有病。則能盡幾何。父母死而家道中落。領袖病而事業停頓。數見不鮮。爲例滋多。若其康健。得享遐齡。則其貢獻於人羣者。何可勝數。其利二。

(戊)精神愉快　人生而多病。與二豎爲友。藥爐爲伍。則人生之樂趣何存。精神之苦痛何堪。得醫學爲之預防。爲之補救。示以周行。免除萬難。樂且無涯。其利三。

(己)後嗣發達　人類生存之目的。非僅顧目前之個人。且須謀羣體之發達。自遺傳學成立以來。世人皆知有數種疾病。前代可以遺傳於後代矣。而體格之强弱。享壽之久暫。又皆有密切之關係。近世文明各國。提倡衛生運動。體格檢查。及婚姻立法等。不遺餘力。以改良其人種。是皆醫學之事。其利四。

凡此諸端。皆醫學之效用。而有關於人生問題者也。掛一漏萬。在所不免。然醫學之重要。亦可見一般矣。

(二)醫學在職業上之地位

士農工商。是爲四民。皆職業也。而醫獨見外。自昔與巫並稱。謂爲小道。以孔子之聖。猶曰人而無信。不可以作巫醫。則醫之不見重於世也久矣。然而人生多欲。疾病時有。卒亦不能廢也。和緩扁鵲。倉公華陀。史不絕書。歧黃之術。固亦代有傳人。洎乎近世。科學大昌。醫道亦日趨於進化。向之不爲世人所注意者。今且無處不有醫院。無處不需醫士矣。時勢變遷。今昔異態。固有由也。欲明其在職業上之地位。請言其在職業上之價值。別爲五端論之。

(一)對於人類　天演淘汰。適者生存。自達爾文進化論發表以來。學者概已奉爲金科玉律。人類爲生物之一。當然不能超此定則。於是乃不能不從事於改良人種。以免淘汰。能達斯旨者。惟醫學爲善。此醫學有關於人類前途者一也。

(二)對於世界　國際間之最高目標。爲世界大同。然強權卽公理。野心家仍未覺悟。侵略主義。方興未艾。此時而欲希冀永久和平。何異於緣木求魚。就其戰爭中之慘酷情狀言。更何殊於野蠻民族。惟有一事堪爲人類榮幸者。則戰時醫學事業之紅十字會是已。其中旣不分友敵。同等待遇。而慈善近人。又皆出於至性。充此仁心。則國際間之宿嫌可泯。世界之大同可期。此以醫學爲職業。其精神有不可企及者二也。

(三)對於國家　平時則爲公服務。戰時則捍衛邦國。此國民應盡之責任也。而醫學實足以培養之。三也。

(四)對於社會　社會事業之最大原則。爲謀公衆之福利。公衆所最希冀者爲康健。而最病惡者爲疫病。苟人人以醫爲一生之職業。人人知攝生之道。則疫病不生。體盡康健。社會事業之發達。殆可預卜。四也。

(五)對於個人　醫學爲慈善事業。業醫者必心存惻憫。富於責任。道義自守。品性高潔。就德育言。可以養成完善人格。其利一。醫學知識。包括生理衛生解剖藥物化學生物諸學。所事旣博。無往勿利。就智育言。常識豐富。其利二。因從事於醫。攝生有道。就體育言。神舒體健。其利三。此醫學有益於個人者非鮮。五也。

觀上所舉。則醫學在職業上之地位。其價值如何。閱者當能知之。無待明言矣。然猶不止此也。默察今日中國之社會情形。其需要之般價值之大。殆尤甚焉。請申論於後。

(二)醫學與今日之中國

往歲日本大地震。死亡達十數萬。聞者無不悲悼。募欵賑濟。發電慰問者。踵相接。熱心義舉。人類固有同情。然國人於日常爲患之疫病。獨漫不加意。聽天由命。任其自然。抑亦奇矣。官廳旣無暇提倡。人民亦因循不言。長此蹉跎。後患何堪設想。據美國耶魯大學之調查。謂疾病中有百分之四十六可以預防。就此推算。則我全國應有五千三百三十六萬人。病者可以不病。死者可以不死。若以每人每日損失一分計。每年卽須損失一萬八千餘萬元（此項統計。係根據吾師麥克樂演講之記錄）此僅爲直接損失。其因病不能興。百事廢弛。死亡過衆。生產力減。種種間接損失。猶不在內。是較之日本震災損失孰巨。不待言矣。國人奈何昧於切膚之痛。而忽其大者要者。此就國家經濟損失言。醫學運動之不可緩一也。

我國人口。號稱四萬萬。係庚子聯軍入京時所估計。矩今已二十餘年。就常例論。應增加者。當不在少數。乃前年報章所載。外人調查之結果。僅列有三萬五千餘萬。估計固未必適合。調查亦容有未確。但觀於國人衛生程度之幼稚。城市街道之汚穢。人口不增。亦非全無成立之理由。吾師麥克樂謂全國平均。每七秒中有一死者。言之殊堪驚人。總之生產率少。死亡率多。要非國家前途之福。此醫學運動之所以急不容緩。二也。

說者謂我國人平均享壽不過三十。益以發育未足。早婚成風。環境不宜。傳染滋易。因遺傳之傾向。勢將益趨孱弱。老大病夫之稱。何時可雪。終其極。將耆老絕跡。少壯多病。國家大政。何由處理。中華文化。何由發揚。爲立國強種計。醫學運動。亦不容緩。三也。

然我國業醫者。非不多也。通都大邑無論矣。即窮鄉僻壤。挾二三舊籍。藉名世醫。懸壺開診者。亦繁有徒。至於藥物廣告。遍載於報章。五光十色。尤不可勝數。非以炫人。即以貿利。魚目混珠。草菅人命。稍具常識者。且無從辨其眞僞。普通人民。未受教育。欲其不受惑也幾希。庸人誤國。庸醫誤命。厥罪惟均。吾人豈可任其欺罔。委生命於儕輩之手。而不自爲計。當此醫學幼稚時代。「醫學爲一生之職業」之大運動。又豈容緩。四也。

國人常識缺乏。迷信滋甚。求神以增壽者有之。求仙以延年者有之。家人有病。非問卜於巫蠱。即求方於神道。自棄責任。不爲根本之治療。而聽之於天。委之於神。抑亦愼矣。是非特將生死之權。操之於泥塑木偶。紙錠燈油。跡亦近於浪費。爲提高國民程度計。爲破除迷信計。醫學爲職業之運動。均不可緩。五也。

此五端者。小則影響於個人經濟。大且關係於國家隆替。謂爲當今急務。誰曰不宜。醫學足以解決人生極重要之康健問題。而醫學運動。於我國現狀下。尤爲急不容緩之舉。既如上述。茲衛生教育會本先覺覺人之旨。以喚醒我國人。我國人亦曾感身受之苦痛。而爲徹底之覺悟乎。強國強身。胥於是卜之矣。世有知者。盍興乎來。企余望之。

發起上海中國醫藥院之先聲

中醫沈厚堃。蔡玉堂。李春芳。施濟羣。謝春庭。張載伯。等。鑒於吾國醫藥有改進之必要。發起組織大規模之中國醫藥院。特建院舍病房醫學校等。藉謀醫藥兩界根本上之進步。現正積極籌備。徵求同志。列名贊成者。頗爲踴躍。其籌備簡章云。吾國醫藥之流傳。閱數千年。著書立說。代有名人。其學術之宏博。治法之精微。殆無倫比。後之爲醫者。輒未能窮研深造。遂爾問世。而趨時之士。又復鄙棄國粹。步武歐西。舍己耘人。轉相誇耀。精微之國學。安得不淪於退化之域也。雖然發展進取。豈異人任。於是有上海中國醫藥院之籌備。挽國學於淪亡。作中流之砥柱。將來人才輩出。學術精深。神聖之中醫。得有發揮光大之一日。豈不懿歟。爰訂籌備簡章數則。幸同人垂教之。（定名）上海中國醫藥院。（宗旨）闡揚先賢醫學之奧旨。實地研究中國醫藥之效用。謀吾國醫藥界根本上之進步。（組織） 由醫藥兩界組織而成。凡醫藥界之有志者。均得列入贊成。（籌備職員）推舉籌備主任正副各一人。評議員若干人。總務文牘書記幹事交際會計。等。由籌備主任委任之。（集會）逢星期日開職員會一次。如有緊要事項得召集臨時會議。大會無定期通信召集之。（應辦事業）醫院。配藥部。藥品陳列所。藏書室。醫學校醫學編輯部。（附設事項）全國醫學聯合會醫學研究會。藥業聯合會。等。（資本）資本定額及籌集方法。大會時表決之。（權利）凡贊成列入團體者。均有發言及選舉之權。互相商榷。俾臻妥善。（籌備處）暫不另設機關。以城內侯家路九十一號沈麗堃醫寓及王家碼頭街十六號蔡玉堂醫寓為通信處。（附則）本簡章有未盡善之處。得隨時修改之。

消息

鎮江醫會之新會長

鎮江醫學公會去年夏歷九月十五日七屆選舉。開票結果。趙永之君當選正會長。章壽芝君景鑑和君當選副會長。同時就職任事。今春張永之君因患眩暈病。一再堅決辭職。無可挽留。今由評議會議決。會務進行。關係重要。公推章壽芝君為正會長。并補推褚雲波君為副會長。以維會務云。

雜錄

傷寒論新註序

（高思潛）

傷寒論一書。為醫籍中之最古者。論造於後漢之張仲景。而編次於東晉王叔和。自成無已作註以來。後世注解之家。無慮百數。顧皆各執己見。議論紛紜。迄於有清。終無定論。且其所據以為說者。又皆不離乎五行謬妄之言。蔓衍支離。亦可謂極附會之能事者已。其實傷寒論本實驗之作。其所特論。往往與近世新說相符。價值之高。古書中殆無其匹。經後人主奴出入。曲爲穿鑿。書之眞面目。遂掩而不可復見。譬之大樹。藤蘿纏其上。磚石壓其下。有不生機索然者乎。吾友胡君劍華。後進中之佼佼者也。居嘗慨傷寒論眞相之不明。臨診之餘。有傷寒論新註之作。以為傷寒論乃泛論各種急性病者。非專論傷寒也。本斯見解。故於五行。則以符號置之。於六經。則以假設明之。於五運六氣司天在泉之說。則以為無關宏旨而直斥其誣。此等枝節既去。是一切註家根本已被推翻。故其解釋本書。惟取白文而證明之。就症論症。不涉其他。無論何家之言。悉在屏棄之列。於聚訟紛呶之中。獨除葛藤。此為最斬截者矣。全書凡若干條。皆按照最新學理立論。精審透闢。直無與倫。誠空前之著作也。其中如論結胸云。由汗症誤下而來。傷寒高熱性胃停飲也。論除中云。腹中冷者。係指胃壁貧血。凡胃壁貧血。當拒食而吐。今反能食。是胃全失反應性的抗力。仲師以胃為中焦。謂中焦解除功用矣。故斷其必死也。論柏葉湯中之乾薑云。此品可亢進血壓。而本經反稱其有止血之功。不能無疑。大約此藥須用炮者。取其鹹性。與炭止血無異。論黃土湯中之附子云。凡血証宜用鎮靜血壓之品止其血。反投強度興奮之附子。必為血壓沈降脈搏細弱而設。所以用者。恐趨衰脫也。其論證辨藥。多見到語類此者甚多。不具論。至於論中不合之處。如發於陽者七日愈。發於陰者六日愈。君則曰。此或仲師偶見。未可認為萬世法也。如風家表解而不了了者。十二日愈。君則曰。却不盡然。究竟盡信書則不如無書也。實則如此等處。按之於理。本不可通。若曲為之解。則於古人為不忠。於學術為不誠。而君則由求是而懷疑。由懷疑而持正。不阿不佞。一惟眞理是從。論古者。不當如是耶。我國醫學之敝。卽在於醫人自視萬能。强不知以爲知。不當言而亦言。故牽强之病。無人無之。不知凡百學術。莫不以古人發其端。後人引其緒。往往前修未密。後出轉精。則古人時有欠當之言。亦固其所。又何必曲爲之諱乎。又如病人素有寒。復發汗。胃中冷。必吐蚘。君解之曰。吐蚘者。非因胃寒。實由混有蚘卵之不潔食物入胃而繁殖耳。仲景時代。無顯微鏡之證明。故不能從實際方面立言。細繹仲景之論。確非海市蜃樓。凡患慢性胃加答兒者。殺菌力減弱。易罹此病。則此假文字。定由實驗而來也。君之此解。一面旣辨蚘非由胃冷而生。一面又證明仲師係從實際立論。擁護眞理。原諒古人。兩不失之。治古書者所宜取法也。昔西哲亞里斯多德有言。吾愛吾師。吾尤愛眞理。知此義者。能有幾人。嗚呼。胡君遠矣。近頃以還。本學之士。競言治學方法。學之所造如何。輒視其方法如何而定。若君之此書。豈徒學說新穎。燦然有當於吾心。卽其所用以論證之方。按之邏輯之旨。亦未有不合者也。眞所謂實事求是。溫故知新。若已盡掃陳言。獨標新諦。斯二語也。卽以移贈。亦惟此書始足以當之耳。他日此書出世。不啻爲中醫闢新元。淇津逮醫林之功。甯有涯哉。抑又聞之。古書中之有價值者。傷寒論之外。若金匱。若靈素。若本經。皆精深廣大。無所不包。若寶藏然。自其外相觀之。土石而已。而金玉煤鐵之屬。卽藏於其中。學者苟能以胡君之治傷寒者。移而治此。使古誼昭然。異說[illegible]熄。則國醫前途。必將燦然復明之一日。可斷言也。世之彙言保存國粹者。其亦注意及此否耶。劍華名子鉦。皖之古黟人。而僑居於江西之景德鎮。廬山淮水。向無一面之緣。至於郵筒往來。則未嘗或間。蓋精神之相契也久矣。今夏承以此書見示。囑爲改削。余深愧莫之能助。而樂觀厥成也乎。序以還之。

民國十四年夏歷九月十八日歷陽高思潛纂

編輯課本 內經課本（七）

（秦伯未輯）

第九節 諸脈証

夫脈者血之府也。長則氣治。短則氣病。數則煩心。大則病進。上盛則氣高。下盛則氣脹。代則氣衰。細則氣少。濇則心痛。渾渾革至如涌泉。病進而色弊。緜緜其去如弦絕。死。粗大者。陰不足。陽有餘。爲熱中也。來疾去徐。上實下虛。爲厥巔疾。來徐去疾。上虛下實。爲惡風也。故中惡風者。陽氣受也。有脈俱沉細數者。少陰厥也。沉細數散者。寒熱也。浮而散者爲眴仆。諸浮不躁者。在手。諸細而沉者。皆在陰。則爲骨痛。其有靜者。在足。數動一代者。病在陽之脈也。洩及便膿血。諸過者切之。濇者陽氣有餘也。滑者陰氣有餘也。陽氣有餘。爲身熱無汗。陰氣有餘爲多汗身寒。陰陽有餘。則無汗而寒。推而外之。內而不外。有心腹積也。推而內之。外而不內。身有熱也。推而上之。上而不下。腰足淸也。推而下之。下而不上。頭項痛也。按之至骨。脈氣少者。腰脊痛而身有痹也。肝滿腎滿肺滿皆實。卽爲腫。肺之雍。喘而兩胠滿。肝雍。兩胠滿。臥則驚。不得小便。腎雍。脚下至少腹滿。胻有大小。髀胻大跛。易偏枯。心脈滿大。癇瘛筋攣。肝脈小急。癇瘛筋攣。肝脈鶩暴。有所驚駭。脈不至若瘖。不治自已。腎脈小急。肝脈小急。心脈小急。不鼓。皆爲瘕。腎肝並沉爲石水。並浮爲風水。並虛爲死。並小弦欲驚。腎脈大急沉。肝脈大急沉。皆爲疝。心脈搏滑急爲心疝。肺脈沉搏爲肺疝。三陽急爲瘕。三陰急爲疝。二陰急爲癇厥。二陽急爲驚。脾脈外鼓沉爲腸澼。久自已。肝脈小緩爲腸澼。易治。腎脈小搏沉爲腸澼下血。血温身熱者死。心所澼亦下血。二藏同病者可治。其脈小沉濇爲腸澼。其身熱者死。熱見七日死。胃脈沉鼓濇。胃大鼓大。心脈小堅急。皆鬲偏枯。男子發左。如子發右。不瘖舌轉可治。三十日起。其從者瘖。三歲起。年不滿二十者。三歲死。脈至而搏。血衄身熱者死。脈來懸鈎浮爲常脈。脈至如喘。名曰暴厥。暴厥者不知與人言。脈至如數。使人暴驚。三四日自已。婦人手少陰脈動甚者任子也。陰搏陽別設之有子。

第十節 關格

人迎一盛。病在少陽。二盛病在太陽之盛病在陽明。四盛已上爲格陽。寸口一盛。病在厥陰。二盛病在少陰。三盛病在太陰。四盛已上爲關陰。人迎與寸口俱盛四倍已上爲關格。關格之脈羸不能極于天地之精氣則死矣。及四時者有餘爲精。不足爲消。應太過不足爲精。應不足有餘爲消。陰陽不相應。病不曰關格。

第十一節 決死生

形盛脈細。少氣不足以息者危。形瘦脈大。胸中多氣者死。形氣相得者生。參伍不調者病。三部九候皆相失者死。上下左右之脈相應如參舂者病甚。上下左右相失不可數者死。中部之候雖獨調。與衆藏相失者死。中部之候相減者死。目內陷者死。脫肉身不去者死。中部合踈合數者死。九候之相應者上下爲一。不得相失。一候後則病。二候後則病甚。三候後則病危。所設後者。應不俱也。察其藏府。以知死生之期。必先知經脈。然後知病脈。

第十二節 眞藏脈

眞肝脈至。中外急。如循刀刃責責然。如按琴瑟弦。色青白不澤。毛折乃死。眞心脈至。堅而搏。如循薏苡子。累累然。色赤黑不澤。毛折乃死。眞肺脈至。大而虛。如以毛羽中人膚。色白赤不澤。毛折乃死。眞腎脈至。搏而絕。如指彈石辟辟然。色黑黃不澤。毛折乃死。眞脾脈至弱而乍數乍踈。色黃者不澤。毛折乃死。諸眞藏脈見乍皆死不治也。何也。五藏者皆禀氣于胃。胃者五藏之本也。藏氣者不能自致于手太陰。必因于胃氣。乃至于手太陰也。故五藏各以其時自爲而至于手太陰也。故邪氣勝者精氣衰也。故病甚者胃氣不能與之俱至于手太陰。故眞藏之氣獨見。獨見者病勝藏也。故曰死。

第二章 望色

第一節 色徵

夫精明五色者。氣之華也。赤欲女白裹米。不欲如赭。白欲如鵝羽。不欲如鹽。青欲如蒼璧之澤。不欲如藍。黃欲如羅裹雄黃。不欲如黃土。黑欲如重漆色。不欲如地蒼。五色微精象見矣。其壽不久也。故色見青如草茲者死。黃如枳實者死。黑如炲者死。赤如衃血者死。白如枯骨者死。此五色之見死也。青如翠羽者生。赤如雞冠者生。黃如蟹腹者生。白如豕膏者生。黑如烏羽者生。此五色之見生也。

第二節 部位

明堂骨高以起。平以直。五藏次于中央。六府挾其兩側。首面上于闕庭。王宮在于下極。五藏安於胸中。庭者首面也。闕上此咽喉也。闕中者肺也。下極者心也。直下者肝也。肝左者胆也。下者脾也。方上者胃也。中央者大腸也。挾大腸者腎也。當腎者臍也。面王以上者小腸也。面王以下者膀胱子處也。顴者肩也。顴後者臂也。臂下者手也。目內眥上者膺乳也。挾繩而上者背也。循牙車以下者股也。中央者膝也。膝以下者脛也。當脛以下者足也。巨分者股裏也。巨屈者膝臏也。此五藏六府肢節之部也。

（未完）

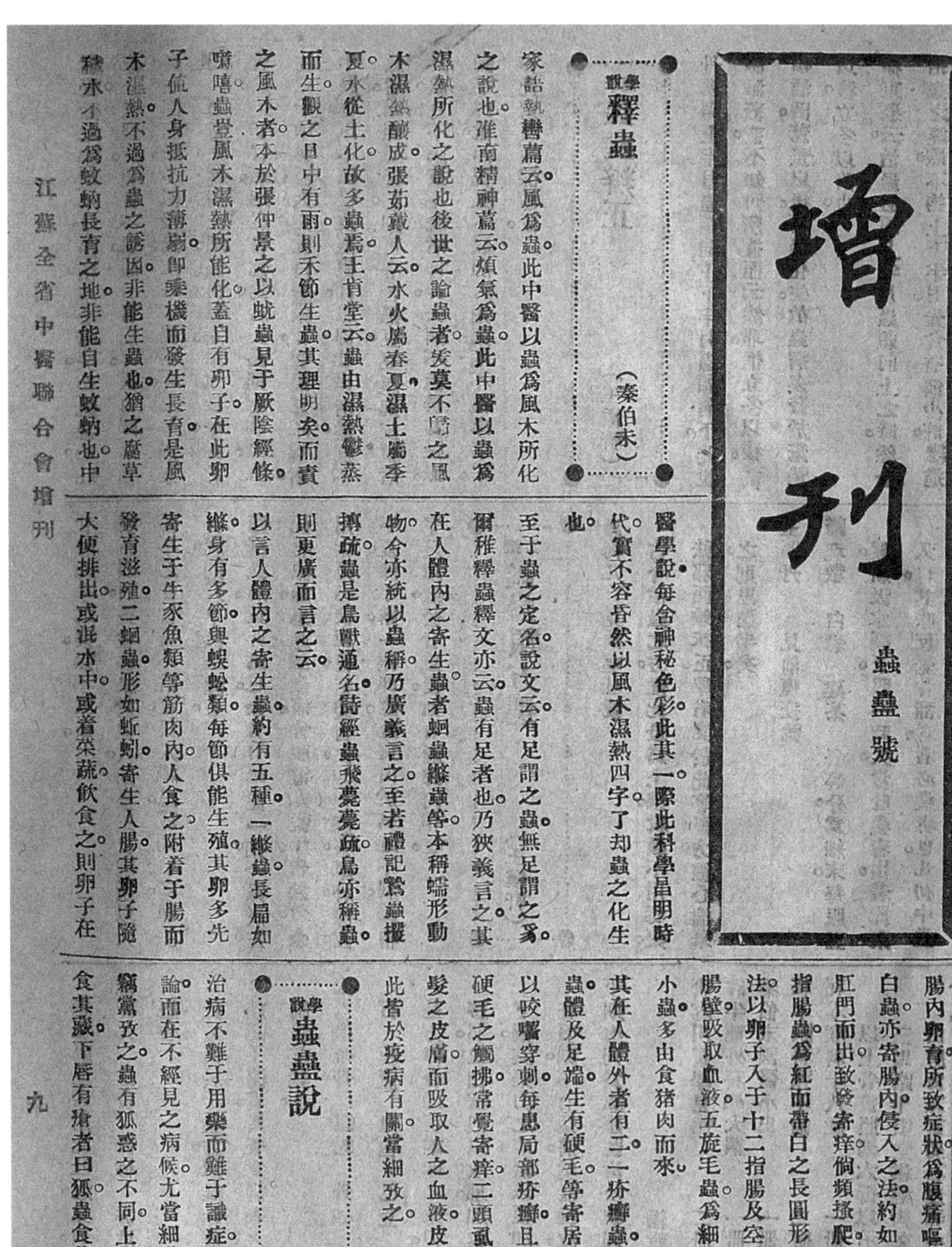

增刊

蟲蠱號

學說

釋蟲

（秦伯未）

家語執轡篇云。風爲蟲。此中醫以蟲爲風木所化之說也。淮南精神篇云。煩氣爲蟲。此中醫以蟲爲濕熱所化之說也。後世之論蟲者。爰莫不囿之風木濕熱釀成。張茹藏人云。水火屬春夏。濕土屬季夏。水從土化。故多蟲焉。王肯堂云。蟲由濕熱鬱蒸而生。觀之日中有雨。則禾節生蟲。其理明矣。而責之風木者。本於張仲景之以蚘蟲見于厥陰經條。噫嘻。蟲豈風木濕熱所能化。蓋自有卵子。在此卵子值人身抵抗力薄弱。即乘機而發生長育。是風木濕熱。不過爲蟲之誘因。非能生蟲也。猶之腐草積水。不過爲蚊蚋長育之地。非能自生蚊蚋也。中醫學說。每含神秘色彩。此其一。際此科學昌明時代。實不容昏然以風木濕熱四字了却蟲之化生也。

至于蟲之定名。說文云。有足謂之蟲。無足謂之豸。爾稚釋蟲釋文亦云。蟲有足者也。乃狹義言之。其在人體內之寄生蟲者。蛔蟲縧蟲等。本稱蠕形動物。今亦統以蟲稱。乃廣義言之。至若禮記鷙蟲攫搏疏。蟲是鳥獸通名。詩經蟲飛薨薨疏。鳥亦稱蟲。則更廣而言之云。

以言人體內之寄生蟲。約有五種。一縧蟲。長扁如縧。身有多節。與蜈蚣類。每節俱能生殖。其卵多先寄生于牛豕魚類等筋肉內。人食之。附着于腸而發育滋殖。二蛔蟲。形如蚯蚓。寄生人腸。其卵子隨大便排出。或混水中。或着菜蔬。飲食之。則卵子在腸內卵育所致。症狀爲腹痛嘔吐等。三蟯蟲。即寸白蟲。亦寄腸內。侵入之法。約如蛔蟲。人臥時每由肛門而出。致發寄痒。倘頻搔爬。遂生濕疹。四十二指腸蟲。爲紅而帶白之長圓形小蟲。亦如蛔蟲之法。以卵子入于十二指腸及空腸而卵育。能咬破腸壁。吸取血液。五旋毛蟲。爲細如毛髮而蜷旋之小蟲。多由食猪肉而來。

其在人體外者有二。一疥癬蟲。形如龜之白色小蟲。體及足端。生有硬毛。等寄居于人之皮膚內。其以咬嚙穿刺。每患局部疥癬。且以其刺戳性及其硬毛之觸拂。常覺寄痒。二頭虱毛虱。均寄生于毛髮之皮膚。而吸取人之血液。皮膚同時作寄痒。凡此皆於疫病有關。當細致之。

學說

蟲蠱說

（賀　捷）

治病不難于用藥。而難于識症。此千古不易之定論。而在不經見之病候。尤當細慮。若蟲蠱其一也。竊嘗致之。蟲有狐惑之不同。上唇有瘡者曰惑。蟲食其藏。下唇有瘡者曰狐。蟲食其肛。更有蟲積瘕病慢驚之疑似。小兒蟲積攻心。啼哭悶亂。惡心吐沫。狀似癇病。但目不斜。腹有青筋耳。甚有蛔蟲團聚。痛極而厥。多似慢驚。惟唇口獨紫耳。更有屬寒屬熱之當分。痲病吐蛔。多由胃寒。至于疫症。始終皆熱。但下胃耶。蛔厥自愈焉。若夫蠱則毒物也。宜注意于中與否。大凡吮白礬味甘。嚼黑豆不腥者。中蠱也。以不榴根皮煎濃汁。服即吐出活蠱。無不愈者。過症屬疑惑。則可令含黑豆。豆脹起皮脫者爲蠱。豆不脹皮不脫者即非。夫病不能辨其疑似。動手即訛。而況又不敢胆大用藥。有不僨事者乎。作此篇蓋有深感焉。

蟲蠱辨正

筆記

（王慎軒）

丹溪謂上半月蟲頭向上。下半月蟲頭向下。此說渺渺茫茫。不知何所據而云然耶。惟立冬以後。萬類潛匿。驚蟄以後。諸蟲化生。故蟲病多發於驚蟄以後。立冬以前也。

徐東皋云。治蟲必須上半月蟲頭向上之時。然余治蟲之經驗。不拘上下半月。先食香餌少許。繼進甘酸鹹辛之藥。無不立效。

張石頑曰。養蠱移禍於他人。則蠱主吉利。所以人蓄事之。此言吾不信也。與人禍患。或則有之。蠱主吉利。則天下無是理也。

應聲蟲病。實非蟲也。余曾有筆記一則。今錄於左。

江北陳婦。患應聲蟲病。曾服雷丸藍汁。皆無效。余用紫菀。桔梗。旋覆。括蔞。杏仁。蔻仁。蘇茶。厚朴。陳皮。半夏。佛手。露一劑即愈。蓋實由於氣道不利。聲滯了戾以致。發音重覆。如有應聲內作也。

蟲蠱類方選

選方

（王慎軒）

烏梅丸　見前嘔吐號

古今治蟲之方。惟此最爲上乘。殺蟲不用毒藥。祛邪而兼扶正。學者能於此等經方。細心揣摹之。則思過半矣。

玉樞丹　見前瘟疫號

歸魂散　白礬　建茶　各等分。爲細末。每服五錢。新汲水調下。服一時久。當吐蠱毒出。若此藥入口。其味反覺甘甜者。必蠱毒也。凡初中蠱毒在膈上者。用此吐之。立效。

雄砯丸　雄黃　砯砂　赤足蜈蚣　續隨子　麝香

此方出於千金方。以雄砯解毒。蜈蚣以毒攻毒。續隨子瀉毒。麝香爲諸香之冠。能直達病所而制服其毒也。

太乙追命丹　蜈蚣　丹砂　雄黃　附子　礬石　藜蘆　鬼臼　巴豆

是方即合歸魂雄砯之藥力。復加附子助陽以勝邪。鬼臼猛烈以攻邪。加藜蘆之吐藥、豆之下藥。其藥力之峻。無以復加矣。然大毒之病。危在頃刻。不有猛將奚能挽救。但在用之得當耳。

下期增刊爲瘰癧號瘡疥號閱者留意幷希惠稿

編輯部啓

百病表解

蟲蠱類

（王愼軒）

症治／種類	病原	診斷	傳變	治法	調理
蟲	蟲有蚘蟲、扁蟲、蟯蟲、蚘蟲、十二指腸蟲等、之不同。然其原因。或因濕熱生風。風化生蟲。或飢飽失宜。脾虛生濕。濕熱生風。風化生蟲。其病多生於太陰厥陰也。	面色萎黃。乍青乍白。心嘈腹痛。揉按略止。時時發作。嘔吐涎沫。或吐出蟲。或腹膨泄瀉。脈浮大而亂。	蟲蝕於內。氣血暗耗。飲食不爲肌肉。久必羸瘦虛竭。以致於死。切宜及早治之。	古今治蟲之方。惟金匱烏梅丸最佳。蓋殺蟲而不傷正也。治蟲之藥。宜丸或散。若用湯藥多無效。蓋不能入蟲口也。	愈後宜四君子湯或異功散調理之。蓋物必先腐而後蟲生之。人必脾虛而後生也。
蠱	蠱毒之病。中州少見。世傳嶺南荒野多蛇蟲之毒。人以多數蟲蛇。盛於一器。任其互相吞食。俟一物獨存者。名曰蠱。常置飲食之中。以害人然究竟有否。尚待遊歷考察之。	面目青黃。心腹疔痛。如有蟲囓。唾吐膿血。小便淋瀝大便下血。脈弦緊而數。或緩大而散。	甚者五臟受毒。立即毒死。緩者五臟相傳。傳蠱而死。死則毒氣傳播。復染他人。	初起急服玉樞丹。或吐或利隨即痊愈。或在膈上者。以歸魂散吐之。已下膈者。雄硃丸下之。或下利膿血者。太乙追命丹救之。	愈後宜用一味苦桔梗爲散。每服三錢。米飲調下。日三服。多服自然斷根。不致再發。

月刊價目表

注意 定價並無折扣費須先惠空函無效概收大洋銀毫加水

	一期	半年	全年
定價	五分	二角八分	五角四分
郵費 本埠	半分	三分	六分
郵費 本國	一分	六分	一角二分
郵費 外國	二分	一角八分	三角六分

廣告價目表

全張	五元
一頁	三元
半頁	[illegible]元
二方寸	四角

注意 登一期[illegible]半年 九折全[illegible]計算

上海中醫學會發行

中醫雜誌

中醫雜誌為全國中醫發表實驗心得之出版品，近更有前賢著述系之著作刊入，實為醫家臨症之良助，不可不人手一冊；茲已陸續出版至十七期，第十八期亦已付印，不日發行。價目開列如次：第一至四期彙選，合訂二巨冊，一元二角，加郵八分；第五期售罄，須待再版；第六期起每冊二角半，郵費三分；定閱一年計四冊連郵費一元一角二分；訂陸冊連郵一元五角八分。

定單

茲寄上洋　元　角　分購中醫雜誌　期至　期共　冊並預定　期至　期共　冊望將已出版者寄　未出版者請於出版後按期寄下是盼此致

中醫學會發行部鑒

啟

上海中醫學會發行部啟

上海西门内石皮弄

中国近现代中医药期刊续编·第一辑

南京医学报

提要　王咪咪　解博文

内容提要

【期刊名称】南京医学报。

【创　　刊】1912年5月。

【主　　编】宋国宾、诸居谊。

【发　　行】《南京医学报》本会事务所。

【刊物性质】中医学术期刊。

【办刊宗旨】本刊第1期“发刊词”中明确论述：“可见中医之学术，本不出西人之下，惜业医者墨守陈言，不能发明新理，遂让西医独饶进步，同人有鉴于此，爰就宁垣旧有之医学会重行组织，定名曰南京医学研究会。月刊医报一册，以期发挥义蕴，吸收文明，同人务各悉心研究，力图改良，……中学既精，兼采西学之长，必以容贯中西为目的，至西药之贩入中国，岁糜巨万，莫塞漏卮。就保存国货论，就挽回利权论，设法改良，医界与有其责，查泰西各药，矿质固多，未尝不取材中药，我能取各药而试验之，录其专长，以补本草所未及，并改良丸、散、膏、丹……此本会之宗旨也。”这种办刊宗旨决定了各期刊物的内容方向。该期刊在其“例言”中写道：“凡关于医学之前途者录之，至于古人之名论，西医之专长，及时贤之学有心得，发明新理者，一并征采。”这是一种积极向上的办刊态度。

【主要栏目】文论、学说、讨论、医案、杂录。

【现有期刊】第1、2、9、10、11、14、15期。

【主要撰稿人】郭廷熙、刁宸英、郑宜寿、焯桂生、孙亮畴、顾时源、王彬、凌志云等。

“文论”栏目主要通过论证、说理的方法，说明中医在数千年维护中华民族生息繁衍方面作出的重大贡献，驳斥种种不实之词。该栏目的代表性文章有《说医》《医学评论》《医界之悲观》《求是说》《中医不可废说》；也有一些具有建设性的文章，如《警醒世风积习论》《师古而不泥古说》《论设立医学堂之不可缓》《巫觋为医界之障翳说》《中药改良之管见》《研究中药以塞漏卮说》《中药当以崇实为竞进之原》等，并通过《上古炼丹与今西国化学异同说》这样的文章，告诉世人中医中药的发展是受世界瞩目的，是值得中华民族自豪的，但同时中医人也要不断接受新事物，要师古而不泥古，如《说医》一文就这样为中医张目：“自僦贷季萛医学之始基，而灵素之哲理传，历三代以迄秦汉。代有名人，张长沙集医学之大成，有方之书遂见于世。《千金》《外台》稍务博矣，刘、张、朱、李四家人自为说。张景岳、薛立斋、赵养葵诸人，渐开苟简之门。窦材、李士材、汪昂辈，又多杂以臆说，群言淆乱，人各守其师说。……是以千余年来日即式微，至今日而斯极，说物竞天择之公理，论有志者当刻自淬，厉不甘受天然之淘汰也。”

“学说”栏目是以学术讨论的方式说明医学进步的途径。该栏目并非固守中医而全盘否定西医，而是以当时的认知水平，最大可能地接受西医的相关知识，代表性文章有《中西瘟疫方治异同》《中医形体学讲义》《中医病理学讲义》《西医非中医知觉由心及以心为君辨证》《中西治疗之不同》《喉痧预防法》《饮家腹痛便秘治疗说》《烂喉痧浅说》《痘科以翁氏为正论》《胡评高鼓峰医家心法摘正》《经络表里谈》等。在《中医形体学讲义》一文中可看到“心部图说中西比较”之论述：“心生血。按：此生字非生长之谓，当作生发不已解，即回血循环之义，盖证以气血交荣，又心荣各说，散见于本经者，皆有萦回荣养之旨在焉。……心者君主之官，神明出焉。按：脑筋虽主知觉运动，然脑如阳电头，心如阴电头，凡脑之神经受感觉，而心必应之，所以应字之尾从心也。且思想二字，亦皆从心。往往脑之载刺，必与心筹商而后能决。此种想像，人人皆可心得者也。况实地研究，心部大伤，脑不知痛，用将本经说心，仍存原文十字，后论心为回血之总汇，即从以上二义生出。”从这段论述可以看出，该刊编辑者力求融合中医和西医，希望建立一种新的医学。

“讨论”栏目涉及内容广泛，如讨论生理解剖学时说：“卫生生理解剖，为吾国固有之学说，考之于《灵》《素》，证之于《鲁论》《大学》。言卫生学者，《素问》上古天真、四气调神等论，《鲁论》乡党一篇，《大学》正心诚意。言生理学者，《素问》灵兰秘典、五脏生成等篇。言解剖学者《灵枢》经水篇，以上系散见各篇，未能汇萃于一幅。”“中医之所长者，如心左房之血行于周身，入回血管，则变紫色，递传至肺，呼出炭气，复为红色。入心右房，此即《内经》脉气流经之谓也。但血出几时始回于心，西医尚未计算。《内经》言一呼脉行三寸，一吸脉行三寸，又曰经周不休，五十度而复大会。按此计算，则血于何时出者即知何时回矣。西学谓肠胃及吸气管中，有养汁如牛乳，有明汁如水，不知明汁即所谓津也。”该刊不仅讨论生理解剖方面的内容，也讨论经典医书的内容，如第9期讨论《伤寒论》所载的桂枝去桂加茯苓白术汤，就是多位医家对同一问题发表的不同看法，对医者、研究者都有很大启发。

该刊不是每期都有“医案”栏目，但它却是颇受读者欢迎的栏目。编辑者通常选择刊登一些有名望的医者的医案，或者一些常见病、多发病的医案类文章，如《梅毒治验》《腹胀治验》《间日不寐治验》《痢证治验》等。

“中西医话”是“杂录”栏目的一部分内容。虽说民国初期由于西医东渐，中西汇通已是很普遍的事了，但该刊毕竟是1912年创办的，创刊年代较早，很多认识与当今有很大的不同，例如，“凡人饮食入胃，其滋养分之输入于周身者，皆由血管为中间之驿骑，血管不通则不能输布，而周身皆失其养。今人但知饮食全赖脾胃之消化而已，至消化以后，其能流通于血管之中，而不助血管之壅滞与否，则莫有顾虑及此者。”“谓人变老，皆因饮食中含有土性盐类，日积月累，充塞血管之中，使之变硬、变细、变无，因此百骸皆失其用。而人以死。故人年愈老，血管愈细。”这些论述今人看来感觉似乎并不妥当，但细想来，百年前对某些医学知识的认识已近同今日，还是颇令我们感慨的。除此之外，“杂录”栏目中还有《呃逆证续说》《论吐血》《论男妇皆有脏躁病》《新发明西瓜治疗眼之功用》《祝由科为道教所伪托考》等文章。这些文章类似医论，是一些作者阐述在生活、工作中的感悟、经验、体会等。

王咪咪　解博文

中国中医科学院中国医史文献研究所

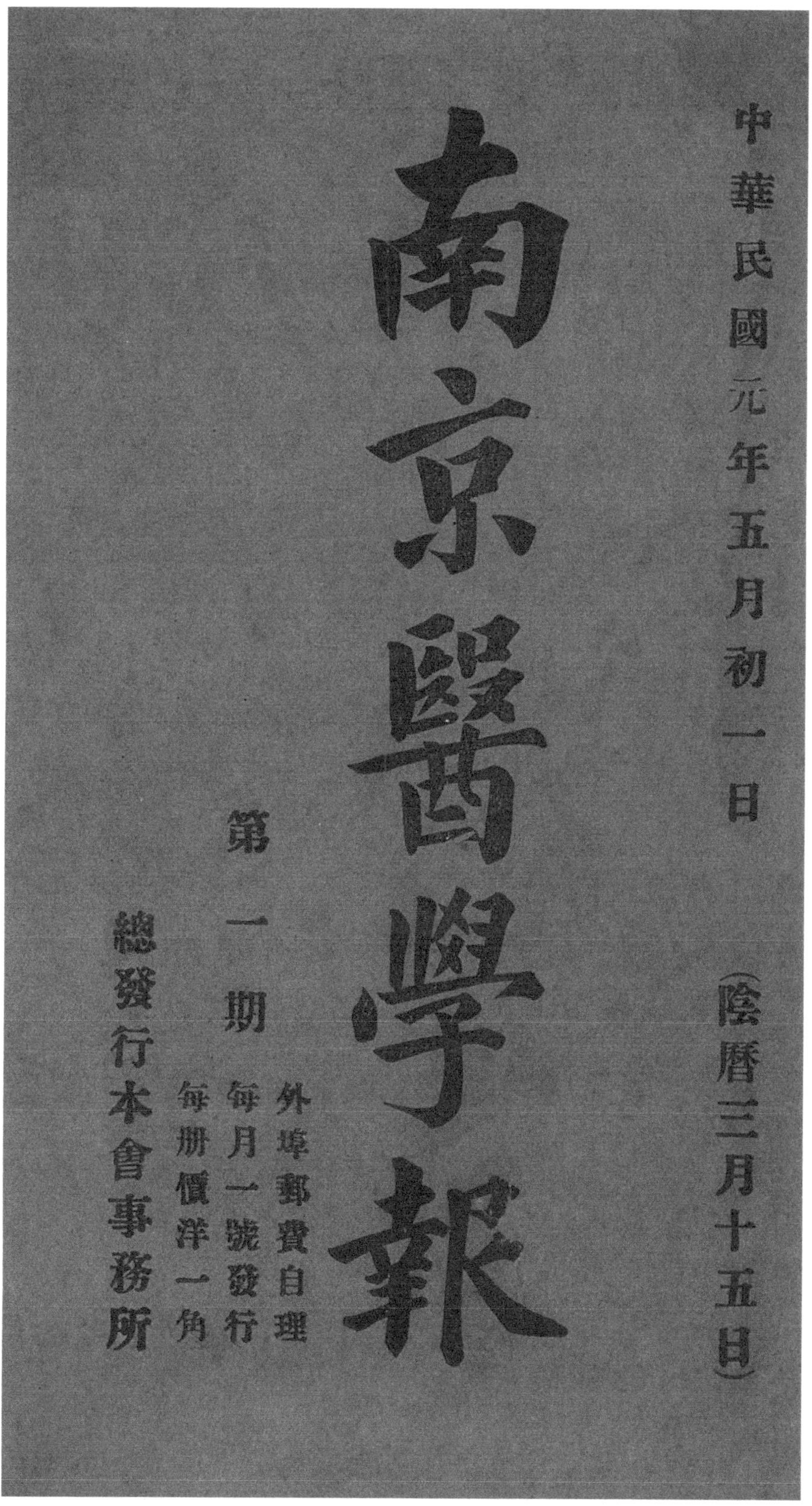

中華民國元年五月初一日（陰曆三月十五日）

南京醫學報

第一期

外埠郵費自理

每月一號發行

每册價洋一角

總發行本會事務所

呈江蘇都督莊

寧垣醫學研究會、爲呈請事、竊醫會設立天喜長生祠、團集研究醫學、送診貧民疾病、注重臨症、實益衛生、辦理數年、漸臻進步、自去秋軍事倥傯、同道多半遷徙外出、是以停止集會研究、現慶共和成立、居民安輯、勞來醫會同志、現仍團集到會、公議實力進行、溝通中西、善善從長、甯垣地屬首都、擬定醫會名曰南京醫學會、開辦醫報、徵求名論、溯古窮今、互證知識、折衷中西、所有開辦醫報集議研究各費、概由在會同道各自量力樂輸、並不在外另捐分文、天喜長生祠崇祀醫聖、向係醫界集會之所、除俟醫報編定刊印、另行呈送外、相應先將前奉刊發寧垣醫學研究會之圖記一顆繳呈、附上擬定另刊南京醫學會之圖記式樣一紙、呈請

都督鈞鑒、祈賜指令遵循、羣深盼禱、此呈

計呈繳　寧垣醫學研究會之圖記一顆

附上　擬定另刊南京醫學會之圖記式樣一紙

中華民國元年四月三號醫學臨時會長王彬呈

四月八號奉

江蘇都督府莊　教令、呈悉、該會研究醫理、並開辦醫報、折衷中西、係爲慎重醫道起見、自應照准、

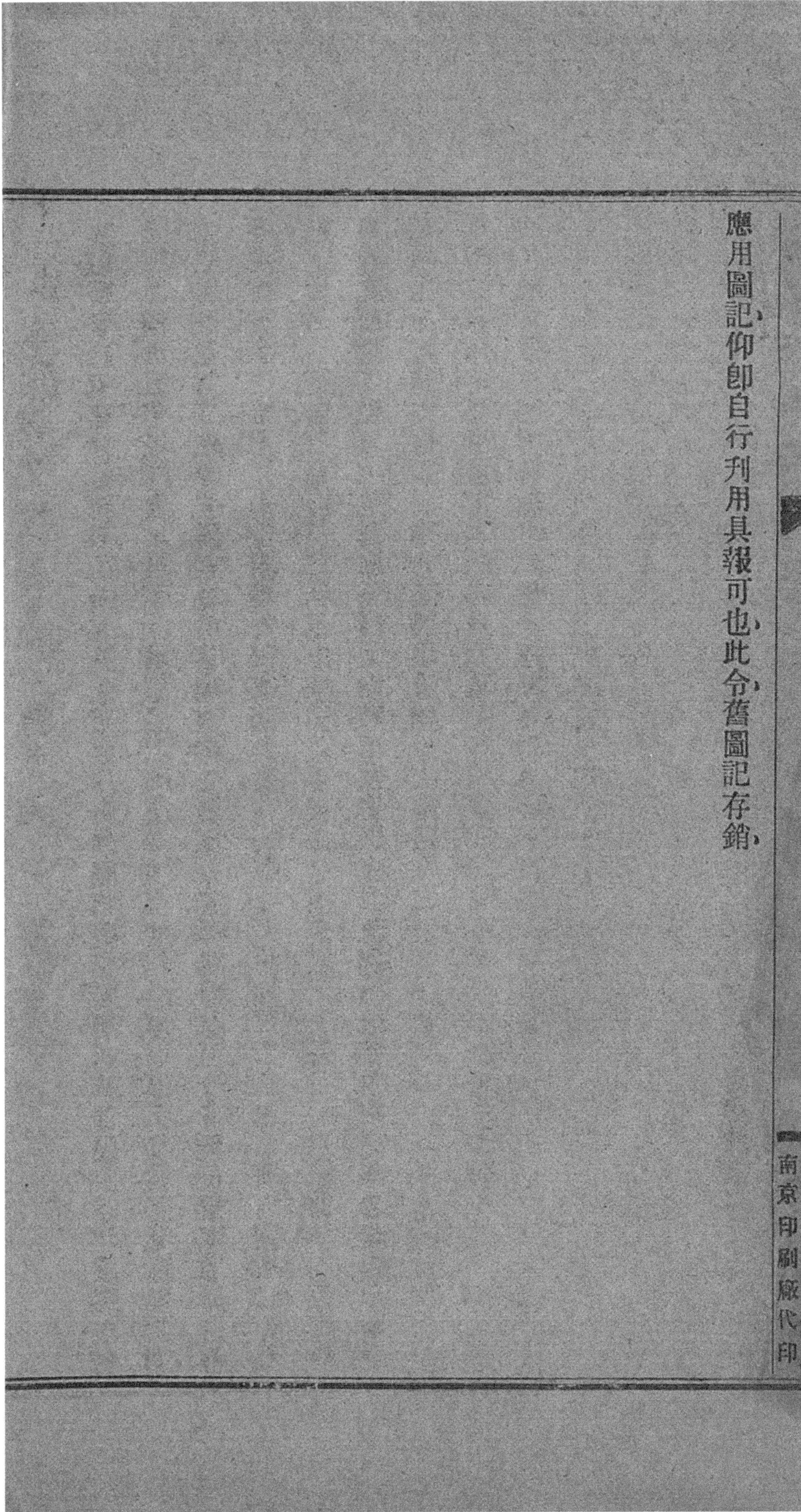

應用圖記、仰卽自行刋用具報可也、此令舊圖記存銷、

南京印刷廠代印

本報徵文啟

本報爲研究醫理集思廣益起見。海內明賢。如其不吝教誨。凡鴻篇鉅作。確有心得。及能發明新理。並一切著作。或醫案。或前人遺集。或經驗良方。均乞寄交南京城內絨莊本報事務所。以便按期選登藉以揚名譽。既後學拯民生之疾苦。增本報之價值。且以爲醫界前途光。不勝懽迎翹跂之至。惟不饋酬資。郵力自理。不登者原稿恕不檢還。

敬告藥業啟

敬啓者東西各藥。輸入日盛。藥房林立。中藥受無形之擠排。近復有取銷中藥之議。藥業前途。將日陷於危險地步。自今以往。藥界與醫界。宜聯合一氣。研究改良。期達於優勝之目的。若仍蹈常習故。醫界與藥業。兩不相謀。將來中藥實行取銷。諸君。其何以爲計乎。不爲一己之營業計。獨不爲同胞之生命計乎。惟望素具熱心者。警告同業。早定方針。幸勿河漢斯言。懷疑觀望。敝會有厚望焉。

南京印刷廠代印

發刊詞

醫學之流傳數千年於茲矣。西風劇烈。壁壘翻新。中藥方議取銷。中醫遂有一落千丈之慮。苟持放棄主義。一任其自然銷滅。人幾疑中醫之果不足恃。而業此者之不能擔荷艱鉅也。亦大乖乎天演之公例矣。說者曰。中醫運氣交化之說。頗涉模糊。致滋他人攻擊。殊不知六元正紀五運行等論七篇。實王砯所羼入。語焉不詳。反譏靈素全文爲一部陰陽五行論。不過激歟。攷中醫與西醫。頗多默合。靈樞經水篇曰。其死可解剖而視之。是上古本有實驗之學。傳及倉公華佗。湔腸刮骨。史有明徵。是解剖學之曾經發明者也。經曰。腦爲髓海。又曰腦爲奇恆之府。喩西江亦以腦自爲一臟。乃身中萬神集會之所。治療自有專法。並云今世治大頭瘟一症。皆從身之軀殼分表裏。不從頭之軀殼分表裏。是以死亡莫救。王勛臣著醫林改錯。亦暢其說。至西醫謂內腎爲排洩器。主溺而不主精。中說由小腸泌別。王勛臣亦嘗疑之。謂若果如此。小便何以不臭。是與西醫由胃入腎之說合。名言卓識。均在西醫未入中國之先。可見中醫之學術。本不出西人之下。惜業醫者墨守陳言。不能發明新理。遂讓西醫獨饒進步。同人有鑒於此。爰就甯垣舊有之醫學會。重行組織。定名曰南京醫學研究會。月刊醫報一冊。以期發揮義蘊。吸受文明。同人務各悉心研究。力圖改良。毋自安於弇鄙。中學既精。兼采西學之長。必以鎔貫中西爲目的。至西藥之販入中國。歲糜鉅萬。莫塞漏卮。就保存國貨論。就挽回利權論。設法改良。醫界與有其責。查泰西各藥。礦質固多。未嘗不取材中藥。我能取各藥而試驗之。錄其專長以補本草所未及。並改良丸散膏丹。一如補腦汁自來血之可以行遠。有愛國心者。必不舍中藥而服西藥也。此敝會之宗旨也。他處之熱心醫學者。各自組織醫會。次第成立。是敝會所極歡迎。請以斯報爲介紹。務希惠我嘉言。藉資聯合。從此揚鑣並進。庶幾醫界可大放光明矣。莽莽前途。卽以斯報爲嚆矢也可。

祝詞

凌志雲 李嘯雲 邵質人 李鶴訪 杭州醫界

吾聞醫學之盛衰。關乎種族之强弱。有醫會然後可以聯絡同志。有醫報然後可以交換知識。日本維新。首重醫學。卽東京一區。醫學醫報多至數十種。故新理新法。朝發報章。暮行閭閻。醫學之發達由此。種族之强盛亦由此。環顧吾國醫會醫報。寥若晨星。豈聰明才力果不如人乎。抑亦吾國之醫尙安旦夕。不求進步故耳。自民國成立。凡百庶政。建設方新。而醫學爲衛生强種之基礎。尤當集思廣益。以求實效。貴會組織醫報。嘉惠醫界。其熱心毅力。固已加人一等。維望各省志士。聞風興起。實心研究。則醫學之發達。如潮流湧激。不可思議矣。志雲等不敏。爰綴蕪詞。爲之頌曰。

維中華民國之元年兮。世界大同。醫報出版於南京兮。聲氣遙通。精理名言之發揮兮。宜今宜古。以啓心胸。吸西歐之文化兮。振東亞之矇聾。鎔鑄中西於一鑪兮。通人達士共濟和衷。祝醫學之進步兮。如日升東。志欲其堅兮。氣欲其雄。諸君辦報之熱心兮。欽仰無窮。

王孝烓 東培

史記秦越人傳。秦太醫令李醯。自知伎不如扁鵲。使人刺殺之。龍門氏曰。女無美惡。居宮見妬。士無賢不肖。入朝見疑。扁鵲乃以伎見殃。嗟嗟。學術之不發明。心法之失眞傳。振古如茲。而微論乎醫。醫之爲學也。將以見諸實事。而有輔造物缺陷之功用。顧乃居奇積嫉。秘用其術。不肯恢擴精進。以蘄於高尙至普至通。無惑承事者不爭有形之切磋。徒姝姝守一先生之言。盜竊陳編。自命爲生靈之所寄託。馴致弇陋。而不獲求諸實驗。猶早夜聒於其耳。以聳飾空虛。坐致異端曲學。百喙爭鳴。而起視本原之學術。將爲盪滌至於滅亡。猶不之省悟。誰爲之厲而階進之。是亦學術一髮千鈞之繫也。有志者爰觀及之。亟思反於夙昔之所爲。籌通愚饋新之計。以餉來學。輯爲醫學報。爲綱爲目。爲議論。爲貫通今古。瘏口嘵音。憂世識時務。而幷修絕學之汲綆。使人人可通之於醫。可登之仁壽之域。厥功偉已。竊以爲吾國位積弱之下。丁新舊之會。尤不宜事事閉關。而自短步趨。醫之道。固以知其將死而必欲生之爲恉。今西來之醫。已有排擠吾學。不留餘地之勢。鴻駿君子。儻進而補弊救偏。旁搜遠紹。急起直追。幷力經營。以融會貫洽者。寓自治自存焉。則吾學之不死。非生之者之力足以仔肩耶。不然舍己而芸人。爲有識者所不免譏。循塗以矩步。恐爲害亦靡底也。受長桑眞秘者。必以吾言爲是。遂以是爲祝詞。

王繼高 字增叔號葆年江蘇崑山縣人中國醫學公會調査員

歲在壬子。中華民國光復之年。共和政體成立之日。而適丁我江寧醫會刊報之初。懿歟盛哉。壬子年之發達。有如是者。雖然。吾有感焉。曆觀從前各種醫報。大都由於經濟困難。而隨起隨仆。雖以中國醫會之醫學公報。內容最富。流行最廣。不數年而限於經濟之支絀。卒不能維持久遠。而江寧醫會竟崛起於茲。當共和成立之時。樹醫學振興之幟。同志何幸。際斯盛舉。能不三薰三沐。額手歡欣耶。鄙人於是起立致敬。而爲吾江寧醫學報頌曰。諸君勉任其艱。力持久遠。醫學公報。前車可鑒。他日爲吾國醫學界放一異彩。其仔肩惟諸君是任。鄙人於是擱筆大呼。南京醫會萬歲。南京醫學報萬歲者三。

張鱗 字小村鎭江丹徒人中國醫學公會編輯員

千里馳書報故知。寧垣團集噪名醫。庸材樗櫟無他祝。一瓣心香兩韻詩。 中華民國煥然新。天地清明草木春。拔盡病根登壽域。端由領袖屬醫人。

殷伯衡

何以壽人種甘鋤毒。唯醫學報。發揮仁術。道融中外。功參覆育。掖我同胞。同登壽域。謹貢數言。以誌慶祝。

例言

一本報以研究醫學、改良醫術、聯合各會、融貫中西爲宗旨、所纂細目、計分八類、

一論文凡關於醫學之前途者隸之、至於古人之名論、西醫之專長、及時賢之學有心得、發明新理者、一併徵採、

一學說、凡病理學、診斷學、衛生學、牛理學、方藥學、看護學、中醫各專門科學、均隸之、如有家藏遺書、未經刋刻流行、賫送來會者、亦分期採擇隸入、

一醫案凡會員診治疑難疾病、已有功效者隸之、

一討論凡會員之提議、及問難、均隸之、

一專件、凡本會章程文牘、及會計之預算表、收支之徵信錄、均隸之、

一雜錄凡會員之心得筆記、通俗簡便單方草藥、及關於醫界之詩詞小說、均隸之、

一通信凡會員之來函、調查員之報告、及他處醫會來往信件、均隸之、

一時聞、凡各報所載有關於醫界者、均隸之、

本報目錄

文論

說醫

郭廷熙演康

醫之爲道也探造化之眞原奠斯民於壽域凡人一有疾苦莫不企踵於醫者之門蘄安全之幸福我必默爲消息潛其災而安其危俾人人各得其所以去起之於夭札與天地爭生死之權爲虐雖救時之良相調燮陰陽肸蠁雨露能使人人咸被其澤若是乎以故儒者輒重視之司馬文忠曰達

則爲良相。不達則爲良醫。范文正亦曰。不爲良相。當爲良醫。然則醫者仁術也。能業醫者慧心也。尤必有無間寒暑之苦心。不惑異說之定識。然後可剖破藩籬。以趠躒於岐黃之室。其艱難重要。豈中人以下所可與語哉。蓋自僦貸季奠醫學之始基。而靈素之哲理傳歷三代以迄秦漢。代有名人。張長沙集醫學之大成。有方之書遂見於世。千金外臺稍務博矣。劉張朱李四家人自爲說。張景岳薛立齋趙養葵諸人漸開苟簡之門。竇材李士材汪昂輩又多雜以臆說。率皆淆亂。人各守其師說以互相掊擊。在上者又以小道目之而不加提倡。於是每況愈下。其流品遂與巫祝等。四民之失業者。復略記湯方。藉以爲餬口計。而醫術遂爲世所詬病。前淸雖設法取締。官爲考試。僅引其端而不獲竟其緒。日復一日。漫不經意。而西人遂操其學術。循海而東。以登我醫界之壇坫。是以千餘年來。日卽式微。至今日而斯極。就物競天擇之公理論。有志者必當刻自淬厲。不甘受天然之淘汰也。日本和田啓十郎。特著一書。表彰漢醫特色。專褫西醫僞裝。名其書曰醫界之鐵椎。取博浪沙中狙擊秦皇之意。歷舉漢醫之長。比較西醫之短。大聲疾呼於西醫發達之日。其志可謂壯矣。僕則更進一解曰。物必先自朽而後蛀生之。我當精研學術。以期立於不敗之地。勿徒以口舌爲競爭。凡西醫所訾議我者。返而自考。其說果當。不妨從此改良。其說不當。亦引以爲諍友。而藉以提撕。至西醫之新理新法。吾則歡迎吸受。以求學術之完全。意見泯。斯程度日高。中西合。斯發達愈速。能如是歟。僕將鞠

躬致頌曰是爲中華民國開幕時之醫界大豪傑

醫學平議

刁宸英星軒

醫學一事生民大命之所託固不可苟苟則草菅人命而不之悟夫醫儒者事也須洞明天地陰陽之理研究物類氣質之宜非深於性命之旨者每致語焉不詳擇焉不精故保命必自醫學始嘗考之古昔文摯愈筋以療危困仲景穿胸以納赤餅亦足爲剖解之先聲矣積久失傳散佚於泰西而中國醫學反瞠乎其後夫彼之窮究脈絡即新莽屠翟之故事也彼之剖割藏府即華元化之遺意也昔英之變政也首倡衛生學普之蹶法也首倡保種學欲衛生欲保種必先興醫學日本素諳漢醫內經傷寒等書皆集古註刊爲集解厥後輔以西學本漢醫以爲根柢又有國家之提倡所以蒸蒸進步蓋有由矣民無夭札則戶口滋多又習之以體操總之以訓練則肌膚會筋骸束精神得以奮材才得以伸醫之關係於國脈者豈不大哉至其診病也聽脈有筒燭物有鏡測寒熱有表通經絡有鍼又有蠟人之模範紙人之標本技藝之精碻實爲十九世中大實驗家哲學家於聲光化電格致研究而來中國承學之士研究者少良由前清政府無科學進身之階恒以方技小術目之以視歐西各國醫士之榮譽不啻判若霄壤矣當茲光復過渡時代願續醫家之統首在聯絡同志集會開辦醫報集思廣益溝通中西爲斯報之吉羽俾弛者張之渙者聚之塞者通之損者益之其敝

效在於國民。其機關在於社會。願各發揮妙理。互換智識。以冀進步日速。則醫學昌明。得與歐美並駕。是所望於羣策羣力。毋稍懈弛也。

警醒世風積習論

鄭宜壽嵩厓

病人之吉凶禍福。寄之於醫者甚重。然權不盡操諸醫。而操諸用醫之人。何也。世風附熱趨炎。競榮企勢。如蛾之撲火。如蟻之逐膻。一知半解。信口雌黃。致醫家口給處方。實由於病家之貴耳賤目。醫者依阿兩可。病者一效難求。蒙昧無知。或起巫祝之念。時流束手。始興更醫之思。幸偶遇夫良知。必忠告而善道。欲施運用。追溯病原。將爲破釜沈舟。不肯模稜敷衍。惟是方甫立。而疑信參半。藥未投。而議論紛來。不招偏見之譏。卽貽炫技之誚。任令法高一丈。其奈魔高十丈。何良可歎也。竊讀傷寒論仲景之自序。竟是一篇怨天憫人文字。苦心苦口。懲凡醫之害正。痛舉世之昏迷。故爲暮鼓晨鐘。爲蒙蒙昧昧輩喚起遊魂。誠足以警醒今世之病家醫家。不啻作當頭棒喝。程明道先生曰。人子事親。學醫最是大事。是此篇序文。醫家固當錄爲座右銘。尤必使病家家喻戶曉。以冀挽回既倒之狂瀾。孔子云。信而好古。所望明達之士。居恒於愛身知己。愛人知人處。用心體會。則臨時之獲益。庶有豸乎。

附錄傷寒論仲景自序

余每覽越人入虢之診望齊侯之色未嘗不慨然歎其才秀也怪當今居世之士曾不留神醫藥精究方術上以療君親之疾下以救貧賤之厄中以保身長全以養其生但競逐榮勢企踵權豪孜孜汲汲惟民利是務崇飾其末忽棄其本華其外而悴其內皮之不存毛將安附焉卒然遭邪風之氣嬰非常之疾患及禍至方震慄降志屈節欽望巫祝告窮歸天束手受敗賫百年之壽命持至貴之重器委付凡醫恣其所措咄嗟嗚呼厥身以斃神明消滅變爲異物幽潛重泉徒爲啼泣痛夫舉世昏迷莫能覺悟不惜其命若是輕生彼何榮勢之云哉而進不能愛人知人退不能愛身知己遇災値禍身居厄地蒙蒙昧昧惷若遊魂哀乎趨世之士馳競浮華不固根本忘軀狥物危若冰谷至於是也余宗族素多向餘二百建安紀年以來猶未十稔其死亡者三分有二傷寒者十居其七感往昔之淪喪傷橫夭之莫救乃勤求古訓博采衆方選用素問九卷八十一難陰陽大論胎臚藥錄並平脈辨證爲傷寒雜病論合十六卷雖未能盡愈諸病可以見病知源若能尋余所集思過半矣夫天布五行以運萬類人稟五常以有五藏經絡府俞陰陽會通元冥幽微變化難極自非才高識妙豈能探其理致哉上古有神農黃帝岐伯伯高雷公少俞少師仲文中世有長桑扁鵲漢有公乘陽慶及倉公下此以往未之聞也觀今之醫不念思求經旨以演其所知各承家技終始順舊省疾問病務在口給相對斯須便處湯藥按寸不及尺握手不及足人

南京印刷廠代印

迎趺陽三部不參動數發息不滿五十短期未知決診九候曾無髣髴明堂闕庭盡不見察所謂管窺而已夫欲視死別生實爲難矣孔子云生而知之者上學則亞之多聞博識知之次也余宿尙方術請事斯語

按今之病家。率有數病。本草方書。畧加涉獵。醫者處方。輒曰某藥礙某臟腑。或曰某藥並不切病。殊不知配合佐使。實醫家之妙理。倘執一藥而論病。雖經方亦不可通矣。又或好補惡攻。或喜溫惡凉。或惡良藥之苦口而不肯盡劑。或因口腹之不慎而調攝失宜。或因信任不專。服一劑而輒換他醫。或因迷信未除。進巫祝而專恃符水。煎藥之水火。不能考求。服藥之時間。不能如法。而富厚之家。不論病機。喜服貴重之藥。種種弊端。均多窒礙。而專責效於醫士。是南轅而北其轍。不亦愼乎。仲師之序。實爲若輩痛下針砭。鄭君具廣長妙舌。效生公說法。以冀林林總總者之庶幾一悟也。用心亦良苦矣。現在醫學力加研究。深願病家逐漸改良。爲醫界先袪此一重障翳。郭廷熙附識

師古而不泥古說

鄭宜壽嵩庢

竊觀內經軒岐之旨。不外陰陽五行生化之理。易曰一陰一陽謂之道。中庸曰天命之謂性。率性之謂道。修道之謂教。朱子謂天以陰陽五行。生化萬物。氣以成形。而理亦賦焉。是陰陽二氣奇偶消長

體用兼該有平秘互對之妙儒與醫道本一貫互相發明是醫必明乎道而後可以言醫所謂道也者不可須臾離也觀仲景著傷寒論闡發精微悉本內經特拈六經以審萬病三陽爲表三陰爲裏萬病出入不外六經各標提綱令人知所趨向實可爲指南之針迺自叔和刪輯以六經傳足不傳手印定後人之耳目且謂傷寒論獨治傷寒一病不知六經乃統手足而言致使後人疑惑莫能出其窠臼甚至仲景之方世不敢用以爲宜於古不宜於今各承家技自立新方遂失仲景之方法湮沒聖道之眞傳由來久矣幸柯韻伯出著有傷寒論註論翼附翼等書於仲景原文闕於手經者獨出手眼特從內經勘出以心肺爲一身之主宰六經之綱領統括十二經曷言之心主營統理六經之血肺主衛總輸六經之氣經曰肺者大氣之主心者五臟六腑之君也營不離衛衛不離營各經受病而氣血俱應之得此名論足顯仲景之書益彰內經之旨誠如朱子註解四書具有定評堪爲後學之矩矱宿學家已評及之矣竊願推而廣之引而伸之仲景傷寒論可統治男婦小兒雜病即以婦人小兒論之如婦人雜病所異男子者惟月經胎前產後夫月經有血瘀經阻者輕則桃仁承氣重則抵當湯丸可用也有血虛經閉者或因陰血虛則當歸建中豬苓湯復脈湯可用也或陽氣虧則理中黃耆建中吳萸諸四逆附子等湯可用也其胎前產後亦不外寒者溫之熱者淸之虛者補之實者瀉之之法經云婦人有故無殞亦無殞也六經諸方俱可通用因症加減不必拘方所謂

遵仲景之意。不必執仲景之方。是矣。至小兒驚風之妄名。喻嘉言已闢之。謂卽傷寒剛柔痙。是小兒傷寒。卽遵太陽經治法可矣。又吳又可論小兒因溫疫發搐。實非驚風。是小兒溫疫。卽遵陽明經溫病治法可矣。推之乍寒乍熱致搐。莫非少陰之條。上吐下瀉致搐。不外太陰之例。如戴眼昏睡厥逆吐利。卽少陰經之陽虛症也。四肢牽引直視反張。卽少陰之陰虛症也。其中更有陰極似陽。陽邪入陰。下虛格陽。陰極煩躁。陰陽駁雜之症。俱關少陰之變候。不可不細辨也。其寒熱消渴。或不欲食而吐蛔。或吐酸水。無非厥陰之症。至於舌燥唇乾。煩渴不寧。大便不通。小便短赤。係各經轉入陽明腑胃實之熱症也。若初生門病。只要辨胎火胎寒。不外火則清之。寒則溫之之法。小兒五疳。卽大人五癆。雖分五臟。宜重脾腎二經。腎虛而脾未虛者。補腎爲先。腎虛而脾亦虛者。補脾爲急。滋腎之品。切不可用清涼之味。斷不可投。以脾腎二經。乃一身根本也。今兒科五疳丸散。肥兒丸內俱有胡連蘆薈三稜莪朮。初病壯實者。或可暫用。若脾虛者。何堪受其削伐。更有專售婦人小兒通經破瘀丸。立消痞塊丸。治痞殺蟲丸。萬應保赤散。皆不免爲無形之刃。至小兒痲痘。並可從傷寒比例治之。喻嘉言云。能治傷寒。始能治痲痘。誠哉是言也。然則婦人小兒可通治。男子雜病。更無疑矣。故惟仲景之方。方外有方。法外有法。合是症便用是方。方各有經。而用可不拘。只有表裏寒熱虛實之不同。並無傷寒男婦大小之各異。所願習斯道者。毋效索隱行怪之流。致力聖聖相傳之道。以吾之所固有者化而裁之。遵道而行。則能擇乎善矣。

學說

疫痧續論

郭廷熙演康

此僕庚戌年春仲所作也、於時疫痧盛行、悵死亡之相繼、爰著是論、以冀同道者之悟、故立論不免過激、近因是症又復盛行、用亟檢出登諸報端、尚希海內君子、匡其不逮、

喉痧一症。起於雍乾之間。盛行於江浙。古無是證。亦無專書。及玉峯顧氏著丹痧經驗闡解。虞山陳耕道氏著疫痧草。元和金保三氏。據顧本而損益之。名曰爛喉丹痧輯要。吳曹心怡氏著喉痧正的。論因論治。各有異同。而大旨均不外乎表散。學者可於此悟其機焉。顧今之醫士。未能博覽會通。抉擇精奧。或私心自用。或師說相傳。或偏執一家之說。迨施治弗效。死亡接踵。遂相率委諸氣運。由其於病源治法。未加深察耳。病者曰此喉症也。當延喉症專科治之。喉科亦曰此喉症也。吾有成藥可以治之。於是錫類散玉屑散任便吹用。以治癰蛾之法治喉痧。直以青黛牛黃硼砂等爲殺人之刃。間有知爲雜感者。又以芩連梔柏爲瀉火之劑。或用生地麥冬等甘寒之藥。甚至持養陰忌表之說。以自惑而惑人。僕讀禮家居。謝絕世務。爰博綜羣書。參以臨症治驗而得其大凡焉。

其證係感時疫。由口鼻吸入。肺胃受之。肺主皮毛。胃主肌肉。其邪本有傳外之機。故病起發熱時。間

或惡寒。胸背間必疹痧隱約。無如來勢太驟。一擁直上。逐緊逼於咽喉之間。而不能四散分布。如以器貯酒。其蓋緊吸。則斟時酒必不出。使從旁開孔以洩其氣。則暢流無阻矣。故治此症以表散爲第一要義。蓋肺爲氣籥。主運行周身。惟其喉間被阻。氣道閉塞。肺將失其功用。故疹痧欲出而不能出。多隱於皮肉之間。表藥入胃。旁通四達。痧邪即隨汗而出。徧身紅點既現。肺胃之熱外散。喉間之腫痛必輕。此火鬱發之之義。亦即開鬼門之大法也。

或謂古今方書多矣。不聞喉症有發散之說。予曰此非喉症也。因感時疫而成疹痧。因疹痧不能透出而熱壅喉際。熱壅則腫痛。壅之極則潰爛。治之得法◎痧既透足。喉痛不治而自愈。復何所顧忌乎。倘舍本逐末。用喉症通治之藥治之。固屬誤事。即寒凉煎劑及吹藥。均能遏抑客邪。使不外散。欲清其熱。而適導之使爛。咎將誰執。此症宜注重疹痧。其實無須吹藥。即失表延久潰爛。仍宜一面表散。一面用玉鑰匙等類收口藥吹之。

或謂宜用下法。即釜底抽薪之意。是又不然。時疫外感也。邪在氣分。非熱邪入腑可比。表證終宜表解。始無導邪內陷之虞。曹氏雖用元明粉導滯丸。惟便艱有滯者始加之。然必待清化以後。若始初則斷斷不可也。

至用藥大法。陳氏囿於辛凉解肌。與病機不合。且每方必用梔子胡爲者。金氏慣使升柴。尤屬非是。

惟曹氏荆防麻豉湯。暢發無疑。足見膽識。若邪陷心包。神志沈迷。用顧氏升麻葛根湯法。若邪陷少陽陽明。致耳前後腫。掣痛發頤。痄腮。唇口緊小。頰車開闔不利等症。則用曹氏加減法。總而言之。宗顧氏之法。用曹氏之方。即於此症洞若觀火。目無全牛。

或曰、疫痧熱症也。曹氏輒用荆防麻桂辛溫之品。恐有不宜。予曰、非此症必用辛溫也。特辛溫亦所不禁耳。觀敗毒散之用羌獨活。正氣散之用蘇芷。達泉飲之用草果檳榔。均治疫用辛溫之確證。況曹氏方中有苦寒之豆豉。甘寒之甘中黃。足可監制。不必滋疑。

此症之流行。曹氏謂有三因。一因起居。一因飲食。一因街衢之穢雜。水漿之汚濁。僕謂近今復有三因焉。一因於紙烟。最能傷腦灼肺。外捲之紙。亦均吸食。性尤燥烈。一因於煤炭。北人慣於用煤。且食生蘿蔔以解其毒。南人慣用柴草。近則相率用煤。固屬民生之大益。第臟腑各有習慣。不禁其暴烈之性。又無解釀之法。斯爲禍亦熾。一因於煤油。現在家置機器爐一具。燃燒煤油。用以煮烹。取其便利。不知油性亦極暴烈。終日使用。實受無形之患。此三者亦受症之原因。人特習焉不察耳。善衛生者於紙烟煤油各宜注意。至煤炭一物。爲日需之品。勢難禁絕。有綠蘿蔔解毒之一法。其物圓長形。皮白上段色綠。係北產。由火車運來。市間甚多。平時可去皮生啗。用當梨蔗。爲消防之妙品。然病發時萬不可用。以其生冷故也。至王夢英青龍白虎湯。青果蘿蔔同煎。亦預防之劑。

西醫謂係一種毒菌名討克新。散布空氣中。人由口鼻吸入。構成是症。佩琳博士。發明一種血淸。即取是症之徵生物。種於他動物。然後製成。射入膚中。云能使血液增抗毒質。用意注重在喉。其於丹痧之能否發出。及治療後若何收效。尙須切實調査。

至於顧氏全文。載在金保三爛喉丹痧輯要書中。喉痧正的。自有專書。復經會員鄭嵩厓君。重刋廣送。均可取閱。今再將陳金二氏書。擇要而條辨之。合觀焉而太意愈見。

陳氏之書。列症最爲詳細。惜一切議論。多自理想中懸揣而得。不盡由實地試驗。故臨症諸多不合。如曰（爛喉疫痧、以喉爲主、爛淺者疫邪淺、爛深者疫邪深、）是重在咽喉。忽於痧子。爲顧氏所不取。曰（疫痧之發、由於種痘盛行、種痘是假人巧以息危疾、疫痧又因人巧而致危證、）夫疫癘之行。無分老少。並有已出天行痘而亦不免者。又將何說以解。曰（無疫而發痧、無疫而爛喉、則溫熱之邪、僅在經絡、疎而達之、故易鬆解、若觸毒而發痧爛喉、一時俱見、則溫熱之毒、深藏臟腑、故病重）夫既曰無疫矣。則所發之痧。不過風痧而已。斷不爛喉。其有爛喉者。亦癰蛾之類耳。斷不發痧。既發痧且爛喉。即屬疫邪。不於此分疫之輕重。而於此分有疫無疫。終屬未當。且此症初起。喉間紅腫痛而已。治之得法。日漸消散。何至於爛。爛喉云者。失治加重之候也。胡爲以無疫爛喉立說乎。曰（痧點隱約者疫痧也、大塊雲密肌膚殷赤者時痧也、）時痧之症。其實即金保三所謂丹也。痧屬肺。

痳屬胃。痳痧同一治。不應以此分疫之輕重。曰（治疫症者、在疫火未肆之前、先化其火、火漸化、病漸鬆、在疫火既肆而後化其火、恐化之無及矣、疎不兼淸每多凶、達而兼化每多吉、必如傷寒之疎達既透而後淸之化之、豈非十死八九哉）夫疫火未肆。先化其火。是用涼解法矣。曹氏謂其囿於辛涼解肌之成法。採用者往往不效。如葛犀湯。葛根犀角牛子桔梗連翹梔子蟬衣甘中黃荊芥查炭 犀豉湯。犀角豆豉牛子荊芥梔子連翹大貝蟬衣赤芍桔梗甘草是也。推原其故由於注重喉嚨。不知以痧子爲重耳。且既云（疎散淸化並進）後又云（達透後淸）立說參差。中無把握。顧氏云倘時令嚴寒。痧出不透。卽桂枝葛根湯。麻黃湯。俱可用。勿拘辛溫遲疑誤事。二湯內俱加牛子蟬衣桔梗發之。曰（疎達反險）致醫者不敢暢發。實爲作俑不仁。惟篇末有云發痧得透自能漸愈。禁用半夏厚朴及苦寒重墜與牛黃蘇合香等丸。此則頗合病機矣。

金氏之書。原本顧說。其云（神昏譫語。惟當透肺邪、不宜用寒涼、卽痧回脫皮、舌紅唇燥、餘火熾盛、只須淸洩肺邪爲主）是爲卓有見地。惜其所增各方。不無可議。顧氏之升麻葛根湯。爲邪陷心包者設。金則每方必用升柴。試思毒壅喉間。急宜表散。再用升柴升舉。將升之於何地乎。所列嗽喉散一字散等。皆咽喉通治之方。無當於事。採用諸藥。又瑕瑜互見。緣升柴檳樸。究欠純潔故也。

喉痧正的一書。予嘗評云。積理明見。證多語語自實驗而來。故能細微畢至。喉痧各書。當以此爲完本。至所採丹散各方。臥龍丹以通氣閉。玉鑰匙以療爛後收口。其餘可不必備。純以湯劑治療可也。

喉痧豫防法

鎮江扶輪報編輯員袁　焯桂生

喉痧一名爛喉痧。又名白喉。日本名實扶的里亞。爲急性傳染病之一種。其傷人最速亦最慘。中國歷年因此而損失生命者。不知凡幾。考此病初起之時。惡寒發熱。頭痛身體倦怠。口腔內之扁桃腺及咽頭喉頭等處。紅赤腫起痛楚不適。嚥物妨礙。此初起之大略情形也。過此不治。則腫痛益甚。扁桃腺及咽頭喉頭間。現白色或黃色之斑點。旋卽潰爛腐敗。音啞痰哮。鼻腔紅腫。時流稠涕。頸腺粗腫。體溫亢進。譫語不寐。脉搏疾數。此則病毒猖獗。最爲吃緊之時。苟醫治而不得法。則瞬息間現痙搐煩躁。目直視。口噤咬牙。窒息而死矣。大人如此。小兒尤甚。嗚乎。喉痧病毒之害人。乃如是其酷也。故東西醫家。以此病與鼠疫霍亂腸熱病等。視爲一體。而統稱之曰急性傳染病。蓋喻其傷人急速。爲傳染病之最劇者耳。推其原因。固由於實扶的里桿菌之毒傳染而生。而不講衛生。實爲此病之主要原因。蓋人身血液腦筋。暨各器官。本有抵抗菌毒之質素。以自衛其生命。惟夫不講衛生之人。平日已將其抗毒之質消失殆盡。一旦傳染病發生之時。則無有抵抗之能力。往往朝爲健康之人。而暮已臥病垂危者。職是故也。焯自爲醫時。每年所遇喉痧病。以最少數計之。尚有二三十人。今年以來。所治喉病。已有三四十人。其中有出痧疹者。有不出痧疹者。而其咽喉由紅腫而腐爛。而易傷人。則如出一轍。蓋卽急性傳染病中之喉痧證也。此病治法。具見吳鞠通溫病條辨。王孟英回春錄。

陳耕道疫痧草。及近世新譯喉痧書中。無庸贅述。茲但述此病之豫防法。以貢獻於軍商學界。俾得防患於未然之前。儻亦衛生之君子所樂取乎。

豫防法分二種。曰平時豫防法。曰臨時豫防法。

第一平時豫防法

甲　食物之注意。

一宜多食植物品。（如蔬菜水果米飯麵包之類）少食動物品。（如猪羊牛肉雞鴨魚鰕之類）以動物之肉。多含毒質。食之既久。則人身中血液濃濁。毒質蘊隆。易罹喉病。而植物則反是。

二戒飲酒。酒能壞血液。傷口腔內咽頭喉頭之組織。

三戒吸紙烟鴉片烟旱烟水煙。紙煙中含尼可青暨炭酸等毒質。鴉片中含瑪琲。水煙旱烟亦含炭酸等毒。能壞血液。壞扁桃腺。及咽頭喉頭之組織。專釀喉症。

乙　飲料之注意。

一宜用河水江水濾過煮沸飲之。煨粥煮飯亦須用此。若不流通之河。其水汚穢變色者。不可飲。城市井水。多近陰溝便所。尤不可飲。

二隔宿之茶。與不潔之茶葉。變色變味者有毒。不可飲。（未完）

討論

會員黃鉞提議曰、衛生生理解剖。爲吾國固有之學說。考之於靈素。證之於魯論大學。言衛生學者。素問上古天眞四氣調神等論。魯論鄉黨一篇。大學正心誠意。言生理學者。素問靈蘭秘典五藏生成等篇。言解剖學者。靈樞經水篇。以上係散見各篇。未能匯萃於一幅。萬國博覽會以衛生生理解剖學。惟中國爲最古。厥後流傳於羅馬。展轉而及於泰西各國。彼等極力研究。而我則故智自封。繼起無人。於是遂讓西醫進步。顧中醫豈眞不能漸臻發達哉。當此競爭劇烈之時。謹爲諸君覼縷言之。生理之學。靈素精奧。實多不勝摘錄。衛生學雖亦散見於各篇。鄉黨言衛生。實聚於一幅。當暑袗絺綌。必表而出之。必有寢衣。長一身有半。此衣服之衛生也。食不厭精。膾不厭細。食饐而餲。魚餒而肉敗。色惡臭惡失飪。不得其醬。祭肉出三日。不食。肉雖多不使勝食氣。惟酒無量不及亂。沽酒市脯不食。不撤薑食。不多食。此飲食之衛生也。食不語。寢不言。寢不尸。居不容。此起居之衛生也。大學之修身正心誠意。此體育之衛生也。凡此皆中國衛生學之最古者。

解剖之學。靈樞經水篇曰。皮肉在此。外可量度切循而得之。其死可解剖而視之。至王莽誅翟義之黨。使太醫巧屠刳剝。度量五藏。以竹導其脉。知其所終。宋崇寧間泗州刑賊於市。郡守李夷行遣醫與畫工。抉膜摘膏。纖微畢肖。無異古說。赤水玄珠何一隅云。余先年以醫從征。歷剖賊腹。考驗臟腑。心大長於豕心。大腸與豕無異。惟小腸多紅紋。餘皆如難經所言。北史載長孫子產墜馬折臂。開肉鋸骨。太平廣記載崔堯封甥李言吉目生小瘡。漸大如卵。壓目而不能視。堯封割去不覺。忠義傳云睿宗爲皇嗣。有誣告者。安金藏剖心以示。登時氣絕。武后令醫納其腑臟。外敷桑白皮。經宿乃甦。抱朴子云。張仲景之爲醫。嘗穿胸而納赤餅。太倉公解顱而理腦。玉堂閒話云。高駢時有術士善醫大風。置患者於隙室中。飲以乳香酒數升。則憒然無知。以利刀開其腦縫。挑出蟲可盈掬。長僅二寸。然後以膏藥封其瘡口。別與藥服之。而更節其飲食動息之候。旬餘瘡盡愈。纔一月眉髮已生。肌肉光淨。如不患者。趙與時賓退錄云。廣西戮歐西範及其黨。凡二日。解五十有六人。宜州推官靈簡皆詳視之。爰繪圖以傳於世。乾隆間天台齊次風侍郎赴圓明園待漏。途中墮馬。首觸巨石。腦裂髓流。延蒙古醫刲生羊腦補入。愈後惟博聞强記。迥不如前。此外知覺無異平時。王清任著醫林改錯。曆言親至行刑處考察臟腑膈膜。經四十餘年。方得的確。因分別繪圖立說。一洗從前憑空立說之誤。以西醫所繪各圖證之。最爲吻合。無稍差池。可見解剖之學。中國自古迄今。非不考究。惜近時醫界略而不言。遂若解剖一事。爲西醫之專長者。抑何輕中重西。而不加深察歟。

會員郭廷熙續議曰。黃君此議。稱說古今。博徵繁引。於醫學頗有發明。但當競爭劇烈之時。兩方面各持其學說。以互相雄長。不融會中西。不能得進步。不辨别是非。不能得眞際。僕竊互相較勘。無阿私之好。無意見之偏。考其長短。判其異同。約畧條列如左。諸君幸有以教之。

中醫之所長者。如心左房之血。行於周身。入迴血管。則變紫色。遞傳至肺。呼出炭氣。復爲紅色。入心右房。此卽內經脈氣流經之謂也。但血出幾時始迴於心。西醫尙來計算。內經言一呼脈行三寸。一吸脈行三寸。又曰經周不休。五十度而復大會。按此計算。則血於何時出者。卽知何時廻矣。西學謂腸胃及吸氣管中。有養汁。如牛乳。有明汁。如水。不知明汁卽經所謂津也。養汁卽經所謂液也。徒存其名而不知化原。惟內經明言水入化氣而爲津。穀入化汁而爲液。燥氣秉秋肅之令。爲金之正氣。爲土之病氣。是以列於六氣之中。第非剖割所能知。故西人不言。經云胃五竅。醫林改錯謂爲三竅。一主納。一主出。一入三焦油膜以行水。其實中通一竅於脾以化水穀。上通一竅於肺以布精汁。西醫謂係無數吸水微管。環繞胃體。雖經剖割。究欠精確。陰陽五行。久爲西人所訾。不知中醫之特長卽在此陰陽五行。肝病青。脾病黃。心病赤。及五行生尅之道。藥品色白入肺。色黑入腎之說。臨症治驗。確有治理。至陰陽之說。理尤繁賾。續再著論以發揮之。

西說之所長者。如水入膀胱。中說謂膀胱無上口。全憑氣化。西學謂由胃入腎。由腎入膀胱。全憑溺管。管在油膜之中。經謂心通膽。肝通大腸。脾通小腸。肺通膀胱。腎通三焦。舊注謂以氣相通。故唐宋後憑空說理。要知所謂通者。必有相通之道路。西醫謂人之臟腑。全有連網相連。其連網中全有微絲管。行氣行血。據此則相通之道路。卽在網膜中矣。

西說之所短者。如腎開竅於二陰。西人圖畫二陰甚悉。究不知爲何臟所司。謂精是外腎睪丸所生。要知睪丸乃發精之器。非藏精之所。精是血與水化合。氣機溢滿。臨時化生而瀉出。豈剖割既死之人。據睪丸之死精。爲能得其機緘耶。知女子有胞宮。不知男子亦有胞宮。特男子胞宮爲一層扁薄夾膜耳。人死精收胞縮。故解剖家忽不加意。此胞名精室。亦名氣海。又名丹田。喜怒哀樂臟腑各有所司。西人全歸之於腦。七情不分。一遇內傷之症。如何著手。療熱症用冰置腦前。以治傷寒之發熱固不可。卽溫病之發熱。亦有熱毒伏心之患。總之熱有虛實眞假。有辛溫、辛凉、苦寒、酸斂、甘寒、之不同。並有甘溫之虛熱症。四逆湯之假熱症。何可混同。

至中西之說有相同者。西人謂鼻與周身之毛竅。均司呼吸。內應於肺。毛竅氣細。故人不知。此與肺合皮毛之說合。謂養氣可藏羮果不壞。輕氣能發火。其實養氣卽經所謂陰氣。輕氣卽經所謂陽氣。謂肝爲胃行水。迴血生膽汁。入腸化物。卽內經肝主疏洩之義。

中西之說有特異者。中醫言脈。西醫言管。其實一也。但中說十二經脈。及奇經穴道。兼行氣而言。西說血管迴血管微絲血管。專行血而不行氣。且經脈有淺深。非剖割所能盡見。彼又言人有自和腦筋。隨各臟腑而異用。據此似與內經所言之經脈合。惜其於內經未深考究。無從互證異同。中說謂人秉陰陽二氣以生。西醫謂係鉀鐵養炭等十四質湊合而成。十四質必經剖割煆鍊。始能取得。其時生機已息。恐與生人之氣化不同。西說血內有紅白二輪。紅多白少。不知紅輪血也。白輪水液也。人之周身。均血與液所貫注。是以外皮擦損。但流清水。眞皮破而血卽出。西醫言甜肉質化穀。甜肉卽胰子。中說不言及者。蓋已統於脾也。故脾屬土味甘。不獨此也。脾居油膜之上。凡油膜皆屬脾。油最滑潤。亦主行水。故脾亦稱濕土。且中說脾之竅在口。故脾絕有唇陷之現象。西醫圖口通腦通心肺通胃而不通脾。不知胃乃脾之腑。不通脾而反屬脾竅。心包絡代心宣化。西醫謂心上半有夾膜裹之。卽包絡之謂也。但未明言所司何事。抽搐反戻諸症。實由連網自內達外。包裹赤肉。兩頭生筋。筋連於骨節。故利屈伸。諸症皆筋所牽引。實則網膜伸縮使然。故經與水液渾濁並論。西人謂發於腦筋。試問作何治法。中以黃連龍膽瀉火。且謂苦寒傷胃氣。西人以爲補胃之品。汗之爲物。經雖云五臟皆有。其實本原在手足太陽經。蓋小腸與膀胱同附著於連網之上。心火宣布。由小腸連網併合膀胱。火交於水。乃能化氣外達而爲汗。西醫言汗管汗核。詳矣。而汗之本原則不知。　未完

醫案

耳聾治驗附耳聾笑談一則

孫亮疇惠臣

前清江南提台楊鏡崖軍門。患重聽。風雷均不聞。夫耳爲腎竅。膽亦寄竅於耳。高年陽虛。而陰氣上冲。如蛙鼓蚊雷者。補腎藥內加溫攝之品治之。水不涵木。肝火上炎。而耳聽不聽者。育陰潛陽治之。少陽濕火上升。而耳聽不聽者。龍膽瀉肝治之。中虛而有風熱濕熱者。益氣聰明治之。軍門係湘人。喜服參附。又好漁色。服鹿茸過多。因之而耳聾。診其脈極沉細。性則剛躁。所服之方。均是溫補。加以開竅之品。久而無效。余一意主滋腎柔肝。佐以淸化濕熱。用知柏八味去萸肉熟地。改用生地。加羚羊菊花鮮石斛雙鈎籐磁石鱉甲等而獲大效。

藩署書吏之子俞姓、年十六、賦性愚鈍、患耳聾、諸藥無效、延余治之、閱前醫方頗妥、何故不效、觀其耳、耳門堵塞、因大笑、令喚剃髮匠扒之、出耳垢甚多、其病若失、

痢症奇驗

孫亮疇

陽湖呂公璇甫。年六旬又三。署安徽含山縣時。盛夏淫雨兼旬。四鄉頻告水警。六月間下鄉勘災回。兩腿旋腫旋消。繼以縣試閱卷煩勞。夜不成寐。牙齦腫痛。大便艱約。猶不以爲慮也。迨試畢而病大作矣。腹內努痛難忍。肛門墜脹異常。一日夜下痢百餘行。呻吟不絕。諸醫束手。聞和州朱州尊之恙是予治痊。遂於中秋後延予至署診治。脈兩手細弦無力。苔後白膩。前半不現。視其糞非血非凍非膠非滯。成塊而下。不粘衣被。色如灰醬、晝夜不記次數。墜痛不已。或脹癢難忍。有時墜痛卽痢。有時

南京印刷廠代印

痢下不暢。或痢下不自知。不能吸烏煙。吸則助其墜痛。不能起坐。坐則愈形墜。痛痢症中從未見者。然猶幸臀肉未穿。胃氣未敗也。於是竭力圖維。不拘成法。用歸芍木瓜烏梅熟地萸肉五味等脹痛大減。繼用理中地黃。稍加升麻。墜痛即止。痢下一日僅三四次。按其脈已有神。舌後之積膩已退。前半亦現。改用參朮苓草龍牡萸味山藥歸芍。肝脾腎並補之品而全愈。呂公平昔操勞思慮均過甚。夏月復因濕熱傷脾。以致瀉痢。痢久傷腎。肝爲腎子。母虛不能蔭子。肝營素虧者。愈肆其鴟張。風陽乘之內動。腸中脂液。即直趨而不稍留。故用酸收斂肝之威。甘溫升提扶脾之弱。滋膩固濇補腎之液。調治一月。康健逾恆。

專件

本會暫定簡章

一定名　甯垣地屬首都名曰南京醫學會已奉　江蘇都督府教令刊用南京醫學會之圖記以資應用

一宗旨　本會團集同道研究醫學期於善善從長臨症實驗衛生並開辦醫報徵求名論溯古求今互證知識折衷中西以實力進行爲要義

一基址　本會定於陰曆朔望各開會一次遇有特別事件開臨時會均在門東天喜長生祠另假

省城適中之緘莊王筱石君住宅作爲事務所辦理本會事務評議員逐日分班到所評定刊報文稿並直接收受醫界非醫界之文稿函件

一經費　概由會員義務捐及月捐撙節支撥餘外並無捐款其收支各數按三個月刊刻一覽表隨報附送

一會務　業經集議組織公舉臨時會長主持會務現慶共和成立居民勞來安輯同道遷徙外出者漸次歸來將來羣賢畢集醫界前途之發達定能蒸蒸日上焉

一職務　臨時會長經衆公舉擔任主持所有組織會務開辦醫報諸事紛繁必賴羣策羣力業經議定職務分任其事開會宣布公同承認

臨時會長提倡成立南京醫學會擔任主持組織開辦及繼續進行一切事務

參議員凡規定會務研究醫學提議進行一切事宜得攄意見參議維持之

顧問員凡會中提要事務受會長之諮詢得權衡損益切實敷陳並幇辦編輯及文牘事宜

評議員察核各項文稿可否發刊醫報轉由編輯員主定之及臨時醫案交涉事件

編輯員掌任編輯報章發揮醫道學術凡一切徵集文稿來件有主定刪正取舍之職務

文牘員掌任會中一切文牘起稿事宜

南京印刷廠代印

書記員記錄開會時提議決議各事項並錄存各項文稿備查

交際員凡外省外縣各醫會同道通函及介紹會員入會並接洽藥業會商考究藥品等事屬之

庶務員凡會中組織製辦籌畫經濟管理物件收發來往文牘函稿發刊報章等項職務

會計員掌理收支款項出入帳目並預算決算一切事宜

調査員凡醫藥良窳隨時分任査報以便研究求定進行遇有臨時發生之事件得受會長之委託而執行之

一本章程係臨時暫訂如有未盡事宜當隨時更改登報聲明

臨時會員一覽表

隨仲卿前舉會長尚未就職　王筱石臨時會長　段抱山參議員　孫惠臣參議員

張簡齋　殷伯衡　徐近仁　錢受之

劉楚三　戴春垣　諶子餘　徐道生以上皆評議員

鄭嵩匡顧問員兼辦編輯及文牘　郭演康編輯員　刁星軒文牘員　方世英書記員

趙子新書記員　濮鳳笙交際員　孫少培交際員　黃愼齋庶務員

楊伯雅會計員　萬朗齋會計員　徐鼎銘　邵新齋

程筱竹　管續卿　芮敎之　單炳堃

南京印刷廠代印

孟壽仁　蕭劭夫　郭炳文　顧楚源
杭誠齋以上皆調查員　吳鏡芝之庶務員
濮仲卿　秦少泉　秦漢卿　蔡壽人　江石生
汪濟生　俞福民　馮寶之　孫竹銘　黃海漁
裴用舟　徐賓如　陳玉堂　魯質夫　李衡甫
張鑑安　鄭培生　楊鴻年　丁偉卿　江建東
陳蔭庭　何樹棠　孫蔭棠　張耀卿　張鐵梅
佘鼎臣　王介庵　王榮卿　丁安甫　王樹芝
王叔山　陶蘭甫　盧蘭生　梁錫鈞　趙託華
李潤翹　楊蔭安　李養吾　諶叔侯　林紹商
程文松　陳玉堂　蔡良臣　周壽臣　陳仲元

以上所登之會員皆陰曆正月二十六日到會簽名者至於遠出未歸及以後入會者容俟續登

雜錄

傅青主男女科書後

郭廷熙演康

自古才德之士。其處身涉世。無苟焉之志。一旦猝遇事變。不屑衒玉求售。等於馳騖者之所爲。而其材力聰明。又不能無所托。以自娛悅。西蜀嚴君平。長安韓伯休。彼獨非豪傑之士哉。青主之於醫。亦托焉而已。方其偃仰煙霞。芥屣青紫。帝王卿相。力不足以屈之。而匹夫婦之有疾苦者。迺奔走其門。壹志屏息。必求其安焉而後已。烏乎。非蟬蛻於塵壒之外。澡槩於詩書之林。問能以幽人之貞。行仁人之術乎。審若是。卽或操術之未精。君子猶將諒之。若因集中多通治之方。無獨出手眼之處。遂從而訾議焉。非善知先生者矣。出處之大節。顯然方將與琨玉秋霜。媲其高潔。顧屑以巫醫小術。俾後之人稱道於弗衰歟。

民國新紀元南京醫學會再成立喜而賦七絕兩首　孫亮疇 惠臣

會成研究合羣公。今古源流攷異同。至要一言存國粹。先中而後泰西東。

巍巍民國煥然新。醫術尤須精且醇。拯起痌瘝惟我輩。佇看大地遍回春。

南京醫學報將次發刊爰付截句四章以誌欣幸　王彬 筱石

古今醫學一原流。同道尤宜氣味投。進步日臻團體固。保存中學立寰球。

亘古軒岐道燦然。數千年後失眞詮。當茲一線綿延日。固守全憑衆力專。

醫報堪增智識新。從茲著手更成春。中西融貫深研究。聚乃精兮會乃神。

醫爲仁術學無涯、老者安之少者懷。公益豈因私益起。熱心毅力勉同儕。

時聞

中醫內科之理最深。惜研究無人。致使失其廬山真面目。西醫入華。深受一般社會之歡迎。中醫幾無立足之地矣。數十年後。恐無孑遺。幸有心人亟圖補救之。採中華報

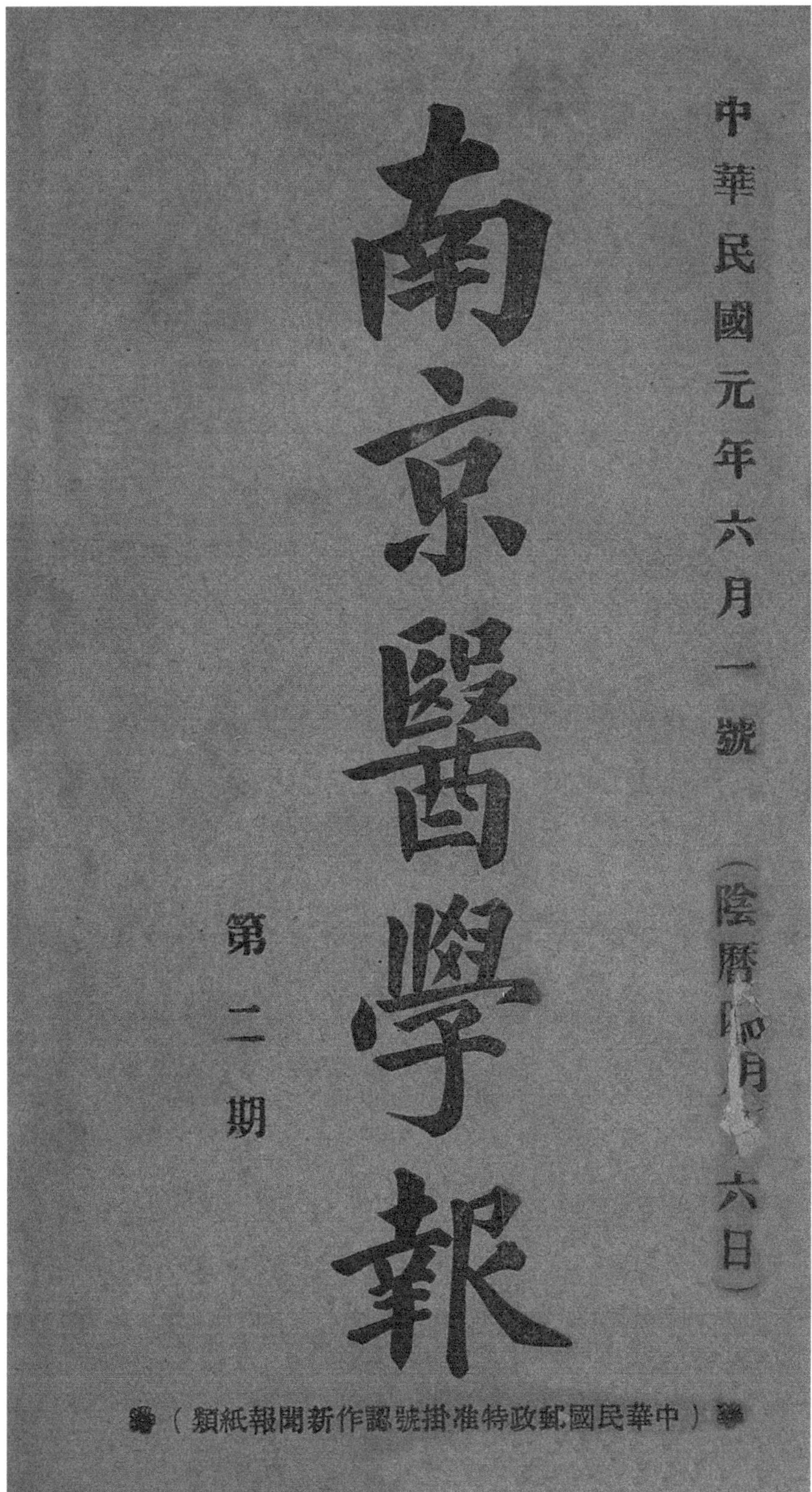
中華民國元年六月一號
（陰曆四月十六日）
南京醫學報
第二期
（中華民國郵政特准掛號認作新聞報紙類）

本報徵文啓

本報爲研究醫理集思廣益起見。海內明賢。如其不吝教誨。凡鴻篇鉅作。確有心得。及能發明新理。並一切著作或醫案或前人遺集或經驗良方。均乞寄交南京城內絨莊本報事務所。以便按期選登。藉以揚名譽貺後學拯民生之疾苦。增本報之價值。且以爲醫界前途光。不勝懽迎翹跂之至。惟不饋酬資。郵力自理。不登者原稿恕不檢還。

敬告藥業啓

敬啓者東西各藥輸入日盛。藥房林立。中藥受無形之擠排。近復有取銷中藥之議。藥業前途。將日陷於危險地步。自今以往。藥界與醫界宜聯合一氣。研究改良。期達於優勝之目的。若仍蹈常習故。醫界與藥業兩不相謀。將來中藥實行取銷。諸君其何以爲計乎。不爲一己之營業計。獨不爲同胞之生命計乎。惟望素具熱心者。警告同業。早定方針。幸勿河漢斯言。懷疑觀望。敝會有厚望焉。

交際員濮鳳笙啓事

本會重行組織。力圖改良。月刊報章。實地研究。並承外埠同志惠寄文稿。輔助其間。擴充知識。已於五月一號發行第一期醫報。銷數計達千份。足徵維持醫道。實多熱心毅力之人。至閱報諸君。本城概由本會事務所交涉。外埠定報及願代任分派者。請函寄南京白酒坊濮鳳笙醫寓接洽。如 惠

寄文稿請儘陰歷每月底以前寄到過期歸下月付刋但本報限於篇幅來稿佳作甚多每易割愛不登者原稿恕不寄還此佈

本報目錄

南京印刷廠代印

文論

論設立醫學堂之不可緩

南潯凌志雲來稿

國家之盛衰視乎人才之消長種族之强弱視乎疾病之多少强國與强種固皆宜注重也顧自戊戌變法以來舉凡士農工商以及路礦郵電諸新政無不興辦學堂爲惟一之方針朝廷導之於前士民繼之於後奔走號召以期成立可謂盛矣獨以吾人至貴重之生而既不知衛生之法又難求却病之方學醫之士其賢者或師心自用不謀進步不肖者借行道之名爲一已衣食計吾同胞之死於庸醫及罹傳染病者一歲之中不可勝計竊維强種之道首在醫學而興學之方允以中西兼習爲亟揆諸今日情形誠以醫學堂之不容緩立者其故有五夫海禁開後外人之來中國設立醫院醫校者日盛一日將來此項學堂徧於內地吾國人之入其校者必多勢必養成千萬媚外之人其結果何堪設想盍先設立中醫學堂以固其根本庶幾國權可張舊學可保其故一也中醫長理想西醫長實驗此今日之通論世人厭故喜新無不崇拜西學稍知腸窒扶斯虎列剌等名目便自命爲西醫其實於西學門徑尚未深造今既立學堂以中學爲體西學爲用去其偏私之見得其交換之益其故二也醫士由學堂考取政府行實地試驗之法給以文憑始准出而行道不合格者令入校肄業如此則不學無術之輩不敢濫竽其間其故三也秦漢以前醫學最爲發達周時以冢宰

領其職。其任重。其藝精。故名賢輩出。足爲取法。厥後視醫爲小道。等於卜筮之流。無怪醫學腐敗。爲世詬病。急宜於各省會立高等學堂。各府縣立中學堂。逐漸擴充。以期普及。使天下士民。咸知學醫爲貴重事。共謀補救。其故四也。醫者讀書不多。則見理不真。即認症不確。宜取內經。傷寒等書。編爲講義。歷代名人著作。有補前人所未備者。亦須嚴爲去取。編爲教科書。務使明白曉暢。有裨實用。初學之士。必以此等書爲入道之階。庶宗旨既定。而淺嘗躐等之弊。可以消除。其故五也。至如生理衛生格致藥物。以及看護產婆諸學。爲今日醫界應研究之事。無不當以學堂樹之基礎。嗚呼。吾中國人數向稱四萬萬餘。今雖戶口難查。恐夭札疫癘。聽其自生自滅者。業已不少。徵諸生聚教訓之道已屬不合。有志强種者。盍於醫學堂先加之意乎。

衛生論

陳道仁 防庭

醫士言衛生。與公衆言衛生。言同而理則異。公衆言衛生。不過飲食以療飢渴。衣服以禦寒暑。宮室以蔽風雨。斬自衛其生而已。醫士言衛生。則天有六氣。過而爲災。歲有四時。淫則致疾。凡公衆。狃不及防。於維持生命緊要之際。有自窮其術者。往往求醫士以代爲之衛。而况食品不調。必害營養。飲料不調。必害血素。居室不潔。必害呼吸。衣服不適。必害體溫。有一於此。罔不因自衛者自戕自生者自賊。迫而奔走呼號於醫士之門。而診之藥之。以代爲之衛。是則醫也者。衛天下之不能自衛而生。

中国近现代中医药期刊续编·第一辑

天下之不能自生者也。使醫士果人人能爲公衆衛其生命。則飲食也。衣服也。宮室也。四時六氣之爲災沴也。舉不足以害人之生。而僕將馨香頂禮於天下醫士。仰若神明矣。乃盧扁而後。和緩鮮覯。其能於內經難經傷寒金匱諸書之外。博取全體通考。全體闡微。內科全書。體用十章。化學衛生論等書。反覆討論。凡物理學。藥物學。病理組織學。臨牀診斷學。悉心研究。揣摩精熟。實能盡心力爲天下公衆衛生命者。固十步之內。不乏芳草。而稍誦湯頭。遽出問世。雖操衛人之業。而實不能衛人。且並不能自衛者。不知凡幾。無恐乎南國之人。等醫於巫卜一流。而漢志有有疾不治。常得中醫之說也。今者泰東西諸國。於衛生一事。占專門科學。而吾中國故智自封。不求進步。豈知衛生之學。根於生理。生理之學。根於解剖。中國解剖之學最古。惜後之人專尙理想。不求實驗。遂致肺五葉而以爲六葉。肝五葉而以爲七葉。脾居左而以爲居右。肝居右而以爲居左。構造不明。部位不晰。縱日言衛生何益乎。况金石草木。能爲功。亦能爲害。用得所宜。則黃連有益於消化。而苦寒無敗胃之嫌。用犯所忌。則秋石莫補於虛癆。而鹹穢生燥渴之患。僕謭陋無學。非敢俯視時賢。肆爲狂論。所願同道諸君子。互相糾正。力圖改良。使天下之有飲食衣服宮室而不能自衛其生者。一診之藥之。胥無災無害。則造福莫大焉。

按衛生一事。西人視爲專門科學。其要點至爲繁賾。例如日光、空氣、養氣、熱度、及澡浴法、消防法、更僕難終。不備飲食衣服宮室三者已也。陳君此論。勉醫家之代謀衛生。非與衛生家研究學術。故畧舉數端。以見大意。閱者幸勿漫其苦衷。郭演康附識

原夢

郭廷熙 演康

牛人有一奇境焉。倘恍迷離。倏忽變幻。其來也無端。其去也無方。精誠所撰。萬象徬徨。舉悲歡離合締造於無何有之鄉。非形迹所能構。非意想所能償。此何境歟。則夢是也。說者謂至人無夢。其實周武有九齡之錫。宣尼有兩楹之奠。下如鄭姞徵蘭。陶侃折翼。史冊所傳。僂指難數。第皆言夢之徵兆。而所以有夢之原因。及夢時之作用。則未之及也。西學謂係腦中留影。其實夢中所構之境。有非視聽意想所嘗及者。將何說以處此。觀史砥爾生理學。有言腦息則眠。知覺甚微。是人酣眠之時。非腦筋所能主矣。何以夢中情況。歷歷如繪。試問夢時。誰司知覺。又因何感覺而成夢。何以忽有夢忽無夢。設夢不在酣眠以後。西人將曰是腦經之作用也。吾亦將曰是腦經之作用也。惜此時腦經已息。腦經息則分布臟腑之自和腦線。必隨之而息。腦息而夢作。豈臟腑乘隙而施狡獪歟。抑原因之別有在也。內經脈要精微論曰。陰盛則夢涉大水恐懼。陽盛則夢大火燔灼。陰陽俱盛則夢相殺毀傷。上盛則夢飛。下盛則夢墮。飽甚則夢予。飢甚則夢取。肝氣盛則夢怒。肺氣盛則夢哭。短蟲多則夢聚衆。長蟲多則夢相擊毀傷。古訓所垂。明晰若此。推之衰老者夢空虛。強健者夢充實。心氣虛者多夢。

南京印刷廠代印

神不安者多夢。復有夢遺夢魘夢與鬼交等症。可因夢而悟病機。卽可因夢而得治理。今者中外交通。彼此以學術相淬厲。竊願舍腦中留影之說。以錮夫夢之究竟。毋令鄙人常此夢夢也。是大幸也。至若史冊所傳之各夢。則術數家言。無當於醫理。存而不論可已。

巫覡爲醫界之障礙說

崑邑王繼高崧年來稿

今何時乎。非文化昌明之時乎。考厥起點。早胎胚於四千年前。寰球角立。吾國實爲文化之初祖。其漸被之迹有可徵焉。第古之人思想薄弱。崇信鬼神。致爲後世巫覡所藉口。雖然是固有說。大凡人羣進化之第一期。必經神權政治之一階級。而巫祝於是乎出。故內經發明醫術。乃有祝由一科。但自茲以後。學術之思想日益發達。羣知巫祝之蹈於空虛。迺相與鄙夷之。而其說遂永絕於世。亦世界進化之一樞機也。不謂蒙昧者流。復托術於茲。以欺人而誣世。鄉愚無識。反相率信用之。近今以來。此風益甚。遇有疾病。輒先崇拜鬼神。以爲邀福之地。未病之前。既不知衛生爲何事。既病之後。復不以醫藥爲主體。迷信巫覡。深印腦筋。無論病之大小。必先問津。以禱祀爲要圖。置醫藥於不問。及至延醫診治。已變故叢生。莫能救藥。（吾鄉婦稚稱巫覡爲仙人。嘗聞俚言謂某人之病經某仙人看過。云萬不可服藥。因有某神阻擋。雖服藥亦無功云云。此等毒害。豈不可殺）坐觀夭枉。慘何如之。是巫覡乃病者之惡魔。實醫界之障礙。當此醫界研究改良之日。竊注意於此。冀救吾可愛之同胞。雖設法取締。係行政及自治之範圍。無庸醫界越樽俎而相代。第念左道惑衆。禮有明文。志切鷹鸇。勢難緘默。深望當事者。負此責任。以重人道主義。如慮調查不易。則醫者與病家有直接之關係。自不難詳察呈報。以除此魑魅魍魎。破除迷信。即藉以改良社會。厥功豈淺鮮哉。且也醫界之庸庸者。遇有掣肘之病。每諉之鬼神。以隱其拙。經此一番沙汰。必將實地研究。以期學問之增進。禁巫覡而警庸醫。雙方並進。吾不信四千年岐黃國粹。不能駕乎東西醫之上也。爰撰淺說。以告當道。并以質諸醫學界。

學說

喉痧豫防法（續）

丙　居室之注意。

一居室中。無論堂前臥室廚竈天井大門外後門外。皆須洒掃潔淨。不可容留汚穢雜物及糞土臭水。

二几案窗櫺椅子等類。每日均須洗抹。

三陰溝中宜常時洗刷疏通。且宜常澆以石炭酸水。石灰水亦可用。

四窗牖宜常開。以通日光空氣。

南京印刷廠代印

五痰罐宜每日洗刷換水。

丁　衣服之注意。

一衣服被褥均不可過煖。煖則體中生熱。易致喉病。

二衣服宜稍寬鬆。不可過緊。緊則血液循環受其壓迫。易於出汗。則血中常有不潔之弊。

三衣服被褥宜常時洗換。

戊　起居之注意。

一戒憂鬱煩惱忿怒。憂鬱煩惱皆足致病。而忿怒尤爲致病之原。喉病之由此而致者尤多。

二操勞不可太過。每日須有一二時休息之餘暇。

三每日宜用潔水漱喉。亦宜常時沐浴。

第二臨時豫防法。

甲　隔離法

一家中有喉痧病人。須將小孩婦女等離開別居一室。不可令其接近。

二有喉痧病人之地不可入。

三喉痧病人不可使之入境。

乙　消毒法

一喉痧病人之痰唾糞溺。須埋入土中•不可任意傾棄。

二喉痧病人所用之手巾碗筯均須隨時洗滌。

以上所述。皆豫防喉痧之要法。爲世界醫學大家所倡導。而極有功效者也。竊願各界諸君留心採納。互相告誡。則喉痧之病。庶幾可以絕迹乎。抑吾尤有進者。古語有云。大兵之後。必有大疫。蓋屍骸徧野。臭穢薰蒸。雨浸之則汚穢流入江河。日曬之則殘骸變爲黴菌。禽類獸類且不能當。況人類乎。不觀東三省之鼠疫。非發生於日俄戰爭之後乎。今者民國改造。戰事雖不多。而武漢南京之屍骸。實不下一二十萬。保無有掩埋不深。與夫砲火轟毀之屍體。散揚大地。則其足以釀疫癘。亦大可怖矣。頃者清淮各鄉之飢民。每日餓斃者幾及千人。(見近日上海各報)而其屍體之變爛•更是疫癘之媒。言念及此。而不速講個人衛生與公衆衛生者。非人情也。又豈徒喉痧一病之當豫防耶。

痘科以翁氏爲正論　　秦寳璞 少泉

壽世莫重於醫。醫病莫難於痘。稽治痘之方。上古所無。內經未之論。蓋三代之世。民醇俗樸。有生之初。鮮此先天火毒。是以痘無由生。相傳自漢世征虜。染傳日廣。發瘖似毒。有生長收脫之期。因名焉。而治法尚未發明。至宋錢仲陽著小兒直訣。闡素問諸痛瘡瘍皆屬於心之義。立方解救。多寒凉而少溫補亦不過數行了事。劉河間張子和張潔古王海藏俱宗之。獨陳文中力矯其偏。專主溫補。而朱丹溪又言陳氏之偏。取錢氏之長。以解毒和中安表爲主。逮魏氏分順險逆三候。黄西邱著圖設治而形色善惡頗有徵驗。但前代方書尙屬未備。今人禀質澆薄。痘愈變幻。法雖詳盡。文雖充棟。盈几而擇焉不精。語焉不詳者多。唯有雲間翁仲仁先生以一片保赤誠求之心。著爲金鏡錄一書。始爲楷當。其言簡。其旨微。由博返約。歷鍊而成。寒熱不執成見。攻補無所偏施。其大要於痘之將出也。調氣血以逐毒出外。痘之正出也。助氣血以化毒行漿。痘之已出也。和氣血以散毒結靨。若痘多壯熱深紅。始用清涼以解毒。除此則治法祇知逐毒化毒。而解毒斷不遽用也。蓋解毒方全用苦寒。寒涼必冰毒。且痘原胎毒。一經觸發。多少總要發出斷。不因解毒而遂可減輕。至其論形色一條。更爲發前人所未發。其妙處全在於看認症眞確。治之自效。先哲葉天士得其心傳。著幼科要畧。詳載痘症。源於金鏡錄。推廣而出。有補翁氏不及之條。後來俞天池許宣治重鐫金鏡錄。將初熱以至痂靨六篇辨疑指南。用方用藥。以及藥性五篇。逐節分疏。細加註釋。發明更透。而同爲翁氏衛道之苗裔。卄痘科如金鏡錄者。千百年以前無人有其卓見。千百年以後無人越其範圍。吾故以翁氏爲正當不妄爾。

按秦少泉君論治痘以翁氏爲正當。具徵採擇精到。卓爾不羣。惟於疫痘一端。闕焉未識。爰述程芝田說以補之。夫痘毒藏於腎經。痘稟於陰而成於陽。故痘全賴腎中水火鼓舞。送毒外出。如發熱三日始能見點。發熱三日始能發脹。發熱三日始能灌漿。發熱三日始能結痂。始終莫不以腎中眞火爲主。至陽過甚則腎陰虛。惟宜補陰配陽。譬如鍋中少水則飯易焦。釜底少火則飯難熟。治痘之法。豈不賴培補氣血哉。要知兩腎爲氣血之本。腎火爲氣之原。腎水爲血之海。火足始能生土生金。水足始能生木生火也。書言腎經之痘爲難治者。是因根本先傷。陽氣虛不能起脹。陰血虛不能灌漿。然則治痘之法。斷不可消導與寒凉也明矣。蓋消導則氣破血傷。寒凉則血凝氣滯。所以倒靨陷伏之禍。皆由於此也。○又云春夏月溫疫流行之年。感受疫氣而出痘。有宜用石膏大黃幷寒凉之劑者。要知係治疫毒。非治痘毒也。疫毒可以內攻。痘毒必須外出。疫毒淸則痘始能出。但其症必大熱如烙。口渴喜冷。小便短赤。大便閉結。或下利臭水。或色如敗醬。故當攻下。痘毒淸則痘始能起脹灌漿。不獨不可溫補。即溫散亦非所宜。惟養陰之法最善。蓋滋陰可以降火也。然灌漿時亦須補氣。參耆在所必需。薑桂或因症酌用。是又不可執著也。由是觀之。痘症之毒必須托毒外出。疫痘之毒可以先從內攻。業斯道者尚宜加之意焉。鄭宜壽滿庭甫附識

中西瘟疫方治異同

郭廷熙 演康

瘟疫之原。西醫謂係微生蟲暨黴菌。散布於空氣中。由直接或間接之傳染而成。（直接者由於排泄器呼吸器及所飲之水也間接者由衣服器用之傳染也） 中說謂天地之厲氣。由口鼻吸入。是論致疫之原因。與疫症之性質。中西彷彿相同。但往古無顯微鏡。未實指其爲蟲爲菌耳。然而古聖人早已知之。考風之爲字從虫。易曰山下有風蠱。是虫生於濕土。其實乃生於風。許慎曰風動虫生。故虫八日而化。風與虫不類而類。特爲疫氣所薰蒸。風變爲不正之厲風。虫斯爲病人之疫虫。經曰風爲百病之長。又曰風者善行而數變。言風而不言虫者。蓋古書簡畧。不言虫而虫即在其中也。至於疫氣流行。則隨乎四時之衰旺。地方之汚潔。人民之能衛生與否。有何種致疫之原因。失於講求。即現有何種瘟疫之狀態。不可預必。而實可以預必。然則預防之法不可廢。而治疫之方尤貴考究也。

瘟疫方書雖多。而善本罕覯。朱肱活人書啓其端矣。傷寒與溫病。治且混同。何論瘟疫。吳鞠通溫病條辨。與冬溫風溫混合施治。吳又可之溫疫論。論治特詳。王孟英宗之著溫熱經緯。戴北山著溫疫明辨。僅列現症。熊聖臣刋治疫全書。雖附大頭瘟蝦蟇瘟疙瘩瘟等症。然均未能詳載病名。分別論治。至於千金之篦統。河間之苦寒。東垣之溫燥。已不待言。何論張介璸葉香岩等耶。無錫丁仲祜君著中外醫通一書。詳論傳染各病。會通中西。指陳治法。亦醫門之懿續也。顧人各有見。不必立異。亦不必强同。茲特采錄疫門各症。著中西瘟疫方治異同。其有雖係傳染病而非瘟疫。如楊梅毒、大痲瘋、水花、羊癇、瘡痧子、（卽瘄子）瘋犬咬傷、傷風、天疱瘡等証不與焉。列証各九。以與海內君子相商確。倘蒙不棄。非諒其讀書不多。俯賜嘉言。俾獲進益。則受惠宏多矣。

一爲溫熱病。西醫謂因於形如斷毛之桿菌。症名腸窒扶斯。舊譯作小腸壞熱病。丁仲祜君謂卽傷寒。症夫傷寒自傷寒。溫病自溫病。丁君之爲此言。以顯西人治傷寒與溫病統名曰炎症而爲同一之治療也。其論溫病症候。始則體倦食減。頭痛肢痛。卽中法用辛凉時也。繼則頭痛劇。惡食煩渴。熱甚膚燥。脈搏疾。便秘脾腫。卽中法桑菊白虎証也。（以有汗無汗論）又繼則熱劇譫語。精神朦朧。現薔薇疹。或下利或不下利。夫神昏譫語。卽淸宮湯法。現薔薇疹。乃溫毒發斑也。卽化斑湯法。西法用安知必林安知歇貎林等退熱藥。外用冷浴冷布被包法。考肘後備急方有冷水漬靑布以掩之之法。活人書有用冷水治法。與西醫恰相吻合。若果熱入內腑。犀角地黃湯似可用。犀角解毒。生地凉血去熱。丹皮凉血行血。芍藥苦泄除血痺。與病機尚合。特中法不言小腸熱耳。如小腸既已腐潰。中醫無治法。西醫亦無治法。

一爲鼠疫。西名百斯篤。或作配司脫。亦名黑死病。又名惡核、核疫。核子瘟。謂由疫鼠之虱傳染而成。其症體倦頭痛發熱。經一二日乃發淋巴腺腫脹疼痛。卽侵入頸腺腋窩腺鼠蹊腺。核小色白爲輕。

核大紅腫爲重。若延至舌黑起刺。狂亂抽搐。體冷脈伏。則傷人最速。中國舊有鼠瘻一症。名相似而實不同。惟蝦蟆瘟症不甚相遠。外科正宗有氣瘰一症。謂因四時殺厲之氣。感冒而成。其患耳項胸腋騾成腫塊。令人寒熱頭眩。項強作痛。現証與鼠疫恰合。足見吾國早已論及。特世人不察。驟易一鼠疫之名。遂羣相驚駭。以爲最新最奇之病。不可笑歟。西法專恃黑死病血。淸中泆則王淸任醫林改錯。載有惡核良方。名解毒活血湯。桃仁八錢。紅花生地各五錢、連翹赤芍各三錢、柴葛甘草各二錢、當歸錢半、厚朴一錢、後下、(鼠疫彙編改原方枳殼爲厚朴)或加蘇木石膏各一兩。病重則大劑連進。加減之法。或嘔逆。或渴加煆石膏。或加竹葉石膏湯。熱甚手足冷。加犀羚紅花。抽搐重加羚羊石膏紅花。譫語加大黃。臟結加承氣。小便不通加犀羚木通車前。發斑加大青。疔疱加生菊花根葉紫花地丁。疹痲加淡竹知母。他如痰滯咽痛加蒡蔞。熱輕減柴葛。舌潤不渴減石膏。孕婦減輕桃仁紅花。加黃芩桑寄生。熱退病減。則服增液之類。(加減法具見丁氏中外醫通)時賢盧則鍾君。謂舊傳飛龍奪命丹。頗合此病機。宜方用硃砂二錢、雄黃燈草灰各一錢、煆人中白八分、明礬青黛各五分、梅片麻黃各四分、珍珠麝香月石牙皂各三分、牛黃二分、蟾酥火硝各一分五、蠶眞金三十頁、共研細末。每用以涼開水和服一分。孕婦不忌。或以少許吹鼻。煎服之方。審其身有寒熱。而寒輕熱重。頭目昏蒙。宜用辛涼透達。如銀翹散之類。若結核腫痛脹滿。或吐或瀉。宜宣中化濁。如藿香平胃散。

梔豉湯加牛蒡甘草之類。若結核腫痛。宜疎氣活血。兼予敗毒。如仙方活命飲普濟消毒飲之類。若煩渴譫語發斑。宜清火涼血。參以解毒。如犀角地黃湯解毒活血湯紫蔚湯之類。若發狂不寐。或昏睡。或兩手撮空。急宜瀉熱救陰。如紫雪白虎承氣之類。外治之方。視病人頭上如生紅髮。必拔去。有紅疙瘩必挑破。或胸背等處有長毛數根。必盡拔之。如毒邪蘊結。臟氣閉塞。宜用痧藥通關散吹鼻取嚏。繼以碗口蘸香油。徧刮肩頸胸背脇肋肘彎腿彎等處。自上向下刮之。見血跡乃止。刮後有紫筋梗起。或露紅點。以銀針挑破出血。並刺十指尖及百會、少商、尺澤、委中諸穴。身有結核。亦須針出患處惡血。隨以蟾酥全蠍乳香蚤休毛菇藤黃明雄月石硃砂雞內金銀硝輕粉梅片共研細末。以萬應膏貼之。（見醫學公報）兩君方治頗有發明。故全錄之。以備醫界選用。

一爲紅痧。西名猩紅熱。其証頭痛體痛。腿尤痛。發熱一二日後。全身現稠密小赤點。須三四日爲恢復期。西法用安知必林退熱藥。或用甘汞。或用明礬水含嗽法。或用食鹽吸入法。查此症不常見。憶光緒二十九年夏間。甯垣嘗發見是証。家家傳染。俗名紅痧。但宜服輕宣藥。且多不藥而愈者。若誤服芩梔等涼劑。則變見腹瀉發頤等証。甚至殺人。又有痳疹風疹兩種。治法畧同。而風疹尤輕。

一爲喉痧。西名實扶的里。謂係一種細菌。名討克新。因用愛笛（卽剿滅之意）討克新血清注射之。其實此症當注重猘痧。無須治喉。嘗著疫痧續論暢言之。已具載第一期報內。茲不復贅。

一爲疫痘。日人石神氏發明爲痘瘡內及牛痘內。有一種細蟲。爲此病之眞原。其候寒戰發熱。頭痛腰痛。舌乾燥。精神恍忽。譫妄。全身發生膿疱疹。是爲正痘。或顏色紫黯。或多神經病狀。或膿顆中夾雜細碎赤點。或顆粒不分。紫赤成片。或瘙癢異常。或漫腫。或黑陷。與正痘有種種之區別。皆爲疫痘。西人無正當之療法。中法錢陳分道於前。翁仲仁揚鑣於後。學者已知所折衷。程芝田氏復晰言疫痘。會員鄭嵩崖君闡明其意（載於本期報內）外托內攻兩主義。吾人所宜注意者也。

一爲赤白痢。西人名爲赤痢。志和氏柯露方氏發明爲桿狀菌之傳播。即腸澼滯下症而有疫氣者也。西法用甘汞、吐根。並用硝酸阿片等、濇劑。近日有以血清治療者。然不能全得病者之信用。有以健諸西沃可爲特效藥。而德醫翁加托氏。謂其僅具收濇性。不能確定爲主療法。中法治此症有氣血暑熱之殊。疫痢雖無治法。似宜以芩芍香連等成法。隨宜加入解瘟之藥。

一爲霍亂。西人名爲虎列拉。其傳染之眞原。爲點狀菌。觸接於食物及飲水而傳染。治法用阿片、龍腦、鉛糖、硝酸銀、依的兒等。鎮吐止下興奮藥。中法則分甲乙丙三種。

甲、頭痛身疼。發熱惡寒。吐利。甚則厥逆煩躁。手足拘攣轉筋入腹。大汗出。身冷。目眶腡紋塌陷。聲音小。鼻唇指甲青。周身肌肉消脫不留。俗名鬼偷肉。又名癟腡痧。或因與乙類之霍亂相混也。名之曰濕霍亂。其實傷寒論霍亂篇已詳載脈症方治。毋庸另立名詞。致滋歧誤。其症揮霍撩亂。樞機將絕。三焦失職。中土已傷。法當用溫。仲景用理中四逆通脈輩。實爲千古不易。陳修園著續論闡揚其旨。(中用四逆散亦智者千慮之一失)扁鵲心書之金液丹。(硫黃煆研蒸餅爲丸)已不如四逆等湯之靈活。加滑石爲珍珠散。則愈去愈遠矣。朱肱傷寒百問陰毒一症與此頗類。用正陽丹返陰丹。卽是此意。然斯時陽消而陰亦竭。過用辛熱之劑。似非所宜。且六元正紀大論云。不遠熱則熱至。熱至則身熱吐下霍亂。劉河間亦云。三焦爲水穀之道路。熱甚則傳化失常而吐利霍亂。火性燥動故也。霍亂見於夏秋之交。其時濕土司令。暑穢外感。太陰受之。從寒化則爲寒。從熱化則爲熱。王孟英嘗暢論之。案中桂苓甘露飲白虎湯等方。皆治熱霍亂也。竊謂此症初起。原有寒熱之分。但既吐既瀉以後。陰陽俱盡。法當察其寒多熱多。以辛熱苦寒互相佐使爲宜。乃高鼓峯用正氣散。時俗竟有用痧藥辟瘟丹諸辛香走竄之品者。此時吐瀉交作。氣機渙散。再用開泄。去生益遠。羣言淆亂。智者當知所折衷也。再灸關元氣海各三二百壯尤妙。

乙欲吐不吐。欲瀉不瀉。腹中絞痛。關竅閉塞。是爲中惡之症。俗名絞腸痧。又謂之乾霍亂。與甲類一閉一脫。適成爲反比例。最宜開泄。正氣散塘西痧藥臥龍丹等劑。正爲此症而設。仍宜刺委中穴令出紫血。徧刮胸背以散其勢。並用炒鹽及礬水涌吐法。

南京印刷廠代印

丙發熱頭痛。身疼痛。既不吐瀉。又不腹中絞痛。此霍亂之輕者。四逆吳茱萸薷香正氣散香蘇飲等劑不可輕用。熱多欲飲水者五苓散主之。寒多不欲水飲者。理中湯主之

一名疫瘧。西醫名痲拉利亞。謂係一種原病蟲寄生於蚊身。由喙輸入人之身內。孵育於血球之中。釀爲間歇熱。治法專用桂拏(一名規泥涅卽金雞那霜)中法有牝癉瘧瘴風溼痰食之分。內經瘧論刺瘧論復分經論症。雖有小柴胡湯青皮飲七寶飲等劑。然皆通套之方。不能統治各瘧。故有用理中吳茱萸等湯治牝瘧者。有用白虎竹葉石膏等湯治癉瘧者。圓機活法。法無定証。斯無定方。惟症屬疫瘧。當隨宜加入蒼朮銀花檀香檳榔等解疫之品。

一名丹毒。西人謂係一種球狀菌。由脫皮及創傷侵入。其症惡寒發熱頭痛。且呈紅色浮腫狀。具有游走性。或生水疱。內服鹽酸里莫奈埣下劑。外用石炭酸沃度丁幾等。中法一名赤游丹。有水疱者名水丹。孫眞人有五丹毒之名。大抵因火而挾風溼。有乾濕痛癢之不同。毒盛者服藍葉散。藍葉川芎赤芍知母生地白芷升麻柴葛杏草各一錢石膏梔子各五分共搗粗末服八錢。水丹宜防已散。防已三兩朴硝一兩犀芎芩著升麻各一錢共搗末。用五錢加竹葉三十斤煎。凡丹形初現。卽用牛羊精肉片貼之。甚則砭出紫血。以柏葉散敷之。柏葉蚯蚓糞黃柏大黃各五錢雄黃赤小豆輕粉各三錢香油調塗。或用靛青調敷。此雖小疾。若不速治。亦能殺人。

另有西醫尙未論及者。一爲大頭瘟。憎寒壯熱。項强體重。頭面浮腫。目不能開。咽塞舌乾。口燥氣促。二便澁。症屬險惡。有朝發夕死者。輕則用豆甘湯（黑豆一合炒甘草二寸炙）煎汁時時呷之。重則用東垣普濟消毒飲。芩連柴桔陳皮甘草連翹玄參藍根馬勃牛蒡薄荷殭蠶升麻煎服。一爲蝦蟆瘟。喉痺咽腫。頸筋粗大。上氣喘促。肚膨腹脹。胸膈飽偪。失音。宜人參敗毒散加荊防主之。屬風熱者防風通聖散主之。其餘瓜瓤瘟軟脚瘟列症。近於煩瑣。不復具錄。

藥物學

熟地

戴祖培（穀蓀）來稿

熟地中古以前鮮用。本經祇有乾地黃。且云生者尤良。至唐以後。始有熟地之製。地黃本是血藥。惟生用則性凉而滑利。熟則膩滯而不凉。血貫流行。故熟地未可浪用。張景岳喜用熟地。當時有張熟地之稱。陳修園新方砭。力言其謬。世人稍稍悟其非矣。近忽有人謂熟地內含鐵質最多。爲補血要藥。不知質本生成。不以生熟而異。若以氣味論。則生者獨優。彼乃左中右西。氣味略而弗考。生熟全無分別。粗陋甚矣。至景岳所製左歸飲。加減一陰煎等方。無知妄作。久爲中醫所鄙棄。而彼乃視爲肺癆症之妙藥。以方中有熟地。故不知肺癆皆緣傷風而起。諺所謂傷風不醒變成癆是也。此症治法極爲繁難。非粗工所能措手。若用景岳方。輕病必重。重病必死。在稍明醫理者類能言之。無庸鄙

南京印刷廠代印

人之曉曉也。近之購閱新醫書者。見此等說。切勿為其所愚。則幸甚。

石膏

古之石膏。產瑯琊山。經雷雨後。土中爆出。如栗子大。辛涼之中。寓升發之性。今之石膏。非復漢唐時物。故功力較遜。且有謂以方解石當之者。西醫謂石膏毫無功用。不堪入藥。恐非所論於古之石膏也。按丹溪云。石膏火煅細研。醋調。封丹爐。其固密甚於脂。苟非有膏。焉能為用。此兼質與能而得名者。又西國造像。往往用石膏作模。亦以膏漿凝固。甚於他料也。據此則後世石膏。雖非漢唐時物。究非灰石一類可比。其止渴去火定喘解肌之力。自不可沒。誤用則其禍亦立見。慎勿泥於西說而忽之。

白虎症死生在反掌之間。苟非重用石膏。必無挽回之理。然症情善幻。有血虛象白虎者。有氣虛象白虎者。誤用石膏必死。血虛象白虎者。肌熱燥熱。困渴引飲。其脈洪大。重按全無。此血虛發熱之症。東垣以當歸補血湯治之。氣虛象白虎者。如丹溪治鄭義門。秋間大熱。口渴。妄言妄見。脈洪數而實。視其形肥。面赤帶白。却喜露筋。脈本不實。涼藥所致。與黃蓍附子湯。冷飲之。三貼後。困倦鼾睡。微汗而解。脈亦稍軟。繼以蓍朮湯調治而安。按東垣所辨。在脈洪重按全無。是脈虛血虛之驗。丹溪所辨。在形肥面帶白色。是素禀陽虛之徵。且二症皆無汗。故知非白虎症。傷寒論云。發熱無汗。其表不解者。不可與白虎湯。徐洄溪云。無汗二字。最爲白虎所忌。用方者不可不知。

討論（續前）

此外尙有有形之物。中醫西醫。各宜詳加研究者三。一爲目竅。西人剖割眼珠。極贊重疊細絡之妙。試問以醒開寐閉。瞳子神水之所由生。及受光察照之神。非心火腎水。交合於腦。肝脈又注於目。能若是之靈活乎。而彼不知也。至八廓之說。亦中醫之障礙。亟應改良。

一爲腦原。西醫言腦之功用詳矣。一若腦爲特別之一物。不與其他臟腑同。試問以腦髓之何由而生。則將無詞以對。且彼謂腦前筋司知覺。腦後筋司運動。並引割兎爲證。謂割其腦前筋。始知叫號。要知人身任割一處。無不痛楚。豈腦後筋所行之部位。卽不知痛楚耶。知其說之不可通矣。蓋周身之髓。皆屬於腎。特百骨中之髓。雜有油汁。而腦之髓最爲純潔耳。其髓由脊骨而上。以藏於腦。故腎氣强則腦髓足。腎氣虛則腦髓空。腦之功用。實與腎之精。心之神。有密切之感觸。况人身血肉臟腑。皆塊然一物也。質也。有是質必有主宰乎是質者。而後百體有靈活之功用。腦亦質也。受主宰而不能主宰乎物者也。主宰者何。精氣神是已。三者無形迹之可求。所以爲生人之氣化。若被剖之死屍。其生機已息。何由得見哉。此宜再加研究者也。

一爲三焦。係合板油雞冠油網油而名也。凡人飲水入胃。自微管吸出。散走膜油。由腎而注膀胱。經

南京印刷廠代印

曰三焦者決瀆之官。水道出焉。此之謂也。兩腎中間。有油膜一條。是爲腎係。名曰命門。三焦膜油。即發源於此。腎系發生板油連胸膈。上循胸中入心包絡連肺系。上咽。是爲上焦。從板油連及雞冠油著於小腸。是爲中焦。下生連網油膜。聯屬於大腸膀胱。中爲胞室。是爲下焦。命門爲相火之根。三焦根於命門。故司相火。惜古書簡略。唐宋以後。不加研求。謂三焦有名無形。竟不知爲油膜。又不知油膜有何功用。西醫知連網之主水。而不知發源之處。亦不知其氣化若何。此亦研究家一大問題也。

醫案

經病治驗

郭廷熙 演康

門西李姓婦。年十六七時。每歲經行不過三四次。每行則腹極痛。當腹作硬。嘔吐。四肢逆冷。頭劇痛。臥四五日不能起。經盡乃止。調養半月始愈。愈後無他疾苦。經行則痛不欲生。延至三十歲。醫藥殆無虛日。迄未稍瘥。困苦萬狀。其姑因其不能生育。勃谿彌甚。吾友于樸安君。其內戚也。己酉冬倩僕診視。並詢此症能否告痊。僕曰。十餘年之痼疾。根蒂已深。治療誠非易易。且大積大聚。理宜攻伐。非僅僅行氣理血所能奏績。幸形體較旺。尚可效力。第當於攻邪之中。佐以養正耳。方用茜草廣茂艾葉阿魏延胡索桂心當歸山藥五靈脂香附。以鮑魚煮汁和丸。服一月。經至。下瘀塊極多。腹遂不痛。旋服調經膏方兩料。今年正月竟生一女。書曰。若藥不瞑眩。厥疾弗瘳。倘不濟之以膽識。亦痼疾終身已耳。遑言生育乎。

痧後餘邪治驗

郭廷熙

高岡里劉仁甫君之女孫。甫三齡。平日肝旺脾虛。體氣甚弱。二月間痧出不透。甫回卽發肌熱。越三日延予診治。見其咳逆音嗄。舌糜鼻煽甚急。目光微直。無淚。胸痞多痰。煩渴溺少。米穀不入。肌熱不退。脈浮虛重按無根。關紋色紫。去命關僅黍許。予曰、此係痧後餘熱入肺。漸侵心部。肺氣將竭。又有肝熱附和。脾胃素弱。中樞無權。病象異常危險。劉君曰、客有教服紫雪者。可乎。予曰、大凡熱症當分表裏。如係臟腑實火。乃可用之。亦有用苦寒甘寒者。若外邪陷入。當先達後清。倘驟用紫雪犀羚導邪入於包絡。勢將不可爲矣。溫病若此。雜症何獨不然。此症旣因痧出不透所致。足見熱邪本有外出之機。非因勢利導不可。當用炒透天冬煨石膏薄荷香豉釵斛丹皮括蔞。加燈心煎。服兩劑而二便調。諸症減。漸思糜粥。惟肌熱未退。又以沙參葛蒲貝母通草桑葉等出入加減。又二劑鼻煽止。音漸出。而唇口微焦。知燥象已現。乃餘熱外達之徵。當予清化。遂用犀角生石膏知母丹皮百合鼈麥冬白芍加粳米煎。一服而症退熱止。又加減一劑而痊。此症之愈。全賴先達後清。倘入手卽用犀羚。早已釀神昏之變矣。先後之序。卽死生之關鍵也。

按是症之轉關。全賴犀角石膏之力。西醫乃謂二藥爲無用。何耶。

時邪壞病治驗

鄭宜壽 嵩厓

已酉歲暮春有磨磐街姚姓子年十八歲。數晝夜不寐。目不交睫。不飲不食。神識恍惚。妄見妄言。狀若邪祟。據述初起發熱怯寒。繼轉是症。病經九日。醫藥屢進未效。延余往診。見其頭面至頸肩冷汗如雨。四肢逆冷。舌苔花白。根膩邊尖露紅。小溲多而淸。時或腹響下氣。按脈沈軟小濇。神機不暢。顯係邪氣蘊鬱於中。胃失冲和。無出入升降之機。經云。陰不入於陽。陽不入於陰。則目不瞑。胃不和則臥不安。首當鼓舞胃氣。交通陰陽。暫用半夏秫米湯。望得寐微汗透體爲妙。方用法半夏六錢 秫米一兩 用千里長流水攪動活潑。取一大碗。煎百沸。頻頻飲之。如一服後至夜未效。不妨更進一劑。以得寐得汗爲度。次日詢及前藥一劑已效

再診。昨進半夏秫米湯。胃和神聚。陰陽交洽。得寐甚酣。頭頸冷汗止。週身溫汗透。面色黃亮。舌苔花白根膩邊尖轉潤。脈左弦滑。右沈濡。氣機蘊鬱。仍當調和胃氣。使之鼓盪。兼肅肺金以淸化原。方用法半夏三錢 秫米六錢 桑葉三錢 甘菊花錢半 金銀花二錢 玫瑰花一朵 蜜炙枇杷葉二錢 乾荷葉筋二錢 薑汁炒竹茹二錢 千里長流水煎服。

三診。兩進前方。胃氣鼓舞。陰陽交通。寤寐寧靜。舌苔滿佈。小溲微見赤熱。肺氣已宣布通調。並思飲食。病象大獲起色。惟體素脆薄。臟腑均虛。津液暗耗。邪熱不易盡解。兩脈雖轉流滑。細按弦數不勻。

再從前意平衡治之。方用霍石斛三錢 細生地錢半 川貝母三錢 法半夏二錢 天花粉錢半 銀花炭三錢 淡竹茹二錢 蜜炙枇杷葉二錢 荷葉包陳米一撮。連服兩劑。苔現腐厚。脈轉流利。遂進通腑之品。得糖醬膠濁暢解。城賊已肅清矣。以甘和調益倉廩而復元氣全愈

吐瀉霍亂治驗載去歲巡警局醫務報　鄭宜壽

寧垣南二區張巡士之妻。患霍亂。自先晚十二點鐘後。泄瀉數十次。後隨嘔吐不止。水飲格拒不入。四肢逆冷。腿足作脹。頭眩。額出微汗如油。舌苔白滑。中微帶黃色。鼻塞氣息不通。腹中作響。小溲清解後覺澁。脈緩伏、證由先泄後吐。頗屬特逆。論治法。泛常或用附子理中及四逆湯均可。然觀其苔中帶黃。且吐利極甚。胃液已竭。誠恐陽能挽回。陰氣卽隨之而盡矣。乃勉用輕揚辛溫。以開上焦雲霧之邪。中以薑連苓草和中。重用木瓜之酸溫益脾。所謂培土以制水。不使其泛濫也。早間服藥。午後四肢轉溫。周身粘汗。氣機已通。再診遂痊。

引案

羅謙甫治一蒙古人。因食酒肉湩乳而患霍亂。從朝至午。精神昏憒。脈浮數。按之無力。所傷之物已出。卽以新汲水調桂苓白朮散。卽河間桂苓甘露飲去豬苓加人參 徐徐飲之。隨作地漿水。澄取清者一杯。再調服之。吐瀉遂止。翌日微煩渴。與錢氏白朮散。時時服之而愈。○王孟英曰、脈證如是。而所傷之物已出。則知

中氣傷殘。暑邪未去。故用補正清邪之法。凡虛人受暑而病此者。卽以此案爲法可也。其理中四逆等方。皆治陰寒致病。非治暑也。○張路玉曰、嘔吐泄瀉者濕土之變也。轉筋者風木之變也。濕土爲風木所尅。則爲霍亂轉筋。平胃散加木瓜主之。有一毫口渴。卽是伏熱。種種燥熱之藥。誤服卽死。雖五苓散之桂。亦宜酌用。王孟英云、濕甚者平胃散加木瓜可矣。火盛者木瓜湯送左金丸爲宜。

腹脹治驗

黃鉞慎齋

治病得速效。亦醫家之快事。然一劑之後。不復來診。效否不得而知。反滋疑惑。今歲二月剪子巷謝氏子。病腹脹痛而堅。形如栲栳。撫之內多塊壘。坐時屈不能伸。痛處不移。發熱五日。重按熱微。小解每日夜一次。大便五日僅溏解一次。甚少。飲食如常。脈濇。苔薄白。察脈辨症。如作單腹脹論。則飲食不應如常。腹中按之必無塊壘。如因小便不多。驟用利水之劑。則又略無腫形。若作表裏雙解治。則外熱重按甚微。明是腑陽阻隔不通。薰蒸作熱。法當作宿血論治。遂用大黃桃仁當歸甘草靈脂豭鼠矢。病家持方去後。不復來。僕積思累日。前方似尚切當。豈竟服之不效。另易他醫耶、乃浹旬後。此子與他病人偕來。詢之。則一服之後。腹極痛。隨下瘀血甚多。兼得微汗。而其病若失。噫、醫家每治一症。焦心勞思。冀得一當。乃過此以往。病家與醫家不復相聞問。愈否無從得悉。類如此者正恐不少。

奇疾治驗

孫瑜少培

丁未六月、吳君炳仁邀余診病。適見其鄰一小兒坐地乘涼。亦常事也。次日再至吳處。見該鄰人闔家啼哭。異而問之。則云昨晚坐地之兒將死矣。有識余者延往診視。見其大喘大汗。兩目半睜。四肢俱冷。腹大於鼓。外腎腫亮如燈。小解全無。約一小時流白漿少許。詢其何以致此。云昨晚小便突然作癢。隨抓隨腫。腫後作痛甚劇。迭請兩醫診治。均無效。察其情形。甚爲危殆。余亦詫其發之暴而勢之險。診其脉若有若無。細詢不得原委。余忽悟曰。昨日夕陽在山時。是兒在門前坐地乘涼。當晚而病卽作。或者爲毒物所螫乎。此病非寒非熱非暑非濕。前診者多用通利之品。宜其無效。因囑其用鴨舌一個。蚯蚓糞一撮。共搗爛敷之。約一兩小時。而腫消痛止。小解暢行。喘汗等症亦愈。當時若不加深思。此兒必無生理。醫貴臨機應變。此類是也。

雜錄

喉症芻言

濮禮舜鳳笙

白喉症北方最多。以北方氣寒風燥。家居多用煤火。煤毒火熱薰蒸。易發是病。或因感冒而發。均肺先受之。傳染最速。宜用養陰清肺湯。自不待言。南方多爛喉痧症。偶感非時不正之氣。引動伏邪。內則咽痛紅腫。外則惡寒發熱。皮膚見痧點。雜以白瘖。此時先以解表爲主。表解方能清裏。南北喉症治各不同。職是之故。用犯芻言四則列左。

一北方白喉。固屬瘟疫爲患。南方爛喉症。亦屬瘟疫爲患。然有溫熱爲病者。亦有六淫所感而致病者。如遇此等症候。務宜詳其所因。切勿統而名之曰白喉。概以養陰淸肺湯爲主。囫圇吞棗。最易誤事。此宜審症定名者也。

一白喉忌表。書有禁忌藥二十二味。細按其禁忌之藥。實與白喉大有妨礙。症由燥火化成。非治以清潤不可。若附入一二味禁忌藥。無異抱薪救火。人未有不速其死者也。南方爛喉症。夾濕夾痰者居其多數。且有痧瘄隱於胸背。先表後裏。一定之理。明眼人自能知其所以然。特患一知半解之輩不知人地制宜。抱定禁忌之藥。一滴不可入口。以治白喉方法。移治南方爛喉兼夾等症。縱不速斃。亦難尅期痊可。總之以成方治活病。在用者善於化而裁之。變而通之。此南北異治。藥宜分別者也。

一喉症吹藥。宜分兩種。喉破者宜錫類散。或疫痧草中之十寶丹。未破者宜蓬萊雪。或玉鑰匙均可。破與不破。當於膜皮上驗之。膜皮比鳳凰衣尤薄。如吹蓬萊雪等。則痛如鹽螫。此膜皮已破。鹹寒之藥未可吹入。改用十寶丹等生肌收口。最爲妥善。蓬萊雪方中有七味藥極不相宜。醫界諸君。務宜注意。如黃連黃芩枝子明礬枯礬熊膽牛膽之屬。有苦寒化燥之弊。且病者患喉痛。已苦楚不堪。再以苦濇之藥吹入。尤覺難受。勢必二次不令再吹。喉症不吹藥。豈有速愈之理。此吹藥藥方宜斟酌者也。

一爛喉痧症有順險逆三候。順者不治可愈。險者按所現之候調治應手。亦未始不可治。惟逆症則不可治。初起一二日。表熱惡寒。二三日腹泄如注。三四日嘔吐神昏。皮膚痧如紫紙。顆粒不分。或通體皮膚隱紅。不現痧點。待四五日即死。甚至有二三日即死者。按其病情。喉屬肺病。泄屬大腸病。肺與大腸相表裏。喉病兼見腹泄。是肺金吸受之邪。不從肌膚外達。轉而陷入大腸矣。泄而神清氣爽脈不模糊。醫治得宜。或可獲效。所不可救藥者。吐泄並作之症耳。喉症見吐泄。並有蚘蟲等症。由肺胃逆傳肝膽。失其上升之職。肺金疫毒。化火不解。觸動肝膽風火。兩相搏結。遂上乘於胃而爲吐。下尅脾土而爲泄。迨至面色青黯。額汗如珠。四肢逆冷。脈伏不起。現出種種敗象。此皆不可救藥者也。

附蓬萊雪方吹藥

西牛黃 三分　雞內金 一錢　製青梅 五分　兒茶 八分　枯礬 五分　山枝 三錢
當門子 三分　生子芩 三錢　人中白 一錢　雄精 三錢　銅青 五分　珍珠 五分
眞熊膽 五分　白硼砂 一錢　牛膽硝 三錢　青黛 一錢　明礬 三分　川連 三錢
上梅片 五分

附十寶丹方吹藥

西牛黃 三分　人指甲 四分　小川貝 三分　壁錢 三分　冰片 一分　琥珀 五分

白硼砂 四分　橄欖核 三枚　人中白 五分　珍珠 六分

附玉鎖匙方吹藥

元明粉 二錢　人中白 二錢　土牛夕 二錢　殭蠶 一錢　青黛 八分　薄荷 五分

白硼砂 二錢　硃砂 五分　冰片 二分

附錫類散方吹藥爛喉久不收口此藥清解餘毒生肌極妙

象牙屑 三分　珍珠 三分　壁錢 二十枚　青黛 六分　人指甲 分半　冰片 三釐

西牛黃 半分

按喉痧証初起。雖覺咽喉紅腫疼痛。治法首當達表透痧。痧透而喉自平。重在痧不重在喉。重服藥不重吹藥。用藥之先後次序尤不容有絲毫錯雜於其間。去歲會經僕將曹氏喉痧正的一書。補刊廣送。復經會員郭演康君。撰有疫痧續論。更將此症竅要闡發靡遺。已具載於第一期本報矣。濮君茲述爛喉白喉。治各不同。極爲明晰。且云喉痧先以解表爲主。使肺邪速從肌膚以外達。免致因循逗遛而滋患等語。尤爲中肯。可謂道同契合。至所論吹藥數種。喉症名目甚多。是在研究專家夙有心得者。臨診見症斟酌施其妙用可也。鄭宜壽嵩厓甫附識

祝詞　甘沛少農來稿

粤稽上世。醫藥無方。有仲景出。人賴以康。金元諸輩。相繼爲光。佑啓諸君。醫國心長。共和甫定。組織報章。生死肉骨。筆墨精良。從此同志。得以就將。善哉斯舉。厥德無疆。

江甯醫會規復醫報成立爰爲俚句四章以誌盛

章成銘伯新

東漸西夷事事侵。餘波撼邊及醫林。保存國粹金鍼度。激起同儕濟世心。

團體渾如金石堅。尋源啟奧溯前賢。陰陽調變迂形質。截短從長在細研。

升堂研究衆相親。南國春回日月新。賴有羣公心最熱。拯黎一髮繫千鈞。

仁術流傳五大洲。中西學業互爭優。刊成醫報開新智。把酒應銷萬古愁。

祝詞

孫瑜少培

惟願人人壽命長。共將醫學細商量。欲强吾國先强種。振刷精神意氣揚。

生成一副熱心腸。惟願人人壽命長。學力深時心有得。頓教弱質化爲强。

天命維新逢鼎革。使我得沾文明澤。惟願人人壽命長。醫界須擔一分責。

良相宏猷壽八荒。良醫事業足相當。豈因私益方研究。惟願人人壽命長。

頌祝南京醫會醫報成立萬歲

甯波王有忠藎臣

南京醫報。希世奇珍。鴻篇鉅著。字字精神。風行四海。妙手回春。振聾發聵。教誨諄諄。良相醫國。良醫

南京印刷廠代印

活人。發明精理。黃帝功臣。同登壽域。愛國愛民。嘉惠醫界。咸荷陶鈞。前途進步。與時俱新。心香遙祝。俚句直陳。

敬步社友張小村君頌祝醫報創成原韻一絕錄請諸大名家斧政　甯波王有忠藎臣

報紙風行四海知。東方國病遇良醫。中西卷帙求精意。不在詞章不在詩。

發明醫理與時新。妙手能回萬象春。斯世斯民登壽域。心香一瓣祝同人。

五月十五號（即陰歷三月二十八日）同盟會為廣州諸先烈開第一周年紀念會同人公送輓聯以誌追悼

犧牲身命。冀隻手收回漢室河山。一死謝同胞。試看嶺嶠之間。風雲壯色。

拋擲頭顱。以熱血灑成共和政體。千秋酬夙願。從此馨香所祝。日月常新。

專件

分呈　大總統暨內務部、江蘇都督、巡警總局、南京府文

南京醫學會為呈報事竊醫會前因軍事倥偬停止研究現慶共和成立同志團集到會實力進行擬定另刊南京醫學會之圖記式樣呈蒙江蘇都督莊　教令呈悉該會研究醫理並開辦醫報折衷中西係為慎重醫道起見自應照准應用圖記仰即自行刊用具報可也此令舊圖記存銷奉此

遵即刊刻南京醫學會之圖記一顆啓用並己編刊醫學報分送各界徵求名論開益民智除仍實力研究繼續進行外合將醫報送呈仰祈　電鑒此呈

本會記事（係陰歷望日會期議決實行者）

一由會刊發銀質徽章上刻南京醫學會五字中刻國旗二面會員出診時均須佩戴以昭鄭重

一由會刊刻南京醫學會醫用箋排列証因脈治宜忌字樣備候本會同人一律購用以清眉目而重實驗○此箋計分二種宣堆紙連刷工須資本錢一文每張售錢二文貢川紙連刷工須資本錢二文八毫售錢三文所有餘利即充本會公費其出入數目按季附刊收支一覽表俾衆周知

贊成員姓字錄

王葆年 蘇州　接子彬 邵伯　袁桂生 鎮江　李雲年 浙杭　凌志雲 浙湖　甘少農 安慶

林先耕 蘇州　任桐軒 揚州　楊燧熙 鎮江　李鶴舫 浙湖　王藎臣 浙甯　鄭肖岩 福建

梅詠仙 松江　錢杏蓀 松江　賈瑞甫 鎮江　李嘯雲 浙湖　孔培年 浙甯　王東培 江甯

嚴富春 揚州　藍月恒 常州　張小村 鎮江　邵賡人 浙湖　魏天柱 浙紹　張伯皋 江甯

臨時會員一覽表

隨仲卿 前舉會長尚未就職　王筱石 臨時會長　段抱山 參議員　孫惠臣 參議員

南京印刷廠代印

張簡齋　殷伯衡　徐近仁　錢壽之

劉楚三　戴春垣　諶子餘　徐道生以上皆評議員

鄭嵩庠顧問員幫辦編輯及文牘　郭演康編輯員　刁星軒文牘員　方世英書記員

趙子漸書記員　濮鳳笙交際員　孫少培交際員　黃愼齋庶務員

吳鏡芝庶務員　萬朗齋會計員　楊伯雅會計員　邵新齋

程筱竹　管續卿　芮敎之　單炳堃

孟壽仁　蕭劭夫　郭炳文　顧楚源

徐鼎銘　杭誠齋以上皆調查員　朱子卿　崔少堂　包蘅村

濮仲卿　秦少泉　秦漢卿　蔡壽人　江石生　魏煦孫

汪濟生　俞福民　馮賓之　孫竹銘　黃海漁　吳澤民

裴用舟　徐賓如　陳玉堂　魯質夫　李衡甫　楊仁齋

張鑑安　鄭培生　楊鴻年　丁偉卿　江建東　朱召榮

陳蔭庭　何樹棠　孫蔭棠　張耀卿　張鐵梅　徐佐臣

佘鼎臣　王介庵　王榮卿　丁安甫　王樹芝　嚴愼思

石劍青　趙效農　朱鹿生　葉煥文　張友直　王受之
王叔山　陶蘭甫　盧蘭生　梁錫鈞　趙託莘　甘樹棠
李潤翘　楊蔭安　李養吾　諶叔侯　林紹商　程鶴亭
程文松　陳培卿　蔡良臣　周壽臣　陳仲元　諶佑之
殷養之　吳蓉舫　王偉堂　彭錦源　裘漢臣　金小山
許吉人　章伯新　宋竹巘　楊勳臣　宋恆安　王蘭遠
祁秉衡　隨翰英　黃壽章　汪紹松　孫也韓　賈筱村
朱蘭生　陶禹卿　祝子厚　劉緇禪　王仲還　顧燮堂
李敬之　周培之　陳紹芝　朱笏臣　曾樹人　陳鑑吾
劉滏臣　周鵬如　唐發餘　楊復初　周月波　朱錫五
馬欣庵　陸少竹　嚴炳榮　馬明才　汪丙吉　芮伯臣
高玉田　陳炳如　高柳堂　王少賓　夏健侯　湯協文
鄭賓南　楊仲雅

如有嗣後到會者容再續登

南京印刷廠代印

來函

殷伯衡告白

昨閱中華報載是否庸醫是否殺人一段首言僕叔養之治一北門橋余姓病藥石誤投詢之家叔並無此事繼言余姓次子又延僕診疾僕出診號簿徧查無此病戶其中又言火症施以凉劑遂致不起果有此症然則將以火助火乎又謂余姓二老向殷某處大肆咆哮記者適經路過不知所謂殷某者指家叔乎抑指僕乎要之絕無此事此不能以一手掩盡行道人之耳目也通閱該報全文詞氣抑揚且若於僕深致愛護而預爲異日留一更正地步者僕行能無似苟有人告以過敢不自勉他則非所敢聞謹書此以自明告諸讀者且告該報記者

附錄中華報原文

是否庸醫是否殺人

城北殷養之殷伯衡兩醫家素有聲望有住居北門橋余姓者中年得子兩人其一被殷養之誤投藥石致傷生命次子又得一火症與前病相同延訪至伯衡處乃又大加凉劑不轉瞬亦同歸於盡兩老傷心不已遂向殷某處大肆咆哮記者適經路過未知藥劑是否誤投抑天命使然也

旅滬王問樵君致本會交際員濮君書

鳳笙鄉先生執事疊頒手敎莊誦再四眷戀之情溢於辭表匡章被謗見禮亞聖之門子厚蒙誣欣遇孟容之宥以今比古同一知音甯報發行迯聽深喜在弟忝同桑梓自無俟公義迫期共負維持之責而今且勸者諄諄聽者藐藐夫豈弟之初心哉顧自悵僨事遺譏椎心抱痛雅不欲以哀楚之詞瀆陳几案故僅於致王葆翁函中微吐其隱孰意葆翁之熱誠和盤托出竟將弟原函附寄藉達愚衷吁嘻葆翁之秉直可風而益使弟抱慚無地矣猶幸執事相知有素曲予通融不加以譴勒許我以自由更復賜書溫慰殷殷以覓替見委弟雖處乎爲難地位於甯報組織何嘗不絕端贊成既承雅託應盡所知容稍稽時日物色妥人續行報命可也昨啓書簏見舊稿多如束筍不忍久湮擬檢閱持論精確者數紙附寄台端以憑抉擇至能否揭登甯報以彰其美則甯會諸君子珠璣在握自有權衡非弟所敢妄參末議也謹覆藉頌

進步

南京印刷廠代印

勘誤表

第一期祝詞瘏口嘵音之瘏誤作瘖

文論類悲天憫人之悲誤作怨

醫學平議材力得以伸之力誤作才

仲景自序患及禍至下脫一而字

學說類芩連梔柏之芩誤作苓

王孟英之孟誤作夢

討論類西醫尚未計算之未誤作來

確有至理之至誤作治

南京印刷廠代印

本城派報分所

上新河　程文松醫寓

下關　孟壽人醫厲

外埠派報處

鎮江　楊燧熙君

丹陽　賈瑞甫君

邵伯　接子彬君

蘇州　王葆年君

金山　錢杏蓀君

浙江　李雲年君

湖州　李鶴訪君

紹興　魏天柱君

安慶　甘少農君

漢口　葉煥文君

外埠郵費自理
每月一號發行
每册價洋陸分

總發行絨莊本會事務所

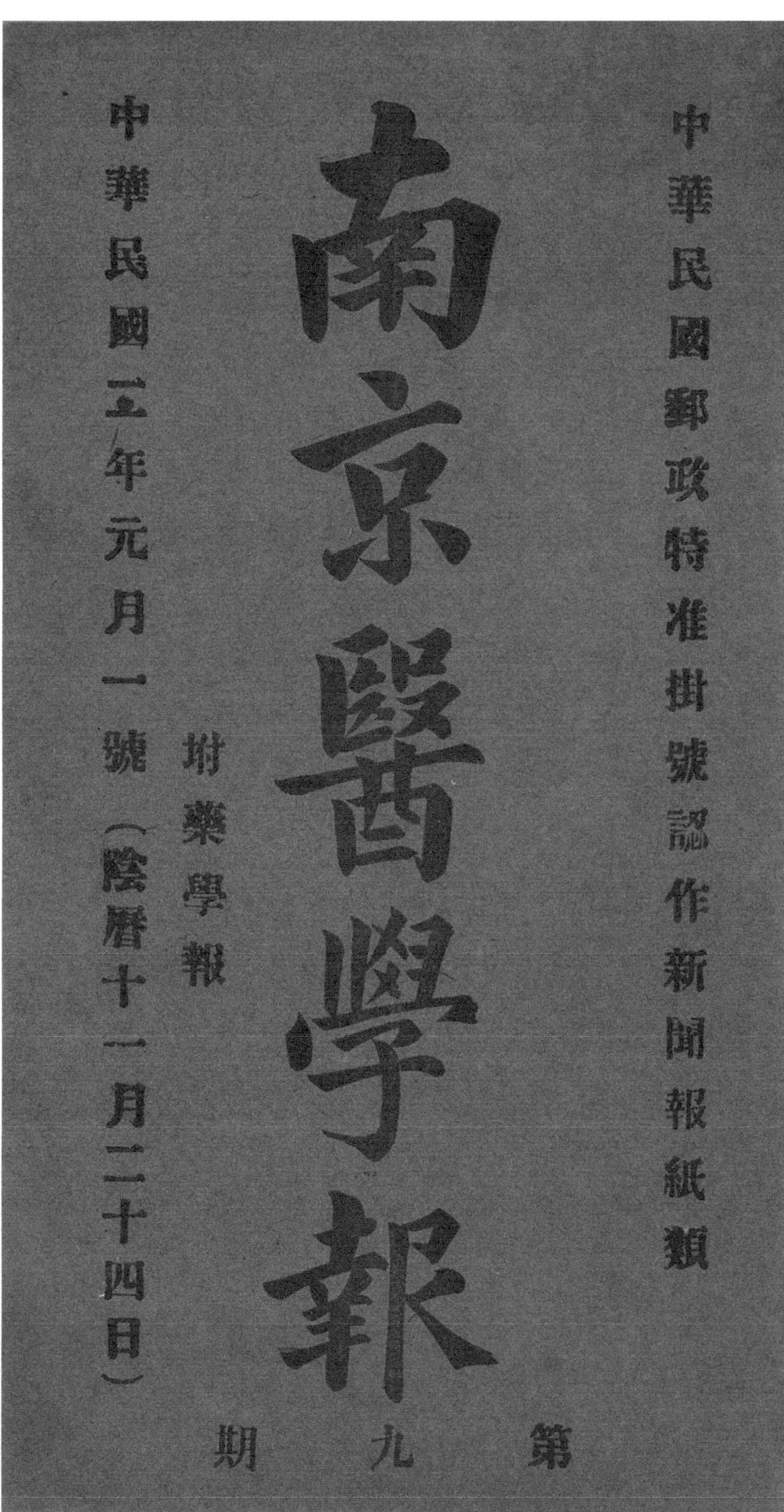

中華民國郵政特准掛號認作新聞報紙類

南京醫學報

第九期

坿藥學報

中華民國三年元月一號（陰曆十一月二十四日）

交際員濮鳳笙啓事

本會重行組織力圖改良月刊報章實地研究並承外埠同志惠寄文稿輔助其間擴充知識已於上年五月發行第一期醫報銷數計達千份足徵維持醫道實多熱心毅力之人至閱報諸君本城概由本會事務所交涉外埠定報及願代任分派者請函寄南京白酒坊濮鳳笙醫寓接洽如 惠寄文稿請儘陰歷每月底以前寄到過期歸下月付刊但本報限於篇幅來稿佳作甚多每易割愛不登者原稿恕不寄還此佈

編輯員郭演康鄭嵩崖啓事

本會重行組織自上年五月起月刊報章 僕等猥以不材謬膺編輯讀會內外所惠大作美不勝收惜限於篇幅每有遺珠之憾不足以饜閱報者之心私衷不無歉仄惟見惠諸稿通論最多雜作較少學說尤屬寥寥本報之宗旨爲研究實學起見似以學說一門爲第一要素應請諸君多惠學說雜作次之至於通論果能發揮義蘊體裁合格亦爲不可缺之要點畸輕畸重之間想諸君學問淵深識見弘遠當能俯鑒寸丹也特此廣佈

本報目錄

南京印書局代印

文論

醫界之悲觀

郭廷熙 濱康

嗚乎吾國醫學相承數千年爲最古最高之國粹自業醫者每下愈況日有退步而醫術遂爲世所詬病然苟有愛國之見存則發明之可也改良亦可也或取東西之所長融合而陶冶之另鑄一醫學之新世界亦偉丈夫之所爲不謂以神農黃帝之子孫乃舉神農黃帝之學說置諸可有可無之列而不加提倡一旦攀高位而據之乃憑藉國力以側重歐化

夫國力者積四百餘兆之人民所團結而成用以弭內患禦外侮者也乃少數人太阿倒持反用以助西醫之勢力使與本國之學說相爭戰抑獨何也或以日本消滅漢醫爲借證此尤不知事理者也日本醫學本非日本所自有昔之風行漢學今之改用西學均不過借材異地其於國粹毫無關係入主出奴原無不可中國之醫學則固文明之初祖相傳永久而弗替者也日本之廢漢醫不過中國醫學上去一附庸於根本尙無所損一自西風日逼業醫者已爲他動力所感守狹義者曰窮則返本於是精研舊學者有之守廣義者曰採彼之長補我之短於是兼研西籍者有之乃航海遊學者流撇却本國舊有之一堦級從事於東西醫學一旦學成歸國倘有愛國之熱忱宜取國之所本有磨擦而光明之使之爭鳴於世界有智識者必當如是也

考世界之公例一國雖亡一國之學術不與之俱亡是以拉丁醫籍至今猶爲全球所誦習不料民國改造伊始教育部所布之規程科目純重歐風於中國數千年相傳之學術淡漠置之爲外人擴張學術上之勢力竭吾國易匱之財源以賞用舶來品有吸受而無保守憶吾國新學家有言曰不患外國學術思想之不輸入惟患本國學術思想之不發明若吐棄本國學問不屑從事脫崇拜古人之奴隸性而復生出一種崇拜外人蔑視本族之奴隸性吾懼其得不償失也（見宗教學術初編）嗚呼不以國學爲根柢徒事炫異矜奇恐終不免爲文明之奴隸今者教育部二十五號二十六號部令（列後）行將頒布矣當事者有愛國之忱乎能取而重加删訂否醫界中有愛國之人乎能忍而與之終古否

中藥改良之管見

紹興曹炳章來稿

醫之始始於藥上古神農嘗藥中古韓康賣藥皆醫師而兼藥劑師也自趙宋設和劑藥局售藥始設專肆醫與藥從此隔閡矣賣藥者祗求形色雅觀不知泡製之精當行醫者只辨性味處方不明藥品之眞僞至於出產之道地與否丸散膏丹之遵古與否醫師既不調查藥肆亦不報告分道揚鑣兩不相謀不知醫猶戰士藥猶鎗械醫不知藥是猶戰士之不識鎗械而欲臨敵以制勝也能乎卽有精於決斷者亦被鎗械之窳而失敗戰士既敗則鎗械無所用勢必拋棄而逃之此卽我國醫

與藥同歸劣敗之結果也稍有世界觀念者莫不知之況今西藥充斥於民國藥房林立於市場中藥已受多數之擠排若我國藥界冥頑如故固陋如故不知研究不知改良一任西藥之日增月盛而視若無覩冥然罔覺終恐蹈日本之覆轍而無立足之地矣謂予不信試觀日本仁丹一物據山東某客之報告銷售我國額金之比例表前清光緒三十二年計五千零六十元光緒三十三年計八萬三千三百六十八元光緒三十四年計二十二萬二千五百六十元宣統元年計二十七萬九百五十四元宣統二年計五十四萬零二百三十二元宣統三年計一百萬零零八十五元餘若清快丸千金丹靈寶丹等之廣銷亦不亞於仁丹試問億萬之金錢外溢誰之利權耶非明明中藥之利權耶而我國藥界諸君奈何不觸目驚心猛然省悟耶近聞我國政府復有取締中醫中藥之議我藥界前途將更陷於危險之地步矣午夜枕戈中流擊楫事機所迫稍縱即逝在此千鈞一髮之際苟欲圖存自今以往必須改革舊慣速與醫界聯合一氣共同研究設法[illegible]國粹而挽利權以期達於優勝之目的此不獨爲一身之營業計抑且爲[illegible]改良保[illegible]必須醫藥界各負責任如禁辦側路僞貨（如犀角之天麻角羚羊之枯角黨參[illegible]也至甘黨黃耆之川者諸如此類不勝枚舉）應責成各行棧不辦此等僞貨則藥肆必無處可進其[illegible]泡製之不精（附子膽星半夏甘遂等不一而足）貯藏之不良（如荊芥薄荷藿香佩蘭麻黃等功用在氣見其價賤

風吹濕蒸氣味全無反增黴毒）假託之亂眞（如巨勝子小胡麻亭歷子紅飯豆等皆與本草原物不符功用反是）僞品之倣造（如范志麯子紅花淡秋石百藥煎銅綠等向來行銷皆屬僞造不獨功用反是且有黴毒反足害人）良材之埋沒（如大青葉土牛膝茅草根杜藿香黃荊葉等鮮藥美不勝收治病皆有特效之能）皆宜隨時通告各盡天職因咎國學問不良者改良之因名物不符者訂定而革除之僞造品從外運來者則改良而自造之向來所無者設法以採辦之以上所述皆初期改良之法易於實行然對於醫生之治療實有密切之關係至若欲抵制舶來品則補救之法莫若仿效調製嘗讀西藥大成西藥略釋日本之藥物學等書如非沃斯、（即鬧陽花）曼佗羅、（即風茄花）龍膽草、大黃、黃連、陳皮、遠志、丁香、肉桂等植物品數十種爲中國所固有又如鹽化第一水銀、（即輕粉）鹽化第二水銀（即降藥）赤色酸化綠、（即三仙丹）硝石（即火硝）重曹、（即石碱）硼酸、（即硼砂）等礦物品數十種亦非中國之所無苟能調製精良擇其氣濃者蒸露味厚者熬膏他如礦物之金石類可製煉而爲粉植物油質品可榨取而成油然後一病有一病之藥一藥有一藥之能藥肆多特效之藥醫士少掣肘之虞能如是研求推廣則何必舍已國所固有而漫用東西洋之舶來品哉以上皆鄙人欲挽利權之微旨也若言規定藥品必須先立藥品陳列所將各原藥標本每種分正路側路一一著說明書此產何省何府何時出新此優彼劣種種備列使醫界可將此標本藥觀其形色嘗其氣味爲之記錄與諸家本草對照之辨別氣味比較形狀調查產地實驗功用研究確實再與西藥書中之中藥互相比較將中西醫確有經驗之名論編爲中華藥物學教科書灌輸新智發明中藥此則從根本上改良之要法也若能廣籌經費則辦一模範藥局請精於製劑調劑者某藥宜如何製造某藥宜如何調和設立半日學堂收授學生以造就藥劑師輔醫師以厚固其基礎俾藥業成完善之結局嘗調查東西各國皆特設藥學校授以專門與醫並重非試驗及格不得受藥學士非藥學士不得任藥劑師非藥劑師不得調製藥品擅自販賣其補助醫師之美意深且遠矣環觀吾國雖有泡製煆研諸法而每多以訛傳訛累世相傳毫無甄別故同一藥也彼擷其精華我取其糟粕同一藥界也彼日佔優勝我日趨劣敗嗚呼吾國何不幸而現此因陋就簡之悲觀也耶吾民何不幸而演此承訛襲謬之惡劇也耶此有志振興中藥者所以悲憤填胸不得不效賈生之痛哭流涕忠告而善導之也世有聞吾言而興起者乎吾將馨香以禱之拭目以俟之。

古中國煉丹與今西國化學異同說

徐馥蓀自上海來稿

煉丹之法有二。一爲黃白之術。始見於史記封禪書。所謂祠竈則致物。致物則丹砂可化爲黃金是也。一爲服餌之術。始見於參同契。所謂巨勝尚延年。還丹可入口。金性不敗朽。故爲萬物寶是也。二術相傳至今。行之何啻千萬人。未見有成功者。黃白盛於漢。而少君欒大行之無效。服餌盛於唐。而順宗穆宗反以取死。此其尤大章明、較著者也。煉丹之非。不足辯矣。近今泰西之人精於化學。辨萬物之原質。而知其形性。其功用甚廣。如製造、樹藝、陶冶、染坊。無不資化學之用。而於礦學、醫學爲尤要。蓋礦學之鎔煉。醫學之配合。一以化學爲主也。其以化學爲出於煉丹者。則亦有說。蓋礦務。以化學。煉五金。其迹近於點化黃白。醫家。以化學。合藥石。其迹近於服餌。金丹。究之化學之道。不出分合二理。化分者、將各雜質分析。而得原質。化合者、將各原質。合並而爲雜質。雖曰變化無窮。其實即就原有之質。以成應有之物。初未嘗以無爲有。以虛爲實。如煉丹者然也。夫好生嗜利。人之常情。方術之士。以黃白修煉之說。愚天下後世。入其中者、亦迷而不自覺。如劉向之列仙傳。葛洪之抱朴子。皆雜采煉丹之法。其餘金丹詩訣。金丹大要。則專論煉丹。歷歷言之。如指諸掌。其書具在。行之而效者。未之前聞。其因此得禍者。蓋十八九焉。俞琰爐火鑒誡錄。可覆按也。乃世人猶甘心不悟。且援化學爲藉口。則亦惑之甚也已。

徐君馥蓀。爲天南遯叟之高足。久以文名。前清蔡和甫觀察使聘爲南方報館主筆。與 鄙人 知交兩代矣。其先人少甫先生。爲醫國手。名震滬濱。馥蓀見國運之頹。乃不入政界。世其業。今出其舊作見示。中西貫串。出筆簡煉。迴環三復。傾佩殊深。爰綴篇尾。以誌向慕。包衛村附識

南京印書局代印

學說

中醫形體學講義（續前）

前金陵中西醫院院長本會顧問員 婁國華子青編

說肺

肺爲氣海。着於脊之第三椎中。以行諸臟之氣。爲臟之長。爲心之蓋。是爲多氣少血。

肺者生氣之源。乃五臟之華蓋。虛如蜂窠。下無透竅。吸之則滿。呼之則虛。一呼一吸。消息自然。司清濁之運化。爲人身之橐籥。

肺與大腸相表裏。諸咳皆屬於肺。又曰肺主皮毛。

肺爲嫩臟。而司呼吸。其呼吸之原力。先由缺盆高骨之建瓴。而後賴兩肋之翕張。再由於丹田宗氣之鼓動。於是氣向裏吸。則肚腹亦隨以脹滿。氣向外呼。則肚腹亦虛小也。（按丹田宗氣即胎動脈也俗名雞冠油王勳臣謂爲氣府橫長小腸之外者內藏元氣元氣即火也此爲眞火即嬰兒有胎胚內吸管吸受母氣之處）肺管至肺。分爲兩支。直貫到底。管上有節。兩葉大面向背。小面向胸。上有四尖向胸。下一小片亦向胸。

肺內所存。皆輕浮白沫。並非流質。

肺外皮無竅。內有管絡雜複難數。並無所謂行氣之二十四孔。且有血管在左右肺內。

胏管空虛。食物纖維不能誤入。入必嗆出。所以痰飲津涎。皆在胃管。而胏中氣管粘涎如痰。必咳淨而後安。胏左右氣管。由胏管兩傍下行至胏門。以成支管。此管中輕沫。被風寒所傷。醞成熱度。煎熬成痰。或爲眞火所灼。亦成痰塊。粘於直管之內皮。一經凝結。亦必嗆咳而出。胏部始安。

胏之斷論

胏所吸受之氣。古書名曰空氣。卽化學所言之養氣也。其氣入胏。鼓盪全身。舉凡腦氣、筋、血管、淋巴管、汗管。皆賴此氣以利通行。惟是此氣。性能催行周身之氣脈。以祛腐壞之廢料。而生新出之氣血。並不能補益人之氣血。惟五穀五味之氣。有此補益之能力。合以養汁。則生人身之眞血脈。有此眞血脈。則生人身之眞精。於是精足神充。肌豐骨健。如以胏中所吸養氣。誤爲養人之氣。則舛執大焉。且胏能呼吸。全賴兩肋翕張。鼓動丹田宗氣。方能開合。此理可證以皮質之人體。一捺一放。必在下部。始見上部之氣出入也。

經曰、氣在胸止之膺與背腧。氣在腹止之背腧與衝脈。此言氣衝起於臍之左右動脈。（按動脈名詞本於內經。惟此所謂脉者。仍合氣與血而言。與西醫專言血管有別）（下附西醫胏部說）

胏之結論

胏與大腸表裏一言。見諸本經。西醫無此理想。多不公認。然中醫有此想像。非憑空結撰。實因胏經眞熱病或積小每用大腸經瀉品泄之則肺病自愈或大腸閉結不通徒用泄藥不效用宣肺之藥卽靈足證此卽每臟之脈氣必經每臟每穴之理也此說係由歷史經驗徵諸實效後人又用之歷驗不爽然後筆之於書傳之於世中醫此說獨佔優勝

諸咳皆屬於肺又曰肺爲嫩臟有如懸鐘外受風寒撞之則鳴邪伏日久因生結核此傷於外也迨咳嗽日久元氣大傷則由外而內又五臟內傷氣逆上撞或肝部發炎火氣灼肺是爲內撞咳嗽日久則肺沫湧吐古人謂之吐白血此由內而及於外也又操勞過度抑鬱太深久則傷肺致生癆瘵是爲上損若色慾太過腎臟虧損亦能傷肺致欬是爲下損以上所病皆爲肺經結核中醫辨別外傷既分寒熱虛實內傷亦分寒熱虛實或爲上損或爲下損無往而不察其陰陽辨其寒熱所以肺癆之病十醫七八西人每遇此症只知傳染之害侈言隔離殺蟲或謂須開窗而臥常吸空氣或謂須住高曠之地聽其自然試問施治之法十中能救一二耶皆不辨外傷內傷上損下損表裏寒熱虛實之過也猶有奇者西醫不認腎虧傷肺之理而常戒人以下損之原因謂色慾過度必生癆怯是自相矛盾也中醫分別肺臟致病各種原因獨占優勝

西醫謂肺之呼吸所指缺盆肋骨等處翕張之力與中醫同獨略臍下丹田宗氣一說王勳臣所畫油脂一塊橫於小腸下者卽臍動脈也人生胎胞之中由此吸受母氣所以爲宗氣之原力中醫此

說。獨占優勝。

中醫言痰飲水飲。皆蓄於胃。而肺管不受纖塵。所以氣管涎沫。爲熱度蒸灼。成爲粘液。肺必嗆咳而出。此說西醫甚略。且化痰之品。亦不辨寒熱虛實內傷外感。

人死氣絕。肺管不能呼吸。非肺先死。乃血脈既停。腦氣先絕。則臍下動脈失守原力。以致氣絕也。迨至呼吸既停。養氣不入。故人體漸冷。養氣助燃。西說較强。而氣絕不關肺之先死。中說見長。

肺主皮毛一說。換言之。即皮毛曰小肺也。中西所見甚同。惟中醫所言肺主皮毛之旨。是言六淫之中人也。惟風寒入於皮毛。皮毛受病則肺必咳嗽。其感覺較胃爲尤捷。故遇風寒之病。必宣達肺氣。今外邪仍從皮毛排泄而出。所謂由何處來者。仍由何處去也。此理最平易近人。西醫治外感。不尙發表。其以皮毛爲小肺者。因皮毛塞閉。人能窒閉耳。夫毛竅與肺。既呼吸相通。肺爲風寒所侵犯。胡不由皮毛達之。乃西醫僅知人有外感。則胃中吸管。失其功用。小腸必壞。豈知中醫。謂濕。溫。暑。熱。皆從。口。鼻。而入三陽。傳受在先。風寒之病。由皮毛而入三陰。傳受在先。內臟皆有感覺。不過入胃入肺。不同耳。故寒熱之治。各有區別。此中妙理無窮。中醫能有實在效驗。而三陰三陽之中。又各以手足二字別之。即上下標中本之義。換言之。又即上下表中裏之義。然表中裏之中。又再分橫直各三層。精細入微。特以手足三陰三陽代爲名詞。以清眉目。猶算學代數之甲乙丙丁也。

心部圖說中西比較

本經說心

心生血。

按此生字非生長之謂。當作生發不已解。卽迴血循環之義。蓋證以氣血交縈。又心榮各說。散見於本經者。皆有縈迴榮養之旨在焉。

心者君主之官。神明出焉。

按腦筋雖主知覺運動。然腦如陽電頭。心如陰電頭。凡腦之神經受感覺。而心必應之。所以應字之尾從心也。且思想二字。亦皆從心。往往腦之戟刺。必與心籌商而後能決。此種想像。人人皆可心得者也。況實地研究。心部大傷。腦不知痛。用將本經說心仍存原文十字。後論心爲迴血之總匯。卽從以上二義生出。

心者血之海。

居肺管之下。隔膜之上。附脊之第五椎。是經血多氣少。有赤黃裹脂。是爲心胞絡。心下有隔膜。與脊脇周迴相着。遮蔽濁氣。使不得上薰心肺。所謂膻中也。

心與小腸相表裏。

按手少陰心之脈。起於心中。出心系下膈而絡小腸。故與小腸相表裏。心主身之血脈。又曰心之合脈也。其榮色也。又曰心主血脈。在體爲脈。諸血皆屬於心。肝與心連絨而不共房。

按心房二字見於中醫者最古。

後賢說心

東垣曰、心氣通腦筋爲人身神氣之主。

喻嘉言曰、心有所思。必反目上視。以求諸腦。

王勳臣曰。心體本無血而腔子之內。有管盛血。乃傷此管。則血流不止。血盡則氣必絕。

心之斷論

心主神明。與腦氣能瞬息相通。如僅以爲迴血之器。何以心中感觸與腦之截刺同一現象。心爲迴血之總匯。其分出之管應曰血管而東醫改爲脈管。按脈當氣血二者始謂之脈。若動靜血管係血輪循行。只可謂之曰血管。不得與脈字混合。靈樞經曰。經脈者常不可見者也。脈之見者皆脈絡也。（即血管）又曰、經脈爲裏。其支橫貫注者爲絡。支別者爲孫。（別即小支）蓋經脈之說。

一如腦氣神經之經。脉管則若腦氣筋之筋。奈何東醫以絡脉爲靜脉。經脉爲動脉。誤虛爲實矣。心能與腦感應。因心臟外層裏束纖維神經。有神經球。其內腔之中。分佈淋巴管內。亦有神經之纖維又有自和腦線。(下附西醫心臟圖說)　(未完)

飲家腹痛便秘治療說

隨勤武 翰英

自鴉片煙禁日嚴。而國民沈湎之風復熾。名雖醉心歐化。其實西人善良習慣。未能模仿而實行之。獨嗜酒之弊。如傳染然。日蔓延而不已。失時廢事。釀成種種惡德。言改良社會者。引爲隱憂。其遠者大者無論已。所最易覩之事。莫若有害衛生。爲疾病之媒介。如腦充血胃癌肺痨痔血等症。攷其原因。均與酒有絕大關係。中西醫籍。所論甚詳。獨是飲酒家尤易釀腹痛便秘之疾。鄙人幼承庭訓。臨症十年。覺是疾與年遞加。中西醫士。均未論及治之不善。雖一時無生命之危。而展轉牀第。終必爲錮疾而後已。爰深究其原理。兼及療法。不敢自秘。特敷陳之。

是病之現象。腹痛拘急。大便數日不行。小溲短黃。日夜不能寧臥。飲食懶進。甚且嘔惡。面目俱現暗黃色。舌苔或薄黃。或膩白。脉象或沈小。或遲弦。或如平人。視人體質之强弱。及兼症若何而異。醫家見症候如是。每遵黃疸例療之。或胃苓湯等藥。觀其腹痛也。或加行氣之品。或投散寒之劑。其便秘也。或用麻仁丸。曾見服二丑二錢。而大便仍不通者。是不察其腹痛之因於便秘也。其便秘也。乃陰秘而非陽秘也。從陰秘治。非用和劑局方半硫丸二三錢。焉克有濟。如有兼病。再加對症療治之藥。輕者一服即已。重者二服大便即通。腹痛立止。餘症亦霍然而愈。可稱此症之特效藥。惟病者藜藿之輩。多於膏粱。愈後必戒酒方善。否必繼發不已。且有痼積之虞。所患者病家初來診斷時。未必即以嗜酒見告。如察其所患病情若是。即詢其素嗜飲否。昔孫眞人診病。未診先問。良有故也。攷之古籍。雖無是症之名詞。然與之類似者。亦大可證印。潔古云。臟腑之秘。不可一概治療。冷秘由冷氣積於腸胃。凝陰固結。津液不道。胃氣閉塞。其人腸內氣攻。喜熱惡冷。宜藿香正氣散加官桂枳殼。吞半硫丸。熱藥多燥。惟硫黃煖而通。虞恆德治一壯年。寒月入水網魚。飢甚遇凉粥食入腹大痛。二晝夜不止。醫以大黃丸不應。又以承氣下糞水而痛愈甚。診其六脉沈伏而實。面色靑黑。此大寒證。而下焦又有燥糞作痛。與溫下藥而愈。吳鞠通曰。溼凝氣阻。三焦俱閉。二便不通。半硫丸主之。今人之通大便。悉用大黃。不知大黃性寒。主熱結有形之燥糞。若濕阻無形之氣。氣既傷而且阻。非溫補眞陽不可。硫黃熱而不燥。能疏利大腸。半夏能入陰。燥勝溼。辛下氣。溫開鬱。三焦通而二便利矣。三家所論證治。雖未涉及飲家。以彼例此。如出一轍也。

蓋酒之爲物也。體陰而用陽。售者每攙以水。世又有冷飲之習。其陽虛之體。飲入由胃以達三焦。經多日之蓄積。其水液泛濫三焦中。陽氣無運行之能力。遂冰伏而不流通。津液亦爲之阻塞。腸中水分既少糞塊遂結迫壓腸壁神經知覺過敏腹痛所由來也食物之渣滓既阻於腸而不下行則胃之功用亦失致懶食嘔惡膽汁無用旁溢於血中故面目俱黃尿短黃者非膀胱中有熱也緣三焦不能通調水道凝聚而色黃也半硫丸之製其功用悉在硫黃半夏不過能降胃逆取以爲佐攷神農本經載硫黃性質酸溫別錄云療心腹積聚蓋溫則燥溼運氣陽氣運行陰溼自迎刃而解水分由三焦以達腸與膀胱二便焉有秘結者乎神經復常胃氣下降腹痛嘔惡不待治而自愈故治病者當求之根本療法也

聞之西醫之論痛也有炎性與無炎性之分炎性之痛因血液湊集於一部分爲持續性以手壓之則愈甚治以寒冷法則輕減即內外癰症是也無炎性之痛由神經性之疾患而生爲間歇性以手壓之反輕減治以溫罨法則佳良即泛指諸痛而言也又攷之腸管狹窄症其原因由糞塊滯積而起其症候與飲家腹痛便秘症無異其療法不過用多量之下劑如蓖麻子油類（上述見丁譯內科全書）不知此症服大黃二丑大便尙不能通而何有於蓖麻子油若更無效驗之際則將施截開術乎西人之論病也不言寒熱虛實（非不言也特言之關係頗淺）與吾國異吾國醫理無論何症一症之中必詳攷其寒熱虛實而後施治西人目吾爲迂闊者在此吾謂吾國醫理之特長歷萬世而不可磨滅者亦在此也即如飲家腹痛必屬於無炎性然無炎性痛中必區別虛也實也審

其病果屬實。方可議下。同是下證。必區別寒也熱也。熱秘宜下之以大黃芒硝。寒秘宜下之以硫黃巴豆。況乎宜硫黃者巴豆。巴豆即不能奏功。彼西人論症用藥。未知能如此精微否。抑吾嘗讀泰西藥物學書矣。曰下劑者。皆不易吸收而止於腸內以刺戟腸之粘膜。催促腸之蠕動。而驅逐腸之內容物者也。無論鹽類下劑。植物下劑。其生理作用。大略相同。此言似是而不盡然。其論硫黃也。有輕瀉性。謂吾國以爲性溫者。因內含信石。故吾國藥肆所售之硫黃。不可內服。愚謂下劑既性質相同。乃服彼藥則瀉。而服此藥則否者。又何說也。若飲家便秘症。其用硫黃者。非取其輕瀉性。正利用其溫熱之性。蒸動水溼。三焦既通。腸與膀胱。自營其排泄之功。用彼西人專求形象。於形象無可求者。即束手無策。吾國側重氣化。於常法所不能治者。可變通治之。其例甚多。不勝僕數。嗚呼。使吾國醫學盡屬劣敗也。則數千年來。久爲天然淘汰矣。安能生存於今乎。吾昔嘗言曰。學必自亡。然後人亡之。願醫界同胞。繼起直追。使中華國粹。大放光明。鄙人雖爲之執鞭。亦欣幸焉。

討論

會員郭廷熙 濱康 提議曰。傷寒論太陽篇有。(服桂枝湯或下之。仍頭項强痛。翕翕發熱無汗。心下滿微痛。小便不利者。桂枝去桂加茯苓白朮湯主之)一條。注疏家言人人殊。或謂去桂爲是。或謂去桂當是去芍藥。或謂爲錯簡。究竟宜宗何說。諸君積學有年。經驗素著。必能卓有見地。幸明以教我。

會員黃鉞 慎齋曰。僕於此湯亦有六不可解。此證因汗不徹而遽下。致水氣結於心下。故心下滿。小便不利。然仍頭項強痛。翕翕發熱。是太陽本證尚在。而反去桂。此不可解者一也。下後脉促胸滿者。桂枝去芍藥湯主之。心下滿與胸滿等。乃不去芍藥而反去桂。此不可解者二也。傷寒八九日。風濕相搏。身體疼痛。不能轉側。不嘔不渴。脉虛而濇者。桂枝附子湯。若其人小便自利。去桂枝加白朮主之。今小便不利。反去桂枝。此不可解者三也。既去桂矣。何仲景自注本方云。依桂枝法煎服。此不可解者四也。徐靈胎曰。方之加減。皆佐使之藥。若去其君藥。則另立方名。今去桂枝而仍以桂枝立名。此不可解者五也。頭項強痛翕翕發熱之表病。與心下滿小便不利之裏證。[illegible]等。乃舍表而獨從補土滲濕論治。此不可解者六也。惟金鑑云。去桂當是去芍藥。此說較爲近理。

會員徐國樑 道生曰。此條乃表裏兼症。有表固不宜去桂枝。小便不利。更不宜去桂枝。且既以桂枝名湯。豈有反去主藥之理。惜古今注家。強半隨文敷衍。未能明晰。惟金鑑謂係去芍藥之誤。可謂善讀仲景書者。夫傷寒論中表症用桂枝。固不必論。即小便不利。亦無去桂枝之法。惟小便自利者去桂則有之。例如太陽篇。脉浮小便不利微熱消渴者。五苓散主之。傷寒五六日。發汗而復下之。胸脇滿微結。小便不利。渴而不嘔。但頭汗出。往來寒熱心煩者。柴胡桂枝乾薑湯主之。傷寒八九日。胸滿煩驚。小便不利。一身盡重。不可轉側者。柴胡加龍骨牡蠣湯主之。若風濕相搏。其人大便鞕。小便自利者桂枝附子去桂加白朮湯主之。桂枝之去不去。關於小便之利不利者如此。然則去桂當是去芍藥。似無疑義。

會員秦寶璞 少泉曰。此條頭項强痛。翕翕發熱。明是桂枝湯證。乃服湯已或下之後。而本證仍在。反加無汗。汗不外出。水氣停於心下。因而滿痛。但滿而不鞕。痛而尚微。又非誤下結胸之比。皆因小便不利。膀胱之水不行。致中焦之氣不運。雖見太陽諸證。而病機似恰在府。經熱入府。膀胱熱甚。水蓄如癃矣。故桂枝湯去桂。恐膀胱更增其熱。加茯苓之利水洩熱。佐白朮崇土制水。不使上泛。助五藏之津液。膀胱之氣轉舒。藉芍草之酸甘化陰。生薑之橫散其熱。亦可從表汗出漐漐而解也。傷寒論翼曰。膀胱脈最長。主一身之表。開膀胱。即是通陽。膀胱之陽氣宣通。太陽之表邪亦解矣。

會員陳道仁 蔭庭曰。此條服桂枝湯後或下之。仍頭項强痛翕翕發熱無汗。是未服桂枝湯及下之之先。已有是症。夫太陽之爲病。頭項强痛。傷寒中風共有之證也。翕翕發熱。中風獨有之證也。無汗。傷寒獨有之證也。使斯時服桂枝麻黃各半湯。必能得小汗而愈。乃服以桂枝湯。桂枝湯能解肌腠之風邪。不能解膚表之寒邪。膚表之寒邪不解。肌腠之風邪又何從解乎。設又下之。風寒之邪。不能外解。必至內陷。幸未結胸。僅見心下滿微痛。小便不利。故用桂枝湯去桂加苓朮治之。殆因誤表於先誤下於後。邪陷心下。脾胃之氣已傷。與其從外解再耗津液。不如因勢而利導之。從內解矣。此方君以苓朮者。培土以利水也。留芍藥甘草薑棗者。收誤下之陰。並益脾胃之虛也。去桂枝者。不欲其自表解也。故注其方之功效曰。服已歠熱粥一升。小便利則愈。彼五苓散用桂枝而曰多飲煖水汗出愈。蓋一則用桂枝從外解。一則去桂枝從內解也。

會員王光宗 秩卿 曰。此條文字。粗經眼觀。曰。服桂枝湯或下之。幾若或下而未必定下也。又曰仍頭項强痛翕翕發熱無汗心下滿微痛小便不利者。幾若先有是表裏等症。經服桂枝湯或下之。仍不愈也。雖諸家注釋。謂表症爲起初所有。裏症由誤下所致。然則何不移或下之一句。於無汗二字之下。文曰服桂枝湯仍頭項强痛翕翕發熱無汗。或下之心下滿微痛小便不利者。如此則眉目較清。胡爲句法錯置耶。要知此條句法並不錯置。其著眼處全在無汗二字。因本係桂枝湯症。雖服而未效。宜再進此湯。則表症自解。病者乃另延他醫。遂爲或人所下。致起初頭項强痛翕翕發熱自汗之桂枝症。今則變爲仍頭項强痛翕翕發熱無汗之非桂枝症。凡水穀入胃。經胃消化之力。由脾轉輸之功。上布其氣於肺。下輸其液於腎。腎主五液。入心爲汗。是汗之來源。自脾胃而發。汗之機關在心腎也。傷寒下法。本係陽明胃實之症。今誤下亡陰。下藥入胃。胃液傷矣。胃液傷則腎液之來源不足。腎與膀胱相表裏。故小便不利。腎主五液。來源不足。則無以入心。汗爲心液。心無來源。則自汗變爲無汗。斯時心腎不交。心下滿微痛。心液傷也。若再用桂枝以助營熱。心液愈乾。腎液愈涸。胃液愈竭。勢必煩躁滋變。仲師躊躇至再。因用急則救裏之法。以白朮補脾胃而生津。救陰液之源也。以茯苓爲導引津液下行之用。俾腎液不致告竭。而心液亦有來源也。又恐苓朮性燥。重用芍藥以養脾胃心腎之陰。助苓朮以滋生津液。胃液得以下輸於腎。腎液得以滋充。而小便自利。重用芍藥之理在是。故注云小便利自愈也。至於此湯之中。有炙草大棗之甘以補脾和中。有生薑之辛以通行津液。營衛調和。妙用在此。所以去桂而仍存桂枝湯之名者。以初時本係桂枝症也。

會員鄭宜壽 嵩厓 曰。此條成注固未明晰。後之注釋諸家。俱依成本隨文解說。有謂欲成結胸。因其小便不利。故作停飲治之。有謂表邪未除。裏飲上逆。故仿五苓法兩解表裏。有謂翕翕發熱無汗。是太陽表證尚在之標準。有謂表證固然未解。而心下滿微痛。小便不利。是爲水飲內蓄。故加苓朮利水行飲。使脾得轉輸。膀胱氣化。寓發汗之妙於利水之中。小便通行。則表證悉愈。方下曰、餘依桂枝湯法煎服者。謂依桂枝湯法取汗。小便利則愈者。謂飲病必輸水道始愈。如苓桂朮甘湯。專在利水以扶陽。故不用薑棗。而不曰依桂枝湯服法。此方於利水中重在解表。故用薑棗佐桂枝以通津液而取汗。所以曰依服桂枝湯法。取其通身漐漐微似有汗。其意可見。陳修園承各家解釋。謂此一節言邪陷於脾。失其轉輸之治法。不無陳陳相因。强解以合其說。金鑑謂去桂當是去芍。此說亦難必從。憶錢潢傷寒溯源集有云。中風傷寒。均有頭項強痛之證。翕翕發熱。明係中風。熱在皮毛無汗。又爲傷寒見證。初爲風寒兼有無疑。但服桂枝湯。治風而未治寒。故仍頭項強痛翕翕發熱無汗而不解也。又或誤下之。所以心下滿微痛。乃邪陷而欲結也。太陽熱邪內犯膀胱。致氣化不行。小便不利也。由此觀之。是頭項強痛爲中風傷寒均有之證。翕翕發熱無汗。初爲風寒兼見之證。玩論中服桂枝湯或下之。仍頭項強痛翕翕發熱無汗。乃初有之證。今仍不愈也。桂枝湯已犯無汗之禁。更加邪氣陷入之諸證。以桂枝去桂加茯苓白朮湯治之。雖轉輸水道頗有苓朮之功。而心下滿微痛。邪陷欲結。不嫌芍藥之酸收乎。恐或用之。未必有效。蓋風寒表證。疑似居多。有一經誤治。卽爲壞病者。有兼病於未病之前。不因誤治。卽併正證而兼變者。察其知犯何逆。臨證權宜變通。惟在善讀仲景書者。明其法勿泥其方。神而明之。存乎其人可也。

會員郭廷熙續議曰。諸君所論。各有見地。以鄙人觀之。此條係承上節而言。上節太陽病用桂枝二越婢一湯。仍不離乎表也。此條不曰太陽病。而以頭項強痛發熱無汗八字。與心下滿等症並列。何得舍表而專治裏。就仍之一字論之。可見初病卽已頭項強痛發熱無汗。誤服桂枝湯或誤下。一因汗不出則邪壅不得外越。一因誤下而表邪內陷。故均現心下滿等症。治不得法。表症仍在。此仍字最宜著眼。至翕翕發熱。乃中風現症。此則誤服桂枝湯所釀成。蓋傷寒病但有發熱無汗症。惟此條於無汗時而兼見翕翕發熱之中風症也。卽謂更行桂枝湯爲不合。亦應另易他方。若獨去桂。於表症絕無關合。不慮在表之邪更隨之內陷乎。仲聖自注湯方云。（於桂枝湯內去桂加茯苓白朮各三兩餘依桂枝湯法煎服小便利則愈）夫依桂枝湯法。則必歠粥溫覆取汗矣。旣無桂枝。如何尙依其法。成無已注云。與桂枝湯以解外。語極囫圇。陳修園謂去桂枝者不犯無汗之禁。張隱庵謂從太陰輸轉。夫內陷之邪。固應輸轉。未解之表。獨不念及乎。且腹滿爲太陰症。心下滿不得爲太陰症。魏念庭謂裏症急於表症。故先治裏。其實此症裏不甚急。且本症解裏之後。不出解表之方。尤見其說不合。黃君與徐君宗金鑑去桂當是去芍藥之說。鄙人深表同情。憶金鑑此條。引（太陽病下之後脈促胸滿者桂枝去芍藥湯主之）一條爲證。是胸滿去芍藥。已有成例。理解圓足。說頗可從。若是去桂。無辛溫走榮衛之品。而曰依服桂枝湯法。不滋惑歟。抑猶有一說焉。曩有友人謂予曰。此湯去桂固不可。留桂亦與無汗不合。必係錯簡無疑。汗後固不可發汗。此症之誤。正在失於發汗。而可汗之症仍在。不如表裏雙解爲宜。設遇此症。可借用小青龍湯去乾薑細辛五味子。加茯苓白朮治之。緣小青龍主治表不解。心下有水氣。發熱。小便不利等症。與此條頗合。金鑑注謂已經汗下。表裏皆虛。小青龍非宜。其實雖服桂枝。仍舊無汗。是表實而非表虛。當無不可。總而言之。讀書不能信古。其失也妄。讀書不能疑古。其失也迂。生古人後。親炙末由。遺簡殘缺。考訂殊非易易也。

右係討論時就各人所見隨筆記錄不判雌黃爰登諸報端以待學識兼長者之指正。記者附識

雜錄

中西醫話（續）

戴祖培 穀蓀來稿

養老

凡人飲食入胃。其滋養分之輸布於周身者。皆由血管為中間之驛騎。血管不通。則不能輸布。而周身皆失其養。今人但知飲食全賴脾胃之消化而已。至消化以後。其能流通於血管之中。而不助血管之壅滯與否。則莫有顧慮及此者。惟英人愛凡司延年益壽論。發明土性鹽類令人變老之質。其說最為明瞭。謂人之變老。皆因飲食中含有土性鹽類。日積月累。充塞血管之中。使之變硬變細變無。因此百骸皆失其用。而人以死。故人年愈老。血管愈細。必稀血物如水菓等。方易通入。而各骸又能減身中熱度。以免養氣之侵削。其意蓋欲人單食水菓。以免土性鹽類變老之質。則可延年而益壽。其事雖不可行。其言不為無理。朱丹溪言老人當茹淡。香辣甘膩。皆能助火。夫香辣助火。人所知也。甘膩只是難化。何以亦能助火。豈非以血管變細。甘膩之物。不能流通。故鬱而為火耶。蘇東坡曰。人能淡食而徐飽者。當有大益。李祠部曰。食欲得少而數。不欲頓而多。蓋既省脾胃消化之力。又無血管壅滯之患也。

贈醫家 五古一首　　常州徐琢成 鈺齋 來稿

我非業醫人。粗知醫家理。風寒暑在表。燥火濕在裏。陰陽虛實間。毫釐謬千里。證情雖萬殊。橫關乃在此。並此不能明。其他無論矣。持脉有大綱。浮沈遲數是。證與脉相參。能決人生死。理雖麗於虛。其中有奧旨。師難語之弟。父難語之子。七表八裏說。紛紛未足恃。泥定古人書。徒為識者鄙。

贈病家 五古一首　　前人

世人好試醫。每每深城府。伸手便索診。病情不肯吐。一脉該衆病。安能更僕數。我求病愈耳。困醫徒自苦。又有富貴人。藥性知四五。攢眉常苦虛。開口但求補。硝黃麻桂流。畏之如豺虎。參芪地朮輩。紛投日旁午。病欲出無門。饋盜何足取。以致輕者重。重者安望愈。余也閱人多。難默與終古。作歌當芻蕘。莫怪言狂瞽。

專件

教育部公布醫學專門學校規程

教育部部令第二十五號

醫學專門學校規程

第一條　醫學專門學校以養成醫學專門人才為宗旨

南京印書局代印

第二條　醫學專門學校本科之修業年限爲四年

第三條　醫學專門學校得設置預科修業年限爲一年

第四條　醫學專門學校得爲本科畢業生設研究科其年限爲一年以上

第五條　醫學專門學校之學科如左

一德語　二化學　三物理學　四系統解剖學　五局部解剖學　六組織學　七胎生學　八生理學　九醫化學　十衛生學　十一微生物學　十二病理學　十三病理解剖學　十四藥物學　十五診斷學　十六內科學　十七外科學　十八矯形學　十九眼科學　二十耳鼻咽喉科學　二十一婦科學　二十二產科學　二十三兒科學　二十四皮膚病學　二十五花柳病學　二十六精神病學　二十七裁判醫學　二十八理化實習　二十九解剖學實習　三十組織學實習　三十一生理學實習　三十二醫化學實習　三十三病理解剖組織實習　三十四衛生學實習　三十五微生物學實習　三十六藥物標本實習　三十七內科學實習 臨床講義　三十八外科學實習 臨床講義　三十九繃帶學實習　四十眼科學實習 臨床講義　四十一耳鼻咽喉科學實習 臨床講義　四十二婦科學實習 臨床講義　四十三產科模型實習　四十四兒科學實習 臨床講義　四十五皮膚病學實習 臨床講義　四十六花柳病學實習 臨床講義　四十七精神病學實習 臨床講義　四十八裁

判醫學實習

第六條　醫學專門學校各科目授業時間由校長訂定呈報教育總長

第七條　醫學專門學校應設備各項實習室及應用圖書器械標本等

第八條　醫學專門學校得應時勢之需要遵用藥學專門學校規程設立藥學部稱爲醫業專門學校

第九條　凡公立私立醫學專門學校除遵照專門學校令及公立私立專門學校規程外概依本規程辦理

第十條　本規程自公布日施行

公布藥學專門學校規程

教育部部令第二十六號

藥學專門學校規程

第一條　藥學專門學校以養成藥學專門人才爲宗旨

第二條　藥學專門學校本科之修業年限爲三年

第三條　藥學專門學校得設置預科修業年限爲一年

第四條　藥學專門學校得爲本科畢業生設研究科其年限爲一年以上

第五條　藥學專門學校之學科如左

一德語　二無機化學　三有機化學　四藥用植物學　五植物解剖學　六生藥學　七定性分析化學　八定量分析化學　九製藥化學　十衛生化學　十一裁判化學　十二細菌學　十三藥制學　十四藥品鑑定學　十五製劑學　十六工業藥品化學　十七工業經濟　十八工廠建築法　十九機械學大意　二十製圖　二十一定性分析化學實習　二十二定量分析化學實習　二十三工業分析化學實習　二十四植物學實習幷顯微鏡用法　二十五生藥學實習　二十六製藥化學實習　二十七衛生化學實習　二十八裁判化學實習　二十九工業藥品化學實習　三十製劑學實習　三十一細菌學實習

第六條　藥學專門學校各科目授業時間由校長訂定呈報教育總長

第七條　藥學專門學校應設備各項實習室及應用圖書器械標本等

第八條　凡公立私立藥學專門學校除遵照專門學校令及公立私立專門學校規程外概依本規程辦理

第九條　本規程自公布日施行

贊成員姓字錄

王葆年 蘇州　接子彬 邵伯　袁桂生 鎮江　李雲年 浙杭　凌志雲 浙湖　甘少農 安慶

林仙耕 蘇州　任桐軒 揚州　楊燧熙 鎮江　李鶴舫 浙湖　王蘊臣 浙甯　鄭肖岩 福建

梅詠仙 松江　錢杏蓀 松江　賈瑞甫 鎮江　李嘯雲 浙湖　孔培年 浙甯　王東培 上元

嚴富春 揚州　藍月恒 常州　張小村 鎮江　邵賓人 浙湖　魏天柱 浙紹　張伯皋 江甯

王問樵 上海　薛逸山 上海　羅煒彤 台州　金惠卿 台州　何憲人 松江　黎庇留 廣東

任際運 上海　高子波 上元　何廉臣 紹興

會員一覽表仍以入會先後爲序

王筱石 會長　朱子卿 副會長　段抱山 參議員　包蘅村 參議員

孫惠臣 參議員　李珩甫 參議員　婁子青 顧問員　鄭嵩厓 顧問員幫辦編輯及文牘

李晉丞 顧問員　徐近仁　張簡齋　殷伯衡

錢受之　劉楚三　戴春垣　徐道生

諶子餘　陳蔭庭　張鐵梅 以上皆評議員　郭演康 編輯員

黃鏡堂 校對員請假旋皖組織醫院　隨翰英 校對員　刁星軒 文牘員　趙子新 書記員

管續卿 書記兼調查員　濮鳳笙 交際員　孫少培 交際員　黃愼齋 庶務員經理報務
吳鏡芝 庶務員　萬朗齋 會計員　楊伯雅 會計員　邵新齋
杭誠齋　程筱竹　徐鼎銘　芮敦之
單炳堃　孟壽仁 辭職　蕭劭夫　郭炳文
顧楚源　葉子祥　葉植卿 以上調查員

隨仲卿　翟少堂　秦少泉　秦漢卿　周壽人　濮仲卿　方世英　蔡壽人
江石生　魏煦孫　汪濟生　俞福民　馮寶之　孫竹銘　黃海漁　吳澤民
裴用舟　徐賓如　陳玉堂　魯質夫　瞿壽咸　楊仁齋　張鑑安　鄭培生
楊鴻年　戴士龍　江建東　朱召棠　江從耘　何樹棠　孫蔭棠　張耀卿
張綉珊　徐佐臣　佘鼎臣　王介庵　王榮卿　丁偉卿　王樹芝　嚴愼思
石劍青　趙效農　朱鹿生　葉煥文　張友直　王受之　王叔山　陶蘭甫
盧蘭生　梁錫鈞　趙託莘　甘樹棠　李潤翹　楊蔭安　李養吾　諶叔侯
林紹商　程鶴亭　程文松　陳培卿　蔡艮臣　周壽臣　陳仲元　諶佑之
殷養之　吳蓉舫　王偉堂　彭錦源　裘漢臣　金小山　許吉人　章伯新

宋竹曦　楊勳臣　宋恆安　王蘭遠　祁秉衡　黃壽章　汪紹松　孫也韓
賈筱村　朱蘭蓀　陶禹卿　祝子厚　劉緇禪　王仲遷　顧燮堂　李敬之
周培之　陳少之　朱笏臣　余月樓　陳鑑吾　劉淦臣　周鵬如　唐發餘
張紹卿　周月波　朱錫五　馬欣庵　陸少竹　嚴炳榮　馬明才　芮伯臣
高雨田　陳炳如　高柳堂　王少寶　夏健侯　湯協文　鄭寶南　楊仲雅
徐筱川　朱雲濤　蔣壽眉　熊榮亭　馬春波　陳訒菴　鄭嵩年　安德全
劉健侯　王銘甫　馬棟臣　汪伯符　蔣少臣　陳曉忠　張樹生　萬樹棠
江浙之　李琳瑩　徐耀臣　王秩卿　江誠卿　張樹春　方仲禮　陳益吾
竇鑫甫　陳志翔　白耀臣　阮慕材　張經綸　彭鶴松　鍾曙窻　姚小軒
何濟東　陳健人　賈炳之　陳子青　許劬成　胡慕周　胡子憲　戴文江
張蘭蓀　胡俊岐　章華甫　丁植青　周賀夫　孔朗軒　王之田　呂道三
石　鈞　謝建人　周筱春

如有嗣後到會者容再續登

藥號一覽表

南京印書局代印

老廣和　德泰永　童恆春　張泰和　慶和堂　濮恆和　人壽堂　泰和生

同慶堂　存德堂　春生堂　同　春　問心福　徐濟壽　戴福昌　慶　昌

祥　豐　同仁堂　養眞堂　德壽堂　松山堂　呂人和　彊天一　恒生春

夏同仁　彊大生　梟德生　彊廣生　魏大年　種德堂　周長春　廣仁堂

萬春堂　壽春堂　保和堂　春生堂　延年春　鄭廣生　餘慶豐　東茂和

陸德大　頤壽堂　存心泰　春生福　松壽堂　儷芝堂　張福昌　元吉康

東昌祥　萬全堂　同生福　發盛甡　鄭大元　楊生生　程恒春　謝天生

程同生　泰山堂　中和堂　朱長生　杜泰昌　瑞和堂　仁壽康　大齡生

徐裕生　同慶昌　同福康　春生永　存心泰　同春頤　高黏除

劭記

附錄

醫科應用論　錄國粹學報第二十九期三十一期

沈經鍾

吾聞博物家之新例。曰分類。曰應用。然吾謂醫科之應用。則言之難矣。蓋不獨知生理也。必知病理。不獨知物性也。必知物性與病理之關係。我祖國醫科之學。所以不可廢於世宙者。能求病理於生理之中。使物性成爲藥性而已。我念及此。我未嘗不歎神州赤縣之生靈。生成長養以有今日者。皆五紀之始。神功聖德之澤長也。昔者神農氏與。憫初民之罹毒。以爲人之生也。太倉爲主。太倉以穀爲主。於是𩑛鬄髮。跋尢野。制耒耜以穫六穀。則飲食之始。揆乎生理矣。木器液。金器腥。聖人飲食於土而知中性。於是大挻埴以制用而人始壽。則物器之始。揆乎生理矣。大欲既遂。七情斯感。山川所限。六氣必偏。於是磨唇鞭茇。嘗百草而正名之。則一日而受七十二毒。爰制三品之用。著本草經以貽萬世。藥物之始。揆乎生理。尤必然矣。黃帝以爲未備。乃坐明堂。正天綱。以究息脈。時則岐伯伯高鬼臾區俞跗雷公。並以開敏之才。留心性命。著作靈素。神文勒於玉版。藏之靈蘭。大抵皆修神農之業也。蓋黃帝欲問陰陽之義。岐伯以爲我先師之所秘。伯高猶不能明。然則岐高諸臣。源流長遠。其所傳授。又在先師。豈非神農以來。積考數世。迄於黃帝。然後大備。巫彭桐君而後。乃可處方藥餌。能盡人之性。則能盡物之性。未有不識經絡表裏俞穴標本。而可言藥用者也。今以廉頗李牧之爲將。而不物地圖。不資響導。則猶不能行軍置寨。藥性之寒熱溫平。升降走守。可知矣。而經絡表裏俞穴標本。猶有未辨。則猶無所措手足。今東西海國。皆分疾醫藥醫爲兩科。藥醫專究藥性。以郵達於疾醫。疾醫專究病情。取藥醫所得而運用之。不可謂不精矣。數十年前其書流入中土。若合信所譯全體新論。柯𨔼艮所譯全體闡微。稻維德所譯全體圖說。取而觀之。彼言腦筋。猶我言宗氣。彼言血管迴管微管。猶我言脈絡孫絡。彼言鮮血入血管。紫血入迴管。猶我言營爲精氣能入脈。衛爲悍氣不

新京印書局代印

能入脈。（見素問痺論）彼言吸管起腰旁。上至頸骨。彎迴而下。吸運血液以潤肢體。猶我言中一泌精液上於脇脈化血以奉身。（見靈樞營衛生會論）生理之學。亦既無有餘蘊矣。然何以彼之治病。猶長於治外而短於治內。能治一成不變之病。不能治倏忽傳變之病。能治一源一委之病。不能治複雜歧互之病。可知生理深微。非解剖已往之骸。所能拘泥。彼所謂曰筋曰脈曰管者。我先聖壹以氣為言。氣絕即不能尋焉。即令取八尺之士。解剖而視之。藉顯鏡以濟人目之窮。經絡孫隧。可以瞭然。而其氣已絕。其眞已亡。譬若立表取影。以鏡鑒形。迨夫表移則影滅。鏡掩則形遁。一切都無可指。惟見周身脈絡。全出腦筋。而所謂經脈表裏。俞穴標本者。迨如形家之分龍。星家之占驗。毫無依據。蓋智慮攸窮。非神聖所傳。莫可知也。漢書藝文志云。醫經者。原人血脈經絡骨髓陰陽表裏。以起百病之本。死生之分。而用度鍼石湯火所施。調百藥齊和之所宜。至齊之得。猶慈石取鐵。以物相使。拙者失理。以瘉為劇。以死為生。是則蘭臺史官。掌記舊聞。當時醫經。自所親見。上工國醫。效如慈鐵。粗工顛倒死生。智識深淺。未始不在表裏陰陽。秦漢以上。蓋已如此。非出近世矣。徒以俗醫庸陋。

（未完）

第七期刊誤表

文論類胎兒受食辨篇卵巢中恐無許多卵汁之許誤作須　解兒難續說篇徒執張寒李熱之徒

誤作後

學說類醫學之源流傷寒直格下多刋等書張元素之六字保命集下漏刋等書二字　三焦篇言簡義賅之義誤作易

雜錄類臟躁篇愈後乃現一種奇疾之現誤作係太息數次之太誤作大於是拊掌曰之拊誤作提

課藝中西治術題頭項痛之項誤作頂

第八期刋誤表

學說類腦之結論徵絲誤作絲徵　醫案類淋痛治驗案遂獲痊可之獲誤作護

雜錄類中西醫話蛋白質之質誤作盾　專件類婁君陳說之君誤作子陸德大之陸誤作陳

本城派報分所

上新河　程文松醫寓

下關　孟壽人醫寓

外埠派報處

鎮江　楊燧熙君

丹陽　賈瑞甫君

邵伯　接子彬君

蘇州　王葆年君

金山　錢杏蓀君

浙江　李雲年君

湖州　李鶴舫君

紹興　魏天柱君

紹興　何廉臣君

廣東　黎庇留君

安慶　甘少農君

漢口　葉煥文君

上海　丁甘仁君

福州　鄭肖岩君

儀徵　任桐軒君

外埠郵費自理每月一號發行每册價洋陸分

總發行絨莊本會事務所

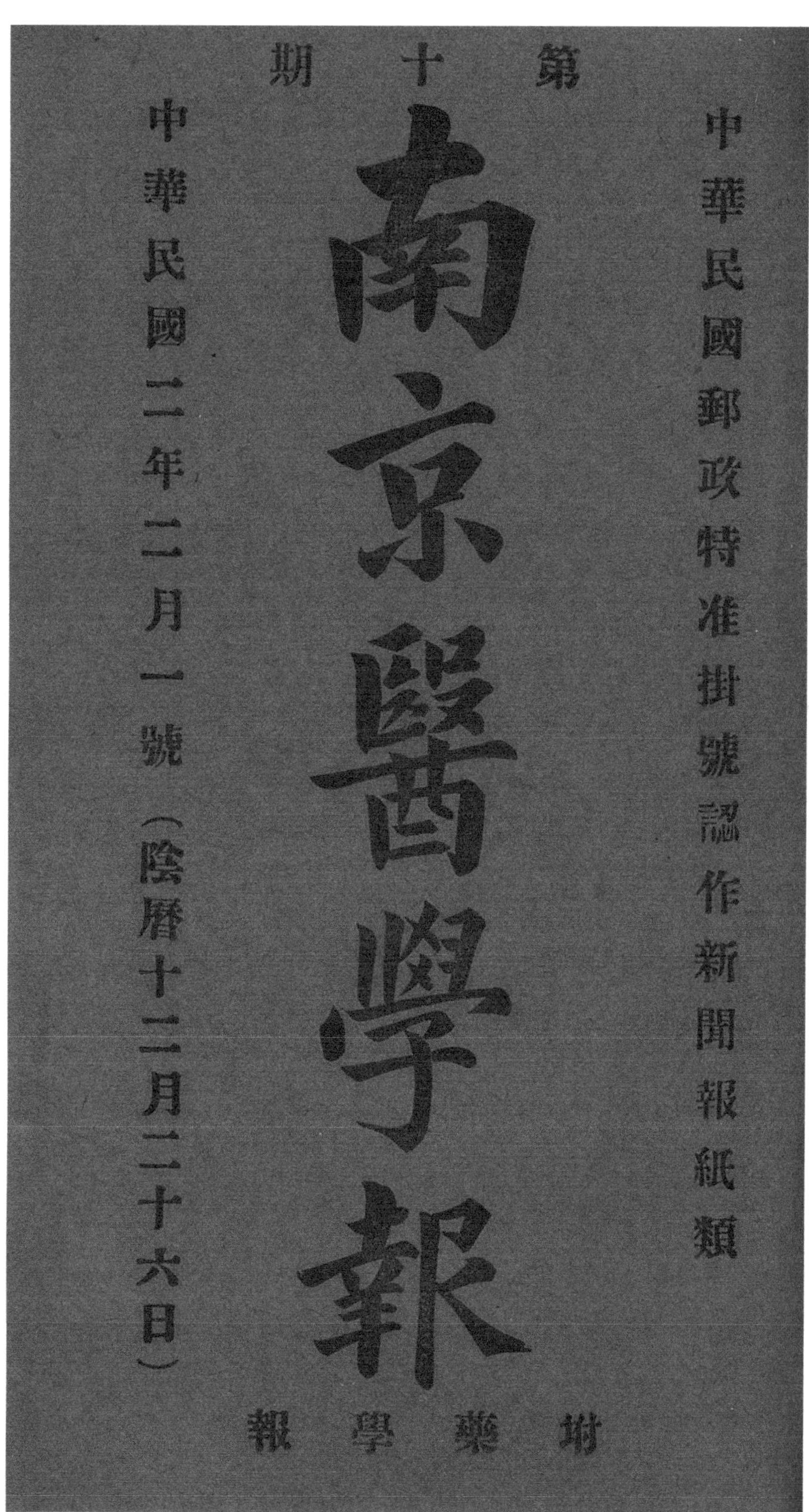

第十期

南京醫學報

中華民國郵政特准掛號認作新聞報紙類

中華民國二年二月一號（陰曆十二月二十六日）

附藥學報

本報徵文啓

本報爲研究醫理集思廣益起見自上年五月一號起月刊一冊日翼內容豐富藉饜閱報者之心海內明賢如其不吝教誨凡鴻篇鉅作確有心得及能發明新理並一切著作或醫案或前人遺集或經驗良方均乞寄交南京城內絨莊本報事務所或南京白酒坊本會交際員濮鳳笙醫寓以便按期選登藉以揚名譽覘後學拯民生之疾苦增本報之價值且以爲醫界前途光不勝懽迎翹跂之至惟不饋酬資郵力自理不登者原稿恕不檢還

交際員濮鳳笙啓事

本會重行組織力圖改良月刊報章實地研究並承外埠同志惠寄文稿輔助其間擴充知識已於上年五月發行第一期每月銷數計達千份足徵維持醫道實多熱心毅力之人至閱報諸君本城概由本會事務所交涉外埠定報及願代任分派者請函寄南京白酒坊濮鳳笙醫寓接洽如 惠寄文稿請儘陰歷每月底以前寄到過期歸下月付刊但本報限於篇幅來稿佳作甚多每易割愛不登者原稿恕不寄還此佈

本報目錄

南京印書局代印

文論

醫之道德

郭廷熙 演康

醫者三大要素。曰學識膽。讀破萬卷。前無古人。是謂學。經驗素宏。審證確鑿。是謂識。對病發藥。攻下適宜。是謂膽。三者畢具古之人。以爲醫道。畢於此矣。今之人並此已不易言矣。嗚呼。果如是。遂完全。醫家之資格乎哉。以予觀之。則有所謂根本者在焉。根本維何。道德是已。舍道德而言學識膽。學不免文其姦。識不免狃於偏。膽不免滋其妄。性情之不一也。流品之不齊也。秘傳師說之人。各相承也。不有以繫之使軌於正。慧心仁術之盛業。幾與卜覡相伯仲。坐使神聖相傳之醫學。若長空掣電。忽晦忽明。古澗流泉。若斷若續。職是故也。特是道德云者。統言之則品行智能二者盡之矣。分言之有未易更僕數者。閱上海醫學報第四期。載顧鳴盛君論爲醫之難一篇。條列極爲詳贍。爰摘關於道德者。略撮其要義於左。

一、意念宜堅忍也。例如富貴家之傲慢矜張。當不媚不拂。出以從容。貧家之湫隘齷齪。當和顏悅色。勿生憎厭。至若道途之險阻。風雨之困憊。均處之泰然。

一、判斷宜鄭重也。遇有生死危難之證。臨床固當有識矣。然於歸後夜靜時。仍宜閉目沈思。以期覺悟。眞智一啟。必有所得。勿僅如仲景所云相對斯須。便處湯藥也。

一、心術宜純正也。男女貴賤。醫皆近之。已自居於嫌疑之地。何得作奸犯科。心利多金。預人之曖昧情事。

一、素行宜謹飭也。不獨博戲酗酒。最足誤事。即宿娼嗜煙。亦爲蕩檢。

一、言語宜審慎也。語雜詼諧。自損威望。不可一。病家有間。厲聲呵叱。失之戇率。不可二。經診某男某女之隱病。逢人輒道。以滋笑柄。最爲失德。不可三。大言不慚。妄自炫燿。詆他醫之方案。誇自己之新奇。不可四。

一、容止宜嚴重也。稍涉佻達。則醫家叮囑之言。病家易於輕忽。調攝每不如法。故宜正其衣冠。尊其瞻視。若遇隱秘之疾。及孩提。又宜以溫厚之貌接之。一則使盡吐病情。一則使免生恇懼。此又不可不察也。

一、禮節宜敦勉也。太過則近於諂諛。不及又近於倨傲。當權衡於不卑不亢之間。若病家無禮。大率倉皇失措。決非有意。當諒之。

一、志氣宜勇往也。當病人垂危之際。苟有一線生機。當求救治之法。惟其心。勇而不怯。始能專心致志。勉策奇勛。否則方寸。先亂。其何能爲。

一、同道宜親愛也。孟子曰愛人者人恆愛之。敬人者人恆敬之。若徒信口雌黄。毁人揚己。即受毁者。

無計報復。亦非盛德君子所當爲。況受者未有不思報復者乎。相傾相軋。而吾道日孤。安望合羣進化。以爭勝於醫戰之日。

以上九條。乃取顧君之說之關於道德者。而以鄙意參其間。

夫處物競天擇之世。覩潮流之澎湃。人人思砥礪其學術。以爲戰勝之地。吾則謂學術尙矣。而最要在講求人格。凡大有爲者之擔荷艱鉅也。必抱瑰瑋之器宇。具沈毅之魄力。始能成絕大之事業。人謂其造詣之宏深。吾謂其人格之高尙。豈獨醫術然耶。而醫術不亦當如是耶。否則勿論其無學無識無膽也。卽三者具備。而無道德以爲之防。則資格不完。見地日鄙。勢將歆羨於非分之利。以自潰藩籬。不能圭璋其躬。入世必多荊棘。有心人不得不爲斯人惜。益不得不爲吾道惜。深願參三指禪者。日以道德爲依歸。毋僅以學識膽爲醫人之能事。更毋假醫人之術。自愚愚人。而爲吾道之汚點。豈干饒舌。蓋有不堪掬示之苦衷也。

求是說

鄭宜壽 嵩厓

嘗聞之。醫之用藥。如將之用兵。藥不中病。使人之疾病初失不治。由皮膚入肌腠。留經絡。舍藏府。輾轉傳爲沈疴。坐致死亡之關係。將不知兵。則兵無紀律。匪徒愈張。擾良民。驚閭閻。耗國帑。傷元氣。因循成爲巨禍。將釀燎原之亂機。夫上醫醫國。中醫醫人。試就醫藥一方面言之今日。爲中西醫藥互相角勝之世界優勝劣敗固天演之公理競爭馳逐繫國粹之存亡爲新學者莫不曰中醫腐敗不若西醫用藥之靈敏直接守舊學者莫不曰西藥單簡不若中醫製方之配合神奇騎墻者則曰中醫長於治內證西醫長於治外證內證有風寒暑溼燥火之外感喜怒悲思恐七情之內傷西醫雖有寒溫補瀉諸種而無逆從應變之效外證認證固須精確尤重在藥品儀器手術之完備庶能肆應有方中醫有消毒托毒化解及割洗各法而無配造之功以爲外證宜於西醫內證宜於中醫社會議論紛紜人各爲說要知東西各國所異於中醫者不過變易湯方製造藥粉藥水丸丹末藥其中並非全恃西藥亦兼採中藥配用且聞美國舊金山等處尚有信用華醫者似未可徒執中西偏論長短中國自炎黃以迄仲景神聖相傳之學至今垂四千餘年四百餘兆人民昔無歐風之流漸漢醫曷嘗不能療疾愈病矧古人制湯液定服法有㕮咀煎煮次序及丸散膏丹盡其緩速冲和之妙抑未可舍本逐末標新領異也平心而論西醫西藥能治歐西之人者固亦可治中國之人中醫中藥能治中國之人者亦未必不能治歐西之人雙方之能治與否惟在善治不善治之等差兼有風土慣習之異點耳至於證之內外靈素難經闡明陰陽虛實初無分乎內科外科如仲景開胸納赤餅見王侍中察色以知病近如徐洄溪醫案外證治法最多神妙自稱非藥品種類預爲多備不可然亦非精明內難熟審陰陽弗克臻此手眼足見醫者不患臨證之不善祇患積學之不深也今

之醫家各立門戶苟簡相仍積重難返治病不求其是但只視其彷彿用藥剽竊時方並不明其法理是則祗怪中醫之不精研醫學又何怪乎中國醫學之不完全也設使改習西醫亦不研究實學攷求至理徒以丁幾若干滴越幾斯若干瓦日喧騰於口頰間吾恐中醫固有之學不能窺其堂奧轉而從事他人者亦難得個中之眞諦愚以爲外潮激刺既烈內政亟當修省凡物必自腐而後蛀生與其空言競爭曷若實驗診斷爭社會上一分之信用即爭中醫藥一分之生存或於民生國計藉圖挽救於萬一焉

中醫不可廢說

閩縣陳英如來稿

凡宇宙之學術其能特立孤行至數千年之久不爲異說所搖奪者必其術之完全粹美最合於國人之性質此天演公例也吾國醫學自岐黃至仲景聖作明述實已無法不備四千餘年代有名人苟非完全粹美合於國人之性質何能若是然內經金匱文深義奧雖注家林立而博習爲難一二精者又不輕於衒鬻而懸牌行道者大都粗涉藩籬揣摩時尚論證用藥漫無把握表裏虛實寒熱燥濕言人人殊莫衷一是其號爲圓通者乃專取似是而非之論爲和解通套之方以爲縱不生人亦不至於殺人不知藥不中病則輕者可重重者可死又或喜用寒涼但謀姑息生機剝削釀成勞瘵死者不知其由醫者不尸其咎謬種流傳久而益盛一歲中死於病者十二三死於醫者十七八

無怪世之崇尚西醫也。顧中西相去數萬里。寒燠氣候。飲食起居。各有不同。削足適履。豈能恰合。況西醫雖極盛行。而吾國狃於習慣。仍多喜用中藥。以多數喜用中藥之人。委諸無數庸醫之手。何異使狼將羊耶。雖然。中醫失敗。其咎在學之不精。非道術之本不可用也。則爲保全國粹計。爲强種衞生計。振興醫學。實爲今日最要之事。英幼善病。因於此道稍有涉獵。歷遊楚豫淮浙間。每與同志互相討論。不無心得。但英一女流耳。桑榆景暮。雖具救世之微忱。而力薄任重。有志未逮。今者五族共和。百廢俱舉。醫爲國民生命關係之要。必應首先整頓。遂乃忘其孤陋。大聲疾呼。爲我四百餘兆同胞。請命伏望我國大人先生。極力提倡。設法維持。籌辦中醫專科學校。廣開研究公會。蒐羅古今醫書。以資考證。畢業後給予文憑。許其問世。其行醫在先者。亦應報名入會。日以所診姓名脈案。付會互稽得失。程其高下。十全無失。及淹貫中西。能愈難治之疾者。舉以優美之名譽。使享特別之利益。將見吾國醫學日益昌明。人無疾疫之憂。世有康樂之盛。靡特英一人之私祝。抑國民無疆之福也。其功德豈淺鮮哉。

按陳氏一弱女子耳。合此篇及長電（列後）觀之。操慈善事業。具愛國熱忱。使易釵而弁。其有裨於醫界。何可限量。我輩鬚眉如戟。際此風雲黯慘。不能推枕而起。冀爲吾道光。自問即不汗顏。獨不慮薦夫人房中竊笑乎。醫界諸君。警省警省。編輯者附識

南京印書局代印

學說

中醫病理學講義

前金陵中西醫院院長本會顧問員婁國華 子青編述

病理學緒言

病理學者。所以言致病之理。與治病之理也。西醫以此學說。設爲科目。著有教科專書。中醫開化四千年來。所詳病理。著於內難經。闡發於後聖後賢者。紙不絕書。亦美不勝舉。惟襲陰陽五行生尅之說。陳陳相因。稍涉荒渺。甚有假託神鬼。迷信宗教者。轉令眞理玄機。愈久愈晦。遂有譏中醫之空談。不能爲五大洲所共認者。噫。豈眞中醫之不足考論耶。試就內難經之明言至理。撮舉大綱。覺與西醫之病理專科。有息息相通之趣。且有駕而上之之眞旨。是在善於教授。善於領悟者耳。用就病理一門。合致病與治病之眞詮。舉凡見於經傳者。必擇其精當無疑。彙積成册。又加以生平之閱歷。能與聖賢之言。前後吻合。更證以西醫療治之新法。而成爲病理學教授之書。所謂十年讀書。十年閱歷。胥於此項課本表見一切。願與諸生共勉之。以期醫學之進化。不致故步自封。斯得之矣。

外邪說（無主權）

六淫、風寒暑溼燥火爲外邪。

內傷說（有主權）

七情、喜怒哀懼愛惡欲爲內傷。

三因說

傷於六淫者爲外因。傷於七情者爲內因。先傷六淫而致七情之病。或先傷七情而又感六淫者。爲不內外因。（若痰氣若食滯均包括於喜怒愛欲之內）

伏氣正邪雜氣說

先時而感受之邪。未及即發。伏久方病者。爲伏氣。（伏在內之病氣也）四時不正之邪曰正邪。四時之病。除伏氣以外。仍兼他邪曰雜氣。

六候說

風寒暑溼燥火。以表裏寒熱虛實之六候辨之。見症治症。斯無偏廢。必活潑潑地。用能實劈劈地焉。內傷診治。亦分六候。且有兼外因者。

亢則害承迺制說

此內經言致病之總綱也。舉凡陰陽偏勝。五行生尅之眞理。胥於此二語盡之。醫者調其陰陽。制其偏勝。劑以和平。故虛者補之。實者泄之。寒者溫之。熱者凉之。閉者開之。伏者表之。泄者澁之。脫者固之。無偏無害。平淡所以通神焉。

三期說

病之初起爲始期。及其盛也爲第二期。迨病之極爲第三期。明此三期之說。則知病之初生。應如何以預防之。及病之盛。是爲第二期自然之現象。可以及時以施療治之術。其病之極也。已逾三期。則應用挽救之策。是賴醫者手眼之敏捷也。若不明三期之說。醫者不能成竹在胸。必爲病者所搖撼。安望其頭頭是道哉。

過來去說

已過者爲遠因。性質之偏。早年之病。爲近因。六淫七情之傷。嗜欲伏氣之變。正來者有正氣。有雜氣。有兼邪。有暴怒狂喜操勞憂苦之致病。將去者有善後之方。有防變之預備。醫者明此三項。證以六候。若網在綱。有條不紊。斯之謂良工。

始終顧津液說

自溫病條辨有救津液之說。醫者奉爲治病不二法門。豈知顧津液者。不獨用甘寒以養陰也。仲聖發表。務令表不與內滯內熱相連。表退而熱度自低。以免蒸灼津液。亦救津液之法也。邪在上者越而吐之。吐出病邪則胃自安。胃安則能納穀。穀入於胃。奉生五臟。亦救津液之一法也。邪在中下二焦。盤踞日久。與外表聯合爲病。用急下救陰法。下邪即所以治病。病去臟腑自安。亦救津液也。乃市醫忽於始終須顧津液之說。遇風寒傷感。竟不敢用辛溫發表之劑。恐傷津液。專以桑菊銀翹爲套方。迨表不能去。而與內熱相聯。遽用增液湯。致邪氣內陷而死。此種失敗。與遇伏氣而投辛溫。同一殺人也。

傷寒二字解

經曰傷寒有五。曰傷寒。曰風溫。曰濕溫。曰溫熱。曰中暍。既云傷寒矣。何以又將風溫熱暍四者。平列其間。而均謂之曰傷寒。且統而言之曰有五。是何說歟。蓋傷寒二字。係指人身之太陽寒水經脈。上自巔頂。下至踝蹠。其運行關鍵。在極外之外層。爲人身表分之表。大凡風寒暑濕燥火六淫之氣。均能病人。而人之服食起居。不講究養生之道者。一中其毒。則有偏害之虞。經所謂亢則害也。是六淫皆能病人。而人之得病。又首在表分之表。其表維何。即太陽寒水經也。傷其寒水經。所以統六淫之邪。皆曰傷寒。何以綜計之曰有五。曰因風寒暑濕四者。病情各不相侔。惟燥火二字。可以熱字賅之。所以六淫之傷寒水經。可賅之以有五也。惟寒氣之傷寒水經也。其傷寒之病。與此傷寒有五字句。容易混淆。後賢易之曰感寒。可以區別矣。或又曰六淫雖皆傷人。百病皆由寒起。所以概名之曰傷寒。其說雖異。其理則同。蓋六淫之病寒水經也。即太陽受表。既受表矣。是烏有不夾以感寒而起者。即因此而統名之曰傷寒。亦無不可。其有痛骨傷寒。漏底傷寒。挾陰傷寒。挾食傷寒。種種名稱。則又指寒邪感受有兼證而言。非所以統六淫之論。學者不可不知。西醫名此病曰小腸壞熱證。

吊炎說

西醫以斑蝥芥末松節油爲吊炎法。即引病外出法。凡病伏於內。內服之藥。一時宣達之能力。不能全效。不得不藉此法以爲幫助。然中醫發明此理最古。用芥末敷胸。見於千金翼方異功散。用斑蝥貼項下治喉證。見喉科捷要。斑蝥貼肺俞穴。見喻嘉言寓意草。又經驗良方治瘧貼臍部。亦古法也。松節油、中醫無此藥品。然松香末和阿魏末貼痞塊。見東醫寶鑑。此外中醫吊炎法。猶有進者。如蒜泥和輕粉貼人迎氣口兩穴。能治瘧。葱薑貼囟門治小兒清涕。大蒜吳萸蛋清貼足心。治痰症。皆有漢以來神效之方也。此外中醫刮痧法。爲吊炎之特色。窮鄉僻壤。耑恃此術。活人無算。又針砭法。岐黃問答。著爲靈素。由來已久。又蜞吮法。與西醫同功。又蛛吮法。專治外毒。又火筩法。葱薑熨法。磁砭法。熱水蒸罨法。貼膏法。中國醫學闡發最細。故其治獨詳。

按摩說

按摩之學。詳於中醫。夏禹鑄爲最可靠。此外推拿之說。有推拿須知一書。集古聖先賢而成。世有稱爲術士者。未免苛矣。然祛病之功最捷。八段景運氣之功。旁通道家納氣之法。雖近宗教迷信。然能治肺結核虛癆等證。班班可考。他如摩臍法。古人比之九轉功成。訣曰、一擦一兜。左右換手。九九元功。眞陽不走。經驗家悉能還其效力。又如擦手心法。擬足心法。亦有奇驗。日本按摩。多係瞽婦專業。流於淫僻。德法按摩亦有耑家。美國弭病院恃此延年。與中國內功之說符合。小兒之病。吃藥較難。最宜推拏。世俗村婦恃此生活。與日本同。此外捶震法與電震同。敲診法與撲打療法同。敲診之事。西醫有誤會者。因聲音辨別大雜。幾如中國脈學之紛岐。惟水腫外病宜之。

水療說

東坡雜記。獵者墜崖。手足傷損。不能移步。跧臥溪側。渴時俯吸溪水。味極苦。卽宿於此。次早手足之傷。强半已愈。心竊疑之。腹飢。乃以手掬水。以乾糧充飢。越宿病大瘥。稔知溪水必能治跌傷。鄉人有傷者。獵者以溪水療之。輒效。漸而至於筋骨痛癱瘓等病。亦飲以溪水。無不應手奏效。又推而至於醫治寒暑嵐瘴亦皆效。獵者遂棄獵市醫。驟富。邑宰之母病經絡疼痛。召獵者至。進以淸水。效如桴鼓。宰叩其術。獵者不敢隱。直言已之所歷。邑宰往溪詳探之。並無他異。然以溪水療治百病俱效。遂名其溪曰神溪。又曰葛仙壇。此近於迷信之言也。然由今思之。殆溪中有草木或礦質。能活血行氣使然也。因其時化學未明。無人分晰溪水之原料。故疑爲神仙之遺也。此說與法國某博士發明澗水療疾之原理。大致相同。非洲某農人晨起。見對澗有跛鹿。濯於水次。晨亦見之。接逕數日。皆見跛鹿來濯此澗。而鹿足漸平健。越數月。又另有跛鹿濯如前。足傷亦尋愈。適鄰人有跌傷腿足者。農人飲以潮水。灌以潮水。病遽瘳。農人秘之。一時因傷叩而求治者。靡不應手。法之博士適游歷是鄉。聞此療治法。欲研其原理。乃詣潮窟覽。始知潮之內有古松樟樹芥哥枝禁樹。皆大兩圍。叉分化潮水多含金鎂礦養及銅礦養。所以能治諸病也。中國古醫洗髓伐毛。近於虛渺。然華陀中藏經。用長流水灌洗傷患。謂去垢所以維新。其理與西醫符合。此外甘瀾水見於金匱。百沸湯見於傷寒論。陰陽水見於醫宗必讀。阿井水能通血脈。見於東阿縣志。秋露能治伏暑。雪水能治大熱。鹽水補腎。甜水補中。溫泉可以療疥。清泉可以明目。金橘水即檸檬水之功。花露水即汽水之類。固無不與西醫溫罨冷罨冰壓雪激之意相同也。此外如神水呪符者。香灰水療百病者。其理之所在。必有原因。惟世俗驚爲神奇。轉與西醫水療之學說爲相背矣。（未完）

爛喉痧淺說

隨仲卿

此稿爲庚戌年舊作曾載上海醫學公報第一百三十五期中因傳寫訛舛太多爰特校正之

爛喉痧一證。古書不載。唐立三吳醫彙講中。唐學吉謂即仲師金匱書陽毒之爲病。王孟英亦主此義。予考之。未盡碻確。邇來流行甚廣。愈者固多。患而死者亦復不少。傳染之禍甚烈。推原其故。蓋由汽船汽車及煤油燈煤油爐。無一不燃煤火。煤毒久潛伏其中。兼吸食雪茄香煙。亦受火之影響。而

南京印書局代印

不之覺。江南素號卑溼。溼蘊生熱。溼遏於下。火鬱於上。溼熱膠結於中。復感時行之氣。釀成痧患。然發痧何以爛喉。蓋人口鼻吸受之氣。通乎肺胃。胃主咽。肺主喉。咽喉爲肺胃之上系。疫邪一入。咽喉先受其殃。所以潰爛者此也。予進觀病象。退與心謀。其病狀實痲也。非痧也。仍名之曰痧者。俗習相沿。莫能正名耳。夫痧乃先天陽毒。受時氣觸動始發。其始也發熱咳嗆氣粗。目含淚痕。每多自利。緣熱毒自下灼肝。自肝而脾。上蒸於肺。下迫大腸。由肺外達於皮膚。痧點始現。或面部先見。或背部先見。紅點簇簇。間有稀疏大點。如痘之端倪。俟一二日後。頭面胸背遍發。漸布四肢。方爲齊透。透則漸回。膚皮脫落如麩。此痧證之大概也。痲之形勢則不然。未發以前。即身楚肢麻。喉痛相逼而來。絕不見咳嗽噴嚏。旋憎寒壯熱。煩渴內燒。或吐或瀉。或乾嘔嘈雜。胸痺嘔吐黃綠酸苦濁水。喉關漸次赤腫。破痛均甚。破在關下者居多。項間每發腫結核。其原因乃疫邪竄入厥陰。營分鼓盪。少陽膽火由膽犯胃。由胃布斥三焦。故猖獗若此。且痲之現象。始由兩手頸項。繼及胸背。膚赤成片。形肖塗硃。摸不礙手。或有透出少數之點。形如芝蔴。點端灌有黃白薄漿。又有赤色僅發兩手。愈後亦必如蛇之蛻皮。骨肉均痛。甚至爪甲退換殆盡。此乃痲之確據也。經云。一陰一陽結。謂之喉痺。岐伯曰。不相染者。正氣存內。邪不可干。蓋疫氣穢濁。未有不因少陽而能上升者。如果少陰不虧。少陽自伏。經旨固明。明示人也。胃主四肢。主肌肉。主津。痲從兩手先見。陽明之脈顯然。然咽喉赤腫破痛。項核嘈嘔苦水。抑或帶蚘。的係少陽見證。且少陰主君火。少陽主相火。兩火相觸。故喉病至於潰爛。咽喉頸項。亦少陽經脈循行之處。是病胃與膽。爲最大之機關。不過略涉於肺。特不似痧之與肺有密切之關係。故痧之將見。必先咳嗆爲之報告。是痧之與痳。益不容混淆也。病理既明。治法可推類而及。初病惡熱。身痛肢麻。脘悶神迷。或煩躁。喉痛。手與項紅色隱隱。乃疫毒內發。風寒外束。最防內閉。宜辛宣發散。啓上閘。開支河。導濕熱下行。以爲出路。溼熱內鬱。時溺赤而清。溼熱下注。則溺赤而渾。賈眞孫曰。治溼不利小便。非其治也。迨至陽明熱勢既熾。其脉洪數。內熱壯盛。或外熱轉輕。四肢如烙。煩躁譫語不寐。時索冷飲。便秘溺熱。目澀舌乾。咽赤腫破痛均甚。遍體赤如塗硃。勢成燎原。津液銷鑠殆盡。須投大劑辛涼解肌。以救液。或稍下奪。若饋雜乾嘔頭痛。或吐酸苦濁水。夾有蚘出。下瀉黃黑黏沫。飲水常從鼻嗆。正疫毒方張。擾胃犯肺迫腸。激動肝膽木火。充斥三焦。速進苦降。和中。養陰。瀉木。及邪深入營。舌絳無津。喉痛音啞。肢搐脈小促。清營透毒爲宜。卽寓滋水熄風之義。更參脈象。如病情凶險。脈象反見沉小。脈與病不相應。固屬可危。甚至脈微細模糊。非陽病陰脈。乃氣液素虛。不能禦毒。毒勢內陷之候。又有躁疾無倫之脈。是少火化爲壯火。氣液均爲所灼。更覺堪虞。審病既眞。其可治不可治之病。自無遁飾。如寒熱不壯。神不煩躁。痳點漸次出現。喉關腫痛色赤。破分界限。湯藥不拒。頸項不發腫結核。聲清氣平。溺通。舌上有津。脉象至數分清。此爲可治。若初病卽壯熱煩躁。日夜無片刻安靜。痲勢隱伏不露。喉關白腐。地界不分。音啞氣急喉鳴。飲水鼻嗆。下利黑水。上嘔蚘蟲。頸項漫腫結核。如發頤狀。舌或光赤短强。或黏膩滿布無邊。脈或躁促。或沉細模糊。皆不可治之證也。總之用藥大綱。最宜清泄。忌投滋膩。緣疫毒中挾溼熱者居多。溼熱蒸灼津液。尤爲生痰之源。若早滋膩。毒與痰錮結愈深。病愈難爲力也。芻蕘之見。請　諸君匡逮不及是幸。

論肺癰

維揚深湖虞哲夫竹樓來稿

肺癰爲病。始萌之時。最易惑人。極難識認。醫家誤作風寒。見咳治咳。用藥不應。及醞釀成膿。傾囊吐出。方知肺內生癰。已爲棘手之候。是未察脈辨證。而以人命爲草菅者也。蓋肺屬西方之位。爲五藏之華蓋。內司呼吸。外充皮毛。其色白。其時秋。肺金獨旺於秋者。應其輕清之候也。倘有所尅。其病自生。故患肺癰者。或因腠理不密。外邪所乘而內感於肺。或因煙酒炙煿內蘊積熱而熏蒸於肺。其證惡寒發熱。咳嗽聲重。胸膈隱痛。鼻塞項强。氣血稽留日久。則鼻流清涕。咳唾膿血。腥穢稠濁。甚則胸脇脹滿。呼吸不利。其脈未潰之先。或浮緊而數。或洪大而數。既潰之後。或芤大而數。或弦細而數。初發宜甘桔湯黑豆湯加減。解熱開提。已成宜百合固金湯加減。滋水清金。潰後宜用六味湯加減。補陰保肺。誠以清肺之熱。救肺之氣。則肺不致焦腐。其生乃全。蓋清一分肺熱。則存一分肺氣。而清熱必須散其火結。滌其壅遏。以分散其勢於大腸。令膿血濁沫。日漸下移。因勢利導。乃爲不易之良法。

南京印書局代印

也。夫肺爲嬌藏。屬太陰而體燥。必被火熱之毒內攻。致臟傷而膿血外泄。醫者不知益肺之虛。救肺之燥。生肺之液。反盜膽妄投燥熱之藥。其能堪此虛虛之禍乎。況難成易虧之陰。日爲膿。血。剝。削。而多。氣。少。血。之。藏。勢必。熇熇。不。救。且今日之人。入房太早。腎水素虛。而母病及子。化源益弱。咳嗽而虛象現。由是肺喘生脹矣。聲出音啞矣。潮熱口渴矣。食少下泄矣。痰如米粥。肌瘦如柴矣。病勢至此。皆由醫學無傳。用藥誤治之明驗。而救治之法。合參者補氣。熟地補血。安能起垂危於萬一耶。大抵。血。熱。則。肉。敗。營。衛。不。行。必。蓄。爲。膿。是。以。金。匱。以。通。行。營。衛。爲。第。一。義。蓋脾旺則生金。津液流行。痰嗽漸減。是以內經有欲治其子。先建其母之旨。薛氏云、脾虧損不能生肺金。肺金不能生腎水。故始成則可救。膿成則多死。苟能補脾肺。滋腎水。庶有生者。若岢攻其癰。則脾胃益虛。鮮有不敗者矣。夫火熱爲害。肺氣壅塞。須用升提之品。俾淸虛之藏。毋致瘀滯而不通。即氣血暴喪。辛金受因。更宜補元之法。俾堅剛之體。全賴血液而潤枯。後之學者。於金匱肺癰論而熟讀之。則其治是證也。庶不致誤投於初病矣。

討論

會員鄭宜壽 嵩厓 提議曰。傷寒論中(一)未持脈時病人叉手自冒心師因教試令欬而不欬者此必兩耳聾無聞也所以然者以重發汗虛故如此(二)發汗後飲水多必喘以水灌之亦喘(三)發汗後水藥不得入口爲逆若更發汗必吐下不止三節。師未出方。陳修園謂係（以反掉筆爲結尾故不必出方然讀仲景書須於無字處求字無方處索方方可謂之能讀）僕攷諸家注釋。立方甚多。諸君盍各抒心得。發揮見地。另引他方。孰是孰非。不加評定。各就所言登報。以就正於海內高明。

會員包蘅村曰。此三節之來脉。本上節水入則吐者名曰水逆而來。言水逆證本有五苓助脾輸轉之成法。但另有一種水停心下。水氣凌心之人。其心下若煩若躁若慌若悸。搖搖焉若懸旌。不必診其脈。當先望其形。於未持脈時之先。而有叉手自冒心之象。已知其非五苓滲利之所宜矣。既非五苓滲利之所宜。則用青龍輩。倍舉辛溫以散心下之水氣。而兩耳無聞。已見下虛上冒之象。當守發汗後不可復發汗之戒。則青龍又非所宜也。或曰發汗過多。其人叉手自冒心。心下悸欲得按者。桂枝甘草湯主之。不已見諸經文乎。曰誠是也。此特補其虛而未足以鎮其水。恐病重方輕。不能絲絲入扣也。今爲體古人之意。續古人之方。桂枝加芍藥生薑各一兩人參三兩新加湯方。再加牡蠣四兩以逐水。龍骨一兩鉛丹一兩以鎮水主之。

此本是水逆之病。爲汗所傷。而水逆又兼虛冒。若再飲水多必喘。若遇粗工。再以冷水灌之。古人有冷水噴面爲發汗之法則皮毛得冷氣而肺氣遏。亦作喘。其變證必至水藥不得入口。是爲治之逆。再遇粗工而更發其汗。必至於吐下不止。叮嚀反覆而諄誡之。兩節當合爲一節讀。

會員黃鉞 慎齋 曰。第一節因重發其汗。心陽氣液兩傷。心虛故叉手自冒。汗爲心液。液傷則心氣不能上乘。故耳聾。治法不外桂枝甘草湯。意以補心陽。若用厚味重質。則藥下行。反不能助心氣也。著神處全在未持脈三字。如持脈見濇弱者。直用桂枝甘草湯。脉結代者炙甘草湯。脉沈遲者桂枝加芍藥生薑人參新加湯。脉緩弱者小建中湯。脈緩者甘草湯。脈弦者茯苓甘草湯。脈微者當從張路玉用參附湯。脈急者當從準繩用黃芪建中湯。脉短者死。脉平者靜養自愈。要宜察脈施治。不必拘泥一方。

第二節發汗後津氣外泄。胃中乾燥。口渴欲飲。飲多而水氣復壅於胃。則肺氣清肅不降。治節不行而上逆。必喘。以水灌之亦喘。章虛谷謂或因煩躁以水灌其身。閉遏肺氣。故必作喘。唐容川謂口渴不飲。强灌之飲。冀其愈也。然總不外乎水停作喘。氣機不化之意。治法宜助其氣化。使肺氣通調而喘自平。柯氏用五苓散。取桂枝味辛以助氣化。茯苓色白入肺。通調水道。澤瀉能使氣化行於上而復降於下。猪苓甘平入脾肺。助治節。白朮性燥多脂。功專健脾滋胃。使之輸轉於上下內外。復飲以煖水則熱氣易行於皮膚。使玄府易開。用煖水以濟冷水。是同類相求也。陳修園謂此條與五苓散不相涉。說亦難從。

第三節發汗後津液大傷。胃失冲和。必口渴欲飲。反不受水。是胃虛上逆。而其人似有發汗之證在。

若更發其汗。不獨傷胃中清陽之氣。且使三焦氣化不能輸轉。必吐下不止。魏念庭用五苓散健脾滋胃以化三焦之氣。或者曰、五苓散治胃虛水逆是也。更發汗後吐下不止用之。豈不以利水耗津液乎。曰爲因發汗太過津液隨氣外泄。如水泛濫無歸。故以白朮助脾胃之氣輸轉。二苓澤瀉導氣上行而復降於下。佐以桂枝通太陽之經。使浮越之氣斂。則津液復歸於內而吐下亦止矣。用此方是通行表裏以化三焦之氣。功專健脾益胃。非利水也。觀霍亂篇口渴吐利用五苓散。亦此意也。若吐下不止將亡陽者。則用理中四逆等湯。因證制宜。在於臨證時之運用。

會員王光宗 秩卿 曰。此三節仲師不立方。予讀其文。知仲師欲後人活潑施治。不必立方也。首節叉手冒心。本桂枝甘草湯證。觀教試令欬一句。不過示人以推測耳聾之妙法。且明明告人以虛故如此。虛則宜補。夫復何疑。雖未持脈。卽於桂枝甘草湯中加參主之。當無不可。次節乃告人以汗後雖渴。宜少飲水。又不可灌水以取快。因汗後肺胃氣虛。腠理疎豁。水入則易而出必難。一再以喘示戒。曰必喘亦喘。皆逆料之詞。非謂眞有是證。使竟有之。當審有無餘邪。如用小青龍麻杏石甘及桂枝如厚朴杏仁各湯治之。當以顧全肺氣爲主。倘無餘邪。雖五苓雙解亦不中與。予擬用苓桂朮甘湯去桂枝加杏仁主之。末節乃不當發汗而誤發汗。觀汗後水藥不得入口。則知汗前未必如是。此時已傷動胃氣。故仲師警人曰。若重發汗必吐下不止。恐人不察誤治之故。又强投發汗之劑。必致胃中氣液交傷。挽回不易。宜用厚朴生薑甘草半夏人參湯去厚朴加白朮主之。所擬各方。亦按圖索驥之談。臨證詳求。始能得當。陳修園謂於無方處索方。予惜其不出一方以嘉惠後人也。

會員秦寶璞少泉曰。汗爲心液。心爲陽藏。今發汗過多。則心陽不足。其人叉手自冒者。是欲扶心之意。藉外援以自助也。耳聾者陽氣上虛。陰反得而實之也。師因叉手冒心。試知耳聾無聞。其爲過汗致虛無疑。當宗金鑑桂枝甘草法。通調表裏。使粥食漸加。正氣漸復。自然而愈。

第二節、前條云中風發汗後欲飲水者。少少與之可也。按此證發汗之後。津氣外泄。胃中乾欲飲水。水爲天一之精。少少與飲。如微雨潤土。則胃氣和而病可愈。若飲水過多。水氣從胃上射肺中。必喘。或以水灌之於外冷氣從皮毛侵其所合。亦必作喘。成注謂喘爲肺疾。喻嘉言主以麻杏石甘湯。汪琥注云可與苓桂薑甘湯加杏仁厚樸。柯韻伯云屬五苓散證。錢潢云去麻黃加葶藶之小青龍湯。或可酌用。以余鄙見。當於病情處探求。口之飲冷飲熱。人之有神無神。脈之有力無力。二便之利與不利。便得用方之實據也。

第三節、病至水藥不得入口。必有寒逆火逆水逆之別。程郊倩注發汗後見此者。由未汗之先。其人已是中虛而寒。更發其汗。必上虛下竭而吐下不止。柯氏注此症熱在胃口。須用梔子湯。因其勢而吐之。尤在涇曰。發汗後吐逆。至水藥不得入口者。必其人素有積飲。乘汗藥升浮之性而上行也。是當消飲下氣。雖有表邪。不可更發其汗。設更發之。重傷陽氣。其飲之在中者。不特上逆而仍吐嘔。亦且下注而成泄利矣。三說不同。錄存以備合參。然當從尤注爲是。假令始初即以小半夏湯加入發汗藥內。何至爲逆。後服理中去朮加生薑。又何至吐下不止。按以上三證皆誤汗而變證者。末節語意。明明教人一悞不堪再悞也。

會員陳道仁蔭庭曰。第一節證較桂枝甘草湯證多耳聾一端。是兩少陰之氣交傷矣。擬用桂枝甘草龍骨牡蠣湯。

第二節、發汗後飲水多必喘。是發汗後肺中氣液交傷。欲飲水以自救。其大渴可知。惟肺氣傷。制節不行。水積致喘。擬用人參白虎湯。若以水灌之。是水氣束於外。膚表餘邪。反壅於肺作喘。擬用麻杏石甘湯。

第三節。據若更發汗必吐下不止一言。則水藥不得入口爲逆。顯係發汗後胃氣大虛。擬用吳茱萸湯。

會員徐國樑道生曰。首節叉手冒心加以耳聾。兩少陰之陽虛已極矣。既無脉可切。但就證論治。宜以桂枝附子湯。

第二節、此示人慎重之一端也。不必立方。或者以飲水水灌致喘。則仿形寒飲冷傷肺例治之。

第三節、明是中陽因汗受傷。水飲內停。至於水藥不得入口者。其胸滿已可知矣。宜與小半夏加茯苓湯。或苓桂朮甘湯。扶陽蠲飲。若更發汗。愈傷清陽之氣。則水飲必致上泛而爲吐。下滲而爲利矣。吐下不止。以人參湯主之。

會員郭廷熙 演康 曰。未特脈時云云。此望診聞診也。金鑑將此條移於桂枝甘草湯條下。謂彼之心下悸。與此之耳聾。均爲陽虛。精氣不能貫注。故以桂枝甘草湯兩治之。說頗可從。不然、此條橫插於五苓散下。殊不倫類。但此證宜俟持脈後論治。如陽脈澀陰脈弦。當用小建中。如脈沈遲。當用桂枝如芍藥生薑各一兩人參三兩新加湯。如脈浮大。則虛陽外越矣。當從張石頑參附湯法。若但就證論證。則用桂枝加附子湯或甘草乾薑湯。以復其陽。宜無不可。

飲水多必喘。其人必渴欲飲水可知。過飲則裏熱少。不能消水。水停胸中。故喘。不必如成氏以飲冷傷肺論治。自當以五苓散主之。以水灌之亦喘。謂爲形寒傷肺也可。中無停水。五苓散不中與也。水寒外束。裏熱必結。故喘。當用小陷胸。如寒結用三物白散。

五苓散之治水逆。謂水入則吐。此云水藥不得入口。是胃陽大損。虛冷氣逆。當用金匱半夏乾薑散。若吐下不止。宜理中吳茱萸輩。

鄭宜壽 嵩厓 續議曰。諸君妙論。業已闡發靡遺。鄙人不揣謭陋。略引陳言。妄參臆見而賡述之。

未持脈時一節。攷玉函脈經千金翼。不欬間有卽字。作以重發其汗虛故也。本論前文有發汗過多。其人叉手自冒心。以桂枝甘草湯主之。指心下悸欲得按者。不過氣液兩虛。中空無倚。惕惕然不能自主。其虛在膻中。故用桂枝甘草補陽氣生心液可矣。此則重發汗。不特陽氣虛。而腎氣亦虛。精氣不復上注。致兩耳聾無聞。錢潢謂誤汗亡陽。腎之眞陽敗泄。治法宜固其陽。張路玉喻嘉言魏念庭程應旄亦皆以陽虛固陽立言。汪氏引補亡論曰。素無熱人可與芍藥附子湯。素有熱人可與黃耆建中湯。程氏用桂枝甘草湯。魏氏曰。輕則桂枝甘草。重則加參附。按此節全在叉手自冒心及耳聾兩處上望聞著眼。故無俟切脈。作以重發汗虛故如此。是猶老年腎陽大衰。其義相同。鄙見似以張氏用大劑參附爲得法。

發汗後飲水多必喘。以水灌之亦喘一節。成注謂飲水多喘者。飲冷傷肺也。以冷水灌洗而喘者。形寒傷肺也。其餘各家持論。大致與此彷彿。皆因發汗後。飲水多。停於上焦。冷傷於內。以水灌之。形寒侵膚。寒傷於外。故均傷肺。所以俱喘。柯氏云。漢時治病有火攻水攻之法。而論中並無所攷。玉函脈經有可水篇一條。云寸口脈洪而大。數而滑。鍼藥所不能制。與水灌枯槁。陽氣微散。身寒溫衣覆汗出表裏通利。試就此義而引伸之。本論有文蛤散條。推及寒實結胸無熱證者。與三物小陷胸湯白散。金鑑謂無熱證之下。與三物小陷胸湯。當是三物白散。小陷胸湯四字。必係傳寫之誤。審知水寒結實在胸。心陽被據。故用三物白散下寒破結。與此飲水多必喘。以水灌之亦喘。證類相似。借用或可。惟白散爲小結胸外補出寒實結胸證治。方下服法。須量人之强羸。及必吐必利不利利過不止等法。蓋爲不得已而用之兵也。張汪喻氏魏氏。皆本郭雍補亡論主用麻杏石甘湯。水寒傷肺。恐非所宜。柯氏主以五苓散。陳修園謂不可用。以其肺已兩傷故也。汪氏則用茯苓甘草湯加厚朴杏仁。郎見擬從小青龍湯若喘者去麻黄加杏仁之法。或從錢氏以小青龍去麻黄加葶藶。似爲切當。

發汗後水藥不得入口爲逆。若更發汗必吐下不止一節。汪氏云。汗多亡陽。胃虛不得消水。此治之之逆。程氏謂由未汗之先。其人已中虛而寒。一誤不堪再誤。錢氏謂胃中虛冷。氣不得納。與水逆證之水入則吐不同。按喻氏引太陽水逆之證。惟用五苓以導水。成氏云爲吐逆。魏氏周氏張氏皆以水逆爲言。主用五苓散。固不可從。柯氏謂熱在胃口。須用梔子湯瓜蒂散引吐。並難脗合。金鑑以吐下不止之下字爲衍文。亦非也。活人書主以小半夏加茯苓湯。大半夏加橘皮湯。下逆驅飲。尚屬允當。若寒多者理中去朮加薑。並宜酌用。觀夫本論病人有寒。復發汗。胃中冷必吐蚘(原注作逆)一節。審知胃寒爲逆。甚則蚘不能安。常器之云可服烏梅丸。郭白雲云。宜理中湯。愚以此證水藥不入吐下不止。即用理中湯送烏梅丸。似無不可。

醫案

痺證治驗

鄭宜壽 嵩厓

辛亥初秋。前清巡警總局。設立醫務研究所開幕。是日 僕躬與其會。有天祥布莊之蔣君少文。報告其病要略。請爲研究。茲錄於下。

蔣君自述三月間腰際大痛。三日始愈。十餘日後。其痛復作。牽及左腿。疼而兼痠。舉趾不便。屢藥未效。五六兩月。服調肝理腎活絡舒氣之品。仍未見效。左腿不能得力。氣凝腰股之間。墳起不消。其氣能左右轉換。偏左則左高而右塌。偏右亦然。惟偏左則步履維艱。偏右尚能行動。然亦不耐久坐。迄今病延五閱月。醫兼中西。似俱未得要領云云。當時在會諸君。或謂肝腎不足。或謂榮衛失和。或謂筋脉懈弛。勢成下痿。有主以溫補腎元者。有主以淸肝養血者。議論紛紜。莫衷一是。質之於 僕。詢及其人年未四旬。方在盛壯。素體並無失精勞傷諸證。今病已纏綿半年之久。不知初病之原因。是否病之自然。抑或藥之使然。究應如何論治。未便率憑臆斷。越日蔣君央戚毛君延 僕診治。察其形氣相得。色澤浮潤。脈象雖濡而滑。惟是病延半載。治之已後其時。經曰。善治者治皮毛。其次治肌膚。其次治筋脈。其次治六府。其次治五藏。又曰。百病之始生也。必先於皮毛。邪中之則腠理開而入於絡脈。絡脈滿則注於經脈。經脉滿則入舍於藏府也。視蔣君之病。實由於風寒濕三氣。雜合爲痺。行痛兼著。並詢其腿軟肢疲。或胸膈阻塞。咳逆引動。痛處加甚。知證屬肌肉而爲痺痛。第輾轉失治。將內

南京印書局代印

舍於脾痺病入藏。則五藏不能流通。輕言入藏者死。幸值秋初溼燥兼勝之時。至陰脾土。未遇冬令寒水之尅制。當告之曰、病尚可治。爰用河間防風茯苓兩湯。去麻黃杏仁。即（桂枝秦艽桑白皮防風黃芩川芎赤茯苓當歸甘草葛根芍藥薑棗）加羌活。兌陳酒煎服。復診謂服前藥五劑。已獲大效。僕曰未也。蓋因邪留已久。仍以前法酌量增減。疊進十數劑。行動自如。其病若失。惟小溲微熱。大便軟秘。解不甚徹。繼用蜜炙桑白皮、酒炒地骨皮、黑大豆衣、甘草、當歸、赤小豆、等味數服。大便暢解溏醬膠糞。及濁血數次。後遂全愈。迨後蔣君躬親致謝。猶以前病復發爲慮。囑擬膏方調理。僕曰、無病何須服藥。談及久病苦狀。並受浮議色慾過度之寃。至今始能解釋。言之粲然。袖出前診諸方。不外柔肝養血活絡舒筋等藥。至所服西醫藥品。則無方案可攷。不知係從何法主治也。經年以來。間或晤及蔣君。前病果無復發之患。

失血治驗

秦寶璞 少泉

門東琵琶巷高懷清君。年逾四旬。平昔操勞。素有痰飲。質弱多病。一日因感冒發熱後。陡然吐血泄血。俱大如手片。或紫或紅。勢若泉湧。輒自投苦寒及梨藕童便等、冀其速止。血未止而人已洸困。勢欲暈脫。薄暮使來促云。刻病甚劇。祈速往。予至見病者仰靠於床。氣息奄奄。面白唇淡。肢冷額汗。視其血色黯黑而不鮮。舌苔潤白不渴。切脈沈細。惟脾脈獨大而芤。右尺不堅。知非實火。乃勞倦傷脾。脾胃陽虛。不能統血。致陰血走散。仁齋直指云。榮氣虛散。血乃錯行。所謂陰虛陽必走也。倘見血投涼。必至土敗氣脫。計惟溫中益氣以拯其急。爰擬理中湯大劑。加木香行氣。當歸生新去瘀。米水煎飲。氣固血止。庶堪保守。詰期復診。知昨藥後夜間得寐。血止神亦稍清。惟神疲懶言。奄奄一息。右脈愈浮大無力。此血去過多。將有虛脫之患。經云血脫者益其氣。當照原方黨參由五錢增至一兩。再加綿黃芪。仍服一劑。次早往診。病勢大轉。血止並可啜粥。精神漸振。方內除去炮薑。又服兩日。改用歸脾湯調理而安。此倣古治血證以榮氣出於中焦。脾胃爲統血之司。甘溫氣味。有固血之用也。厥後經治數人陽虛失血者。悉遵此法。皆獲全效。可見古人製方之妙。醫者平時不可不詳考也。

雜錄

中西醫話（續）

戴祖培 穀蓀來稿

愈病非難

經云上工十全九。中工十全七。下工十全六。可見醫無十全。而下工亦多詭遇也。又云妄治時愈。愚心自得。又雷公有不敢治之證。粗工下砭石而愈。帝曰。譬以鴻飛亦冲於天。可見愈病非難。知病爲難。讀倉扁之傳。乃知所重在彼而不在此。淮南子曰。所以貴扁鵲者。非貴其隨病而調藥。貴其擪息脉血。知病之所從生也。不知病所從生。縱能治愈。皆是偶中。孫眞人云。一百一病不治自愈。一百一病須治而愈。一百一病雖治難愈。一百一病眞死不治。又云。凡病五臟未虛。六腑未竭。血脈未亂。精神未散。服藥必效。若病已成。可得半愈。病勢已過。命將難存。夫病之未成者。雖下工爲之而有餘。不必其方之果善也。但陰陽虛實。大致不誤。以一二對證之藥投之。皆能獲效。即不效。亦不致死。徐洄溪所以有誤藥不死之論也。若其病已成。非上工斷不能爲。若病勢已過。雖上工亦無所施。而上工不常有。即有亦不易致。非已成已過之証。不即延治。故上工無赫赫之功。而反多求全之毀。徐洄溪所以又有名醫不可爲之論也。

偶効

王安道云、凡用藥治病。其既効之後。須要明其當然與偶然。能明其當然與偶然。則精微之地。安有不至者乎。惟其視偶然爲當然。所以循非踵弊。莫之能悟。而病者不幸矣。旨哉言乎。昔東坡誤信聖散子。爲之作序。至宣和後。此藥盛行於京師。遂至殺人無數。此即視偶然爲當然之類也。予謂天下本多偶然之証。故亦多偶然之方。而實由其人之有天幸。故得偶然獲愈而不死。若援以爲例。則如。王荊公之青苗法。行之一縣而治者。行之天下而竟亂矣。又瘟疫論云、疫證誤服凉藥。續得四肢厥逆。更醫投附子而愈者。此非治病。實治藥也。雖誤認原病。藥則偶中。醫者之庸。正病者之福。予按此等偶然之事尤多。內經所謂妄治時愈也。踵而行之。未有不殺人者。

呃逆證續說

浙湖淩志雲來稿

僕於第四期報中。登呃逆速愈法一則。原就偶然之呃逆而論。非謂凡呃逆之証。皆可以空氣法治療也。前讀第六期醫報。見有梅君詠仙之辨論。楯理名言。深爲嘉佩。然梅君所論之呃逆種種。爲已成之証候。與僕所言者。眞成一反比例。但空氣療病。爲西醫所發明。而凡患肺癆病等証。恆藉以爲衛外之助。竊思平常人之呃逆。原非眞病。良以飲食過飽。致胃府一時乏消化之力。胃氣不降而上逆肺管。乃發出一種聲音。空氣之所以能愈者。因吾人用力呼吸。大氣旋轉。血輪之行度加速。斯時肺得升降之常。胃有消化之力。胃中食物。可徐徐下降。呃逆之頓止。理或然歟。至於試行呼吸之法。當緊閉其口。以鼻氣之出入爲呼吸。宜於天氣晴和時施之。亦衛生家所宜注意也。

專件

名譽贊成員

鄭慶萱 字蘭溪江甯人現任山東鄒縣知事

贊成員

王葆年 蘇州　接子彬 邵伯　袁桂生 鎮江　李雲年 浙杭　凌志雲 浙湖　甘少農 安慶

林仙耕 蘇州　任桐軒 揚州　楊燧熙 鎮江　李鶴舫 浙湖　王藎臣 浙甯　鄭肖岩 福建

梅詠仙 松江　錢杏蓀 松江　賈瑞甫 鎮江　李嘯雲 浙湖　孔培年 浙甯　王東培 上元

南京印書局代印

嚴富春 揚州　藍月恒 常州　張小村 鎮江　邵賀人 浙湖　魏天柱 浙紹　張伯臯 江甯

王問樵 上海　薛逸山 上海　羅焯彤 台州　金惠卿 台州　何憶人 松江　黎庇留 廣東

任際運 上海　高子波 上元　何廉臣 紹興　龔子佩 無錫遊幕鄞縣　穆竹泉 章邱遊幕鄞縣　張弢庵 鎮江

會員一覽表 仍以入會先後爲序

王筱石 會長　朱子卿 副會長　段抱山 參議員　孫惠臣 參議員

李珩甫 參議員　包蘅村 參議員　婁子青 顧問員　鄭嵩厓 顧問員幇辦編輯及文牘

李晉丞 顧問員　徐近仁　張簡齋　殷伯衡

錢受之　劉楚三　戴春垣　徐道生

諶子餘　陳蔭庭　張鐵梅 以上皆評議員　郭演康 編輯員

黃鏡堂 校對員請假旋皖組織醫院　隨翰英 校對員　刁星軒 文牘員　趙子新 書記員

管續卿 書記兼調查員　濮鳳笙 交際員　孫少培 交際員　黃慎齋 庶務員經理報務

吳鏡芝 庶務員　萬朗齋 會計員　楊伯雅 會計員　邵新齋

杭誠齋　程筱竹　徐鼎銘　茆敘之

單炳埜　顧楚源　蕭劭夫　郭炳文

徐賓如　葉子祥　葉植卿　以上調查員

隨仲卿　崔少堂　孟壽仁　秦少泉　秦漢卿　周壽人　濮仲卿　方世英

蔡壽人　江石生　魏煦孫　汪濟生　俞福民　馮寶之　孫竹銘　黃海漁

吳澤民　裴用舟　陳玉堂　魯質夫　瞿壽咸　楊仁齋　張鑑安　鄭培生

楊鴻年　戴士龍　江建東　朱召棠　江從耘　何樹棠　孫蔭棠　張耀卿

張綉珊　徐佐臣　佘鼎臣　王介庵　王棨卿　丁偉卿　王樹芝　嚴慎思

石劍青　趙效農　朱鹿生　葉煥文　張友直　王受之　王叔山　陶蘭甫

盧蘭生　梁錫鈞　趙託莘　甘樹棠　李潤翹　楊蔭安　李養吾　諶叔侯

林紹商　程鶴亭　程文松　陳培卿　蔡艮臣　周壽臣　陳仲元　諶佑之

吳蓉舫　王偉堂　彭錦源　裘漢臣　金小山　許吉人　章伯新　宋竹曦

楊勳臣　宋恆安　王蘭遠　祁秉衡　黃壽章　汪紹松　孫也韓　賈稜村

朱蘭蓀　陶禹卿　祝子厚　劉緇禪　王仲遷　顧燮堂　李敬之　周培之

陳少之　朱笏臣　余月樓　陳鑑吾　劉淦臣　周鵬如　唐發餘　張紹卿

周月波　朱錫五　馬欣庵　陸少竹　嚴炳榮　馬明才　苟伯臣　高雨田

南京印書局代印

陳炳如　高柳堂　王少實　夏健侯　湯協文　鄭寶南　楊仲雅　徐筱川
朱雲濤　蔣壽眉　熊榮亭　馬春波　陳訒菴　鄭嵩年　安德全　劉健侯
王銘甫　馬棟臣　汪伯符　周質夫　陳曉忠　張樹生　萬樹棠　江漸之
李琳瑩　徐耀臣　王秩卿　江誠卿　張樹春　方仲禮　陳益吾　竇鑫甫
陳志翔　白耀臣　阮慕材　張經綸　姚小軒　何濟東　陳健人　賈炳之
陳子青　許劭成　胡慕周　胡子燾　戴文江　張蘭蓀　胡俊岐　章華甫
丁植青　蔣少臣　孔朋軒　王之田　呂道三　石　鈞　謝建人　周筱春
馬仲岐　孔勳臣　金誦聞　朱少卿

如有嗣後到會者容再續登

藥號一覽表

老廣和　德泰永　童恆春　張泰和　慶和堂　瀋恆和　人壽堂　泰和生
同慶堂　存德堂　春生堂　同　春　問心福　徐濟壽　戴福昌　慶　昌
祥　豐　同仁堂　養真堂　德壽堂　松山堂　呂人和　張天一　恒生春
夏同仁　張大生　吳德生　張廣生　魏大年　種德堂　周長春　廣仁堂

萬春堂　壽春堂　保和堂　养生堂　延年春　鄭廣生　餘慶豐　東茂和
陸德大　頤壽堂　存心泰　春生福　松壽堂　僊芝堂　張福昌　元吉康
東昌祥　萬全堂　同生福　發盛姓　鄭大元　楊生生　程恒春　謝天生
程同生　泰山堂　中和堂　朱長生　杜泰昌　瑞和堂　仁壽康　大齡生
徐裕生　同慶昌　同福康　春壽永　劭記存心泰　同春頤　高黏除　葉生生
葉開泰

時聞

閩陳英如女士之長電 錄元月十二號民立報

各報館鑒嗚呼悲哉我國數千年之醫學藥業濟人濟世久傳時代今屆於中西不能並立之秋所謂千鈞一髮繫於此耳昨見教育部頒定醫藥學堂章程專重西學而中學不與焉是使吾國醫藥兩界無形澌滅可爲痛哭況利源外溢國貨尙須保存前聖所傳民生久已相賴正宜發起振興以全國粹以挽國權英雖女流於醫學中占一分子奈才短力薄復興望洋之歎敢懇海內各先生及醫界藥界諸同志急先聯合團體鳩集經費提倡保存中國醫藥大會設立總機關於上海合策羣力籌辦中醫學堂與西醫並行不悖一面赴部要求準予立案必達目的而後已敬請貴報館登諸

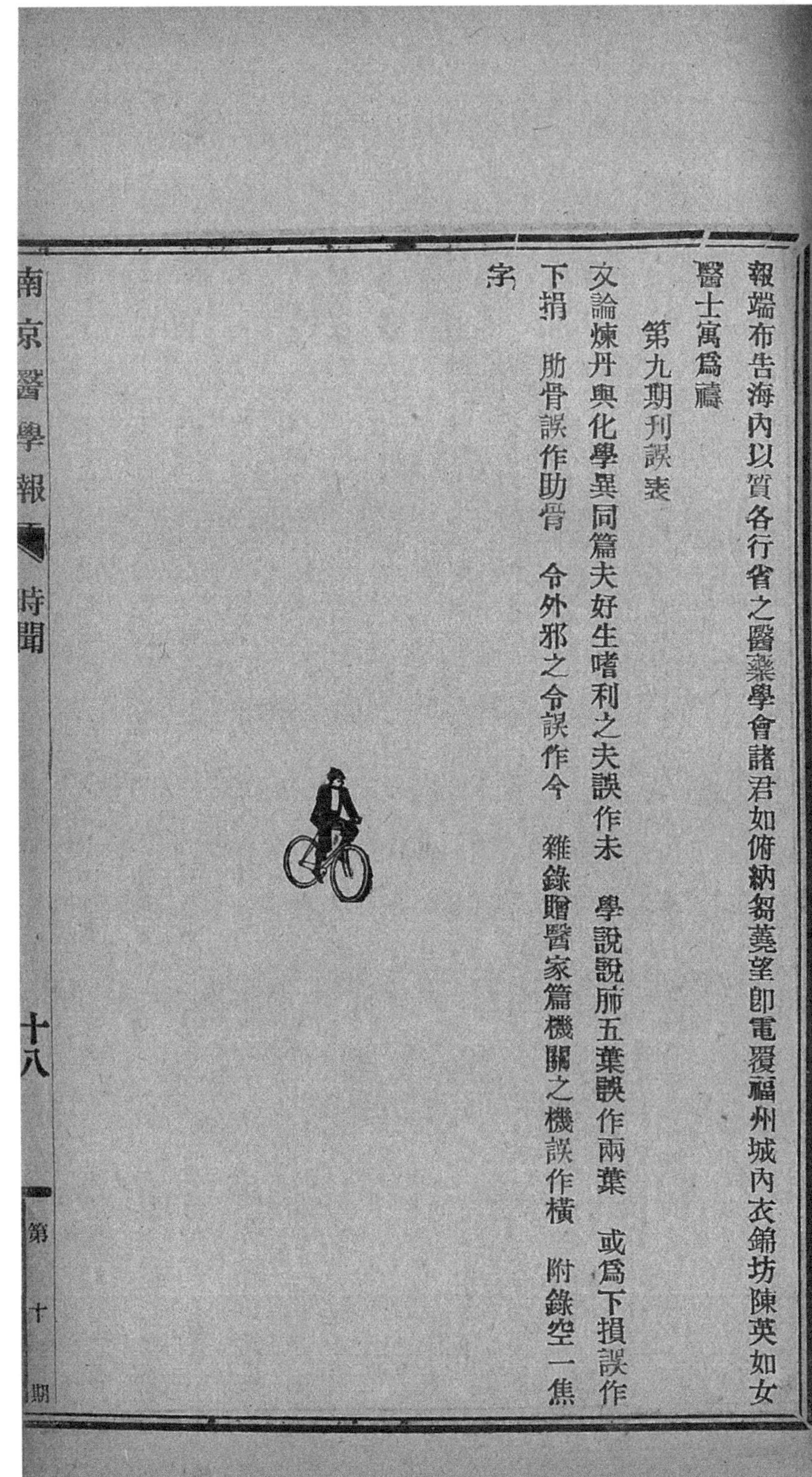

報端布告海內以賀各行省之醫藥學會諸君如俯納芻蕘望卽電覆福州城內衣錦坊陳英如女醫士寓爲禱

第九期刊誤表

文論煉丹與化學異同篇夫好生嗜利之夫誤作未　學說說肺五葉誤作兩葉　或爲下損誤作下捐　肋骨誤作助骨　令外邪之令誤作今　雜錄贈醫家篇機關之機誤作横　附錄空一集字

南京印書局代印

本城派報分所

上新河　程文松醫寓

下關　孟壽人醫寓

外埠派報處

鎮江　楊燧熙君

丹陽　賈瑞甫君

邵伯　接子彬君

蘇州　王葆年君

金山　錢杏蓀君

浙江　李雲年君

湖州　李鶴舫君

紹興　魏天柱君

台州　韓漸逵君

紹興　何廉臣君

廣東　黎庇留君

安慶　甘少農君

漢口　葉煥文君

上海　王問樵君

上海　丁甘仁君

上海　虞哲夫君

福州　鄭肖岩君

泰興　藏谷孫君

儀徵　任桐軒君

外埠郵費自理每月一號發行每册價洋陸分

總發行絨莊本會事務所

中華民國郵政特准掛號認作新聞報紙類

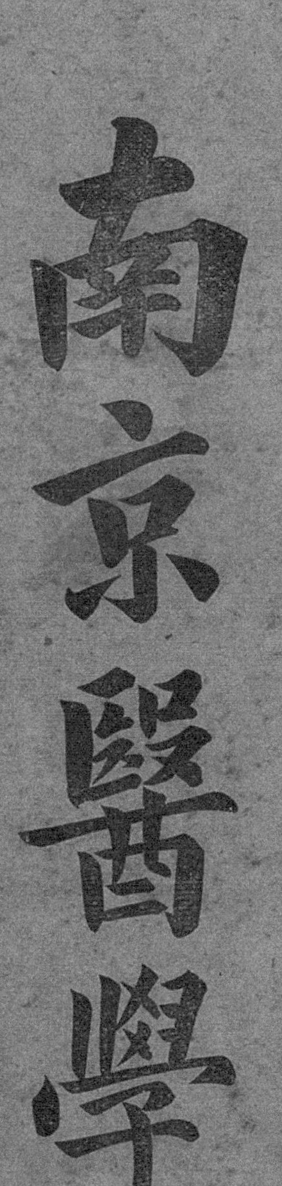

南京醫學報

坿藥學報

中華民國二年三月一號（陰曆正月二十四日）

第十一期

本報徵文啓

本報爲研究醫理集思廣益起見自上年五月一號起月刊一册日冀內容豐富藉饜閱報者之心海內明賢如其不吝教誨凡鴻篇鉅作確有心得及能發明新理並一切著作或醫案或前人遺集或經驗良方均乞寄交南京城內絨莊本報事務所或南京白酒坊本會交際員濮鳳笙醫寓以便按期選登藉以揭名譽貺後學拯民生之疾苦增本報之價値且以爲醫界前途光不勝懽迎翹跂之至惟不饋酬資郵力自理不登者原稿恕不檢還

代登廣告例言

本報爲實地研究醫藥起見凡丸散膏丹及新發明之藥具有特效者與原料藥材實從道地採取者本報極爲懽迎咸願介紹之以供世用代登廣告價目從廉惟本報頁數有定必須另外加添登一頁者價洋弍元登一張者價洋四元按月計算其不滿一頁者以一頁論逾一頁者以一張論

本報目錄

南京印書局代印

文論

研究中藥以塞漏巵說

鎭江袁焯桂生來稿

嗚呼中藥之厄未有甚於今日者也醫師所用者東西藥醫學校所教授者東西藥而新譯之醫書醫報亦無往而非東西藥吾國各省天產優美之藥品行將變爲糞土千萬家販藥之商人行將爲無業遊民而吾國民每年購藥之金錢盈千累萬亦皆不脛而走外洋矣漏巵之大爲何如哉考吾國之醫藥本與神農樹藝后稷教稼並傳而三代以來聖智疊興其聰明才識閱歷經驗又足以當創造之任故中國之醫學與文學無異皆由吾國之聖哲獨力創造愈演愈精而不可以日本比也且地居大陸土地沃衍天產之藥足供全國醫家之用雖剖割之技不幸失傳而用藥治病之道實已燦然大備縱有當採購西洋者亦祇用大手術時之痲醉藥與少數治疫之血淸而已決無並尋常之退熱藥化痰藥止瀉藥治痛藥而亦須購買西藥之理況西藥之所治者大都輕淺小病而能治大病者甚少不觀今日新譯之醫學書報乎（如藥物學綱要西藥實驗談中西醫學報醫學新報之類）鼠疫尙無必效之藥（據蔣履曾譯瞥死脫稿見中西醫學報）天花痘漿不能成豎痘毒較重者皆無治法（按西醫發明種牛痘之法極精巧而治天花痘之法則甚謬余嘗推求其故今始得其端緒蓋一由於病理學中缺乏太多一由於藥物缺乏及泥於化學之故不知藥之功用

亦有非化藥所能明者此歐洲醫學界之根本病不獨痘科爲然俟他日學問稍進當專著一書以效忠於醫界（水腫病與腦病卒倒半身不遂。則且以攻下之藥速其危矣。至於內傷門中之亡陽欲脫病。尤非西藥所能治。昔賓材稱仲景之方不足以治大病。余謂今日之西藥。乃眞不能治大病也。試問如李東垣用乾薑附子治馮氏子傷寒狂躁案。（見東垣醫書）張景岳用參朮薑附治袁翁傷寒大汗欲脫案。（見景岳全書）張令韶用大黃芒硝治婦人熱病肢冷無脈不省人事案。（見續名醫類案）李冠仙用生地犀角治劉眉士熱病誤藥大汗垂死案。（見仿寓意草）喻嘉言用人參附子治石開曉喘息煩躁案。（見寓意草）張石頑用金液丹治王庸若水腫嘔逆小便涓滴不通案。（見張氏醫通）魏柳洲用熟地枸杞治許竹溪室人產後血崩大汗如雨面色青慘案。（見續名醫類案）許珊林用大劑黃芪治山陰王某水腫病垂危案。（見冷廬醫話）徐靈胎用瓊玉膏治張瑞五吐血案。及用人參鹿茸治其孫女之天花痘案。（見洄溪醫案）吳渭泉用阿魏積塊丸治蟲蠱腹脹如抱甕案。（見臨案醫案）馮楚瞻用參芪肉桂治其兒子天花痘案。（見馮氏錦囊第二十卷）王孟英用女佩薑治鄒光遠登厠後大汗肢冷案（見潛齋醫學叢書）西藥中有一種能治乎。吾恐德國之古弗氏復生。而亦不能答也。由是觀之。中藥之興廢。實關吾國醫學之存亡。不獨欲保利權。當用中藥而欲治大病、當大任。以蘄至於古之爲醫者。則尤不可不急起研究也雖然吾之所謂中藥非謂並牛溲馬勃諸無用之廢物而用之乃謂吾國古良醫發明治大病之藥斷斷乎不可棄也大抵仲景傷寒論金匱要略兩書所用之藥可信者十之八九其中所言之病又皆今日所習見者惟文詞簡質義理精邃不易通曉是宜問津於後之名家如金元之劉守眞明之吳又可喻嘉言繆仲醇清之徐靈胎戴北山薛生白王孟英則皆發明仲景治熱病之學說者也宋之竇材元之羅謙甫明之喻嘉言（按喻氏之發明甚多此專指陰病論）清之張隱庵柯韻伯則皆發明仲景治寒病之學說者也金元之李東垣明之韓飛霞張景岳清之馮楚瞻高鼓峰魏玉橫陸養愚綺石氏則皆發明仲景治內傷病之學說者也（按中醫之內傷界限甚廣不僅指勞病）豈特發明仲景之學且各就其閱歷經驗之所得者擴而充之蓋吾國之醫學亦今勝於古尤以明清兩朝爲突過前賢觀其用藥如老將用兵縱橫捭闔無不如志故今日讀其書猶覺精光燦爛益人神智顧可以知之者少而遂任其湮沒乎或曰西藥由科學發明中藥全憑臆說與太古時之宗教無異中藥斷不能與西藥爭勝不知藥入人身皆各就其偏性起各種變化或汗或吐或下或溫或補或歛乃物性之天然作用與宗教如風馬牛之不相及扁鵲仲景曷嘗是宗教家哉若曰西藥由化學發明抑知化學之所能明者祇礦物之成分而已若舉植物品之升降寒溫補瀉散歛則化學有不能盡明者矣蓋藥物治病之理化學祇能測其半而其半尚待他種學問及經驗以輔

佐之也不然則西人化學之發明非一日矣而用其藥以治病何以小病效而大病則否耶大祇西醫之長在於手術之精巧與衞生事業之嚴密使人一見而氣奪也然手術祇宜於有形之實證虛病用之則非宜至論藥物療法今日西醫之程度其去吾先哲之發明尚不可以道里計也昧者不察乃敢以無稽之讕言加之是惑也要之中國醫藥歷數千年之經驗費幾許艱辛始有今日千秋大業斷非妄人之顛倒黑白所得而汚衊之也請再以事實證之吾父去年大病咯血不已服兩儀膏集靈膏半年始起藥進少輕則血即上湧不能言矣凡用黨參斤許熟地生地麥冬各數斤使如今日之新學說則人參爲無用之草根恐吾父之墓已宿草矣而尚能活至今日爲余小子撐持家務乎再觀日皇明治之病則尤足證吾言之非妄明治之病熱病也熱極而至於中毒之病也不特仲景河間之書主用大黃芒硝即吳又可徐靈胎之書亦皆主用大黃芒硝乃東西醫學不知此理故余敢斷言欲治大病當急起研究中藥而一切破壞中國醫藥之言論悉無成立之價值也（按今之欲推翻中國醫藥者皆以五行生尅爲口頭禪不知仲景全書無一字涉及五行而後世名家之治病亦皆以寒熱虛實爲根本縱有小疵亦爲時代所限今日學術昌明不難修正使吾輩生於閉關自守之時亦能如今日之痛責古人乎況古人之發明其精到處有不易及者乎奈何並其根而剷之使天下可治之病皆遺恨九泉耶）嗚乎羣言淆亂中藥之眞理久湮大道將亡嚶鳥之哀

南京印書局代印

嗚。難。已世有哲人。盍共起而匡救之乎。

學說

胡評高鼓峯家醫心法摘正

郭廷熙 演康

無學。識。不。可。以。著。書。無。學。識。亦。不。可。以。注。書。既已雅負時望。則順理成章。後之人將奉爲圭臬。一有舛誤。斯歧路亡羊。愈追愈遠。有志者起而糾繩之。風。雨。一。廬。精。誠。默。契。先。哲。有。靈。未。嘗。不。許。爲。知。己。洄溪之醫貫砭。修園之新方八陣評。說者。謂。其。勤。於。修。業。不。失。爲。前。人。之。諍。友。大抵讀前人之書。雖學識未必優勝。要必自有見地。言之有物。持之有故。始足以嘉惠來學。不然。前人之失。我貿焉糾之。糾之未善。復使後人並我而糾之。不徒滋口實歟。吾於念庵所評高氏醫家心法一書。而不能已於一言。富鼓峯之時。值錢唐張高二氏。方肆力於著作。爭名之心甚。不得不意主於奇。以期見售於世。意主於奇。則議論不能一一悉軌於正。故疵類雜出。念庵心儀其人。驟獲其書而讀之。以所見不逮所聞。從而糾正之。宜也。顧此事豈易言乎。必學識素富。又不狃於執拗之偏。無詭隨。無阿好。而後可從事於此。今觀其所評。一如原書之瑕瑜互見也。不益爲後學之蔽耶。僕不揣謭陋。分別抉摘而是正之。有高誤而胡漏未糾正者。有高不誤而胡誤糾者。有高與胡均誤者。有胡氏自誤者。各條列於左。其原書不誤。及雖誤而胡評允當者。不具錄。

高誤而胡漏未糾正者。內傷外感之新久。胡評當矣。第原書既云外感之新。散之戒重。又云外感之久。散之不可峻。不可猛。不可速。措詞複沓。何不云外感無論新久。不可過散。較為直捷耶。四物湯補血。語極膚淺。張石頑謂四物為血虛受病之劑。非補血之方是也。傷寒門所立五法。純是內傷治法。何必列入傷寒。如以傷寒論。則五法全不可用。吐瀉並作之溼霍亂。僅一藿香散。（藿香 蒼朮 陳皮 半夏 茯苓 甘草）不能曲盡病情。屬寒當用仲景各法。屬熱當用王孟英各法。傷風之咳嗽。於散劑中加瀉白散。殊不合。蓋肺臟襲風。宜宣不宜瀉也。胎前傷寒瘧痢。悉以固胎為主。語殊膠執。經曰有故無殞。病去則胎自安。仲景之附子湯。葵子茯苓散可證。至桂枝茯苓丸治法。則尤令小儒咋舌矣。即慎益加慎。第去礙胎之品可耳。若一意固胎。病邪膠結。既變滋深。昔一陳姓婦。妊娠七月。長夏病暑。前醫泥於安胎之說。大劑四物加杜仲。略佐清暑之品。服後暑邪內斂。神智昏沈。次早延予診治。遍體黑斑。無可挽救。操醫術者可不慎諸。

高不誤而胡誤者。（食積生熱。熱則脾病。當用參朮異功六君子湯。或加枳桔以開提健運。再佐苓連以清積熱）胡慮佐以苓連。末傳寒中。然則將任其積熱而不施治乎。脾病溫補。豈食積者所宜。歸脾湯治心火衰微。原無不可。胡氏乃以火中之火。爍石流金。涼颸一扇。大暑西流云云為說。可謂擬不於倫。（痢疾為溼熱積於下脘。糟粕欲行而不得行。然畢竟要行。遂將臟腑脂膏逼迫而下。致成膿血脂膏不得循其正而不肯下故痛在繞臍而下屬胃之下口及小腸）論頗精確。胡氏見理未明。反以見理未明責鼓峯。且謂痢疾皆由寒凉。若初發熱。理當溫散。結論復暢言中土虛寒。深慮冰脫。殊爲紕謬。高證因鬱因熱。以致血枯液乾。自是確論。推論胃陰。尤有見地。胡以管窺誚之。何所見之陋也。注重溫補。於意云何。

高與胡均謨者（膏粱煿炙酒酪湩乳能生火以傷胃之陰傷陰者救之四物以養血佐之芩連梔柏以清火）胡云內經只言胃陽。不言胃陰。譏其創言臆造。謂以遵古說脾陰爲理正。要知此等學說。正中醫進化之處。原非泥古者所能知。蓋胃陰係指胃液而言。所以消化食物者。爲火所消耗則作渴。若消耗略盡則不能食。胡氏牽合脾陰。是遁於無形之陰陽。且泥於脾胃同一治之說。而不知胃中實含此有形之津液也。顧高氏論病則是。而處方則非。胃陰受傷，與四物養血何預。以芩連梔柏清火是已。而於救胃陰則全不相涉。救之之法。專賴甘寒。喻西江謂石斛麥冬爲胃陰之專劑。溫病條辨以沙參麥冬冰糖生地玉竹爲益陰煎。斯爲中肯。（大便燥結不出者一味養氣補陰宿物自下勿急於攻守至數日自可奏效）又云（必須先養胃以助正去邪如養未到邪不卽去不食不妨也）胡氏謂是最穩法。要知此等治法。以治津液枯燥之緩證或可。若傷寒傳裏。陽明腑實。及傷食停滯等證。潮熱譫語。甚至煩躁直視。此時食且不入。胃氣何以能養。是非三承氣斟酌用之不可。又次則增液承氣。已慎之無可再慎矣。否則養癰貽患。去生益遠。）凡傷寒復發是大汗後元氣驟虛飲食入胃生化遲緩所留之邪與新入之物合而爲熱如依時師再用攻邪則元愈虛邪愈熾索然而死矣惟以大劑六君子湯加當歸投之若用芩連退邪枳朴消食必死無疑）胡氏謂此段所論。俱是正理。後學確當遵守。盲唱盲和。與仲景枳實梔子湯加大黃。適成反比例。此時用六君子湯。究竟補邪乎。補正乎。恨不起鼓峯念庵而問之。（陰盛格陽大劑八味飲或參附湯人參熟地可用至二三兩附子可用至三五錢 ）胡氏謂係正論。其實陰盛格陽。無熟地用至二三兩之理。吞酸一證。高氏主熱。胡氏主寒。蓋一宗河間。一宗東垣。其實胃汁內含乳酸。本具微酸性以化物。胃氣拂鬱而不舒。斯有吞酸吐酸之現證。一切因寒因熱因肝鬱因膽火之說。千古疑團。可以剖決。咳有外感內傷本病兼病痰飲勞損之不同。鼓峯之涼降。念庵之溫補。均屬偏見。吐血用大劑參者。胡氏亦謂須重劑參者薑耐以固其脫。要知失血陰虧。孤陽獨發。再用溫補。熱將潰決藩籬。雖有陽虛陰走。如胡氏所云虛而挾寒者。特百中一二耳。何得一例溫補。絕人長命。

胡氏自誤者。謂血由腎之衝任而布散。此語不經。謂夏傷於暑之瘧爲陰瘧。不可以寒涼治之。因以柴芩爲戒。夫柴芩之不能治暑瘧固也。然暑瘧亦斷無用溫熱之理。鼓峯謂產後剛柔痙。禁用去風燥血之品。用四物補中益氣加鉤藤柴胡。尚不失爲中治。念庵乃謂宜大劑溫補。且於產後咳嗽及

南京印書局代印

婦人帶下證。均用温補。實屬顢頇。

至如（傷寒本證及傳變各證極多看準繩自知之治法不論四時六經但見發熱三四日俱當以逍遙散與之）又云（如兼食者合小柴胡湯如經發表過多者竟用逍遙散加熟地）又云（兼食者而必擁熱通紅氣粗脉必牢實神思昏沈胸前按之微痛視其微甚用逍遙散加熟地自四五錢可加至一二兩）此三條。胡氏已極力糾正。因其謬誤過甚。故特標出。深望閱是書者萬勿效法。總之鼓峯學識。不過自陶節庵王肯堂兩家而來。書中雖以傷寒標目。實於傷寒書全未寓目。故立論多旁穿側出。念庵雖黃於其間。而識力又不足以副之。嗚乎。讀書不多。積理不明。輒思立說著書。樹醫林之一幟。伊古以來。曷可勝道。吾於鼓峯何責焉。吾於念庵又何責焉。

西醫非中醫知覺由心及以心爲君之辨正

劉源梓 緇禪

素問曰心爲君主之官。神明出焉。西醫謂心爲循環器之主部。右心前房由大靜脈收入迴血。以入右心室。輸入肺動脈。釃清汚血成新血。再由肺靜脈運新血注於左心室。而後再由左心前房入大動脈。灌溉全身。心不過司血之循環而已。何謂君。知覺乃出於腦。所謂腦靈。神明何預心事。噫心固司血。而謂不可爲君。斯說也。乃不知岐黃論理。核實之高出其上焉。夫人之身以血爲營養。肌膚骨絡。非血不榮。臟腑器官。非血不敏。腦之靈性。固腦之作用。而不知腦之所以得發展其作用者。則仍

賴血而血之所以能達到居最高巔之腦者則全賴心是腦之靈明受心涵養腦之神明非卽出於
心乎抑又謂腦雖受心覆育而靈明究出於腦終不能謂靈明出於心何則五臟官骸何莫非以血
爲膏澤而逞其敏活之作用未聞其他官能以得血故而出種種高尙之理想今獨以腦特具之能
謂爲心之能豈不昧乎腦之機而淆混學理固也素問曰肝受血能視足受血能步掌受血能握指
受血能攝同受血而僅能視能步能握能攝而已復不以其視步握攝謂之心視心步心握心攝者
蓋五官百骸其運動莫非靈性之促使其促使固由腦之傳達而所以使其能傳達者胥資乎心來
之血焉況靈樞經曰所以在物者謂之心此心更從神化論非以腦直接之動作而掠歸於心腦雖
獨具其性能不過魂然白色之細胞何以能出變化無窮高尙之理想苟非血液靈於何存考經曰
腎藏志又曰作强之官伎巧出焉以腎實司精液之筦鑰（腎爲排泄器之一其排泄機能非本文
所論不詳）爲腦之關鍵腦髓之盈虛卽知覺之消長靈樞曰腦爲髓之海既言腦爲髓海又言意
之所存之志藏於腎知覺從腦之說是軒岐早於數千百年已發其蘊且論諸精爲眼爲瞳子爲白
眼爲約束裹擷筋骨與脈并爲系上屬於腦之言尤明且詳夫大小二腦以及延髓別馨香之嗅神
經判辛酸之味神經分和雅之聽神經辨紅紫之視神經覺痛癢之感覺經以及記憶思考均關大
腦運動則小腦之任呼吸乃延髓所司派固井然靈源可溯抑知腦之司靈明者若國家部局專掌

南京印書局代印

攸分。若而政爲某部理。若而事從某局出。而使某部某局所出若政若事者。胥於總其成之元首。君者元首之意。稱神明出焉者。素問曰在天爲玄。在人爲道。在地爲化。靈樞經曰。初生之來謂之精。兩精相搏謂之神。其指爲神。元化之意。不然。素問曰、心生血。又曰心藏神。更曰生之本。神之變。未必若是之矛盾。蓋元首本無爲。百職之所爲。不可謂非元首之爲。況君司調燮。而調燮全體之血出於心。雨露官骸。其稱君當。謂知從心。蓋見理之深。立論之高。學理更彌當焉

論肺痿

淥湖虞哲夫 竹樓 來稿

肺痿一證。金匱治法。混在肺癰一門。精意難解。然論脈條中。謂脈數虛者爲肺痿。數實者爲肺癰。虛實之辨。已露機緘。醫家能細心會悟。決不以肺痿之虛證而誤作肺癰之實熱矣。夫肺爲五藏之華蓋。其位至高。其質至清。內生乎氣。中主乎音。外司皮毛。人之血氣。充足於內。水火互藏其根。斯嬌藏無痰火之蓄。金水有相生之用。肺氣安得受尅而痿弱不振者乎。無如先天之稟既虧。復又房勞不慎。戕賊眞元。根本搖動。致腎水虧而相火熾甚。上薰肺臟。肺被火刑。觀其證咳嗽則失血矣。寒熱往來矣。夜多盜汗矣。音啞咽痛矣。上嘔而下泄矣。切其脈或浮大空數。或弦細而濇數矣。病勢至此。形體消削。咯吐痰膿。色如桃花。或如米粥。此病劇而變肺痿之惡證。竟爲百死一生之危候。醫藥難救。其奈之何。雖然。病固難救。而必欲立法以救之。則責在補腎水以鎮陰火。生津液以潤肺燥。更宜塡

實下元。補眞氣。以通肺之小管。以復肺之淸肅。所謂補其肺者益其氣。補其腎者益其精。庶可起垂危於萬一也。夫人身之氣。稟命於肺。肺氣淸肅。則周身之氣莫不服從而順行。肺氣壅濁。則周身之氣易致橫逆而犯上。彼肺痿之形象。與肺癰似是而實非。肺痿發在病虛之後。肺癰發在無病之初也。肺痿咳白血而吐涎沫。肺癰則咳臭膿而胸脇痛也。肺痿人肌瘦而神倦。肺癰人體實而強壯也。肺痿病久。始洒寒而潮熱。肺癰初發。則毛聳而惡風也。肺痿脈芤數而無神。肺癰脈浮數而有力也。種種證脉不同如是。是肺痿爲虛。誤以肺癰治之。是爲虛虛。肺癰爲實。誤以肺痿治之。是爲實實。實實虛虛。損不足而益有餘。如此而死者。醫殺之耳。必也察色按脉。審病情之吉凶。求此中之順逆。大約從外因而成肺癰者。急予調治。雖肺傷尚可以補救。從內因而成肺痿者。多方培補。奈肺枯而百法難療。庸手不知仲景所論虛實混治。兩證欠明。惟用金銀花淸熱解毒。甘桔湯極力開提。喘咳痰鳴。危在旦夕。即病家情急。舉肺痿之證以告醫。奈醫家蒙昧。學淺才疎。又認痿躄之候而著想。指鹿爲馬。傷人性命。莫此爲甚也。嗚呼。以堅剛之體。忽變衰靡之象。無非木火炎於上。君火灼於中。腎氣不相顧。土氣不相救。而陰液內耗。白血外溢。肺藏之眞氣盡泄。安能保其全乎。自今以後。醫者如能知病之原。察之病情。熟讀仲景金匱方論。講究甘草乾薑等湯。生心化裁。神明運用。於肺痿一證。思過半矣。

南京印書局代印

按金匱論痿與肺癰並舉指本臟之病而言內經言五臟使人痿傳指傳變而言此篇宗旨專論肺臟虛實故戒醫家向痿躄之候著想若謂其宗金匱不宗內經則埋沒虞君之本意矣甘草乾薑湯仲景蓋示人以治痿獨取陽明之大法固不徒甘以緩之辛以潤之也編輯者附識

藥物學

石龍子與守宮辨

包蘅村

神農本草經曰。石龍子味鹹寒。主五癃。邪結氣。破石淋。下血。利小便。一名蜥易。生川谷。本草衍義石龍子條下云。有樵者於澗下行。見一蜥易自石罅中出。飲水訖而入。良久。凡百十次。尚不已。樵者疑不免。翻石視之。有冰雹一二升。樵人訝而去。行方三五里。大雨至。良久風雹暴作。今之州縣依法用此祈雨。經云治五癃破石淋利水道。亦此義乎。余於前清同治庚午年秋。與二三友人。自杭州西湖茅家埠步行至韜光山頂。其山爲三天竺之門戶。山門懸一對聯曰。樓觀滄海日。門對浙江潮。其山之高可知矣。山頂有小池。四旁皆石罅。以樹枝向石罅中挑撥。有無數小龍出焉。四足有尾。青綠色。其頭之形狀可畏。土人謂是龍角。官府每到此請龍求雨。與寇氏所引樵者事相仿。是余所目睹者。乃神農本草經之所謂石龍子也。至於守宮。俗名壁虎。諸家本草。每與石龍子混爲一物。由於本草經有一名蜥易四字。爾雅云蠑螈蜥蜴。蜥蜴蝘蜓。蝘蜓守宮也。名目從此混淆矣。不知神農本草之所謂蜥易。生川谷。守宮在牆壁。川谷間安得見之。況守宮入水即死。必不能生於川谷間矣。本草之所謂石龍子一名蜥易。非爾雅之蠑螈蜥蜴也。李時珍本草綱目。始另出守宮一條。謂一則功專利水。一則功專祛風。而同爲破血之劑。自陶宏景蘇恭後。至是始爲定論。然溫帶之南。偏近熱帶之地。蜥蜴之怪。令人駭聞。壬寅年余因公赴瓊州府之海口鎮。寓同安客棧。見褐色壁虎長八九寸。尾如身大。獰惡可憎。詢諸該棧。曰此間是物最多。土人名之曰圓蛇。相戒不敢傷之。謂一傷則衆圓蛇結隊而來。不得安居。不傷彼。亦不來螫人也。迨余午餐。有圓蛇一大隊。以尾鈎住梁上。以頭向下。余餐畢。諸圓蛇蛤蚧而鳴。倏然不見。蓋其來也。爲熱氣。餐畢則盌中無熱氣。而圓蛇亦去矣。余步至瓊州海關稅務司處。見淨房雖清潔。而圓蛇仍不免。一日天將明。偶步院中。見屋上圓蛇千萬。頭俱向天。土人云。此圓蛇吸露水也。吸至得意時。亦蛤蚧鳴。吳普本草石龍子條下。引方言云。桂林之中。守宮大者能鳴。即係指此。其列於石龍子條下者。亦混石龍子守宮爲一物也。總之。神農本草經所列之藥性。乃石龍子。非守宮。守宮別有功用。斷不能將石龍子條下所列之藥性混入也。二物余均目睹。知之既確。不能不辨別詳明以誌之。

討論

研究交腸病

金山俞景琦君投稿曰。曩讀醫籍。見交腸一症。心竊疑之。考新譯生理學全體闡微等書。知人之飲食入胃。變化糜粥狀。其精汁由淋巴管攝取為血。其水料由微絲管吸入連網。落腎入膀胱為尿。其糟粕由小腸入大腸為屎。藏府之內容既如是。安得有二便易道而出之理哉。原其故。實古人不明藏府之誤耳。卽論交腸二字。其謬已甚。一似二便為大小腸司之。或謂古人著書立說。斷非平空結撰以欺人者。洵如子言。二便既屬二途。萬無互易之理。此交腸之症。當舉古今為必無之症乎。余曰否否。交腸一症。未敢謂無。特古人所說之理由。未盡確當耳。夫百病發生之始。總有一定確實之原理。存乎其間。余每遇一症。必求得確實原理而後已。於此症欲求確實之理。苦不可得。及觀董魏如醫案言之鑿鑿有理。始恍然有得矣。其主張之說。則謂膀胱有下口無上口。故膀胱雖系腸旁。實不相通。乃論交腸症者。俱謂闌門不清。以致清濁溷亂。大便遽易道而出。夫闌門當大小腸交接之門戶。雖曰不清。而二便各有所出之道路。焉能遽易其位而出也。使尿出後孔者。因闌門不能泌別清濁。水氣併入大腸。可以闌門不清為論。若屎出前陰者。乃腸膀併破之候。非腸穿則屎從何竇而出。膀胱不破則屎從何竇而入。要必腸穿膀破而後屎尿得以易位而出。又必破損之處。其竇貼連。所以出入不爽也。故膀胱一通。便可易位。否則難乎其爲交矣。然僕猶有進者。考此症都得之難產惡露不暢之人。何耶。推厥理由。似難產內部必多損壞。惡露停行。身易發熱。熱則血壞。壞則貼連之腸與膀胱。亦因之發腫腐潰而互穿。其腸中之屎。即落入膀中矣。或曰腸穿膀破死矣。余曰否。嘗見蕭魏如治一人。初則囊癰穿而出糞。既則肚角癰穿而復出糞。前後二月餘而死。可知腸穿不死。腸斷即死耳。從可知腸膀之穿孔小可愈。穿膀之穿孔大難愈。然此症古用五苓散爲正法。且收奇效。緣思五苓散不過爲膀胱分利之方。彼既膀穿膀破。似非平淡之五苓散所能速愈。而醫案往往載此症。都收效於五苓何哉。余曰。此斷非眞正腸膀穿破之二便易也。其殆膀胱中積有溼濁。蘊而爲熱。熱則色變而氣臭。從前陰以出。遂誤認爲交腸症乎。不然五苓平淡之方。其效驗安有如是之速耶。然乎否乎。謹質世之談病學理者。

江寧郭廷熙（演康）續議曰。交腸之說。出於雜方書。內經及金匱玉函。無此病名。亦無小腸分泌之說。攷蘭台秘典論曰。大腸者傳道之官。變化出焉。係指糟粕言也。小腸者受盛之官。化物出焉。受盛者。受胃中之物而盛之。化物出焉者。言大腸變化之物。由此出也。居胃與大腸之間。承上轉下。經無一字涉及水料。若水料則責之三焦。故曰決瀆之官。水道出焉。又曰上焦如漚。中焦如漚。下焦如瀆。而手少陽之經。脈散落心包。下膈循屬三焦。既曰散落。其爲多數微管可知。且他經脈對於本臟腑。但言[illegible]而此、獨言、循、屬。豈有無、形、之物、而可以、言、循者。是經明言水穀異道。明言三焦實有其物。特古書簡奧。未易尋繹。自越人創謂有名無形。其說相傳至今。遂若水料由微絲管吸入連網落腎入膀胱為尿之說。為西人獨占優勝。者王清任唐容川起而正之。而古義復明。奈荒經蔑古者流。創小腸泌別之說。自誣誣古。一若別有支腸以通膀胱者。而尊責之於闌門。董魏如橫加傅會。中醫之不發達。未嘗。不由。此。等。讕。語。羼。雜。其。間。為之。障。礙。將。來。吾。道。大。光。此。等。病。名。必。在。淘。汰。之。列。也。腸破膀穿。恐難取信。尊議謂係溼濁蘊熱。色變氣臭。醫者誤認為交腸症。故五苓散為特效藥。雖得之理想。實可據為診斷。僕於生理學病理學上。將認為不易之學說。敢贅數言。質之有道之士。

醫案

間日不寐治驗

前揚州醫界救傷會正會長醫學扶輪報發起人本會會員　金　鼇誦聞

不寐一證。原因繁多。諸先哲雖論治綦詳。却無間日不寐者。惟前清費伯雄氏之醫醇賸義。暨王九峯氏之醫案。各紀間日重輕之不寐證。與僕所治驗者略同。前清宣統庚戌。僕懸壺賣術於廣陵。有某醫以善讀傷寒名於時。僕之同宗伯毋。患不寐證。耳其名。延往療治。宗仲景法。進黃連阿膠湯加減。服二三十劑無效。改用酸棗仁湯。則每間一日而通宵不交睫。更有遍身疼痛。不飢不食。鼻塞頭眩。大便難。諸兼證。邀僕往診。按脈滑細無力。舌苔白滑。良由思慮傷脾。土失健運。滋生痰涎。蒙蔽清靜之府。又過服芩連之苦寒。阿膠之滋膩。影響及肺。故遍身痛。鼻塞便難。臟病傳腑。故不飢不食不寐。經所謂陽明逆不得從其道。故不得臥。胃不和則臥不安是也。考傷寒治少陰病。心中煩不得臥。則用黃連阿膠湯。清心火以納腎氣。至酸棗仁湯。出金匱虛勞。虛煩不得臥者主之。其論治皆與斯證不合。且不寐間日一作。本無成法可稽。惟瘧疾有間日舉發者。西醫名曰間歇熱。乃少陽受病。少陽者膽也。千金云、大病後虛煩不得臥。乃膽寒。主溫膽湯。然論治有緩急之異。急則治其標。爰宗靈樞半夏秫米法。治陽明爲主腦。佐以宣肺。俾通氣道。疊進三劑。身痛已。胃納健。惟間日不寐依然。病家求速救。又延邵伯名醫接君。與僕共商治法。接君主用磁硃丸改煎劑。以媾和陰陽。兼用溫膽法治少陽病。論治精確。極表同情。無如病家過聽其葭莩親某君之議。以爲磁石硃砂質重傷氣。懷疑不服。接君遂返棹歸。仍由僕繼續療治。苦無良方。偶思得心理療法。諄囑病家。於病者輪應安寐之日。在其臥榻前設局手談。故意喧擾。使之通宵不能睡。雖觸其怒不聽。而喧擾如故。遵行之。迄次晚。神志疲乏已極。甫倚枕。即入黑甜深處。由此夜夜能睡。惟間一日則鼾睡時較少耳。乃陰陽不能交。少陽病未去。仍用接君原法進治。奈病家有先入爲主之成見在。猶豫不肯遽服。於是詳論用藥之理由。開導再三。因平日有良好之信用。始照服二劑。竟獲最大之效果。而日就霍然矣。若某君不生阻力。何致纏綿多日哉。徐洄溪有言。病之誤於醫者十之三。誤於病家者十之三。誤於旁人涉獵醫書者亦十之三。誠千古不刊之定論焉。僕於斯證亦云。

毒梅治驗

鎭江楊德懋 錄照來稿

金山河陳小山。年二十餘。患偏頭痛年許。所延中西醫士。不下十餘人。閱方有散有補有寒有溫。及藥水藥粉。均皆少效。一友薦懋調治。診脈鼓指。舌苔中黃邊赤。有硃點纍纍。大便燥結。小溲黃色。入夜證劇。晝則如失。懋曰梅毒也。詢及早年曾有淋病否。伊曰有之。懋用大承氣去枳朴加元參麥冬薄荷桑葉仙遺糧等。早晚服五寶丹各一分。未一星期而愈。夫頭爲諸陽之首。純陽無陰之處。惟火可以上炎。惟肝胃最易升騰。梅毒本相火之氣。循肝胃二經上擾。降之則愈。此案本不足道。然吾國國粹。稍有熱誠者不得不保存之。若云毀謗西醫。則吾豈敢。

腹脹治驗

楊德懋

觀音洞有一王姓。年四十餘矣。始而食入腹脹。繼則腹脹至胸。加以浮腫。咳喘不平。踵門求診。懋診脈甚沈。舌甚白。口不渴。便溏泄溲甚少。不能平寐。已經數月。證由脾病而起。脾惡濕。濕不利則腫脹見矣。夫腫由水。脹由氣。然必究水之原。氣之根。因何而積。故古人有陰水陽水之分。朝寬暮急。暮寬朝急之旨。詢及素性嗜酒。酒客中虛。痰多濕甚。眞陽少健運之功。土之運化。今失其職。上流於肺。肺之下降無權。此致病之由也。懋以苓桂朮甘。蘇子降氣。加附子乾薑車前麻黃枳椇子桑皮。出入爲

方。調理半月而愈。

南京印書局代印

通訊

錄上海王問樵君郵寄徵請全國同志合組醫藥救亡請願團之警告

方今百度維新。民智日闢。如華僑聯合會也。國貨維持會。工商勇進黨也。叱咤風雲。紛然投袂而起。卽推而至於一技一藝之微。亦靡不號召同志。廣樹聲援。以冀於二十世紀中爭佔一席。何況。我、古。聖。歷。傳之。醫粹。神州。天產。之。藥材。謂可。任。異派。横流。坐令黃。農。絕學。日就。淪亡。而忍。不。爲之一。救。哉。溯自民國成立。內務部草訂取締條例。於南京國會踵開。教育部明頒新異校科於北直。吾道至此。不啻。一。息奄奄。軀殼。存而魂靈。去矣。轉瞬正式政府。頒布新猷。物競。天擇。之秋。藐玆。醫藥界。如星。之。火。如燎。之水。行見。脆弱。之團。力。飄忽。之游魂。不亡。奚待。曩者鄙人步周君雪樵後。續設醫會。徵集同志七百餘。接辦醫報。風行全國念二省。不度德。不量力。絞盡腦汁。耗盡心血。勉持六年之久。模範粗具。海內翕從。卒以時事多艱。勢難賡續。機關暫歇。同人憾之。不圖。至今日。狀況愈。趨而愈下。風雲。日。逼。而日。緊。處此。逆。潮。旋。渦中。若不。合羣。趨。救。恐一。朝。巢。覆。卵。傾。同歸。於盡。其慘。狀。殆。不忍。言。爲此不得已。草具警告。急於星火。趁此四月一號開國會以前。徵請全國醫藥界。公同組織斯團。上書請願。合羣。力。競。持。危局。索還。我兩。界。固有。利。權。千鈞一。髮。時不。我。留。鄙人。蒙。馮。婦。之羞。效秦。廷。之哭。勢。苟。可。爲。縱令。履。冰。蹈。火。亦決。不。畏。難。中。止。有。貧。同。盟。爰就。敝寓。設團友通信機關。以資接洽。倘荷海內外熱心志士。願表同情。或擔認發起。共負完全責任。或簽名列團。俾盡一份義務。均請儘本月函知敝處。彙造各冊。本埠醫藥諸同志。如蒙惠臨賜教。尤極歡迎。暫訂草章列下。

一　宗旨　救亡指公繇對外而言。務其所急也。應從根本上解决。先經兩界同志。組織神州醫藥總會。爲全國公共機關。棄於客臘賃屋籌辦。俟達到請願目的。卽將本團撤銷。一律歸納總會。共策進行。其主義蓋以救亡請願導乎先。而以設校培材善其後。

二　職務　徵請本外埠醫藥界擔認發起者百人。同負完全責任。逾額概爲團友。惟事屬草創。百端待理。先就發起中推舉主任、編輯、交際、幹事各二人。調查員無定額。凡具慈善性質願協助本團進行者。不拘何界。一律歡迎。

三　經費　本團一應手續。需欵浩繁。蒙允贊同發起者。請各量力認特捐一次。不拘多寡。務儘請願前繳到。俾便籌備進行。普通報名連徽章二元。寒素者幷免。

四　醫報　本團組織醫報一種。名曰醫魂。專闢醫籍沿訛。講求眞理。廣通醫林聲氣。延攬名流。月行若干回。俟再公同决議。

五　請願　轉瞬國會成立。本團撰有請願理由書。及公訂醫藥學校科目。公舉熱心志士。優於才辯者若干人。赴京上書籲請。必達其目的而後已。

六　演講　徵請富有經驗者若干人。爲本團演講員。分赴各大埠。陳說利害。俾聯合一致進行。襄斯義舉。

錄上海籌辦神州醫藥總會郵遞簡章

竊聞文明之程度。因競爭而益高。學理之精深。經討論而愈密。況值此衆議紛紜之日。正吾道存亡絕續之交。倘非合衆志以成城。匯羣言於一冶。各遵師法。互啓新知。恐忌我者籍口有辭。而抱道者載胥及溺。荒經蔑祖。能不嘅然。夫黃農遺法。伊景良方。經數十代之研求。千百賢之考核。陳編具在。治效昭然。乃自西法東漸。人心好異。抉摘聖經中之一二。斥爲僞書。掃棄漢唐來數百家。目爲外道。幾曾尋途而擿埴。竟向同室以操戈。誰非神農黃帝之子孫。而竟悍然爲此。不亦異乎。雖經注偶有混淆。不無疑竇。古書輾轉傳寫。容有兵眞。苟善讀者。能自得師。則承流者。何至襲謬。倘謂全無效力。不聞彼皆壽而我皆夭。若云徒託空言。何以色知生而脈知死。此固歷試而不爽。非敢自欺以欺人也。茲者教育部定章。於學校之課程。刪中醫之科目。棄聖經若敝屣。視吾輩若贅旒。是可忍也。孰不可忍。同人等未遑責人。先行求己。爰集同志。發起斯會。藉名流之講論。作吾道之干城。編輯學科。組織醫報。病院學校。徐俟擴充。擬呈請教育部保存。要求國會員同意。衆擎易舉。萬險不辭。庶存告朔之餼羊。得繫千鈞於一髮。同胞志士。諒樂贊襄。願錫良箴。以匡不逮。嗟乎。優勝劣敗之說。豈吾徒所忍言。守先待後之功。舍諸君其誰屬。如蒙 敎益。無任欽遲。所擬簡章。附呈 偉覽。

一 宗旨 本會合全國醫藥界闡發神農聖學保存天產利權爲宗旨

二 名稱 定名神州醫藥總會

三 會所 暫設上海英租界小花園西首寶安里

四 會員 凡醫界有一技之長者藥界有藥學智識者皆可入會爲會員其慈善家贊成本會宗旨及捐助經費者一律尊爲名譽贊成員

五 義務 本會會員有擔任會務遵守會章之義務

六 權利 本會會員有提議決議及選舉被選舉權倘生業上有受誣情事經本會調査確實得代爲伸理

七 職員 正會長一人 副會長二人 幹事員四人 文牘員四人 交際員四人 經濟員四人 書記員二人 評議員四十人 調査員無定額

本會籌辦伊始事多草創會長一席暫爲虛左一俟風行寰海薈萃人材再開正式大會投票選舉以昭鄭重現在先由發起人中推舉臨時主任三人經理會務及執行議決事件但須品學兼優或能擔任經濟者方可充任以免貽誤會務

八　進行　甲　聯絡各省醫藥界　乙　組織神州醫藥學報　丙　籌辦古今醫籍藏書樓　丁　研究丸散膏丹及飲片炮製統一等法　戊　籌辦藥品陳列所　己　籌辦神州醫院　庚　籌辦醫學各科傳習所　辛　徵集醫界通才考訂古今醫籍　壬　籌辦神州醫藥學校　癸　條陳政府關於衛生及醫藥應興應革事宜

九　會費　會員入會費一元常年費一元特別捐量力自認

十　徽章　入會者另繳徽章費一元

十一會期　每年開大會一次舉行正式選舉及報告一年成績每逢陰曆朔日開常會一次每逢星期一開討論會一次如有特別要事經會長認可先期布告得開特別會議

十二立案　本會呈請中央政府暨本省行政長官立案

附則　以上簡章倘有應行增删之處俟正式大會時再行修改

所有本會發起諸君姓氏俟各省賁齊再行刊錄

雜錄　中西醫話續

戴穀蓀

疑醫

曾見一貧醫爲人用藥。服未竟。其人自覺不安。格格欲吐。而又不得吐。懊喪殊甚。其所親有知醫者。

謂方甚切病。並無作吐藥。不必過慮。其人遂安。逾時其病亦失。千金翼云。疑師不治病。疑藥不服之。
服之即不得力。决意不疑者必大神驗。一切藥有從人意即神。疑人必失。今此人服藥不安。蓋因醫
之貧。而疑其術必謬也。杯弓影蛇。變幻變多。昔歐陽子暴利。乞藥於牛醫。李防禦治嗽。得方於下走。
術之良否。豈可以鷄通論哉。

同類相忌

病有誤於前醫。救在後醫者。亦有相因爲用。後醫反藉前醫以建功者。如名醫類案載管連雲之內。
目患沿眶紅爛。數年愈甚。百治不効。乃延臮御醫診之。曰。吾得之矣。爲治大熱之劑數服。其病如脫。
目復明。問之曰、此不難知。此人因進凉藥太多。用大熱之劑。則凝血復散。前藥皆得奏功。又徐洄溪
治脫血證。用茅根引平日參附之力達於外。而手足不冷。是前醫雖誤。而實爲後醫憑藉之資。陳修
園治水腫。經前醫以濟生腎氣丸與六君子湯間服。反增他證。然鼻準黃潤。脈細小而爲緩象。合守
前藥。病家猶恐不肯服。乃用茯苓蛤粉燈草輕淡之藥與之。已而竟愈。按此仍是前醫之功。特藉後
醫爲斡旋耳。今之醫者。同類相忌。即前醫之藥不誤。亦必曲肆譏評。故與違反。況前醫本誤。救在後
醫者。尚肯念相反相成之理。分功於前醫乎。是以富貴之家。任醫不專。往往不死於病。而死於醫家
之意見。孫思邈云。前師處湯。本應數劑乃差。而病家服一兩劑未効。便謂不驗。已後更問他師。不尋

南京印書局代印

前人爲治寒溫次序。而更爲治。而不次前師。治則弊也。偶見閱微草堂筆記。載某公嬰疾。延醫診視未愈。改延一醫。索前方不得。公恍然間見有人跪燈下云。此藥帖小人所藏。小人即公爲臬司時平反得生者。問藏藥帖何意。曰醫家同類相忌。務改前醫之方。以見所長。公所服藥不誤。特初試力尚未至。後醫見方。必相反以立異。則公殆矣。公悟其爲鬼。涑然汗下。乃稱方已失。請醫别疏方。視所用藥。則仍前醫方也。連進數劑。病遂霍然。其事雖若無稽。然亦可見同類相忌。關係固非淺鮮矣。

腦裂慘聞

前見報載此事。已覺疑異。茲據會員汪濟生君報告。伊友姚湘甫君時客蕪湖。見聞尤確。茲將報告原函登諸本報。以供病理學之研究

據姚君云。在蕪寓居江口江夏里。比鄰有梁某者。年逾而立。粤產也。在某米行經理帳務。向喜服艾羅補腦汁。平均計算。每歲服此藥之費。約需二十元。而頭常痛。痛時太陽等處奇響。前月某日。頭痛之恙忽又大作。且加劇焉。而響亦較甚。遂靜養於私室。約半日許。房外之人。忽聞砰然一聲。如炮火之暴發然。羣起往視。則梁某頭蓋已四分五裂。腦漿迸射滿地矣。見者大詫。不知其致死之由。姚君以之詢予。謂是亦有道乎。予答曰。予不敏。恐言之貽笑大雅。然既承下問。姑妄言之。以博一粲。間嘗聞研究生理學者云。人身血液之循環。固有定序。惟喜熱避冷。然則梁某慘亡之道。誠非無因。蓋補

腦汁西藥也。其中之原料。固不得知。但臆度之。當係充血之劑。因血充而後腦可健。充血之劑旣多。則必係燥性。其溫補固不待言。粱某服之太過。則血液之趨赴必急。而腦髓因之失調。加以日司帳務。勞腦煩心。頭常故痛。而痛時所以響鳴者。蓋陽併於上。熱極生風之象也。洎痛恙不痊。服藥愈多。故血液運行亦愈速。腦部之血管中血液已充滿。而循環者仍急流勇進。響聲遂因之愈厲。但血管不能受此壓迫。肝陽愈肆行上犯。以致腦部迸裂。而現此慘象云。管見如此。然歟否歟。抑別有故歟。還以質之我同道諸先生。祈明以敎之。是幸。

專件

名譽贊成員

鄭慶萱 字蘭溪江寧人現任山東鄒縣知事

贊成員姓字錄

王葆年 蘇州	接子彬 邵伯	袁桂生 鎮江	李雲年 浙杭	凌志雲 浙湖	甘少農 安慶
林仙耕 蘇州	任桐軒 揚州	楊燧熙 鎮江	李鶴舫 浙湖	鄭肖岩 福建	梅詠仙 松江
錢杏蓀 松江	賈瑞甫 鎮江	李嘯雲 浙湖	孔培年 浙甯	王培東 上元	嚴富春 揚州
藍月恒 常州	張小村 鎮江	邵賀人 浙湖	魏天柱 浙紹	張伯皋 江甯	王問樵 上海

薛逸山 上海　羅煒彤 台州　金惠卿 台州　何憲人 松江　黎庇留 廣東　任際運 上海

高子波 上元　何廉臣 紹興　龔子佩 無錫遊幕鄒縣　穆竹泉 章邱遊幕鄒縣　張弢庵 鎮江

會員一覽表 仍以入會先後爲序

王筱石 會長　朱子卿 副會長　段抱山 參議員　孫惠臣 參議員

李珩甫 參議員　包蘅村 參議員　婁子青 顧問員　鄭嵩庄 顧問員幇辦編輯及文牘

李晉丞 顧問員　徐近仁　張簡齋　殷伯衡

錢受之　劉楚三　戴春垣　徐道生

諶子餘　陳蔭庭　張鐵梅 以上皆評議員　鄒演康 編輯員

黃鏡堂 校對員請假旋皖組織醫院　隨翰英 校對員　刁星軒 文牘員　趙子新 書記員

管續卿 書記兼調查員　濮鳳笙 交際員　孫少培 交際員　黃慎齋 庶務員經理報務

吳鏡芝 庶務員　萬助齋 會計員　楊伯雅 會計員　邵新齋

杭誠齋　程筱竹　徐鼎銘　芮敦之

單炳堃　顧楚源　蕭劭夫　郭炳文

徐賓如　葉子祥　葉植卿 以上調查員

隨仲卿 崔少堂 孟壽仁 秦少泉 秦漢卿 周壽人 濮仲卿 方世英
蔡壽人 江石生 魏煦孫 汪濟生 俞福民 馮寶之 孫竹銘 黃海漁
吳澤民 裴用舟 陳玉堂 魯質夫 瞿壽咸 楊仁齋 張鑑安 鄭培生
楊鴻年 戴士龍 江建東 朱召棠 江從耘 何樹棠 孫蔭棠 張耀卿
張綉珊 徐佐臣 佘鼎臣 王介庵 王榮卿 丁偉卿 王樹芝 嚴慎思
石劍青 趙效農 朱鹿生 葉煥文 張友直 王受之 王叔山 陶蘭甫
盧蘭生 梁錫鈞 趙託莘 甘樹棠 李潤翹 楊蔭安 李養吾 諶叔侯
林紹商 程鶴亭 程文松 陳培卿 蔡良臣 周壽臣 陳仲元 諶佑之
吳蓉舫 王偉堂 彭錦源 婁漢臣 金小山 許吉人 章伯新 宋竹巘
楊勳臣 宋恆安 王蘭遠 祁秉衡 黃壽章 汪紹松 孫也韓 賈筱村
朱蘭蓀 陶禹卿 祝子厚 劉緇禪 王仲遷 顧燮堂 李敬之 周培之
陳少之 朱笏臣 余月樓 陳鑑吾 劉淦臣 周鵬如 唐發餘 張紹卿
周月波 朱錫五 馬欣庵 陸少竹 嚴炳榮 馬明才 芮伯臣 高雨濤
陳炳如 王少賓 夏健侯 湯協文 鄭寶南 楊仲雅 徐筱川 朱雲甫

南京印書局代印

蔣壽眉　熊棨亭　馬春波　陳訒菴　鄭嵩年　安德全　劉健侯　王銘甫
馬楝臣　汪伯符　周質夫　陳曉忠　張樹生　萬樹棠　江漸之　李琳瑩
徐耀臣　王秩卿　江誠卿　張樹春　方仲禮　陳益吾　竇鑫甫　陳志翔
白耀臣　阮慕材　張經綸　姚小軒　何濟東　陳健人　賈炳之　陳子青
許劭成　胡慕周　胡子蕙　戴文江　張蘭蓀　胡俊岐　章華甫　丁植青
蔣少臣　孔朗軒　王之田　呂道三　石　鈞　謝建人　周筱春　馬仲岐
孔勳臣　金誦聞　朱少卿　楊雨生

如有嗣後到會者容再續登

藥業幹事員一覽表

程調之 德泰永　李孝林 老廣和　劉和生 童恆春　董崑山 張泰和　濮仲開 濮恆和
陸蔚生 松山堂　江鎔生 泰山堂　孫楙生 人壽堂　王元章 儒芝堂　楊少安 楊生生
蕭紹夫 存心泰　徐馥蓀 濟壽堂　談子雲 東茂和　朱少泉 壽春堂　徐少東 徐裕生
彭紹眉 德泰永　陸勛臣 松壽堂　魏瑞生 慶昌　張繡珊 張福昌

藥業一覽表

老廣和　德泰永　童恆春　張泰和　慶和堂　濮恆和　人壽堂　泰和生
同慶堂　存德堂　春生堂　同　春　問心福　徐濟壽　戴福昌　慶　昌
祥　豐　同仁堂　養眞堂　德壽堂　松山堂　呂人和　張　天一　恆生春
夏同仁　張大生　吳德生　張廣生　魏大年　種德堂　周長春　廣仁堂
萬春堂　壽春堂　保和堂　春生堂　延年春　鄭廣生　餘慶豐　東茂和
陸德大　頤壽堂　存心泰　春生福　松無堂　儒芝堂　張福昌　元吉康
東昌祥　萬全堂　同生福　發盛牲　鄭大元　楊生生　程恒春　謝天生
程同生　泰山堂　中和堂　朱長生　杜泰昌　瑞和堂　仁壽康　大齡生
徐裕生　同慶昌　同福康　春壽永　仂記存心泰　同春頤　高黏除　葉生生
菓開泰

時聞

神州醫藥總會開會紀事 錄二十四日時事新報

上海醫藥界同人。因教育部所定醫藥學校科目。專重歐化主義。置我國舊有之醫藥於不顧。特徵集全國同志。合組斯會。一月十號晚。在寶安里會所。開第三次討論會。集議進行方略。到者甚衆。咸

南京印書局代印

以陳請立法行政各機關。設法保存。爲目今要策。並編輯講義。籌設學校。爲逐事改良辦法。限一星期內。各具條議。僉請李揩臣先生。審查起草。撰成請願理由書。倩友晉京投遞。一應手續。行將就緒。時有藥界錢庠元君起立致詞。慨願犧牲金錢。爲該業倡。衆皆鼓掌稱善。當場推定臨時主任兼經濟三人。丁甘仁余伯陶錢庠元。總幹事一人。王問樵。文牘四人。李揩臣陳粟香陳根儒顏伯卿。評議十二人。葉晉叔楊聞川葛吉卿王祖德杜子良王子松徐相宸馬逢伯張禾芬陸晉笙徐宗楊錢華林。書記一人。沈智民。幹事兼交際二人。包識生葉心如。本埠調查六人。朱堯臣童鳴庭谷幼香陸慕君張頤卿林渭川。迨議畢散會。已鐘鳴十二下矣。

廣川九善堂於前兩日開聯合會决議建一學校提倡中國醫學已致電政府請予贊助錄二月二十三日中華民報

附錄

醫科應用論 錄國粹學報第二十九期三十一期 續第九期

沈經鍾

不究黃書。異域解剖。適當其際。世儒厭故。遂並分經立治之旨。一概以爲穿鑿。實則一身之外。司天在泉。運皆悠謬。（見素問運氣篇天元紀大論）三部之中。七表八裏。脈亦太繁。（七表謂浮芤滑實弦緊洪八裏謂微沈緩濇遲伏濡弱見晉王叔和脉訣）至於氣性所別。則人身血脈。有似山川。

蓋亞陸大山。不過四幹。四幹所出。不過江河。及其衍爲萬壑。流爲萬派。土壤異質。民性各殊。橘不踰淮。貉不踰濟。秦晉之交。河渭接流。有若一水。則形合而實離。吳柔楚悍。並域大江。則名同而實異。是以生理之精。不在形迹。醫經所原。爲病之本。乃鍼火所由施。而湯藥所由下也。此之不明。則但可謂知生理。不可謂知病理。病理不明。藥用無所託。故生理之分類密。則藥性之研究難。病理之源流徹。則藥物之應用博。今欲知我醫藥之古學。必先求我疾醫之古學。

靈樞經水論云。八尺之士。皮肉在此。外可度量循切而得之。其死可解剖而視之。我古昔生理之學。蓋亦嘗以解剖始焉。因其所能。著爲經典。故十二經脈循行起訖。備載於靈樞經脈一篇。其條理綱領。又櫽括於逆順肥瘦論中。所謂手之三陰從藏走手。手之三陽從手走頭。足之三陽從頭走足。足之三陰從足走腹者。皆經聖人之考察。始知行經大別。秩然不紊。蓋乾在上。坤在下。下者上行。上者下行。天地交泰。萬物始生。故觀其從手走頭。而知爲手之陽。觀其從藏走手。而知爲手之陰。觀其從頭走足。而知爲足之陽。觀其從足走腹。而知爲足之陰。是爲十二經分陰分陽之原始。陰陽既分。主氣由是而得。蓋脈之行也。必曰屬。屬者必屬於本部。觀其屬肺。而知其爲肺脈。觀其屬大腸。而知其爲大腸脈。觀其屬脾屬胃。而知其爲脾脉胃脉。觀其屬肝屬膽。而知其爲肝脉膽脉。偏察臟府。無不皆然。（靈樞經脉篇手太陰肺脉云起於中焦下絡大腸還循胃口上膈屬肺手陽明大腸脉云下入缺盆絡腑下膈屬大腸足陽明胃脈云循喉嚨入缺盆下膈屬胃絡脾足太陰脾脈云上膝股內前廉入腹屬脾絡胃手少陰心脉云起於心內出屬心系下膈下絡小腸手太陽小腸脈云上入缺盆胳心循咽下膈抵胃屬小腸足太陽膀胱脈云挾脊抵要中入循膂絡腎屬膀胱足少陰腎脈云上股內後廉貫脊屬腎絡膀胱手厥陰心主脈云起於胸中出屬心包絡下膈歷絡三焦手少陽三焦脈云入缺盆布膻中散絡心包下膈循屬三焦足少陽膽脈云合缺盆以下胸中貫膈絡肝屬膽足厥陰肝脈云繞陰器抵少腹挾胃屬肝絡膽蓋十二本經各屬其藏腑各絡其表裏之臟腑焉）若夫奇經則督脈與膀胱脈並行。既絡腎而復屬腎。（素問骨空論督脈云繞纂後別繞臀至少陰與巨陽中絡者合少陰上股內後廉貫脊屬腎一支與足太陽並起並行以絡腎）衝脈爲少陰下行之脈。並少陰而入足下。（靈樞逆順肥瘦論云衝脈者其上者出於頏顙滲諸陽以灌諸精其下者並於少陰之經滲三陰又靈樞動輸云衝脈者與少陰之大絡起於腎下出於氣街循陰股內廉邪入膕中循骭骨內廉並少陰之經下入內髁之後入足下）蹻脈爲足少陰之別。　未完

第十期刊誤表

文論類求是說篇靈敏直捷之捷誤作接　學說類爛喉痧淺說篇擾胃犯肺之胃誤作胃　論癰篇辛金受困之困誤作因　討論類嵇氏喻氏魏氏句張氏誤作張江　醫案類痺證治驗

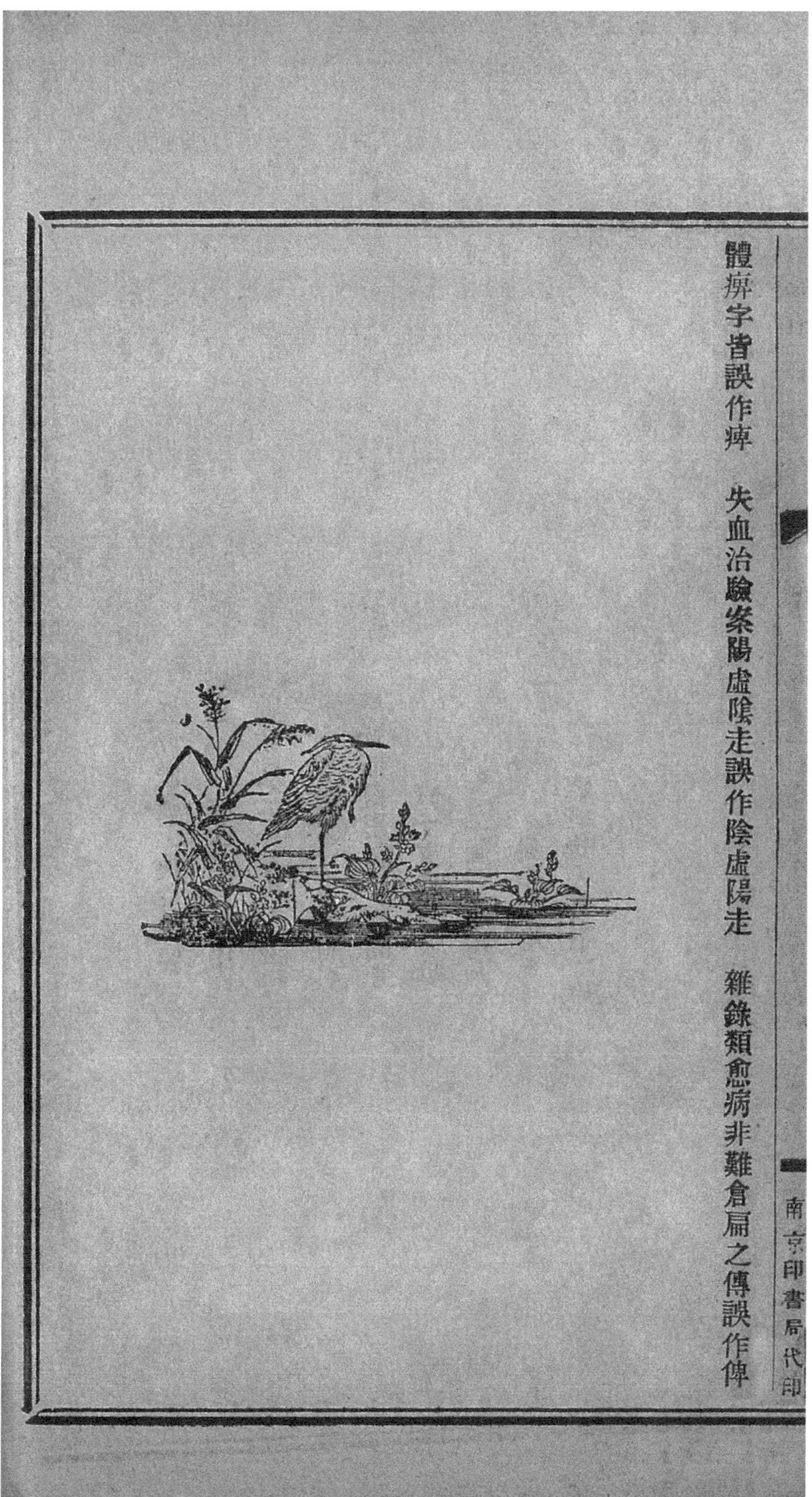

體痹字皆誤作痺　失血治驗案陽虛陰走誤作陰虛陽走　雜錄類愈病非難倉扁之傳誤作傳

南京印書局代印

本城派報分所

上新河 程文松醫寓

下關 孟壽人醫寓

外埠派報處

鎮江 楊燧熙君

丹陽 賈瑞甫君

邵伯 接子彬君

蘇州 王葆年君

金山 錢杏蓀君

浙江 李雲年君

湖州 李鶴舫君

紹興 魏天柱君

台州 韓漸逵君

紹興 何廉臣君

廣東 黎庇留君

安慶 甘少農君

漢口 葉煥文君

上海 王問樵君

上海 丁甘仁君

上海 虞哲夫君

福州 鄭肖岩君

泰興 戴谷孫君

儀徵 任桐軒君

外埠郵費自理 每月一號發行 每册價洋陸分

總發行綫莊本會事務所

中華民國郵政特准掛號認作新聞報紙類

南京醫學報

中華民國二年六月一號（陰曆四月二十七日）

第十四期

本報徵文啟

本報爲研究醫理集思廣益起見自上年五月一號起月刊一册日冀內容豐富藉饜閱報者之心海內明賢如其不吝敎誨凡鴻篇鉅作確有心得及能發明新理並一切著作或醫案或前人遺集或經驗良方均乞寄交南京城內絨莊本報事務所或南京白酒坊本會交際員漢鳳笙醫寓以便按期選登藉以揚名譽貺後學拯民生之疾苦增本報之價值且以爲醫界前途光不勝懽迎翹跂之至惟不饋酬資郵力自理不登者原稿恕不檢還

交際員漢鳳笙啟事

本會重行組織力圖改良月刊報章實地研究並承外埠同志惠寄文稿輔助其間擴充知識已於上年五月發行第一期每月銷數計達千份足徵維持醫道實多熱心毅力之人至閱報諸君本城概由本會事務所交涉外埠定報及願代任分派者請函寄南京白酒坊漢鳳笙醫寓接洽如　惠寄文稿請儘陰歷每月底以前寄到過期歸下月付刊但本報限於篇幅來稿佳作甚多每易割愛不登者原稿恕不寄還此佈

本報代登廣告例

本報爲實地研究醫藥起見凡丸散膏丹及新發明之藥俱有特效者與原料藥材實從道地採取者本報極爲懽迎咸願介紹之以供世用代登廣告價目從廉惟本報頁數有定必須另外加添登一頁者價洋二元登一張者價洋四元按期計算其不滿一頁者以一頁論過一頁者以一張論

本報目錄

文論

論疫

西人以衛生爲專科。而衛生中之防疫一部分。尤極注意。如預防法。隔離法。撲滅微生物及創造血清等法。饒費心力。其甚者造意欲滅盡空中之黴菌。剗除疫癘之根株。其目的雖萬不能達其思想不可謂不高蒙竊總攬其學說而惜其尙有缺點焉。蓋泥於形質。見微生物爲傳染之媒介。遂思設法以除之。要知盈天地間之微生物所謂桿狀球狀點狀螺旋狀者。無在而不生息。無疫之年固未嘗無有疫之年卽不能使之不有何以疫癘之興必責之日日恆有之物。豈昨日之微生物不爲患。而今日驟能爲患乎。謂傳染爲另是一種黴菌。但旣具有傳疫於人之能力。獨不傳於其他之微生物乎。如不能傳。卽不能傳疫於人。如其能傳則遍天地間之微生物皆成疫菌。乃人之中疫可設法以消之防之。微生物之中疫不聞有法以消之防之。何以人疫甫淨微生物卽相安無事歟。

夫微生物爲傳染之媒介。此說久爲全球所公認。吾亦何難隨聲附和拾西人之唾餘儼然以學貫中西鳴於世。如當世之以通材自命者之所爲。吾揆之於理。實有不能已於言者。

蓋疫也者無形之戾氣。其作也。彌漫於空氣中。微生物先中之。而人亦同時而病 之於人。實有直接之原理。而微生物特介居其間。泥於形質。謂么麼者之爲禍首。豈不冤哉。卽使奢願能償。將空中

微生物滅之淨盡。一旦有疫。八方之風。亦能爲之媒介。將奈之何。深願言黴菌學者。其再加意研究也可

此等學理。中醫發明最早。中說非獨治疾也。在未疫之先。能修養以和神。經曰道貴常存。補神固根。神氣不散。神守不分。又曰恬憺虛無。眞氣從之。精神內守。病安從來。四毒調神論。則順乎四時。備盡養生之道。苟果人人依法行之。則正氣存內。邪不可干。又何待隔離檢查之徒事張皇乎。且五疫之興。岐伯以歲運推而知之。（以下散見素問遺篇）且謂避其毒氣。天牝從來。復得其往。氣出於腦。卽不邪干。注云毒氣至腦。流入諸經之中。令人染病。又云從鼻入腦。欲干復出。卽無相染。是中學早以腦爲重要之臟。且腦氣與疫有絕大之關係。而腦經二字。已發源於此。防疫之道。有浴法。泄汗法。吸日光法。飲冰水法。而小金丹一方。純用礦質。固煆而成。所以補神固根。辟除戾氣。不徒藉雄黃雌黃。有殺除微生物之能力也。且所敘之現證。與今時頗多合者。如曰民病伏陽。內生燒熱。心精驚悸。寒熱間作。此非疫瘧之現證乎。（西名麻拉利亞）曰溫病早發。咽嗌迺乾。四肢滿。肢節皆痛。此非爛喉疫痧初起時之現證乎。（西名實扶的里亞）曰暄熱反作。民皆昏倦。夜臥不安。咽乾引飲。懊熱內煩。此非溫熱病現證乎。（西名腸窒扶斯）曰民病嘔吐暴注。非霍亂之現證乎。（西名虎列拉）特古義簡奧。後人又不能引而伸之。實地研究。暢言其原因證候治療。以著爲專書。溫疫論。溫

熱經緯治疫全書均籠統言之。不能詳載病名。分別論治。遂若八大傳染證。為西人之特長。而中說之吉光片羽。徒存於斷簡殘篇中。竟無人剖璞出玉。光大而昌明之。嗚乎風雲慘澹。吾道陸沉。當代業醫諸君。恐均不能辭其責。

醫學與共和國之關係

金鰲 誦聞

此辛亥季夏之舊作也其時操醫學扶輪報筆政甫脫稿尚未付手民適東方雜誌社廣告徵文即以此作寄去并荷以書籍相報酬不兩月而軍事與交通阻隔曾否披露於雜誌中亦未可知今寄跡戎馬間筆墨久疏愧無供獻於社會爰將舊作重加校正登諸報端以盡愚者之一得 作者并誌

西哲有言曰。國家愈文明。醫學愈發達。衛生行政愈完備。旨哉言乎。人民者國家有形之要素。而保護人民生命之健康者。實惟醫學是賴。人人身強。斯成強國。人人身弱。即成弱國。世界列強。無不採此主義。視醫學為行政上一重大事業。故定種種法律以干涉之。官立專門醫學校以培植之。日本內務省有醫術開業試驗之令。其手續分前後兩試。前期合格。始得應後期試。均合格則授以免狀。許其開業。若無正式免狀而行醫者。按法罰之。有特別之資格者。（如中央醫科大學或地方專門醫學校卒業者）則免其試驗。稽諸周禮醫師之屬。掌於冢宰。歲終必稽其事而制其食。至趙宋時代。亦設醫學置教授及諸生。皆分科考察陞補。元朝仍仿行之。雖其詳不可考。而慎重醫學。取締醫師之意。古今對照。未嘗異也。迨至近世。視醫學爲無足重輕。國家又取放任主義。既無學校以培植。更無取締之法律。此醫學日形退化。所由來也。追憶清末鼠疫之風潮。得不令人痛心而疾首乎。始見於滬上。幾釀意外之變端。既又發現於哈爾濱。蔓延東省。傳染殆遍。未幾而京津烟青各埠。均有疫證發現矣。强鄰窺伺。每致越俎代庖。任意干涉。詎料鼠疫之流毒。使國家受絕大之影響。夫處此强權世界。本無公理公法之可言。然吾國既無衞生行政之設施。醫學界又無防疫檢疫之智識。返躬自省。能免外人之口實乎。嗚呼。醫學之不興。竟致主權喪失。貽笑鄰邦。實爲我醫界全體羞。由此以觀。則今日之醫學。不僅有政治上之關係。更有國體上重大之關係也。豈可不注意者哉。自義師起武漢。六合聞風響應。不數月而推倒滿清。造成民國。洗淨數百年專制之淫威。增進我同胞無量之幸福。建設共和。政雖美法。病夫國振起精神。足使强鄰欽敬。豈不偉哉。政體既爲共和。則一國之政治。悉以民意爲標準。故謂之民主國。民主云者。平民爲一國之主體。政府爲其客體耳。故臨時約法之第二條云。中華民國主權。屬於人民全體。夫專制政體者。以人治國。有君權而無民權也。共和政體者。以法治國。祇有純粹之民權也。既以法治國。則法律實爲國家之精神。欲圖擴張民權。則非人人具有法律智識不可。凡中華民國之國民。皆爲中華民國之主人也。既屬民國之主人。卽有監

南京印書局代印

督政府之天職若不明共和憲法之精義。而能盡監督政府之天職者。我不信也。值此正式國會召集之始各項法律。均未完全制定勢將無所依據然世界大同。歐亞列邦之成法恒爲我國之導師。鄙人於政法原理。一無領會因涉獵所及。將一切政治之有關於醫學者。聯綴成篇貢諸醫界。俾知我醫學於共和國家。確有最高尚之價値。藉以闡發共和之原理。揮揚民權之精神。老子謂合抱之木生於毫末九層之臺起於足下。由一斑而窺全豹竊願與同志共勉之。列論如下。

（統計上之關係）統計學者。諸科學中最要之一科此西儒邁爾屋爾之言也。所尊乎統計學者人事之萬變無所不用其計。任何學科範圍無更廣於此者。凡關於人間社會之事。心身無不共入統計之範圍。故各先進國。無不以統計爲第一要政歐洲當千八百五十三年葛多利氏發起萬國統計協會。風聲所樹各國響應專研究人口統計者曰萬國衛生及民勢學會法人百爾欽氏實首創之。按人口統計。乃統計學中之一重要部分。與醫學實有相互之關係。若衛生統計則更以醫學爲主腦矣。日本橫山雅男氏曰。衛生學醫會等皆於統計學理。與實際之進步直接或間接而與以利益者也。埃斯的而倫會論醫學與統計之關係。則曰統計者專爲醫學進於學問之唯一方法。亦使吾人明其原因法則。決其疾養生死之如何而有實效者也。夫欲防疾病。必確定疾病與其原因。治療家必知疾病病因之統計。則於處方診斷以統計爲衛生之先德以衛生爲統計之佳兒又曰醫學之需統計。猶人之需知識也。人口統計之與醫學實有互相維持之益。故學者稱統計爲研究醫學之第一要法。而醫學又爲研究人口統計之第一補助。非過言也

(衛生行政上之關係)研究維持健康防禦疾病之法。曰衛生學。美儒加氣思曰。若有人能固守衛生之道。且以學理爲生活者。當能保其千歲之壽。吾國雖無衛生專書。然散見於各書者。亦不可更僕數。如素問曰食飲有節。起居有常。不妄作勞。故能形與神俱。而盡終其天年。又曰恬澹虛無眞氣從之。精神內守。病安從來。則豈非衛生學之濫觴乎。古代羅馬人設衛生經驗法於十二銅表。此爲文明各國衛生行政之嚆矢。考各國政略。凡衛生行政。皆屬之警察官吏。而衛生之精神。屬賴醫師之助力爲多。按衛生學之大綱。不外乎衣食住三者。故日本衛生行政之規定。除清潔保持。飲料食物取締。藥品取締外。有傳染病預防法。爲其中最要之部分。法律所指定爲傳染病者。皆因施以預防法。如疫病流行。國家設立臨時防疫病院。有檢疫委員。及預防委員。皆以醫師充任。其檢疫防疫一切事宜。皆令視察之。若其證已盛行。應禁止交通者。均聽其支配。被疫而死者。必經檢疫官許可。始可移動屍體。死者之衣物。可以藏毒者。必令火化之。不得任意處置。各國防疫如防大敵。其原因爲歐洲歷史上、凡疫病流行最烈。而蔓延不已者。皆在預防法未完備時代。如千七百二十一年法蘭西軍港吐淪、及俄羅斯之阿士特拉刑、印度之孟買、等處之大流行是也。其後歐洲及日本。亦

嘗發現鼠疫。皆不久消滅。因防疫之法。已布置周密故耳。吾國向無衛生上之行政。防疫檢疫之法亦素不講求。一旦疫證流行。則臨事張皇。莫衷一是。考前清末葉京師外城巡警總廳。曾設有衛生講習所。南京巡警總局。亦設立醫務研究所。皆爲衛生行政上一瞥之現影。迨至鼠疫猖獗。京師及西北各省。始立臨時防疫局。因倉猝舉辦。仍未能立收效果。復開萬國鼠疫研究會於奉天。爲亡羊補牢之計。國家當注重衛生行政。已成世界之公例矣。夫衛生學爲醫學內之一種。所謂狹義的醫學是也。故國家衛生行政之作用。全以醫學爲根據。歐亞各國。無不如此也。

(司法上之關係) 孟德斯鳩創立法行政司法三權鼎峙之說。無論君主民主。凡立憲國皆奉爲不易之準繩。司法官廳爲國家之重要機關。立憲之精神所寄。考其內部之組織。咸與醫學有相互之關係。如刑事上之訴訟。恆以檢驗傷痕之輕重有無。爲犯罪之證據。故司法官之判决。亦以此爲標準。東西各國之法律。司法官廳對於屍體之檢驗。視爲非常之重任。屬諸程度優美之醫師。凡關於檢驗之學說。另有專書。所謂法醫學是也。即因病而死者。亦須有醫師之證狀。否則墓地長不準其葬埋。醫師之責任。不可謂不重也。推其立法之意。醫師既負有責任。其證狀自不敢輕給。如有奸謀暗殺。不難立破。於政治上社會上皆獲益非淺。即監獄衛生。亦惟醫師是賴。吾國舊時於檢驗等事。專屬之仵作。此輩皆市井無賴。毫無學識。惟知狐假虎威。任意需索。以致黑白顛倒。比比皆是。從來歷史上冤獄之多。此爲原因之一。考亡清於預備立憲時代。法部頒行法令。改仵作爲檢驗員。設傳習所以造就人才。規定入學資格。以聰穎子弟有普通醫學智識者爲合格。畢業後分派各廳服務。亦爲司法官廳之補助機關。其改良檢驗之意。與各國寄任於醫師者實殊途而同歸焉。

（軍政上之關係） 軍政爲自強之要策。立國之根本。環顧列邦。如德意志之陸軍。英吉利之海軍。均推爲全球冠。而東亞日本自維新以來。改良海陸軍制。竟能一躍千丈。與英德埒。吾國陸軍制度紛歧。綠營防營。均因積習太深。陸續裁汰。清末因國威不張。外侮日亟。故採取德日兵制。擴充武備。皆送留學外國。並遍設武備等專門醫校。以冀造就將才。於是廢募兵而改徵兵。國家尙武精神。爲之一振。雖不能威懾強鄰。馳譽全球。而義旗所指。聞風響應。抱鐵血主義。倡革命先聲。竟能恢復河山。還我自由。伊誰之功歟。則不待智者而知爲軍界反正之功也。考各國海陸軍之精銳。能雄視歐亞者。皆注重體育故耳。是以軍事衞生實爲軍政上唯一之要義。故近時陸海軍部。均設有軍醫專官。各師旅團營。亦各設軍醫。値此競爭激烈之時。欲圖強國。必採全國皆兵主義。欲實行徵兵。而收其實效者。自非注重衞生不可。故醫學與軍事精神。實有密切之關係也。且今日之醫師。恒受特別之優待。如歐亞各國。締結赤十字條約。凡遇國際戰爭。不特戰地假病院。及陸軍病院。兩國均有互相保護之責。此外醫師。病院看護婦等。皆須一律相待。受同等之利益。卽海上病院船。亦照條約保

南京印書局代印

護不得捕獲。瑞西學者安里與鳩南。最主張是說。已爲萬國所公認矣。此皆明載於國際公法者。研究政法學者類能言之。醫師對於軍政上。實有最高尚之價值。豈不偉哉。

（教育上之關係）教育爲一國之要政。國家之勢力。恆視教育之優劣爲消長。教育三大主義。體育德育智育。皆有同一之關係。故學校之衛生。亦爲司教育權者所應注意者也。前淸自停止科舉以來。振興學校。不遺餘力。採歐亞之良規。爲教育之方針。規定各學堂章程。皆設醫官。亦爲管理員之一。專司本校醫療及衛生事宜。按日本文部省令。於正準教員外。有學校醫。除診視疾病外。並有視察學校之職務。規定者計十條。（一）換氣之良否。（二）採光之適否。（三）桌椅或櫈之適否。（四）前列及最後列坐具與黑板之距離。（五）冬日煖爐之有無。及煖爐生徒之距離。（六）室內之溫度。（七）圖書掛圖黑板之適於衛生否。（八）學校淸潔方法實行之狀況。（九）飲料之良否。（十）一切衛生必要之事項。觀以上各條。學校之須醫師。猶幼稚園之須保姆也。其責任不可謂不重。嘗讀日人坪井次郎學校衛生書。亦有學校醫一篇。極言其職務關係教育前途甚大。醫學與學校衛生既有直接之關係。故學校醫之資格。亦有特別之規定。非得有專門醫學校卒業。或有正式免狀者。不能充任。其愼重如此。

（地方自治上之關係）地方自治。爲立憲之根本。亦國家之行政機關。自治者使地方上人共任地方上事所以輔官治之不及也。故西諺有云。地方自治者造就國民政治思想之小學堂也。凡一切地方公益。無不在自治範圍之內。無論何處居民。既有住所。即在自治權支配之中。按現行自治章程。如城鎮鄉之施醫藥局。及醫院醫學堂等。皆與醫學有密切之關係。而地方自治之精神。實寓乎其間。考日本地方自治制。市町村有公共病院。其院長助手。皆以醫師充之。並有衛生委員或因特別之事由。得增設臨時防疫病院及檢疫委員。吾國自治。尚在萌芽時代。其權限內之職務。概未籌備。凡一切關於地方公共衛生之事項。均未議及。深望吾醫界志士。勃然興起。於衛生事業。盡力維持。不特助自治之發達。實亦各盡其天職耳

就以上各方面觀之。則醫學之與政治。種種關聯。如輔車之相依。西諺云、醫學之弛張。常關國運之隆替。而范氏以良醫與良相並重。徐氏謂醫道通於治道。誠哉言乎。深願議院諸公提倡醫學。修明法律。破除揚西抑中之成見。藉圖醫事教育之發達。衛生行政之完備。俾國計民生。直接或間接。咸受其裨益。更願我醫界同志。力矯尊古薄今之習。鎔新舊學說於一爐。擴充智識。銳志競存。勉為新民國之醫士。則國家幸甚。社會幸甚。

學說

經絡表裏談

浙甯樟橋孔培年來稿

脈管與經絡。三者一物。雖經注釋家。分直者爲經。傍支曰絡。雖三者亦本一物。度其理有不合之義。此言實難定論。夫經絡者。卽東醫之動靜脈。西醫之迴發管是也。所稱脈管者。乃運行血液之圍軌。血本流質。與氣不同。若不以管圍行之。必致流溢潰散。竊論管體之形象。雖未經解剖明視。度其大略。必與瓜藤相似。雖有直幹傍支之分。然血液之流通。無不幹枝相應。一本貫通也。所可疑者。一系貫通之血管。同繞軀殼。何以寒邪傷人。但傷經而不傷絡。豈人之肌表。有直經而無傍絡乎。抑寒邪喜犯幹而不犯枝乎。如不然。横直同本。貫串一脈。既傷經無有不涉絡者也。要知古人分名之義。並不關乎傍直。所謂經絡。恐後之人誤認表裏。錯亂治法。故立此分名。以清邪分淺深之界限。內經所謂營行脈中。衞行脈外兩語。經絡之界限。足以明瞭。內不載血。外不繫氣。空空惟管。卽謂之脈管。猶水龍之皮管也。水實其中。卽如營行脈中。斯謂之絡脈。管內實以血。卽如行電鉛線。電行於外者。卽如衞行脈外。斯謂之經脈。血在管內。故絡脈主裏。氣行脈外。故經脈主表。邪傷氣分。故曰經病。邪犯血分。則稱絡病。故無論傍者直者。凡屬脈管。管外俱有衞氣附行。邪分淺者。邪在氣分。欲診脈外之氣變。宜輕手以取浮脈。邪分深者。邪在血分。欲診脈內之血變。宜重手以取沈脈。脈外之陽。氣合電。脈內之陰。血含鐵。陰陽相攝。內外牽引。往來無間。氣淨血潔。脈行如常。人自無病。氣熱血狂。脈洪而數。氣寒血凝。脈緊而遲。氣虛血衰。脈濡而弱。氣亡血閉。脈散而牢。此八者爲表裏經絡浮沈氣血之大關鍵也。診斷家不可不爲之一究。然則洪屬熱。數亦屬熱。緊爲寒。遲亦爲寒。濡屬虛。弱亦屬虛。散爲偏敗。牢亦爲偏敗。同一熱何以分洪數。同一寒何以分緊遲。同一虛何以分濡弱。同一偏何以分散牢。要知一候分兩脉者。意在分經絡。明氣血。辯表裏。不使混淆也。凡經氣受邪。浮部脉必變常。緊洪濡散四者。爲浮脉之變態。其病在表。凡絡血受病。沈部脉固失度。遲數弱牢四者。爲沈脉之變態。其病在裏。氣熱則洪。血熱則數。表寒則緊。裏寒則遲。氣虛則濡。血虛則弱。內閉則牢。外脫則散。表裏若不兼證。必不兩見。設或兩見。一則爲氣血兩燔。一則爲表裏俱寒。一則爲氣血共虛。一則爲內閉外脫。除是之外。終無兩見之理。此乃診斷總領。又爲治法之母。培研之久矣。猶不敢自信。特書此以質有道者。

按經云經脈者不可得而見也可見者皆絡脉也（西醫謂爲迴血管東醫謂爲靜脉）絡在外而經在內宜孔君疑寒邪中人何以傷經而不傷絡篇中以營行脉中衛行脉外二語定經絡之界限一翻前人之案所謂語不驚人死不休也入後詮發表裏氣血語語破的非寢饋功深者未易臻此編輯者附識

中醫瘧理學講義

治溫病宜效仲景治傷寒秘法論（續）

婁國華子春編述

南京印書局代印

如傷風在表之狀。應遵吳鞠通用桂枝湯。並非過論。而徐氏王氏。竟責以不能跳出傷寒圈子。謂借他人門楣。作自己閥閱。是矯枉過正之論也。如果證係兼有風寒則桂枝湯亦何必矯而不與如果病起熱毒急證。入手卽須用大寒大下。僅用辛涼亦能殺人。大抵溫熱初起。兼畏寒而四肢尤甚者。不妨先與桂枝湯。惟不必夾以溫中之品如陳夏砂朴之類是也。如溫病甫起。不大畏寒而乾熱無汗。似覺怯風。則豆豉葱頭荆防之中。夾以辛涼。如蟬衣牛子殭蠶炒山梔之類。卽嘉言冲和之意。如病起毫不怕風反覺畏熱則銀翹桑菊。所當用矣。何以溫熱編內。無論是何病情。開口只用銀翹桑菊一二方。見熱不退卽用甘寒救陰。在作者以爲仿仲聖之治傷寒。以救津液爲先。救之惟恐不力。惟恐不及。然亦思仲聖之治傷寒。雖以救津液爲主。而凡有一分可表之疑。無論甘寒苦寒攻裏各藥之中。無不夾以薑桂麻黃柴葛也。奈何治溫病者。旣用甘寒養陰不效矣。用犀角羚羊生地知母而熱反增矣。用大黃元明粉而自利不止。舌乾且焦矣。此伏表化熱陰霾之象。亟宜變計。縱不能學傷寒方中之麻桂柴葛。然須一面養陰。一面解表。務令裏邪之毒從血分轉到氣分。得微汗而達。則內燒自平。舌黑轉潤。神志自清。設仍不效。則當變計。或熱因熱用。如仲聖之眞武四逆之類是也。有濕者芳香淡滲之類是也有暑者淸芳外達之類是也。有表者荆防敗毒散去參之類是也。學者不可學一家言。或寒或熱。或溫或凉。熱一不變。不免成見在胸。誤人甚也。余嘗有言曰。溫病之論不作凡溫病而誤作傷寒治者。死時固脉絕舌黑唇裂。受不盡炮烙之刑。誠可慘矣。溫病之論通行。凡傷寒而誤作溫病治者。死時亦脈絕舌黑唇裂。受不盡遏鬱之苦。然其燒熱必有一二處可辨別者。或時輕時重。或口乾不渴。或自利不止。或脈不數。或下血如汚泥。或四肢絕冷。額汗氣喘。愈投甘寒。汗遂如雨。諸如此類。不是外表未除。即是假熱惑人。其舌乾煩燥。皆陰霾之象。蒙閉清府。並非津液爲熱所爍也。所以照溫病篇內。起首用銀翹桑菊一二辛凉小劑。未能將表全行提出毛竅。遽用甘寒滋陰。以伏外邪。安有不燒不死之理。余臨證讀書二十年來。眼見坐受此害而枉死者。指不勝屈。有時直言規正。反遭病家醫家之菲薄。良可慨矣。然余既確有所見。不忍不言。所望後之學者。活潑潑地。虛其心。靈其神。見證治證。勿存成見。斯爲上工。斯爲善讀書者。

傷寒溫病溫疫解

經言冬傷於寒（客邪也）春必病溫。（伏氣也）又曰冬不藏精。春必病溫。（此專言伏氣也）又曰先夏至爲病溫。後夏至爲病暑。（此統言外邪伏氣也）經云冬傷於寒。春必病溫。春傷於風。（客邪也）夏必滲泄。（伏氣也）夏傷於暑。（客邪也）秋必咳瘧。（伏氣也）秋傷於燥。（客邪也）冬必咳嗽。（伏氣也）以六淫計之。尚遺火濕二字。而難經補夏季傷於濕。秋必瘧痢。照難經云云。仍遺一火字。後世有謂暑可統火者。有謂燥可統火者。其說不一。而皆非也。此火字爲無該之火。可作炎字解。則熱度也。既爲熱度。則熱之漸者爲温。舉凡春之風温。夏之濕温。秋之濁燥。冬之由寒而化爲温者。名曰冬温。無非一火字之地步。既知四時之病可以兼火。則知四時之病可以兼寒。更可知四時之病。六淫之來悉能兼證。若經之以寒屬於冬。以風屬於春。以暑屬於夏。以燥屬於秋。蓋指五行運化之常理。若論變病。則冬日亦有伏暑。春日亦有濕邪。試觀人於二三月間。患濕温轉瘧痢者。比比皆是。不知者以爲奇事。其知者則於經言之外求旨也。所謂善讀經者也。更有可爲此論之證者。如傷寒一書。後世愚人多以爲仲聖專治傷寒之秘本。豈知傷寒有五。曰傷寒。曰風温。曰濕温。曰温熱。曰中暍。分明以六淫統於傷寒之門。此聖人見道之處。蓋知六淫能病人。隨時隨病。可以兼至。惟寒火二字。爲陰陽對待。病雖傷寒。旋能化火。病爲温邪。亦能化寒。總以人之本質。陰勝陽勝。客氣從本氣而化爲斷。由斯以觀之。則從標從中從本之說。俱當因人而施。不可執六經以拘守矣。司天在泉之論。俱當應病而施。不可執歲氣而拘守矣。且經言亦何嘗拘人以必守哉。特人之不善讀書。自死於句下耳。夫陰勝陽勝。既有化寒化熱之權。此寒熱二字。即爲六淫變化之主腦。何也。試以風濕燥暑。就寒火言之。則何氣之中。不可化寒化火乎。其化寒化火之象。即陰陽對待之定理也。六淫之中。既皆能化寒化火。則六淫之中。即皆能兼風兼濕兼暑兼燥。

未完

醫案

便閉治驗

溧水濮壽銘來稿

予戚周君子申署贛省某缺。因患便閉。請假就醫住贛州兩月餘。遍延諸醫診治。或攻或補。或寒或熱。均如石投水。初尚飲食如常。三四月後。即漸不能食。異常困苦。諸醫束手。不得已攜眷赴滬覓醫求治。或勸赴西人醫院求治。西人謂非剖割不可。病者不敢嘗試而中止。繼請某名醫調治月餘。仍無小效。資盡返贛。住旅館中。夫婦終日以淚洗面。待死而已。戚友中咸推薦予。說之再再。始來約診。見面後。詳問病情及所服諸方。言語精神均皆如常。計其不便已兩閱月矣。診其脉沈細入骨。來去短濇。診畢、問余曰。尚可治否。答曰。本非死證。何云不可治。渠云若再一二旬大便不通。便滴水不能入口矣。余曰、何須如此多日。自問不過三四劑藥。即可大便。病家似信不信。姑擬方與閱。遂以丹參四錢 細生地四錢 全當歸三錢 酒芍三錢 附片三錢 淡蓯蓉三錢 郁李仁二錢 桃仁七粒 枳殼錢半 鬱金錢半 法半夏三錢 生甘草八分 以生薑三大片 核桃仁搗泥五錢 眞麻油一勺冲服。病者見之。問此方服若干劑始能有效。余云少則兩劑。多則三劑。三劑如不效。再復診可也。病者云、余服半硫丸兩餘。又進承氣湯十餘劑。均不應。此等平淡藥。二三劑未必見功。既先生如此說。我當照服。如不效。當再求診。幸勿吝駕。叮囑再四而別。第三日午後。復來約云。大便已通。請更方。余至問之。云下結糞約五六寸長十數段。頗覺舒暢。似尚未盡。是以請復診。診其脈已較前流利有神。然來去尚吃力。

南京印書局代印

告之云、藥須再進兩劑。始能易方。於是又進二劑。計共下結糞三十餘段。診其脈、流利細弱、余曰可矣。正氣受傷太過。如不速進補劑。恐再復閉。遂用高麗參二錢　於朮三錢　川附片四錢　肉桂八分　酒丹參四錢　熟地六錢　全當歸二錢　酒芍三錢　蒺藜三錢　法半夏三錢　砂仁一錢　蓯蓉三錢　補骨脂三錢　續斷二錢　炙甘草一錢　生薑三片　桂元肉三錢　引連三十餘劑。又以原方配丸並用龜靈集間服。以收全功。

雜錄

論吐血

維揚淥湖虞哲夫竹樓來稿

血也者總統於心。藏受於肝、生化於脾。宣布於肺。施泄於腎。爲七竅之靈。爲四肢之用。爲筋骨之柔和爲肌肉之豐盛。滋養五藏。而神魂得以安。充實皮膚。而顏色得以潤。調和榮衛。而津液得以運行。二陰得以通暢。凡形質所在。無非以血爲用。是一身百骸表裏之屬。惟賴此血以爲生人立命之根者也。夫血屬陰精。本純靜而不動。必隨氣之轉動。而血亦運行而不息。如日月之麗天而無所阻礙。如江河之行地而無所壅塞。所謂氣如槖籥。血如波瀾。營行脈中。衛行脈外。陰陽和而水火藏安有陽絡受傷。血從外溢之理哉。奈何膏粱之人。暴怒而傷肝陰。憂心而傷心脾。酒熱而傷腸胃。陰血無不受虧。尤以色慾過度。損傷腎氣者爲最劇。當此之時。眞陽失守於陰分。而無根虛火。浮泛於上。致榮行遲而衛行疾。榮血爲衛氣所迫。而上逆。肺竅。藏傷而血妄動。咳血咯血唾血之候能矣。卽胃火熾盛而血大吐。乃陽明之本病。固不待言。至若怒氣上逆而嘔血者。肝木之邪乘胃也。慾火上炎而血者。火發原泉。陰邪之乘胃也。由此觀之。凡五志之火。皆能及胃而奔迫上沖。直出咽竅。府傷而血妄溢。或暴吐而色鮮。或暴脫而色黯矣。蓋血出喉竅。逆行氣道。病雖在上而根在下。病雖在肺而源在腎。故趙氏謂咳嗽咯唾之血。皆少陰之火上奔。以子母同顧。金水相生。呼吸相應者。而盡屬腎病也。若血出咽竅。雖屬多氣多血之海。較臟血上溢而殺人之烈者爲稍輕。然氣血由此而虧。榮氣由此而耗。穀氣由此而減。其能免虛虛之禍乎。是以醫家當審病情輕重。凡偶有所傷而根本未搖者。輕而易治。內有所損而證劇脈數者。重而難療。如肝腎陰虛。或爲咯血。或爲咳血。或爲唾血。而脈現芤大。或細弱微弦。惟用甘醇補陰。培養絡脈。使榮氣漸回。而陰火歸根。如血久咳逆。陰虧已甚。而脈必浮大。或弦細緊數。雖投壯水益陰。培補肺腎。奈眞元已敗。而藏損無救。如咯血過多。驟傷眞陰。龍火不歸宅窟。斯時脈則微細無神。證則自汗喘促。聲則語言低微。此危急虛脫之險證。大進參地鹿茸附子童便之屬。回元氣於無何有之鄉。救眞陽於將斷絕之時。所謂引火歸原。逆者從治。或冀回生於萬一也。如陽明積熱。吐血成塊。有火證火脈可據。治宜清火而血自安。犀角地黃湯主之。如怒動肝火。載血上逆。從胃而吐者。治宜平肝而血自安。加味逍遙散主之。如勞傷心脾。血走空竅。從

南京印書局代印

胃而吐出者。治宜救本而血自安。歸脾湯主之。如飲酒過多。脾胃受傷。而血從胃出者。葛花解醒湯主之。如慾念妄動。腎火冲逆於胃。而血從胃出者。宜壯水而血自安。六味地黃湯主之。如陰虛血走胃中脘瘀。陰分受虧者。宜補精以化氣。正元飲主之。陽分受虧者。宜補氣以生精。八味生脈湯主之。又嘗見暴吐失血。來如湧泉。垂危於頃刻者。速以補氣爲主。蓋有形之血。不能驟生。無形之氣。所宜急固。但使氣不盡脫。則命猶可保。血漸可生。須用人參二兩爲末。如飛羅麵。錢許調服。此正血脫益氣。陽生陰長之法也。大抵上逆之血。宜補水以制火。而寒凉不可輕投。宜補陽以生陰。而反治多有奇效。且土爲萬物之母。有生化精血之能。胃爲五藏之本。有灌漑一身之力。古人有言。一切血證。須以四君胃藥收功。蓋深知陰血生於陽氣。而脾土健運。則中焦取汁。變化爲赤。司命者其可不惓惓於東垣脾胃論而加之意哉。

論男婦皆有臟燥病

台州韓漸逵來稿

金匱臟燥一病。列於婦科。仲景未明言爲何臟。致後人解說紛紛。尤在涇唐容川因有婦人二字。注云子臟。濟陰綱目因有悲傷欲哭之證。註云肺臟。醫宗金鑑因有象如神靈所作數欠伸之證。註云心臟。黃玉楸陳修園因諸臟各有見證。黃注云五臟皆病。陳注云不必拘於何臟。如此見無的確詞有異同。究以誰說爲是。夫惟子臟病燥。固必在於婦人。而凡婦人病燥。豈必在於子臟乎。婦人病燥。

既不以子臟爲一定。則諸臟皆有燥病可知。婦人諸臟既皆有燥病。則男子諸臟亦皆有燥病可知。是則無論男婦。無論何臟。但見有各臟之燥證。皆可名爲臟燥病也。嘗治一男子二婦人。皆因臟燥發病。未始不可以爲斯之舉證。謹述如左。以供研究。是否有當。尙乞　高明賜教幸甚。

一男子余妹丈也。平時念切功名。每傷己之不得志。恆鬱鬱不樂。不成寐。食減。大便秘結。舌灰睛赤。形神怪異。言語動作變常。此時失治。卽至悲惋啼哭。或暴怒狂叫。不避親疎。起初未審治法。投以淸心丸至寶丹。病轉劇。繼念金匱有言臟燥悲傷病。始恍然悟。先用調胃承氣湯一劑。通其便。旋以甘麥大棗湯連進數劑。病若失。踰一二年又發一二次。初起便用甘麥大棗湯。煎數服。病愈不復發。近來心理明白。善於作用。自覺病之欲發。行解譬排遣法。卽能制止。內經云心藏神而主思。今爲妄想憧擾。耗其陰。故用小麥以補心。經云肝主怒。又云肝苦急。急食甘以緩之。今因木强而自急。故用甘草大棗以和肝。攷西醫言顚狂由腦而發。東醫則言神經病。又何以言種種幻妄。皆由心理作用。此可以悟矣。

一莘山金彤甫妻。年二十餘。形壯實無他恙。惟每次經來甚多。必旬日乃止。旋發昏厥病。當厥時咽喉吃痰塞。僵臥不省人事。至痰能吐出。漸醒如無病。吐痰愈多。愈覺快爽。其將發未發時。必先數夕不寐。唇紅而燥。顴赤而熱。舌絳而渴。不喜飮。大便不通。每旬日不更衣。神呆意似悽慘。喜欠伸。頭目眩暈甚至昏厥。繼乃發更密。或謂血燥。用歸芎等藥。或謂風痰。用膽星菖蒲竹茹等藥。或謂火。用芩連石膏山梔等藥。服藥愈多。其燥愈增。繼邀鴻診脈弦虛數兩尺空。遂以爲子臟去血過多。肝陰腎液。均致虧損。水不涵木。痰隨火升而昏厥也。擬用養陰滋燥熄風鎮逆法。如生地白芍棗仁柏子仁女貞實旱蓮草龜版鼈甲牡蠣龍齒驢膠麥冬川貝羚羊等藥。服數十劑病退。漸至二三月或半年一發。不似前之一月數發。經亦不似前之多也。

一余友陶春甫內人。患氣喘痰嗽病已多年。每年遇寒輒發。痰多反不爲害。若痰少吐咯不利。即漸變爲狂證。歷年久。不勝其苦。方初起時。必連宵不寐。大便秘結。恆歎息憂慮家事之艱難。至劇時不知飲食。不識人事。家人患之。勢莫如何。專治痰熱。無異抱薪救火。余適過訪。陶君告以故。回憶昔年曾邀診治。爲處淸燥救肺湯。問前藥有無效驗。據云服後大見輕減。因方紙遺失。又服他藥。病情已翻覆展轉矣。余仍用前方。合甘麥大棗湯。囑令多服爲要。蓋肺燥則悲生。潤而補之。狂病自愈。痰嗽亦平。繼而果然。

按此三病原因雖異。皆自不寐。浸至大便閉塞。適如傷寒論所謂胃家實。胃有燥屎之見證也。顧彼由邪陷致燥。病屬實。此由正傷致燥。病屬虛。既由於燥。直名之曰臟燥可也。閱 貴報第七期載婦人臟躁說。日醫改燥爲躁。未免自用聰明。轉晦經義。蓋云燥則治法可悟。原由可曉。若云躁則僅狀其外象而治法原由均茫然矣。所改雖有說。竊以究竟本文爲是。又云臟躁與喝蘭醫說之子宮痲同病。觀子宮痲之形證。有似乎俗之所謂風花顛。今以己所醫治之病。偶與子宮痲相類。並以上有婦人二字。即將仲景所云臟燥。臆斷爲子宮臟躁。此未免膠柱鼓瑟。印定後人之眼目也。況仲景傷寒論三百九十七法。一百一十三方。名雖治傷寒。實可以通治雜病。第以傷寒專論六經。而未及於雜病。故又著金匱一書。分男婦兩科。然婦科除月經胎產乳汁以外。亦可以通治男科。要之二書論病立方。俱極圓融活潑也。

新發明西瓜汁療眼之功用　　閩連江林又愚來稿

連江縣東岱吳某。工藝傳習所畫科最優等學生也。去年暑假回籍。與友納凉尋趣。飲荷蘭水。當提瓶揭蓋時。偶不經意。其瓶蓋連水搏激而出。彈觸右眼睛。受傷腫痛異常。發熱不歇。延及左眼亦痛。用外科清熱消腫解毒各種眼藥。不下數十易。均無稍效。因扶痛晉省。求治於北門某西醫。據云白睛爲瓶蓋彈破。黑睛亦彼荷蘭水衝激發炎。延已多日。腦筋腺膜。均已傷縮。證屬不治。辭之。其同學勸其再到保福山西醫一決。又云不但右眼不治。恐左眼亦成壞證。吳某計無復之。只得忍痛回家。其友翁君文坤。素研究醫學。聞之以爲此病受傷於西藥。自必求愈於西醫。豈荷蘭水之性。西醫猶未詳乎。疑思之下。因悟云。試以荷蘭水傾少許於瓶中。歷用清火解毒各種眼藥衝入。設荷蘭水能

南京印書局代印

受之。平定而不滚溢者。其藥卽有制荷蘭水之性也。卽以該藥抹於患處。看其如何。並云西醫旣斷爲不治。設試之更壞。幸勿怨也。吳某願試之。乃先以葧薺汁冲入荷蘭水中。其水仍滚激如常。再試以川連知母石膏各汁。並生地汁熊膽汁以及各種鮮草搗汁試之。均不能平。最後試以西瓜汁。荷蘭水卽定而不皷。衆皆稱奇。均慫恿其以西瓜汁刷於兩眼。果見凉爽。痛卽漸減。連數刷次。夜卽安睡。後單用西瓜汁一味。不五日而愈。鄙人聞之。細繹其理。天地間萬事萬物。每見柔能尅剛。靜能制動。若以荷蘭水性質揣之。其中檸檬蘇打。具有興奮之力。如中藥具有發表力者。故夏日飲之。能使胸次爽暢。暑氣熱氛、似可袪之外泄。再驗其氣微升。味甘香又帶微酸。而其力則喜冲上而鼓激。其功用多主於動。有象木之體也。西瓜汁性大寒。味甘帶微辛。氣極靜。古人稱爲天生白虎湯。白虎取義西方屬金也。金能制木。靜能制動。物理推之。亦或近是。雖然西瓜汁治眼疾。或亦外科退炎解毒之常理。若謂其含有何質。何以能制荷蘭水。當經化學家研究而發明之。姑述之以俟熟詳西藥性質者賜教焉。

祝由科爲道教所僞託考

福建鄒肖岩來稿

內經岐伯云。其病可移精祝由而已。又云巫者須眞知病情。方能有效。是當時雖有此學說。醫家已無注重。乃祝由科秘旨一書。至元代始發現於世。其原序首言古之聖賢流傳醫家十三科。內有祝出之一科。且謂爲軒轅黃帝制符。專療男女小兒諸般內外疾病。並祛邪縛鬼。其功更驗於藥餌云云。次言宋淳熙戊申冬十月。節度使雅哥奉上命修理黃河堰掘出一碑。上有待百道示諭民間。諸人俱莫識者。有陝西雲水道人張一槎獨識其符曰。乃上古軒轅黃帝制作。能治男婦小兒諸般內外疾病。亦能祛邪縛鬼。雅哥遂得其傳。益精其術。末又言元景泰年間。臨清徐景輝多方求之。始得其秘旨。於是授而得之。其效如神。顧細閱其書。如正一法脈。天師張道陵及費長房等。則漢人也。眞人薩守堅等。則唐人也。天將王靈官。則宋朝得道人也。他如薩祖所製之降鬼扇鐵帚寶瓶及呂祖寶劍諸治法。豈有黃帝處上古之時代。能預知道教之人及其所用法器。盡筆之於書乎。且紫虛眞人所傳針砭神法。用時又須念咒。則與靈樞針法又異。其書中所著符籙。每道之下。皆附以神咒。由此觀之。其爲宋元間道教所僞託。將以欺世盜名。以衒其術之神妙。故序末又云必虔誠奉法。方能盡效。若一稍有褻瀆。或存私心。或爲謀利。則決無驗矣。又考元代分醫學爲十三科。而祝由科始現。明沿元制。是科尚存。至前清定九科。早行併棄。故迄今失傳。談是科鮮有知其詳者。際此醫學過渡時代。若再講習此科。不免貽泰東西迷信之譏。且彼族雖有心理療法。却無此玄妙之術。即使其法可傳。然非學道者流。妄行效法。恐又爲人心風俗之害矣。

相表裏之關係

浙寧樟橋孔培年來稿

南京印書局代印

臟腑者人身分職任事之機關也。有表裏而後機關內外靈通。互相接應。不致有紊亂之弊。肺與大腸關係在清濁升降之氣。如肺氣不和則大便不調者。臟涉腑也。大便閉結則喘不得臥者。腑涉臟也。心與小腸關係在創造運行之血。如煩悸不寐則小溲不通者。臟涉腑也。下利膿血則神志不清者。腑涉臟也。肝膽之關係在消化之汁液。如二便閉濇則面目漸黃者。臟涉腑也。一身甚黃則寒熱往來者。腑涉臟也。脾胃之關係在水穀養生之本。如脾不運則脹滿不得食者。臟涉腑也。胃不納則面黃身重而無力者。腑涉臟也。心胞與三焦之關係在通行分佈之水道。如內停飲則膚燥身腫者。臟涉腑也。水道阻則心下積水者。腑涉臟也。腎與膀胱之關係在分泌水飲中精溺。如腎中伏火則小便混濁者。臟涉腑也。膀胱受寒則小便清長者。腑涉臟也。表裏臟腑。若傷其一。則二權俱失。故人身臟腑。欲其利於人。不得不相爲表裏。內外之有接應也。每有涉獵西醫之皮毛者。輒詆相表裏之說爲謊。彼實自不明個中之理。反自謊以責人謊。經云知其要者一言而終。不知其要。流散無窮。此之謂歟。

中西醫話 續

戴祖培穀蓀來稿

一者因得之

常熱曹仁伯繼志堂醫案。遇病機叢雜。治此礙彼者。每合數方爲一方。此正許胤宗所謂廣絡原野。

術之最疎者也。內經曰、一者因得之。言病雖萬變。而治歸於一。古人中如易思蘭只一越鞠丸。趙養葵只六八味。葛立齋只六味補中等方。此雖不可爲訓。然較救頭救脚之醫。似勝一籌。

上下寒熱不同

病有上寒下熱者。有上熱下寒者。古人皆有妙治。略舉兩案以俟偶反。例如其人素患腸風便燥。又因過食生冷。致胃脘當心而痛。溫之則腸紅如注。涼之則心痛如刺。此所謂胃中積冷腸中熱也。陸養愚治之以潤字丸。沉香爲衣。薑湯送下。血減便利。心口未舒。治以臟連丸。亦用沉香爲衣。薑湯送下。以清下熱而潤燥。又用附子理中料爲散。飴糖拌香。取其戀膈以溫中。此治上寒下熱之法也。又如其人既患大泄。又患喉痹。兩證並見。治此礙彼。張銳治產後有此證。爲用理中丸裹紫雪。喉痺非寒藥不可。泄瀉非理中不止。紫雪下咽。則消釋無餘。得至腹中。則附子藥也。陳遠公又有外治法。用附子一個爲末。米醋調膏。貼湧泉穴。然後以六味地黃丸大劑與之。或用吳茱萸末麪調貼之。可以引火歸元。治虛上火騰。誤用寒凉喉閉。而又腹瀉者最效。此治上熱下寒之法也。

病因藥成又隨藥變

藥以治病也。然不善治者。病反因藥而成。趙養葵云。咳嗽吐血。未必成瘵也。服四物知柏之類不已。則瘵成矣。胸滿膨脹。悒悒不快。未必成脹也。服山查神麯之類不止。則脹成矣。面目浮腫。小便秘濇。

未必成水也。服滲利之藥不止。則水成矣。氣滯膈塞。未必成噎也。服青皮枳壳寬快之藥不止。則噎成矣。又有不識病而妄治者。病又能隨藥而變。張石頑云。嘗見一人患項腫發熱。延傷寒家視之。則曰大頭傷寒。以表藥發之。並頭亦腫。確乎大頭無疑矣。另延雜證家視之。則曰濕熱痰火。以裹藥攻之。頭與項前左半皆消。但項後右側偏腫。則又確乎非大頭而爲雜證矣。更延癰疽家治之。則曰對口偏疽。以托裏敷外藥治之。則氣血鬱遏。竟成潰瘍矣。古語不藥得中醫。殆有鑒於此焉。

相忌相制

延壽書云。有人好食豆腐中毒。醫不能治。作腐家言萊菔入湯中則腐不成。遂以萊菔湯下藥而愈。閱微草堂筆記。飲滷汁者狐傳一方云。取磨豆漿灌之。滷得豆漿。則凝漿爲腐而不凝血。二方一取其相忌。一取其相制。比而觀之。可悟用藥之奧。

專件

名譽贊成員

鄒慶萱字蘭溪江寧人現任山東鄒縣知事

贊成員姓字錄

王葆年 蘇州　接子彬 卲伯　袁佳生 江都　李雲年 浙杭　凌志雲 浙湖　甘少農 安慶

林仙耕 蘇州　任桐軒 揚州　楊燧熙 鎮江　李鶴舫 浙湖　鄭肖岩 福建　梅詠仙 松江
錢杏蓀 松江　賈瑞甫 鎮江　季嘯雲 浙湖　孔培年 浙甯　王東培 上六　嚴富春 揚州
藍月恒 常州　張小村 鎮江　邵賓人 浙湖　魏天柱 浙紹　張伯皋 江寧　王問樵 上海
薛逸山 上海　羅煒彤 台州　金惠卿 台州　何憲人 松江　黎庇留 廣東　任際運 上海
高子波 上元　何廉臣 紹興　龔子佩 無錫遊幕鄒縣　穆竹泉 章邱遊幕鄒縣　張弢庵 鎮江　虞哲夫 揚州

會員一覽表 仍以入會先後爲序

王筱石 會長　朱子卿 副會長　段抱山 參議員　孫惠臣 參議員
李珩甫 參議員　包蘅村 參議員　婁子青 顧問員　鄒嵩厓 顧問員幫辦編輯及文牘
李晉丞 顧問員　徐近仁　張簡齋　殷伯衡
錢受之　劉楚三　戴春垣　徐道生
諶子餘　陳蔭庭　張鐵梅 以上皆評議員　郭演康 編輯員
黃鏡堂 校對員請假旋皖組織醫院　隨翰英 校對員　刁星軒 文牘員　趙子新 書記員
管續卿 書記兼調查員　濮鳳笙 交際員　孫少培 交際員　黃慎齋 庶務員經理報務
吳鏡芝 庶務員　萬朗齋 會計員　湯伯雅 會計員　邵新齋

杭誠齋　程筱竹　徐鼎銘　苪敦之
單炳堃　顧楚源　蕭劭夫　郭炳文
徐賓如　葉子祥　葉植卿 以上調查員

隨仲卿　崔少堂　孟壽仁　秦少棠　秦漢卿　周壽人　濮仲卿　方世英
蔡壽人　江石生　魏煦孫　汪濟生　俞福民　馮寶之　孫竹銘　黃海漁
吳澤民　裴用舟　陳玉堂　魯質夫　瞿壽咸　楊仁齋　張鑑安　鄭培生
殷海澄　楊鴻年　戴士龍　江建東　朱召棠　江從耘　何樹棠　孫蔭棠
張耀卿　張綉珊　徐佐臣　佘鼎臣　王介庵　王榮卿　丁偉卿　王樹芝
嚴愼思　石劍青　趙焌農　朱鹿生　葉煥文　張友直　王受之　王叔山
陶蘭甫　盧蘭生　梁錫鈞　趙託莘　甘樹棠　李潤翹　馮蔭安　李養吾
諶叔俟　林紹商　程鶴亭　程文松　陳培卿　蔡艮臣　周壽臣　陳仲元
諶佑之　吳蓉舫　王偉堂　彭錦源　裘漢臣　金小山　許吉人　章伯新
宋竹曦　錫勳臣　宋恆安　王蘭遠　祁秉衡　黃壽章　汪紹松　孫也韓
賈筱村　朱蘭蓀　陶禹卿　祝子厚　劉緇禪　王仲遷　顧燮堂　李敬之

周培之　陳少之　朱笏臣　余月樓　陳鑑吾　劉淦臣　劉鵬如　唐發餘
張紹卿　周月波　朱錫五　馬欣庵　陸少竹　嚴炳榮　馬明才　芮伯臣
高雨田　陳炳如　王少實　夏健侯　湯協文　鄭寶南　湯仲雅　徐筱川
朱雲濤　蔣壽眉　熊榮亭　馬春波　陳訒菴　鄒嵩年　安德全　劉健侯
王銘甫　馬棣臣　汪伯符　周質夫　陳曉忠　張樹生　萬樹棠　江漸之
李琳瑩　徐耀臣　王秩卿　江誠卿　張樹春　方仲禮　陳益吾　寶鑫甫
陳志翔　白耀南　阮慕材　張經綸　姚小軒　何濟東　陳健人　賈炳之
陳子青　許劭成　胡慕周　胡子憲　戴文江　張蘭蓀　胡俊岐　章華甫
丁植青　蔣少臣　孔朗軒　王之田　呂道三　石　鈞　謝建人　周筱春
馬仲岐　孔勳臣　金誦聞　朱少卿　胡禹書　王仲淸　楊雨生　柏子元
宋仲歆　李翰芬　宋木君　馬冠臣　陳煥南　洪桂山　洪立昇　羅春琳
郭　青　張嚼辰　鄧伯善　汪金源　潘紹臣　向玉珊　黃立庭
如有嗣後到會者容再續登

藥業幹事員一覽表

濮仲開 濮恆和　陸蔚生 松山堂　劉和生 童恆春　江鎔生 泰山堂　孫楙生 人壽堂
王元章 僊芝堂　李孝林 老廣和　錫少安 楊生生　蕭紹夫 存心泰　徐馥孫 濟壽堂
談子雲 東茂和　朱少泉 壽春堂　董崑山 張泰和　徐少泉 徐裕生　程調之 德泰永
陸勛臣 松壽堂　彭紹眉 德泰永　魏瑞生 慶昌參號　張繡珊 張福昌

藥業一覽表

老廣和　德泰永　童恆春　張泰和　慶和堂　濮恆和　人壽堂　泰和堂
同慶堂　存德堂　春生堂　同　春　問心福　徐濟壽　戴福昌　慶　昌
祥　豐　同仁堂　養眞堂　德壽堂　松山堂　呂人和　張天一　恆生春
夏同仁　張大生　吳德生　張廣生　魏大年　種德堂　周長春　廣仁堂
萬春堂　壽春堂　保和堂　春生堂　延年春　鄭廣生　餘慶豐　東茂和
陸德大　頤壽堂　存心泰　春生福　松壽堂　僊芝堂　張福昌　元吉康
東昌祥　萬全堂　同生福　發盛甡　鄭太元　楊生生　程恆春　謝天生
程同生　泰山堂　中和堂　朱長生　杜泰昌　瑞和堂　仁壽康　大齡生
徐裕生　同慶昌　同福康　春壽永　劭記存心泰　同春頤　高黏除　葉生生

葉開泰

附錄

醫科懇用論　錄國粹學報第二十九至三十一期　續十三期　　沈經鍾

繼麻黃桂枝二方之後者青龍湯是也。太陽證久而不愈。則治法宜防傳變。蓋太陽傳陽明。又與少陰爲表裏。凡留邪不去者。其陽明必熱。其少陰必虛。故大青龍湯合麻桂二方而特加石膏者。意在陽明也。小青龍湯合麻桂二方而特加細辛者。意在少陰也。此立治於機先者也。若太陽循經而下。與陽明合病而下利。則用葛根湯。與少陽合病而下利。則用黃芩湯。與少陰合病。卽脈沉與發熱相反。則用麻黃加細辛附子湯。蓋系統仍屬太陽。故加減仍宗麻桂也。若太陽之界限已清。而爲陽明證也。則白虎湯主之。爲少陽證也。則小柴胡湯主之。（柴胡專主少陽能以涼藥而得發汗升清之用其施之於少陽正無殊石膏葛根之施於陽明世俗不識小柴胡湯之意義竟以柴胡爲通常之表藥故其用之也初不問其爲太陽證爲陽明證迨至引入少陽卽與厥陰爲表裏所以內陷禍作肝風立動而流言孔多柴胡轉蒙其恐懼矣）若三陰經則少陰發汗仍用麻黃。（麻黃附子細辛湯是太陽兼少陰證麻黃附子甘草湯是少陰證兼表邪未解淺深不同故一則用細辛以發汗一則用甘草以存陰古方用意之精如此）而以芩連清熱爲主。太陰發汗仍用桂枝。而以苓朮利水爲主。厥陰有久寒暴寒之別。傳經四逆。用當歸吳萸者。徹前後而治之。不主一經也。直中四逆用乾薑附子者。專主腎經病直中則經亦直中也。蓋六經之綱領既明。則錯綜變化加減。各有依據矣。若論大治法之大綱。則全書不外四術。一曰汗。一曰下。一曰利。一曰吐。然發汗同而麻黃與石膏柴胡不同。則化熱與未化熱殊也。利水同而苓朮與甘遂大戟不同。則疏導與排決殊也。同一下而下氣與攻實不同。故枳樸與硝黃不同。同一吐而吐痰與吐食不同。故瓜蒂藜蘆香豉有不同。由此觀之。使一切之藥。但知其爲祛風勝濕行水止血殺蟲解毒削積軟堅。則猶可以治雜病。若傷寒則六經界限。絲毫不容假借。虛實輕重。錙銖必較。偶一顛倒。生死判於反掌。苟非有湯液經方胎臚藥錄等書。言之綦詳。卽仲景亦何所承受。今淵源中絕。而醫家憾焉。是以張潔古之珍珠囊。李東垣之用藥法象。皆始創以分經論性。而李瀕湖踵之以成綱目。然於古人立方之意義。與臟腑相關之理。猶未深造。故論性每未能劃一。其實古人立方。每取藥力之有餘者以爲主用。至於所向之目的則別用一藥以引經。而全體又往往相關。故九竅之病。治之於九臟。下焦之病。責之於上焦。例如一藥入肺。則膀胱腎腸俱受其影響焉。故讀經方則貴知其嚴。而解雜方則貴觀其通也。　未完

第十二期刊誤表

學說類三焦結論篇萌蘖之生蘖字誤作孽　中醫病理學講義下漏刊續字溫病說篇豆豉誤作

豆豉項强儿儿之儿誤作几　峻劑之峻誤作竣看病活法捷訣篇外感類陰證宜續命之陰字誤作陽字宜大順散之宜誤作而

藥物學類滁菊浙江之浙誤作淅

雜錄煩論桂枝去桂方所下之藥下之二字誤作之下而遣寒之遣誤作遺忽然煩躁躁字未印出全書字與下文誤未接刊　論某醫用麻黄皮膚水分之排洩之排二字顛倒辛散誤作幸散醫者之用藥之用二字顛倒不學無術之術誤作述　本會公送頌詞俾同濟者之俾誤作婢激盪之激誤作澈五洲之洲誤作州　風欬誤治火刑金之刑誤作行　中西醫話據理則孰能之孰誤作熟　俟庵隨筆百治誤作白治鈴醫誤作鈐醫

專件類廣州致滬會電部頒誤作部頌　呈省議會請願書科目名詞名目二字顛倒

南京印書局代印

本城派報分所

上河 程文松君
下關 孟壽人君
三牌樓 蕭劭夫君

外埠派報處

鎮江 楊燧熙君
鎮江 賈瑞甫君
十二圩 任同軒君
揚州 王雲珍君
寶應 田賜谷君
邵伯 接子彬君
泰興 戴谷蓀君
蘇州 王葆年君
常州 曹鑑初君
靖江 藍月恒君
漢口 葉煥文君
河南 石勤補君
松江 錢杏蓀君

上海 神州醫會
杭州 李雲年君
湖州 李小雲君
紹興 何廉丞君
紹興 魏天柱君
台州 韓漸逵君
福建 鄭肖岩君
廣東 黎庇留君
四川 李國珍君
安慶 甘少農君
山東 鄭蘭溪君

外埠郵費自理每月一號發行每册價洋陸分

總發行所本會事務所

中華民國郵政特准掛號認作新聞紙類

南京醫藥學報

第十五期

中華民國三年八月九號（陰歷六月十七日）

本報啓事

啓者本報專爲研究學識。月刊一册。起元年五月。訖二年六月。計出版十四期。嗣因兵事發生。秩序紊亂。同人遷徙紛紛。本報遂以停版。現在秩序大定。同人歸來者已占多數。迭經開會集議。賡續進行。惟本報雖停版一年。而會務及本報內容。一無改革。故仍銜接第十四期計算。謹佈。

本報徵文啟

本報爲研究醫理。集思廣益起見。日冀內容豐富。藉饜閱報者之心。曩承海內明賢。不吝教誨。瑤章寵賁。爲本報光。同人無任感泐。嗣後凡鴻篇鉅製。確有心得。及能發明新理。並一切著作。或醫案。或前人遺集。或經驗良方。均祈源源惠寄。惟從前所惠各稿。通論最多。雜作較少。學說尤屬寥寥。本報之宗旨。爲研究實學起見。似以學說一門。爲第一要素。應請諸君多惠學說。雜作次之。至於通論。果能發揮義蘊。體裁合格。亦爲不可缺之要點。惠稿請寄南京金沙井張向二公祠內本報編輯社。並請儘陰歷每月底以前寄到。過期歸下月付刊。但不饋酬資。郵費自理。不登者原稿恕不寄還。

代登廣告例言

本報爲實地研究醫藥起見凡丸散膏丹及新發明之藥具有特效者與原料藥材實從道地採取者本報極爲懽迎咸願介紹之以供世用代登廣告價目從廉惟本報頁數有定必須另外加添登

金陵印刷社代印

本報目錄

文論

讀郭玉傳感言

郭廷槑演來

今之為醫者吾知之矣。浮沈遲數。脈理非不鑿鑿也。經方時方湯劑。非不了了也。才雋之士。則又貫串六經。高談運氣。觀其每立一案。洋洋數百千言。屢紙而不能盡。一若探內難之精華。登長沙之堂奧。博士賣驢。書契三紙。不見驢字。非不博也。卒之案自案。方自方。病自病。其能桴鼓相應者。蓋十不得五焉。東西潮流。日益澎湃。褊學之子。或以是相詬誶。此亦吾道升降之原也。

一二積學之士。不徒騖於空虛。嘗殫智竭力。以從事於實際。實際維何。合學識與經驗。鎔化於一爐。而陶冶之。鑄成一醫林偉大之人物。非然者。有學識而無經驗。則馬謖之師。敗於魏。趙括之兵。坑於秦。徒讀書而不適於用。殺人豈待庸醫。有經驗而無學識。則搖串鈴者。賣草藥者。日售數十百錢。郎自厠於醫家之列。張桓侯。縱盪決無前。終不免貽譏於兵子耳。

漢之郭玉。蓋裕於學識經驗。而以醫名於時者也。和帝試令嬖臣美手腕者。與女子雜處帷中。使玉各診一手。問所疾苦。玉曰。左陰右陽。脈有男女。臣疑其故。史以是特神其術。其實不必神也。此玉之學識高。經驗富耳。凡人三部脈平。是謂無病。當時帝欲驗其術。未必一時得兩病人。郎得之。各有各病。亦各現各脈。兩脈不能訢合也。設一病一不病。更下指而郎明。吾尤逆料當時所診者。必係兩不病之人設使宮人果以疾聞則玉以太醫丞供奉內廷職務所在帝或不暇以人命相嘗試史既明言仍試矣（仍頻也）吾故斷以爲兩不病之人也以兩不病之人共處帷中能診知左陰右陽此學識與經驗也然雖有疑於中苟無識以濟之亦不敢昌言於帝前帝何能嘆息稱善憑學識經驗以爲醫而醫之術如神不然是幾如東方曼倩之射覆不徒滋滑稽談乎

玉又謂治疾有四難曰（自用意而不任我一難也將身不謹二難也骨節不彊不能使藥三難也好逸惡勞四難也）是以操術雖神而醫療富人時或不愈此其弊豈獨玉之時爲然實合古今而如出一轍蓋富貴之人習於驕縱喜自用而不能用醫（昔一貴人偶患感冒醫以表散治之渠因藥價太廉遂謂醫之學術不精乃不服其藥而另延他醫他醫至視前方不誤何以竟不服尋思良久乃得其故仍用前法加漢玉一兩碾末同煎一服而汗解貴人乃大神其術）愚而墮人之術中彼不悟也

余曩歲入都聞民間盛傳清穆宗之往事謂穆宗好冶遊所患者廣瘡也醫不敢直言乃以痘瘡對廣瘡與痘瘡治法逈異此証之不起宜也而參湯一盞尤與漢許后服附子之情事相合清德宗之疾素患遺精延久滑脫遂致下利清穀評屬虛寒報載太醫院各方輕淺而不中病福建力醫士用四逆湯加減實屬正治乃藥未入腹而力醫士以瘋痰遁歸皇居深邃事迹不彰郭玉之所謂第一

金陵印刷社代印

難者於此已可概見。而一般富貴者流。則尤千駱一邱。結習牢不可破。

然則爲醫將奈何。曰篤守夫道。而不爲流俗所炫惑。世苟信我。則出其學識經驗。以起斯人之夭札。否則藏之名山。壽諸來世。勿徒貶道以求售。柔媚以取容。等於賤工之所爲。而爲郭玉所竊笑。吾道庶不致一蹶而不振也。

中醫藥當以崇實爲競進之原

黃鉞慎齋

嗚呼。中醫藥之危。至今日而已極矣。西醫東藥。日益緊逼。教育部醫藥學校之定章。江蘇省立醫院之裁汰中醫藥。中醫藥之受排擠。已達極端之點。而醫界與藥界尚未能融洽一氣。併力進行。甚矣。中醫藥之危也。雖然。其所以呈此危險現象之原因。固不止一端。而以鄙人之眼光觀察之。則好僞一事實。爲致淘汰最有力之根原也。夫中醫藥向以虛僞聞於天下。殆難深諱。雖有少數誠實有志之士。力欲挽回。乃政府既不提倡。操術者又憚於改良。機變日增。道德日壞。長此昏濛。恐終有日薄崦嵫之一日。能不痛哉。能不悲哉。

處今日東西並峙之世。競爭激烈之場。泰東西醫藥。進取不遺餘力。以得寸進尺之念。作實事求是之階。醫院藥房林立。勢力日漲。冀求社會之信用。其崇實之精神。誠有令人欣羨不已者。我雖事事從實際著手。猶恐追隨不及。落他人後。而況徒尚虛僞。不務實際乎。如以鄙人之言爲不足信。盍反觀吾道今日之現象。卽知余言之不謬也。醫之診病也。於病之輕者。通套之方。隨手書之。於病之較重者。必於脉案中置危險字樣。愈則。尸其功。不愈則。卸其責。其論病也。口如懸河。而滿口荒唐。書方之後。一切不問。生死聽之。不學無術。此醫之作僞也。若藥之作僞也。泡製之法。不事深求。於飲片則水洗火薰。徒尚外面之標光。不顧本性之存否。其餘醫藥之作僞甚多。此特舉其一。則處今之世。揆諸天演之公例。斷不能以此而倖獲安全。雖有醫會維持。日言維新。日言改革。而卒不能達其目的。由斯觀之。則中醫藥危險之根源。雖謂爲在於好僞之一事。亦無不可。

吾輩處今日之時局。苟不欲振興則已。若欲。振興。則非。競爭。不可。欲競爭。則非。崇實。不可。崇實之道。不外研究方書。慎重治療。其可治與否。可以立斷。其有不能斷定者。或翻書焉。或俟研究焉。不出妄語。不立通套方。夫治。病。爲最大之義務。病危及治之不效。或延同道會診。或登告白。使遠近醫家考求其理。藥則務求道地。泡製務求精良。不失藥之本性。此卽崇實之道也。吾道人材輩出。不難舉從前一切欺罔之弊。一掃而空。孔子曰。亡而爲有。虛而爲盈。約而爲泰。難乎有恒矣。子貢曰。與人以實。雖疏必密。與人以虛。雖賊必疏。此皆聖賢勵人崇實之明訓也。醫藥界諸君。其三復斯言也可。

醫學虛實表序

今各科學皆競相立表矣。有表則眉目清。無表則頭緒亂。與凡聲光化電農商路礦。以及天算諸學。

金陵印刷社代印

莫不有表。即莫不以表爲入門之路。醫學何獨不然。醫學而無表。則不辨虛實。貿然執方以治病。醫諸航海者之失方針。泛泛中流。茫無歸宿。未有不草菅人命者。古方書汗牛充棟。非不昌明大備。惜其於治病之表。尚付闕如。即今之繙譯新書者。亦未聞搜尋西籍。刊刻流傳。然則病表一書。幾如威鳳祥麟之不可多得焉。良可慨已。金君惠卿。積學士也。中年善病。輒棄舉子業。潛心於內難諸經。旁及歐西新法。慨習醫者之不辨虛實也。於是獨出心裁。別開生面。費數十年研究之功。得一辨證之捷法。著成醫學虛實表八卷。由體及用。夫病證體也。方藥用也。以體爲先。以用爲後。使不明夫體而矜言其用。必致營衞不分。氣血不講。表裏不清。寒熱不察。經絡不知。臟腑不別。唯揭虛實二字爲經。而以營衞氣血表裏寒熱經絡臟腑爲緯。則病雖萬變。自然包括而靡遺。全書約得七千餘證。無病不備。無法不詳。臨證既多。搜羅復富。古人所遺漏者。補葺俱全。近世所發明者。徵求悉萃。不牽涉五行生尅。及五運六氣之舊說。不泥乎經旨。亦不悖乎經旨。更爲之分門別類。逐證註明病源。俾閱者一目瞭然。便於查檢。即不習醫者。家置一編。亦可藉資考鏡。洋洋乎洵醫林中之大觀也。就令歐風東漸。新法爭奇。是書挈領提綱。實可稱中西合璧。何則就方藥而言。中與西原各執一詞。若論虛實之理。中與西當無分二致。是書祇論病源。不言方藥。喜中者用中藥。喜西者用西藥。分道揚鞭。各臻極軌。如被服然。西人喜呢絨。中人喜綢緞。而藉以禦寒則同理。但病名仍襲中醫之舊。因西醫校閱辦未廣。學西者數少。學中者數多。反不如沿中醫之舊名詞。猶得風行海內。博社會之歡迎也。異日者醫校林立。中西合辦。吾知是書既出。經學部審定。必有奉為教科書之善本者。余與惠卿君交最久。爰泚筆而樂為之序。

學說

腦中風中西治療之不同

郭廷熙演康

腦風一證。一名眞頭痛。一名腦中風。一名客寒犯腦。元陽虧損。證屬不足。東西醫法。謂為腦出血。或云腦卒中。其原因因動脉內膜炎時。變成粟粒動脈瘤。則血管開裂。血壓腦髓。即見頭痛昏跌。周身抽搐。口眼歪斜等證。而以暴飲、努力、轉倒、心臟肥大、血壓亢進。為誘因。其藥用臭素加里。苦味丁幾。硫酸鎂等劑。其治療用浣腸、瀉血、及電氣療法。並云輕者可愈。重者不治。而無一字涉及於虛。高士宗謂虛陽頭痛。純屬陰寒。日不麗天。下沈於海。萬方所以奔陷。治用桂附參者。然病此者十無一生。張隱庵詳記厥頭痛而不出方。張石頑則有參附湯之一法。中與西審診不同。方劑亦異。雖均以為不治之證。診斷學上究宜何說之從。竊嘗兩相比較。而不得要領。然就平日之經驗參之。似以中說為勝。

余戚某體氣素豐。壯歲不戒於外。下元積虧。及年四旬。因病兩腿強直。遂染煙癖。其癮甚巨。遂乃日漸羸。彩精神短乏。穀食極少。如是者十年。然無他疾苦也。一日陡患腦痛。目閉系急。舌彊。神智不清。四肢揚擲不定。延余診。余謝不敏。於是羣醫雜進。有以為陽明頭痛用升葛者。有以為痰火迷心用至寶丹者。某西醫則以為腦充血。用布浸冷水貼腦際。乾則易之。計遷延兩日而始斃。又一張姓婦。年四旬餘。寡居多鬱。形體雖旺。而經行月必兩次。行必甚多。一日晚餐時。忽腦痛不可耐。移時倒地。沈迷。牙關緊閉。痰聲如鋸。余至。竟不能為力。

由是觀之。陽氣式微。腦髓空虛。空穴來風。始有此不治之重證。參附湯雖非特效藥。足徵此證治療之大法。李明之謂屬氣虛。理實可信。西法云係血管開裂。血壓腦髓。夫血管深藏於內。除是暴飲及努力。始克激之破裂。然就余之所見言之。則皆逸居安靜之人。此證之不屬於實。已可概見。若經剖解視之。吾逆料腦髓必作灰黯色。且必癟陷而不能充滿。與西醫所言適成反比例。中西之學術。溝通非易。此其一斑也。

勞風釋義

秦寶璞少泉

素問評熱病論曰。勞風發在肺下。其為病也。使人強上冥視。唾出若涕。惡風而振寒。此為勞風之病。治之奈何。以救俛仰。巨陽引精者三日。中年者五日。不精者七日。咳出青黃涕。其狀如膿。大如彈丸。從口中及鼻中出。不出則傷肺。傷肺則死也。此段經義。從無正釋。今特明之。夫風為百病之長。熱為六氣之邪。俱易傷人。熱甚則能食氣。風甚則數變非常。蓋人身之氣。惟腎生之。惟肺主之。氣化於精。精生於氣。肺主皮毛而屬金。火爍流金。故曰食氣。風動火炎。爍金尤易。所以腠理外干風邪。則肺壅不通。高源先竭。矧兼食氣之熱邪。人知風寒爲害。思患預防。至若風熱爲患。或因熱生風。或因風鼓熱。人所不防者也。其始不過鼻塞聲重。或惡風或不惡風。或身熱無汗。或乾咳無痰。或喉痛頭痛。斯時妄進甘桔姜羗牛蒡薄荷等類。風熱消化。引精咳出稠涕。數日自愈。若視爲泛常。不向醫藥。不慎口腹。恣肆房帷。直至熱邪內結。致成喉痺牙疳者有之。熱結巔頂。頭風灌目而瞽者有之。壅塞陽明少陽。糾結聽會而聾者有之。由膽移熱於腦。而成鼻淵者有之。頭面焮腫。五官閉塞。致成骨槽風者有之。頸項纍大而成蝦蟆瘟者有之。結聚不解而爲瘰癧者有之。大腸熱移而爲痔漏者有之。至於風熱相搏。結而不化。久咳無痰。以致動血。醫者見其咳血。便云有火。見其發熱。便云陰虛。不審此火何來。陰虛何自。非滋陰降火。即保肺斂陰。甚至明知其有外因。猶必執定奪血毋汗之成竹於胸中。不思虛火宜滋。賊火豈可滋乎。滋斂無休。嗽熱日甚。藏府遞損。聲音瘄啞。肺痿而死。膿血雜至。胸背隱痛。甲錯側臥。肺癰而死。俗云傷風不愈變成癆。其實醫者有以成之也。世之病勞者。眞勞本。不多。見。大率皆由於此。經文明明言之。何不察也。按曹恆占曰。巨陽者即太陽。皮毛腠理。肺之合也。引精者。上引津液而爲痰涕也。不精者老弱之人也。大槩老壯之人。止須三日。便可引精爲痰。中年則陰

金陵印刷社代印

氣自半生化日遲。若老弱。則殆甚耳。治法當於肺下求之。不外淸散潤下。溫補之謬。猶可維持。滋膩之誤。絕無可救。

喉痹續說　　濮禮彝鳳笙

神州醫藥報二期喉痹說。周君濟平謂君相二火。結甚則腫脹。脹甚則氣痹。痹者不仁之謂也。又曰人但知肺之灼。不知由於胃之蒸。人卽知胃之熱。不知由於腸之寒。又曰是証忌用表散針刺。散則火毒佈於經絡。針刺則疫毒蹂入肌膚。收拾不易。必以養陰淸肺爲準繩。讀至終篇。不禁有所感焉。周君之作。殆爲養陰淸肺而設。養陰淸肺湯本屬穩善之方。以之治喉證。固有適宜之處。亦有未盡適宜之處。蓋白喉忌表一書。乃耐修子托名呂祖。立此方以救世。其用意之深。立法之善。莫可言喻。緣北方風氣剛燥。家居多用煤火。煤之毒氣入人口鼻。口鼻開竅於肺胃。肺胃受煤毒之氣。鬱久卽現喉證。一家之中。一人有是證。餘者皆不得免。甚至沿村闔戶。傳染甚速。醫用大辛大熱。（如羗葛麻桂細辛升麻等類）抱薪救火。無怪其不能見愈。殊不知此等白喉。乃瘟疫中之一證。（南方爛喉痧情形雖不同大致亦然）與六淫本有區別。養其陰。淸其熱。探本尋源。養陰淸肺之所由來也。至喉痹一證。乃纏喉鎖喉之類。近世却不多見。喉癰乃痹證中之輕者。有偏左而生。偏右而生。亦有生在帝丁之上者。無一定部位。以腫到上腭爲最重。無非風火痰氣。搏結而成。初起一二日。以辛涼散之五七日後腫脹之勢甚大。此非釜底抽薪不可。一俟潰爛之後。氣結已散。膠痰已化。淸其餘熱。自可全瘳。養陰淸肺。似可不必扯入。若謂初起之證。一律禁用表藥。恐有未盡然者。白喉忌表書出。各處醫病家奉爲不易之法。未免信用過深。拘泥太甚。人有强弱不同。地有寒煖不同。閩廣以竹葉石膏爲散。江浙以桑荷爲散。湘楚以辛柴爲散。潁皖以桂附爲散。山陝魯直以冬地爲散。雖不人人如是。大槩總不出此範圍。因地制宜。不足爲怪。總之方無一定。用宜活法。膠執成見則不可。與言醫。本報第二期已約略言之。毋再贅。針科一法。失傳久矣。古人用針用砭。以補藥力之不及。實有奇效之處。今人雖不逮古。間亦有效果者。余於此道素無研究。以情理度之。實證可用。虛證不可用。知其陰陽道路可用。不知者不可用。其有妄自稱大信口開河。禁止病者旣用針不須再藥。問其陰陽不知也。問其虛實不知也。病者受其愚。二三次針不愈。待五七次後。變成他證致死者。實繁有徒。以余目中所見。聊綴數語以書其後。

衛生學

夏秋衛生防疫法

維持淸潔。防禦疾病。曰衛生學。夫衛生學。西人視爲專科。爲治療之先導。防疾病於未成。卽金匱上工治未病之意也。時値夏秋。民多疾疫。衛生一術。尤宜注意。卽尋常年歲。疾病每盛於夏秋。常有朝

金陵印刷社代印

爲康健之人。暮已成垂危之病者。寗垣自辛亥以來。連遭兵禍。血肉橫飛。死亡枕藉。刀兵疫癘。每相因而並至。濁氣蘊蓄於土中。毒質流盈於水面。空氣由此不潔。居民不堪其苦。今春小兒因疫痧疫痘而亡者。輒以萬計。實堪痠心。再加酷暑炎蒸。空氣尤爲不潔。恐疫氣發生。更有甚於春間者。若不先事預防。講公益衛生。及個人衛生。倘疫癘發動。將何以抵抗之。

西人防疫如臨大敵。問之爲何。不過飲食起居。求其清潔而已。素問云。飲食有節。起居有常。不妄作勞。故能形與神俱。而盡終其天年。又曰恬憺虛無。眞氣從之。精神內守。病安從來。是爲防疫之大意。茲撮衣食住三事之最切於日用者。著於篇。而推及於習慣。（其有習慣關於衣食住三事者。已隨文散見）但期裨於實用。不憚人云亦云。弄釜班門之誚。吾知不免焉。

甲 飲食之注意

一 城內河水。多汚穢。不堪飲料。必須潮漲時汲之。濾過煮沸飲之。煮飯煨粥。亦須照此。不通潮流之河水。尤不宜食。

一 宜多食蔬素。少食葷品。以葷品最易與空氣混合。一粘空氣。卽成腐敗。而引蠅蚋。

一 隔宿所剩之茶飯。每必變味。甚至有朝炊暮已不可食者。迷信家愛惜五穀。謂食得邋遢。做得菩薩。此等迷信。最宜破除。

一禁食臭味。例如臭豆腐乾臭腐乳臭醃肉臭醃蛋。甯人最喜啖之。只知臭味之美。不知臭滷所浸。極爲穢毒。若用銀筯揷入。頓成黃黑色。其毒可知。

一露天瓜果。風吹日晒。生水淋漓。蠅蚋叢積。不可購食。

一冷冰凉粉嗬囒水。無非生水造成。雖足以解渴。而實爲疫癘之媒介。

一新鮮猪肉及各禽獸之肉。均有彈力。若以指按之。陷不鼓起。甚有破裂。必是敗肉。購食者注意。

一製熟之物。例如薰魚醬鴨醬肉及糖果點心。如無紗罩者。必有蠅集。不可購食。

一紙煙鴉片烟水烟旱烟雪茄煙。均含毒質。能傷人腦筋。壞人血液。亟宜戒絕。

（未完）

金陵印刷社代印

藥物學

古今藥性出產異同攷

自序

嗚呼。自黃帝以至於今四千餘年。其間人物之變遷出產之互易以古例今。大有不同也。如防風骨節專車。成湯身長九尺。文王身長十尺。曹交身長九尺四寸。重華百一十歲。姬滿百四十歲。古人之稟賦。大率類此。而今何如乎。其人類之不同如此。讀豳風七月之篇。知當年之柔桑徧野。今入岐山之境。不聞有蠶月挑桑也。其出產之不同如此。執古之藥。治今之病。泥古之說。例今之藥。未有不鑿枘者。今特著古今藥性出產異同考。不妄參己見。不印定眼目。每味列古說今說相比較。俾閱者處於活潑潑地。不致貽捫籥刻燭之譏。是則余之所跂望者爾。時

大中華立國三年歲在甲寅季夏之月

凡例

一此書以一類爲一卷。如某類藥止一味。卽以一味爲一卷。某類藥有數十味。卽以數十味爲一卷。

一此書所引古說。皆照宋元本鈔錄。不改一字。雖有文氣不接續者。亦仍照舊。不敢妄易古人也。

閱者諒之。

一此書所云今說者。乃編書者自述。皆由數十年經驗而來。非理想空談也。閱者將余之說。驗諸當今實事。自信余言之不誣。

一此書分藥性古說。藥性今說。出產古說。出產今說。成古今對照例。如今人所用藥性與古同。則今說一條不編。今之出產與古同。則出產今說一條亦不編。如古無此藥。今有此藥。則專編今說。不編古說。

古今藥性出產異同攷卷之一

吳興包巖蘅村甫編撰

氣化類

茯苓　史記名伏靈　本經名伏苓　今通稱茯苓

藥性古說

神農氏曰。伏苓味甘平。主胸脇逆氣。憂恚驚邪恐悸。心下結痛。寒熱煩滿。欬逆。口焦舌乾。利小便久服安魂養神。不飢延年。一名伏菟。(太平御覽作一名茯神)

史記、伏靈者千歲松根也。

元瑞州路醫學敎授胡仕可曰。茯苓滲泄。除寒溼。止渴消痰。利小便。更順三焦。分水穀。補虛治悸。定强言。

出產古說

神農氏曰生山谷

華佗之弟子吳普曰。或生茂州大松根下。入地三丈一尺。二月七月采。

名醫別錄曰。其有抱根者名茯神。生太山大松下。二月八月采陰乾。

范子計然曰。茯苓出嵩高三輔。

宋通直郎添差充收買藥材所辨驗藥材寇宗奭曰。此乃樵斫訖多年松根之氣所生。此蓋根之氣味。噎鬱未絕。故爲是物。然亦由土地所宜與不宜。其津氣盛者。方發泄於外。結爲茯苓。故不抱根而生物。既離其本體。則有苓之義。茯神者其根但有津氣而不甚盛。故止能伏結於本根。既不離其本。故曰茯神。此物行水之功多。益心脾不可闕也。或曰松既樵矣。而根尚能生物乎。答曰。如馬勃菌五芝木耳石耳。皆生於枯木石糞土之上。精英未淪。安得不爲物也。

元瑞州路醫學敎授胡仕可曰。生大山內。今泰華嵩山有之。出大松下。無苗葉。作塊如拳。多年松根之氣所生。皮黑肉有赤白二種。白者補。赤者破結氣。忌米醋。

出產今說

巖按古之伏靈非人所稱。乃天生子也。寇說樵夫斫訖多年松根之氣所生。其言可信。余於前清光緒二年。入山採藥。曾親得天生子二。其皮縐如鳥頭形。神農氏所說之藥性。天生子能當之。種苓不能。由胡仕可所說之藥性。乃今種苓之資格。其種苓出產於雲南。貴州出者外黃帶紅。內肉玉色者爲最佳。眞雲苓難得。到浙江伏靈皮黃肉色如雞蛋青如無眞雲苓。不如浙江者佳。惟不合銷路。不得來藥店內。所賣之雲苓皆四川苓也。所賣之茯苓皆江西苓也。大凡藥店售貨亦要買客識貨。買客買苓喜白。則眞雲苓眞浙苓不來矣。關東出者色黃味鹹。即今之赤苓也。日本出更次。各處所用者都江西貨。以買客喜色白故也。六安州山中亦出茯苓。中間個個鈎空。滲利藥中可用。補藥中不可用。至於茯神。即茯苓也。時醫開方用抱木茯神。不知苓無不抱木。但都是偏抱一凹耳。若中心揷木。乃市販做手貨。天然品中無此物也。廣雅云。茯神。茯苓也。可見並不分苓神爲二物。其稱神者猶之稱靈也。靈與神均以其功效立名也。又攷太平御覽引神農本草經一名伏兔。作一名茯神。可見神農本經亦以苓神爲一物矣。又有一種塊茯苓。乃以茯苓磨成粉。蒸熟。切成小方塊。一經蒸過。粘質較少。夏令中焦濕礙重者宜之。此物感松根之津氣而生。與種品不同。故長年出新。

金陵印刷社代印

豬苓　莊子名豕零　司馬彪名豕囊

藥性古說

神農氏曰。豬苓味甘平。主痎瘧解毒蠱注不祥。利水道。久服輕身耐老。一名猳豬屎。巖按注御覽作蛀耐御覽作能能耐古字通用

宋通直郎添差充收買藥材所辨驗藥材寇宗奭曰。行水之功居多。久服必損腎氣昏人目。果欲久服者更宜詳審。

元瑞州路醫學教授胡仕可曰。豬苓解毒。攻痎瘧。消腫。能合水道行。又治傷寒並中暑更除消渴及遺精。

出產古說

神農氏曰生山谷。

別錄曰。生衡山及濟陰冤句。二月八月采陰乾。

出產今說

巖按山西太原府出者。個頭圓大。肉白。內不含沙質。此御覽所以有形如茯苓之說也。若近今藥肆中所售者。內含沙質。形亦不似茯苓。傀儡長短不一。與胡仕可所繪之圖。其形確肖。豬苓本篇

利水而設。內含沙質亦不妨。雖次於太原。亦大可用也。其出產在亳州。湖廣亦出。不及亳州出產之旺。亳帮藥業。以此爲大宗也。向例亳帮貨到。不除包皮抱稱加一五長年出新。

琥珀　一名江珠　一名虎魄　一名阿溼摩揭婆

藥性古說

名醫別錄曰。氣味甘平無毒。主安五臟定魂魄。殺精魅邪氣。消瘀血通五淋。

元瑞州路醫學教授胡仕可曰。琥珀元來是木脂。千年入地化而爲。鎭心定魄仍消血。若治諸淋效更奇。

出產古說

宋通直郎添差充收買藥材所辨驗藥材寇宗奭曰。今西戎亦有之。其色差淡而明徹。南方者色深而重濁。彼土人多碾爲物形。若謂千年茯苓所化。則其間有沾著蜱蠃蜂蟻。宛然完具者。是極不然也。地理誌云林邑多琥珀。實松脂所化耳。此說爲勝。但土地有宜有不宜。故有能化有不能化者。張茂先又以爲燒蜂窠所作。不知得於何處。以手摩熱。可以拾芥。餘如經。

元瑞州路醫學教授胡仕可曰。琥珀生益州永昌。是松脂流入地千年所化。今燒之亦作松氣。地中有琥珀。入土淺者五尺。深者九尺。一名遍珠。亦有煑煅鷄肝及青魚枕假作者。但於布上拭。吸

醫案

溼症治驗　　隨勤武翰英

某甲因勞力冒雨。濕氣未能發洩。內漬經脈。流注於下。腎囊腫痛且熱。肌膚亦灼熱無汗。夜煩口渴不寐。脈象浮數。伊主人因與某醫院有關係也。囑往診之。用西法內服藥水。外敷油藥。連診四日。病勢日劇。漸成囊癰之象。伊轉就診於予。予思此病因濕氣而起。初病時既未解表。濕氣鬱遏。漸從熱化。壅蓄既久。無從發洩。故攻於腎囊脈絡間。西醫觀其腫也熱也。爰散其熱。以冀其腫可漸消。不知病從表入。不關病之出路。何異閉門逐賊乎。此病濕邪雖從熱化。脈象見浮。病似在表。不過解表之劑。用辛溫與辛凉有別耳。爰用辛凉解表劑。稍加活血之品。外用鮮紫蘇葉敷之。次日來診云。服藥後得透汗。煩熱悉平。竟夜安寐。未及用紫蘇葉外敷。而腫痛若失矣。並極詆西醫之不善。診四日毫無効應。予笑曰。非西醫法不善。亦視醫者之用心何如耳。豈可因人之不善而訾議其法哉。然彼乃愚魯之輩。語似尚有分曉。奈何我士大夫因中醫流品之雜。欲舉吾國數千年之國粹。一舉廢之。其智識得毋出某甲下乎。

風温治驗　　前人

戴君之男年四歲。陰曆四月初。患風温證。表熱已延一旬。有汗不退。神迷氣粗咳嗽舌水赤。口渴。小溲短黃。大便溏。脈象滑數。係風温襲肺兼停食釀痰。阻遏氣機。本小兒常見之證。其父爲華人。其母爲法蘭西人。該孩生長於法。今春甫回華。據云此兒從不服藥。即有小病。亦以金鷄勒霜納入肛門中。其病即愈。此次病時。亦如前法治之不效。其母欲延西醫治之。時寓其戚屬鄧君處。鄧君薦余爲之診。診時其母以攝氏針插其肛門內。以驗温度。温度高時三十九度半。低時減一度半。其爲熱證無疑。但性最畏藥。其母亦懷中西之見。證雖平常。因種種牽掣。用藥頗難下手。擬方千金葦莖湯。一劑後熱退咳平。其效甚捷。翌日其母循西例進以鷄汁等品。晚間熱勢復作。喘嗽轉劇。乃至余室中就診。用前法出入。兩劑後證候悉退。夫中醫爲西人所輕視固已。近亦漸失華人信用。中醫果盡誤人耶。亦觀其用之之道爲何如耳。當診此病時。心頗懍懍。個人之得失不足惜。設竟失敗。如全體名譽何。今幸應手。故特誌之。

救誤二則附論誤服金雞納霜之流弊

陳道仁蔭庭

春二月。故衣廊王君階平鄙人之表叔也。始病惡寒。以爲瘧也。服金鷄納丸數粒。本夜即壯熱譫語。神智糢糊。次早其子邀余往診。其脉兩尺獨大。看其舌則苔黑本絳。壯熱無汗。不渴不飢。小便點滴皆無。因謂其子曰。此少陰伏邪爲病。一晝夜何如是之劇。得毋服辛温品乎。其子以昨服金鷄納霜對。余即以大劑增液。合黃芩湯去大棗爲劑。併囑其多服甘蔗汁與梨汁。次日再診。依然壯熱無汗。

小溲仍無。惟尺部略平。舌心略潤。旋以生脈合增液。加甘蔗汁梨汁爲劑進之。至夜半。得小溲紅色。周身津津微汗。而熱退矣。後以甘寒益胃之品竟其功。

祝姓爲紙紮業。居近南區小學。平日喜茶。偶得瘧疾。口苦痰膠。余以六味温膽治之。第二日瘧勢較輕。因急於營業。私服金雞納丸。瘧亦旋止。深習此丸之效。不數日而腹大脛腫。不思飲食。復求診治。並云曾服此丸數日。余以爲此丸性辛熱味苦。苦則降。加之病者濕熱素重。與辛熱之藥交互。故見是證。乃以黃芩黃柏黃連重用清其熱。佐以蒼朮去其濕。厚朴去其滿。苡仁川斛甘草和其中。連進兩劑。而腫消食進矣。

金雞納霜一物。西人視爲治瘧之特效藥。汪訒庵本草備要增收。謂其性辛熱。達營衛。行氣血。截瘧神效。今之不學無術者。遇瘧證始作。不問邪在何經。漫焉施治。屢診不效。勸病家服金雞納霜。以爲卸責之地。寒濕之瘧。幸而獲功。病家彼此相傳。嘖嘖稱爲截瘧之神品。遇有微寒壯熱之温瘧。及伏邪之温病。亦輕身嘗試。輕則轉爲劇。重則死矣。鄙人自去年南京醫學會成立。同學諸君不以鄙人爲不才。充本會評議員。刻已一年。愧無醫案一條。供同道諸君之研究。殊覺汗顔。今於本年治案中諛服金鷄納霜者。略舉兩條。以爲同道諸君勸。並爲世之病者告。

瘧證治驗

秦寶璞 少泉

朱某木工也。居近比隣。早子俱殤於痘。是春痘令盛行。兒多夭折。次子五歲。尚未出痘。朱以爲慮。是夕忽發熱嘔吐驚惕。佈痘稠密如堆。初招抹驚老嫗。認爲𤸃疹。越日始識爲痘。駭甚辭去。更請醫士李某。主從疫痘論治。泛投清涼寒下之劑。延至九朝。色白頂陷。便瀉不食。勢欲癢塌內攻。朱商於予。予曰。毒盛氣虛。船輕載重。本屬險逆。初起按法圖治。尚望生機。今恐無及。朱懇拯治。因在鄰居。情難固却。爲之立案曰。見點九朝。成漿之期。孩提失乳。面白肌柔。氣血兩俱不足。痘形陷伏。根脚不齊。漿清色白無華。便溏食少。神疲嗜臥。一派虛寒之象。亟亟溫補內托。或可幸成。若猶以肌熱未退。火毒未清。藥仍清涼。誤之甚矣。按程杏軒曰。痘證發熱。此其正候。蓋不熱則表不能透。標不能長。漿不能蒸。靨不能結。故痘証始終無不賴此熱力爲之主持。若欲盡攻其熱。不顧戕損其元。元氣受傷。安能送毒歸窠。苗而不秀。能成實者鮮矣。外科論癰疽。謂有膿則生。無膿則死。痘證亦然。又傷寒有養汗之法。痘證有養漿之法。傷寒須七朝以前。邪氣未傳。尚可養得汗來。痘証須七朝以前。逆証未見。尚可養得漿來。倘至七朝以外。生氣已離。再思養漿。亦猶傷寒邪氣已傳。再思養汗。其可得乎。翁仲仁云。無膿癢塌。勢所必至。十二險關。慮有風波。勉訂潞黨參嫩黃芪炙甘草雄鷄冠血密酒汁糯米。鯽魚羹汁煎藥。晝夜頻灌。喜得漿行陷起。次早復視。再加熟地黃土炒當歸甘枸杞鹿角膠溫補之品。徼倖收功。此等險痘。幸在比鄰。朝夕看視。證隨藥轉。得以保全。使病家與醫家遠隔。倉卒變幻。鞭長

金陵印刷社代印

莫及。欲圖慶成。不亦難乎。

溼溫後腫脹治驗

朱鴻年子卿

溼溫一證。往往溫熱雖退。溼邪留而不去。腫脹頻作。百病叢生。由味乎風能勝溼之旨。未能佐以條達氣機之劑耳。客歲余避兵申江。有夏君韵簃年四十餘。患腫脹病。由溼溫後。經滬上中西醫士十餘人診治。逾六月不效。乃由夏君之弟劍丞先生。薦余往治。知係始患濕溫。因詢其病之前後現狀。及中外醫士如何治法。並目下成何種現狀。云初起寒熱似瘧。經中外醫士診治。勸其多進瓜果。已逾數十斤。但溫熱已去。而溼邪尚存。遂致腫脹頻仍。診其脈象弦細而沉。苔色板白。口不渴。溲短便溏。氣粗不能坦臥。蓋由脾腎素虧。濕盛則腫。眞陽不足。氣逆則脹。古人固有陰水陽水之分。擬寬猛相濟之法。宗苓桂朮甘加葶藶大棗。得涌瀉。氣平腫消。後隨證施治。月餘而愈。

雜錄

中西醫話〔續〕

戴祖培穀孫來稿

醫味相反

一人患砂淋。醫以昆布海藻與甘草並投。其所親某。以藥味相反爲疑。醫引東垣說爲證。已而病者服藥。竟大吐不受。轉方去甘草始安。某竊喜自負達藥。以告余。余曰不然。余曾治一乳岩。以昆布海藻與甘草并用。病家亦以爲疑。然服之竟效。大約要看病在何部耳。病在上中二部。非與甘草并用不可。甘草緩中。能緩住昆布海藻於上中二部。不使速過病所。相反而實相成。東垣治結核用此法。卽是此意。若病在下部。用昆布海藻。正須令其速達。乃以甘草緩之。反令未病之區。無辜受累。其不能容受而致傾吐。宜矣。某乃歎服。

理化

程子曰。醫者不諳理。則處方論藥。不盡其性。只知逐物所治。不知合和之後。其性又如何。假如訶子黃白礬曰合之而成黑。黑見則黃白皆亡。又如一二合而爲三。三見則一二亡。離而爲一二。則三亡。既成三。又求一與二。既成黑。又求黃與白。則是不知物性。沈存中曰。水銀得硫黃而赤如丹。得礬石而白如雪。酸無過於醋。益之以橙。二酸相濟而反甘。巴豆善利。益之以大黃。則其利反折。蟹與柿嘗食之而無害也。二物相遇。不旋踵而嘔。此色爲易見。味爲易知。而嘔利爲大變。故人人知之。至於相合而知他臟致他疾者。庸可易知耶。按此卽泛質流質定質加熱減熱三質遞變之法。與兩物交感合化之理。內經所謂制則生化也。若令二公潛心藥學。當必另有發明。豈各家本草之所能盡。予按古法。大黃甘草同用。能利小便。麻黃熟地同用。但開腠理而無滯膩發散之弊。吳萸黃連同用。能消肝氣鬱痛。肉桂黃連同用。能交心腎於頃刻。茯苓得白朮則補脾。得車前則利水。得澤瀉則滲溼。黃

金陵印刷社代印

芪得防風其功愈大。青皮得芥子治右脇痛。附子不遇乾薑。雖通經絡而不熱。肉桂不入腎。以澤瀉引之則入。他若炮製露晒等類。難以悉數。此中妙理。不可不潛心焉。

煎藥須擇人

沈存中曰。古之飲藥者。煑煉有節。飲啜有宜。水泉有美惡。操藥之人有勤惰。此服藥之難也。李東垣曰。病人服藥。必擇人煎藥。能識煎熬制度。須令親信恭誠至意者。爲人煎藥。銚器除油垢腥穢。必用新淨甜水爲上。量水大小。斟酌以慢火煎熬分數。用紗濾去渣。取清汁服之。無不效。其愼重如此。王節齋服補陰丸數十年。因龜甲焙製未徹。得心腹疾。下赤色小龜無數而卒。彼身爲明醫。而疎忽若此。此不講藥學之過也。續醫說言一人病氣蠱腹膨脹。所謂蜘蛛病也。或進淸暑益氣。當煎藥時偶墜蜘蛛。腐熟其中。童子懼責。潛去蜘蛛。尋以藥進。病者啜後。腹中作聲。反覆不能安枕。既而溲溺斗許。腹脹如削。康健若平日。此則幸而偶中耳。設增他變。其故終不得而明。近有某老醫治一傷風小恙。藥未終劑。其人七竅流血而死。病家歸罪於醫。醫自辨云。予方不過翹荷葱豉等味。縱不中病。不致殺人。此似中毒而死。必係藥肆之誤。取藥渣驗之。並無僞藥。醫無以自明。惶惑殊甚。旣而取渣嘗之。則鹹極不可入口。醫曰。予藥不鹹。今此遽鹹如滷何也。此必水之悞。詰知病家滷缸與水缸相近。煎藥人於黑夜倉猝中。悞以滷代水。故其中毒耳。於是醫之寃始白。

外國便藥

倒倉法朱丹溪自云得之西域異人。而續醫說言近世目擊士大夫數人。信行此法。死者相繼。又汪三儂自序文載其友賈靜子。欲行此法。詳之不聽。一服之後。下泄不止而斃。倒倉法尚不可輕行。況今各國輸入便藥。既不達其何性。更難以身輕試。如雞納霜爲止瘧專品。又爲補劑。久爲本草從新所收。然予親見一霍姓者。患溫瘧服此藥後昏迷無知。咳痰如鋸。死後頭脹如斗。面目幾不可認識。又一王姓患溫瘧。服此壯熱無汗。醫與小柴胡湯二劑。卽發狂而死。柴胡雖非溫瘧所宜。然非先服金雞納霜。其死不能如是之速。（據西醫云服金雞納霜後能使血行增速。皮膚增熱。消化增多。其未盡善者。卽使人食管與口併腸胃內皮所藏之液汁俱減少。腸胃欠通暢也。亦有反致泄瀉者、據此實一種助熱傷津之劑。豈溫瘧所宜。吾鄉有名醫某。偶有不適。適其弟遊學德國。畢業回里。攜有一種藥水。言能提壯精神。醫信而服之。俄遂狂亂。是夜卽斃。其毒烈如此。某國輸入貨物。尤以便藥爲大宗。刊登廣告。侈言功能。曰秘製。曰立驗。曰神丹。愚人之計百出。其目的只在營利。而藥則多無益無害之品。其國博士對於此等便藥。署名授與營業者之時。皆以僅販於中國地方。不售於彼國內地爲約。其隱情久爲彼國醫報所指摘。而吾國反無一人能悟。何也。

以意用藥

中藥辨氣味。西藥辨原質。比而觀之。西醫徵諸實。中醫遁於虛。然實者有時窒礙而難行。虛者常者靈變而難測。嘗閱古方竟有以意用藥。並氣與味亦不深辨者。王原叔云。醫藥治病。或以意類取。如百合治病。似取其名。嘔血用胭脂紅花。似取其色。淋瀝結滯。則以燈心木通。似取其類。意類相假。變化感通。不可不知其旨也。蘇東坡云。歐陽文忠嘗言有患疾者。醫問其得疾之由。曰乘船遇風驚而得之。醫取多年柂牙。爲柂工手汗所漬處。刮末雜丹砂茯神之類。飲之而愈。今本艸注引藥性論云。止汗用麻黃根節。及古竹扇爲末服之。文忠因言醫以意用藥多此比。初似兒戲。然或有驗。殆未易致詰也。予因謂公以筆墨燒灰飲學者。當治昏惰耶。推此而廣之。則飲伯夷之盥水。可以療貪。食比干之餕餘。可以已佞。舐樊噲之盾。可以治怯。齅西子之珥。可以療惡矣。公遂大笑。予按顧曉瀾吳門治驗錄。治痰迷心竅。所讀之書。皆不記憶。用茯神遠志陳半菖蒲膽星珍珠母甘艸。而以惜字爐灰煎湯代水。煎服獲效。觀此則筆墨灰治昏惰。亦或有之事歟。

古聖賢識藥

孔子藥未達不敢嘗。則其所敢嘗者。必其所已達者也。其素悉藥性可知。大抵古聖賢類能識藥。卽如毛傳所載。芣苢治難產。見諸毛詩。（吳茭山治一婦產難用車前爲君冬葵子爲臣白芷枳殼爲佐使已服午產衆異之吳曰本草謂催生以此爲君毛詩採芣苢以防難產） 蠐螬治失明見諸孟子。（陳氏經驗方云晉書盛彥母氏失明躬自侍養母食必自哺之母病既久至於婢使數見捶撻婢忿恨伺彥暫行取蠐螬炙飴之母食以爲美然疑是異物密藏以示彥彥見之抱母慟哭絕而復甦母目豁然從此遂愈孟子曰陳仲子豈不誠廉士哉居於陵三日不食耳無聞目無見也井上有李螬食實者過半矣匍匐往將食之三咽然後耳有聞目有見本草云蠐螬汁滴目中去翳障余在曲江有將官以瞽離軍因閱晉書見此參以孟子之言證以本草之說呼其子俾羞事而供勿令父知旬日後目明趨庭伸謝因錄以濟衆）此等單方不但讀書者不知即專門醫學亦罕知採用此正今人不如古人處。

人參

陳遠公云。人參少用則泛上。多用則下行。余初不解。繼閱易氏醫案云。邪氣太甚。元氣太衰。用些須參。猶以杯水救車薪之火。不惟不勝而反爲其所制。其喘脹也宜矣予倍加參者如以大軍禦大敵。豈有不剷除者哉。因悟遠公所云。當是此意。

當歸

張景岳謂當歸營虛而表不解者。佐以柴葛麻桂等劑。大能散表。景岳發揮譏之云。若講當歸發汗。此歧黃復出之語。然予按醫存載一僕人。冬月傷寒頭痛。午熱無汗。發之三日不解。六脈沈細。以當歸三兩煎服遂愈。又一行商傷寒發汗不出。用當歸四兩得汗。醫存云當歸能溫血。血溫則汗出。此與王海藏論桂枝發汗。是調血而汗自出同理。景岳之說未可厚非也。

澤瀉

偶於友人處。見有抄本理虛元鑑中有論澤瀉一段云。肺爲氣化之源。伏火蒸灼。則水道不行而金益病。且水停不流。則中土濡濕而奉上無力。故予治勞嗽吐血之證。未有不以導水爲先務。每稱澤瀉有神禹治水之功。究其命名之意。蓋澤者澤其不足之水。瀉者瀉其有餘之火。惟其澤也故參地膠芍得之則補而不滯。惟其瀉也。故走濁道而不走清道。不能猪苓木通腹皮等味之消陰破氣。直走無餘。要知澤瀉一味。肺脾腎三部咸宜。所謂功同神禹者此也。古方六味丸用之。功有四種。頤生微論論之極詳。庸醫不審。視爲消陰損腎之品。置而不用。何其謬也。予按治虛勞以導水爲務。此他書所無。而實有至理。蓋所謂水者。卽血中之廢液。肺腎皮膚之摒造。正所以排泄此水也。而在腎尤爲其所專司。水既排泄。則血液清潔。百骸皆得其營養。有何虛勞之足患。今人但知補腎補肺。不知於排泄器而用補法。則反違其本然之功用矣。此以導水爲務。而表澤瀉之功。不可謂非獨得之秘。徐洄溪論八味丸專利小便驅邪水。其意以爲功用不過如是也。抑知惟其如是。是卽莫大之功用乎。錢仲陽論腎有補而無瀉。抑知六味丸之用澤瀉。其意又安在乎。

黃連

人但知黃連爲瀉火淸熱藥。不知其有健胃之用。仲景治嘔吐痞滿。每用黃連。東垣長於治脾胃者。亦言心下痞須用黃連。宿食不消須用黃連。中滿者倍黃連。是黃連雖苦寒。而實能健胃。戴元禮言諸凉藥皆滯。惟黃連寒而不滯。丹溪治吐酸。以黃連爲君。吳萸爲佐。此正所謂苦類開胃劑也。景岳乃云傷胃。誤甚。西醫謂黃連爲補藥。而古書所載有服黃連得不死者。不可不知也。

菟絲子

黃山谷信服菟絲子。謂久服不令人上壅。服三兩月。其啖物如湯沃雪。半歲則大肥壯矣。而老學庵筆記。若其族弟少服菟絲子。數年後發背疽。意是得補後腎氣充盛。或思色不遂。或强制情慾。邪火內熾。類能發疽。恐難委過於菟絲也。

錄王九峯先生醫案 （續） （十三期）

徐州潘左 陽根於地。命根於腎。陰從陽長。血隨氣生。陽無陰不生。陰無陽不化。少壯年華。脈不應指。二天不振。心腎爲勞。頓無形之元氣。化有形之精血。所服丸方甚妥。無用他歧。海參至寶丸雖好。不若河車歸脾合斑龍。會通任脈。心肝腎並固。

紫河車炙酥 鹿膠蛤粉炒 茯神乳拌蒸 芡實 黨參 龜膠 炒棗仁 酒炒當歸身

於朮黑芝麻蒸　淮山藥　炒遠志肉　大麥冬　熟地　杜仲　兎絲子　大福橘

淡菜　桂元肉　胡桃肉另搗入丸

李　據云秋七月偶得時邪。又復患痢。未戒葷腥。後致面上浮腫。調治已愈。今春復發。蔓延一身。囊莖皆腫。胸腹脹大。口內作粘。手足時涼。太陽時痛。臥則腫移兩腋。坐則腫復至下。咳嗽食少。服藥罔效。所服補中益氣。大橘皮加減。皆在理路。但病起時邪之後。痢疾傷陰。飲食傷脾。土德不及。濕熱內生。泛濫於中。所謂決諸東方則東流。決諸西方則西流。或上或下。氣使之然。脾肺腎三經皆病。勢屬可慮。年邁不能診脈。懸擬一方。高明裁酌。

茯苓　肉桂　於朮　苡仁　麻黃　黨參　山藥　桑白皮　地骨皮　赤小豆　薑皮

炒椒目

丹陽陳右　五十二歲。客秋痢後失調。今秋又發。白多紅少。腹痛墜脹。痢下如膿。咳嗽痰多。氣血兩傷。濕熱交病。擬方

歸身三錢　木香八分　陳皮二錢　檳榔一錢　枳實八分　炒白芍三錢　川連三分

萸肉三錢　臘蘿蔔英三錢

改方加赤苓三錢　澤瀉一錢五分

痢乃腸胃之病。久延不已。白多紅少。咳嗽痰多。右脈反濡。氣病於血。寸足太陰皆病。現已立冬。陽氣潛藏。濕熱不行。

炒於朮二錢　炒柴胡五分　廣木香三分　蓮肉三錢　廣陳皮二錢　炒潞參三錢
炒川連五分　蘿蔔英一錢五分　升麻五分　炒當歸二錢　杭白芍二錢

詹右　操勞煩心。心胃不和。肝不條達。肋脹氣疼。氣冲心悸。作煩吐痰。氣下作瀉。飲食不多。歸脾在理。淡竹凉肝平胃。心乃肝之子也。胃爲水谷海也。藏病治府。府以通爲調。藏以藏爲安。仙機之妙。非淺衷能知也。虛則補其母。實則瀉其心。暫擬生薑瀉心法加減。

黨參三錢　酒炒黃芩一錢　炒川連五分　乾薑五分　法半夏二錢　甘草五分
磨木香汁冲　生薑　紅棗

卲興包右　三十五歲。肝爲起病之源。胃爲傳病之所。痛脹無常。聚散無時。肝升在左。肺降在右。虛則補其母。實則瀉其子。心乃肝之子也。苦降辛開。已服二劑。尚屬平平。月事方去。且擬兩和肝胃。再養心脾。

酒炒白芍　黨參　砂仁　甘草　紅糖　當歸身　茯苓　野玉金　蘇梗

余姓婦年三十歲。證成伏梁。心之積也。病經日久。治之不易。運進養正磨積法頗驗。古人謂養正積自除也。茲議攻補兼施法。緩緩治之。無欲速耳。

古勇黃連吳萸水炒　伽倆香　川烏　人參　茯神　眞九節蒲　眞川朴　交趾桂心

莪蒁　紅豆蔻　炒丹參　乾薑　巴豆霜

共爲末煉蜜爲丸梧桐子大初服五丸日加一丸至大便溏漸減痞塊減半勿服聽其自消內經云大積大聚衰其大半而止此治積聚之大法也

按積者有常所有形之血也。聚者無定位無形之氣也。積塊者痰與食積死血也。又五積者五藏之所積也。肝積曰肥氣。心積曰伏梁。肺積曰息賁。脾積曰痞氣。腎積曰奔豚。是也。六聚者六腑所成。聚散無常。非若積之有常處也。瘕者徵也。徵物而成質。有塊可徵。不能移易也。瘕者假也。假物而成形。推移能動也。古方治此。多用耗氣削堅之劑。又佐辛香之物。若輕者因以消化。如根深氣虛者。劑不損其正氣。正氣既傷。其積愈甚。故當養正則積自除。譬如滿座皆君子。小人自無容地。此案治法用藥頗精到。當可法也。後學秦少泉附識

專件

本會紀事

六月十四日（即五月二十一日）本會開談話。會集議會務報務進行方法。並訂於二十一日開

全體大會當即議決實行。由會長王小石君報告辭職。謂合臨時三月計算。已承乏兩載有奇。中間因兵事擾攘。雖經停辦一年。好在已屆選舉之期。應請早日另推。以專責成而期振刷云云。當經全體會議。謂續辦伊始。未便遽易生手。王君素具熱心。宜勉任其難。於是合詞挽留。再辦三月。一面另行組織選舉。王君義不可辭。迺勉力擔任。

是日藥業幹事程調之君在會提議藥業改良事件。會中多數贊同。

本會會友。因客歲兵事。遷徙四方。今雖漸次歸來。尚未全體畢集。刻正詳細調查。俟調查已確。再將一覽表刊列。至各會員月捐係爲刊報之費。應請按月照繳。如逾三月未繳者。本報恕不送閱

第十四期刊誤表

論疫篇漏刊著者姓名郭廷勳演康五字　人亦同時而病下漏刊一疫字　非獨治疫之疫誤作疾　四氣調神論之氣誤作毒　病理學講義之病誤作瘧　執一不變之執誤作熱

論吐血篇唾血之候呈矣之呈誤作能　火炎上而吐血之吐漏刊　加飛羅麵之加誤作如

西瓜汁療眼篇右眼誤作右眠　祝由科篇符百道之符誤作待

金陵印刷社代印

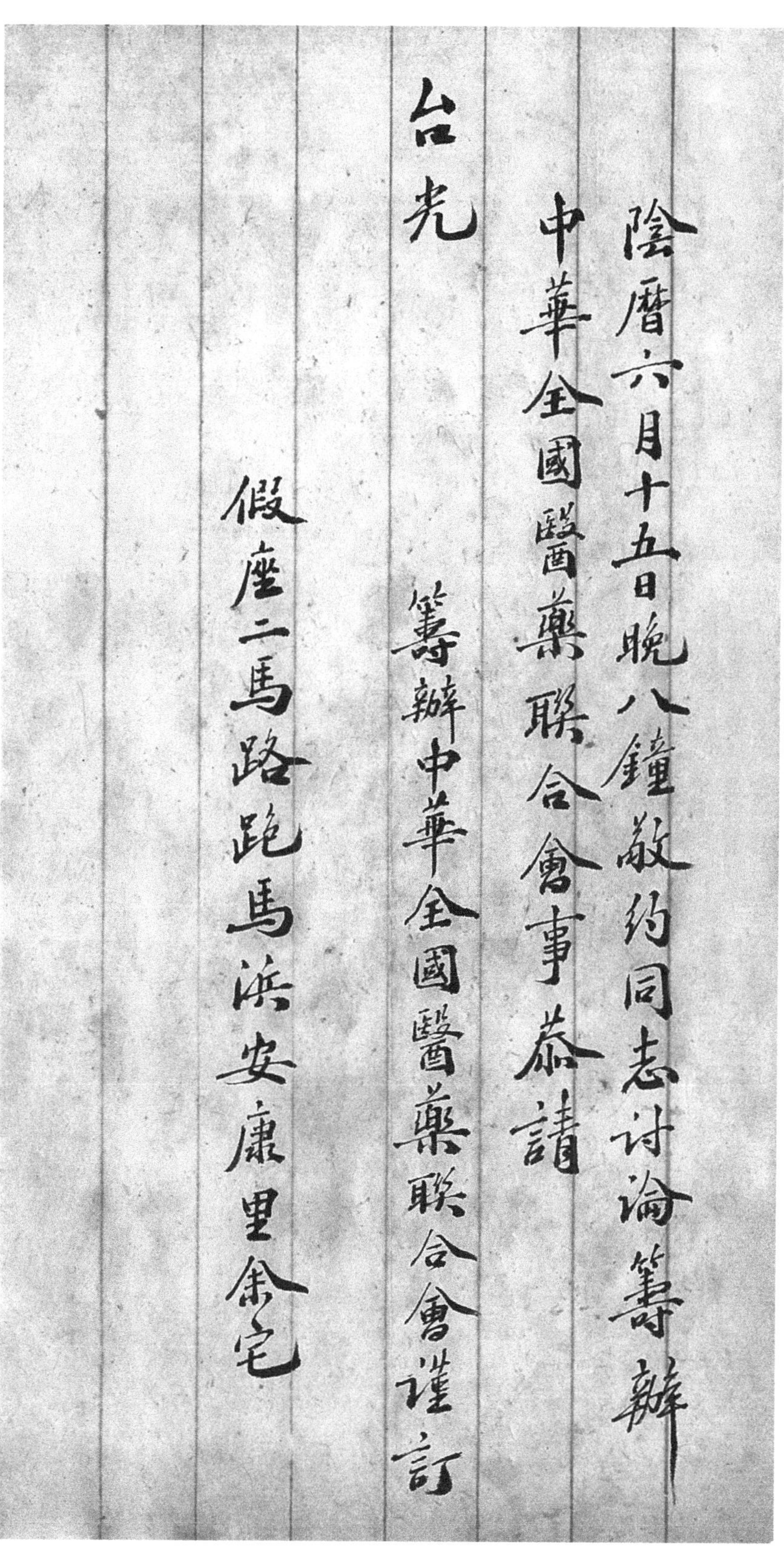

陰曆六月十五日晚八鐘敬約同志討論籌辦
中華全國醫藥聯合會事恭請
台光
籌辦中華全國醫藥聯合會謹訂
假座二馬路跑馬浜安康里余宅